儿科常见疾病临床药物治疗案例

李惠英 宗 静 普 明 主编

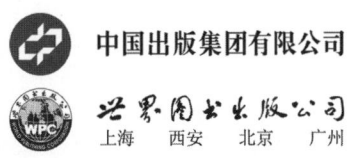

中国出版集团有限公司

世界图书出版公司
上海 西安 北京 广州

图书在版编目(CIP)数据

儿科常见疾病临床药物治疗案例 / 李惠英，宗静，普明主编. -- 上海：上海世界图书出版公司，2025.8.
ISBN 978-7-5232-2529-5

Ⅰ. R720.5

中国国家版本馆 CIP 数据核字第 2025NE3116 号

书　　名	儿科常见疾病临床药物治疗案例 Erke Changjian Jibing Linchuang Yaowu Zhiliao Anli
主　　编	李惠英　宗　静　普　明
责任编辑	陈寅莹
装帧设计	南京展望文化发展有限公司
出版发行	上海世界图书出版公司
地　　址	上海市广中路88号9-10楼
邮　　编	200083
网　　址	http://www.wpcsh.com
经　　销	新华书店
印　　刷	杭州锦鸿数码印刷有限公司
开　　本	710mm×1000mm　1/16
印　　张	30
字　　数	530 千字
版　　次	2025 年 8 月第 1 版　2025 年 8 月第 1 次印刷
书　　号	ISBN 978-7-5232-2529-5/ R·776
定　　价	200.00 元

版权所有　翻印必究
如发现印装质量问题，请与印刷厂联系
（质检科电话：0571-88855633）

编委会名单

主　编

李惠英　宗　静　普　明

副主编

谢启兵　李　双　严爱花　任丹阳

编　委

（按姓氏拼音排序）

李　源　李发双　茹　毅　沈建玲

涂彩霞　张力麟

前言
FOREWORD

在医学领域，儿科是一个至关重要的学科。它所面对的是那些年幼无助、需要我们呵护的小生命。然而，儿科疾病用药的复杂性和多样性常常让医护人员感到困惑和无奈。为了帮助医护人员更好地应对儿科疾病，我们编写了这本书。

本书主要介绍儿科常见疾病的临床药物治疗案例分析。我们收集了大量的真实病例，并结合最新的研究成果，对每个病例进行了详细的分析和讨论。通过这些案例，我们提供了一些实用的治疗方案和药物选择建议，希望能够为医护人员提供一些参考和指导。

在编写本书的过程中，我们遇到了许多困难和挑战。其一，儿科疾病的种类繁多，涉及各个系统和器官，我们需要对每个疾病都有深入的了解；其二，由于儿童的生理特点和药物代谢能力与成人不同，其药物治疗需要更加谨慎和细致。为此，我们在编写过程中着重围绕药物剂量、给药途径和不良反应等方面展开讨论，希望能够给医护人员提供一些切实可行的经验和实用技巧。

最后，我们要感谢所有参与本书编写的专家和药师团队。正是他们的辛勤工作和专业知识才使得这本书得以顺利完成。同时，我们也要感谢所有关注儿科疾病治疗的人们，正是你们的支持和关注，才使得我们能够有更多的动力去探索和创新。

在未来的日子里，我们将持续关注儿童用药的最新动态和研究成果，不断更新和完善本书的内容，希望能够为广大读者带来更多的帮助和启示。

编 者

2025 年 2 月

目录 CONTENTS

第一章	儿童生长发育特点	001
第二章	儿科疾病药物治疗原则	004
第三章	新生儿疾病的药物治疗	010

  第一节 新生儿败血症·············· 010
  第二节 新生儿感染性肺炎·············· 014
  第三节 新生儿巨细胞病毒感染·············· 020
  第四节 先天性梅毒·············· 026
  第五节 新生儿呼吸窘迫综合征·············· 029
  第六节 新生儿高胆红素血症·············· 034
  第七节 新生儿坏死性小肠结肠炎·············· 041
  第八节 新生儿缺氧缺血性脑病·············· 044

第四章 感染性疾病的药物治疗 050

  第一节 化脓性脑膜炎·············· 050

第二节　病毒性脑炎 …………………………………………………… 058

　　第三节　结核性脑膜炎 ………………………………………………… 065

　　第四节　隐球菌性脑膜炎 ……………………………………………… 072

　　第五节　传染性单核细胞增多症 ……………………………………… 081

　　第六节　呼吸道合胞病毒感染 ………………………………………… 085

　　第七节　轮状病毒感染 ………………………………………………… 089

　　第八节　手足口病 ……………………………………………………… 094

　　第九节　疱疹性咽峡炎 ………………………………………………… 097

　　第十节　布鲁菌病 ……………………………………………………… 099

　　第十一节　伤寒 ………………………………………………………… 103

　　第十二节　百日咳 ……………………………………………………… 108

　　第十三节　肺吸虫病 …………………………………………………… 113

第五章　呼吸系统疾病的药物治疗　　118

　　第一节　特发性肺含铁血黄素沉着症 ………………………………… 118

　　第二节　反复呼吸道感染 ……………………………………………… 123

　　第三节　哮喘 …………………………………………………………… 130

　　第四节　难治性肺炎支原体性肺炎 …………………………………… 136

　　第五节　流感病毒感染 ………………………………………………… 142

　　第六节　咳嗽变异性哮喘 ……………………………………………… 146

　　第七节　闭塞性细支气管炎 …………………………………………… 151

第六章　消化系统疾病的药物治疗　　157

　　第一节　胆汁淤积性肝病 ……………………………………………… 157

　　第二节　肝损害 ………………………………………………………… 162

　　第三节　幼儿腹泻 ……………………………………………………… 167

　　第四节　急性上消化道出血 …………………………………………… 171

第七章　免疫性和免疫相关性疾病的药物治疗　　177

第一节　川崎病 · 177
第二节　系统性红斑狼疮 · 183
第三节　幼年特发性关节炎 · 189
第四节　过敏性紫癜 · 193
第五节　幼年皮肌炎 · 198
第六节　噬血细胞综合征 · 202

第八章　变态反应性疾病的药物治疗　　208

第一节　过敏性休克 · 208
第二节　球菌烫伤样皮肤综合征 · 213

第九章　心血管系统疾病的药物治疗　　218

第一节　心肌炎 · 218
第二节　高血压 · 226
第三节　肺动脉高压 · 232
第四节　心律失常 · 237
第五节　心力衰竭 · 244
第六节　感染性心内膜炎 · 255

第十章　神经系统疾病的药物治疗　　262

第一节　癫痫 · 262
第二节　婴儿痉挛症 · 268
第三节　热性惊厥 · 275
第四节　重症肌无力 · 283

第五节　吉兰巴雷综合征 ·· 289

第十一章　泌尿系统疾病的药物治疗　296

第一节　肾病综合征 ··· 296
第二节　非典型溶血尿毒综合征 ·· 303
第三节　横纹肌溶解症 ·· 309

第十二章　血液与生殖系统疾病的药物治疗　315

第一节　急性淋巴细胞白血病 ··· 315
第二节　再生障碍性贫血 ··· 325
第三节　原发性免疫性血小板减少症 ·· 331
第四节　朗格汉斯组织细胞增生症 ··· 336
第五节　伯基特淋巴瘤 ·· 340
第六节　生殖细胞瘤 ··· 350

第十三章　内分泌系统疾病的药物治疗　357

第一节　糖尿病 ··· 357
第二节　格雷夫斯病 ··· 362
第三节　Gitelman 综合征 ·· 367

第十四章　小儿外科常见疾病的药物治疗　371

第一节　急性阑尾炎 ··· 371
第二节　胆道闭锁 ·· 375
第三节　急性胰腺炎 ··· 382
第四节　烟雾病 ··· 388

第十五章　急性中毒的药物治疗　394

　　第一节　毒蕈中毒 · 394
　　第二节　药物中毒 · 399
　　第三节　农药中毒 · 403
　　第四节　灭鼠药中毒 · 408

第十六章　意外事故的药物治疗　413

　　第一节　犬咬伤 · 413
　　第二节　溺水 · 417
　　第三节　烧伤 · 421
　　第四节　蜂蜇伤 · 428
　　第五节　气管异物 · 440

附　录　中英文缩写对照　445

参考资料　452

第一章

儿童生长发育特点

儿童经历了自胎儿至青少年各年龄段,才逐渐发育成熟。整个儿童阶段都处在生长发育的动态时期。生长发育是儿童不同于成人的重要特点,是影响药物代谢动力学(简称药动学)和药物效应动力学(简称药效学)的最重要因素之一。儿童时期的特点是全身组织和器官逐步成长,体格、心理和精神行为均在不断发育的过程中,遗传性先天性疾患最为多见,感染性及其他后天性病症容易发生,环境因素对机体的影响也非常明显。这个时期的发病率和死亡率都远远超过成人时期。

1. 解剖特点

从出生到长大成人,儿童在外形上不断发生变化,如头围、体重、身高的增长;牙齿的萌出和更替,长骨骨化中心的发育、内脏器官(如心、肝、肾等)大小和位置的变化。熟悉并掌握小儿正常发育规律,对正确诊断疾病,选择给药剂型、治疗方法等有重要意义。如婴幼儿皮肤嫩、角化层薄,皮下毛细血管丰富,而且其体表面积与体积的比例约是成人的 2 倍,经皮吸收药物较成人快而多,特别是用药面积大、皮肤黏膜有炎症或破损时,可因药物吸收过量导致中毒,如用阿托品滴眼可产生严重全身反应;用新霉素治疗烫伤可发生严重的听力减退;硼酸治疗湿疹可引起呕吐和肾功能损害等不良反应等。

2. 生理生化特点

各系统器官的功能也是随着年龄的增长而逐渐发育成熟的,使得不同年龄阶段儿童的药物处置不尽相同。如婴幼儿血脑屏障不完善,中枢神经系统对地西泮、麻醉药、吗啡类药物如可待因、哌替啶等特别敏感,易致呼吸中枢抑制;小儿新陈代谢旺盛,体液所占比例较大,会对给药后药物分布容积及药物效应强度产生影响,特别是对影响水盐代谢或酸碱代谢的药物敏感,如应用利尿药后极易产生低钠或低钾血症。新生儿,尤其是早产儿,其血浆蛋白亲和力低、红细胞缺乏葡萄糖-6-磷酸脱氢酶(G-6-PD)和谷胱甘肽还原酶,应用对乙酰氨基酚、磺胺类药物、过量维生素 K_3 等可引起高胆红素血症和核黄疸。由于小儿肝、肾功能不成熟,药物消除能力较差,如新生儿肾小球滤过率和肾小管分泌功能发育不全,按体表面积计算分别仅为成人的30%~40%和20%~30%,故在儿童中,大多数药物的 $t_{1/2}$ 呈年龄依赖性特征,即年龄越小,$t_{1/2}$ 越长。对没有经过儿童临床试验的上市药物尝试用于治疗儿童疾病时要特别慎重,因为它们虽然在成人临床试验中效果肯定,但在儿童中的药效反应可能与成人完全不同。

3. 免疫特点

小儿的皮肤黏膜娇嫩,屏障功能差,淋巴系统发育未成熟,体液免疫和细胞免疫也都不如成人健全,易发生感染。婴幼儿因免疫功能不完善,感染易扩散,往往起病急、来势汹汹、病情进展快,容易出现各种并发症,如新生儿局部皮肤的轻微感染,不及时处理即可能导致脓毒血症的发生,故新生儿感染性疾病大多采用静脉滴注或静脉注射用药,以尽快控制病情。计划免疫是提高儿童群体的免疫水平,控制和消灭传染病的有效措施。

4. 病理特点

对同一致病因素的反应因年龄的不同也有差异,其疾病的种类、临床表现与成人也有很大的不同:婴幼儿先天性、遗传性疾病和感染性疾病较成人多见;妊娠28周出生,体重达1 kg以上的小儿发生新生儿呼吸窘迫综合征可能性较更年幼的早产儿明显减少;肺炎链球菌所致的肺部感染在婴儿时期常为支气管肺炎,而年长儿则发生大叶性肺炎等。了解上述特点对决策治疗方案有重大意义。

5. 心理特点

儿童时期认知功能不成熟,特别是年幼儿童尚不具备语言表达能力,加之临床表现常不典型,许多资料是通过家长口述获得。治疗时应密切观察药物治疗反应,及时调整治疗方案和处理可能发生的药物相关事件。彩色片剂、果味片剂、味感好的制剂可以提高儿童服药的依从性。缓释片和控释片等药物剂型可减少服药次数和避免在学校服药带来的不利心理影响,对学龄儿童尤为适合。对患儿和家长进行用药指导也十分重要,如混悬剂含有未溶解的药物颗粒,给药前必须充分摇匀,否则由于药物的沉淀,瓶内底部的药物浓度将增高,造成相同容积中的药物含量增多。

第二章

儿科疾病药物治疗原则

药物治疗是防治疾病综合措施中的一个重要组成部分,但药物在治疗疾病的同时,对人体也可能产生不良的作用,甚至可能是某些疾病的病原。人体对药物的反应如敏感性或耐受性可能因体质、年龄的不同而各异。药物选择时要权衡疗效与不良反应,考虑使用方便、经济等各方面因素,尤其对婴幼儿用药更要谨慎。

一 儿科给药剂量

儿科用药剂量一直是儿科临床工作中既重要又复杂的问题。用药剂量应按药品说明书推荐的儿童剂量(每 kg 或每 m^2 用药),根据儿童体重或体表面积计算。如果药品说明书中儿童剂量没有确定,医师应参考国内外相关诊疗指南或从儿科权威书籍中寻求建议。或者参考成人剂量,根据儿童年龄、体重、体表面积进行推算,目前多采用后两者。具体计算方法如下:

1. 根据体重计算

(1) 根据药品说明书推荐的儿童剂量按儿童体重计算:

$$儿童每次(或每日)剂量 = 儿童体重(kg) \times 每次(或每日)药量/kg$$

(2) 根据成人剂量按体重计算:

$$儿童剂量 = 成人剂量 \times 儿童体重(kg)/70\ kg$$

此方法简单易记,但仅用于药品说明书中未提供儿童剂量时,且对年幼儿剂量偏小,而对年长儿,特别是体重过大儿,剂量偏大。因此,计算剂量时应同时考虑年龄因素,并根据临床经验作适当增减。

(3) 儿童体重推算表(视儿童营养状况适当增减):

年　　龄	按年龄推算体重
1～6 个月	3 或出生时体重(kg)+月龄×0.6
7～12 个月	3 或出生时体重(kg)+月龄×0.5
1 岁以上	年龄×2+7(kg)或+8(kg)

2. 根据体表面积计算

由于很多生理过程(如基础代谢、肾小球滤过率等)与体表面积的关系比与体重、年龄更为密切,因此按体表面积计算剂量最为科学合理,适用于各个年龄段,即无论任何年龄,其每 m^2 体表面积的用药剂量是相同的。但以体表面积计算剂量比较烦琐,临床使用不便,主要适用于安全范围窄,毒性较大的药物,如抗肿瘤药、激素等。

体重低于 30 kg 的儿童:体表面积$(m^2)=0.035×$体重$+0.1$

体重高于 30 kg 的儿童:体表面积$(m^2)=$在 30 kg 体重体表面积 1.15 m^2 的基础上,按体重每增加 5 kg,体表面积增加 0.1 m^2

儿童剂量=儿童体表面积$(m^2)×$剂量$/m^2$

若药品说明书未按体表面积推荐儿童剂量时,如果仅知成人剂量,可根据体表面积的比例计算出各年龄儿童的剂量:

儿童剂量=成人剂量×儿童体表面积$(m^2)/$成人体表面积$(1.73 m^2)$

以上参考的药物计算方法各有优缺点,在实际工作中药物有效剂量受各种因素的影响,且儿童年龄不同肝、肾功能状况均不同,对各种药物的吸收、代谢及排泄亦各不相同,因此不能机械地用一种公式来决定给药剂量。还需斟酌具体情况,根据临床经验作出具体决定。

二 给药途径及方法

儿童用药应合理选择给药途径,由病情轻重缓急、用药目的及药物本身性质决定,给药途径关系到药物的吸收分布及发挥作用的快慢、持续时间,还关系到患儿的用药依从性,应根据患儿的病情采用不同的给药途径,正确的给药途径对保证药物的吸收并发挥作用至关重要。一般来说遵循以下原则:能口服给药的不选用注射给药;能肌内注射给药的,不选用静脉注射或静脉滴注给药;必须选用静脉注射或滴注给药的应加强监测。另外,肌内注射较大量或刺激性强的药物,应注意注射部位,由臀大肌的外上方注入,必须使针头偏向外侧以免药物刺激坐骨神经或触及其边缘而发生感觉障碍、足下垂或更大范围的瘫痪。特别对瘦弱的婴儿更应警惕坐骨神经受损,而致长期的下肢瘫痪。

1. 口服

对于婴幼儿患者,可选择液体药物或将药物制成水剂或乳剂,非肠溶、非缓控释的药片也可研成细小粉末后临时混入水(视具体药物,也可混入奶软性食物)中喂服。如果患儿处于昏迷状态,不能咽食或拒绝服药而又无法注射时,可由鼻饲胃管滴入或输入。

2. 注射给药

以下几种情况可用注射给药:① 病情严重的患儿需要速效药物时;② 昏迷或呕吐不能服药时;③ 患消化道疾病不易吸收药物时。采取注射给药法时,注射途径有皮下、肌内和静脉注射。抽取注射溶液前须反复查看标签是否为所需的药品,加强审查药物标签及核对剂量。

3. 舌下给药及直肠给药

舌下给药时由血流丰富的颊黏膜吸收直接进入全身循环,可在很大程度上避免肝脏的首过消除。直肠给药时药物可通过淋巴系统和直肠上、中、下静脉进入体循环;其中,经淋巴系统和直肠中、下静脉吸收的药物(通过下腔静脉直接进入体循环)能避开首过消除。

4. 皮肤给药

由于儿童皮肤结构不同于成人,皮肤黏膜用药很容易被吸收,甚至可引起中毒,外用给药时应注意。

5. 雾化吸入

雾化吸入疗法适用于呼吸道疾患,首选适应证是阻塞性气道疾病,尤其是哮喘急性发作。目前主要的小容量雾化吸入装置为射流雾化器、超声雾化器和滤网式雾化器3种,三者各有优缺点。目前临床最常用的雾化吸入药物为糖皮质激素,其次为β受体激动剂、抗胆碱能药物、黏液溶解剂。布地奈德、丙酸氟替卡松、丙酸倍氯米松是常用的雾化吸入糖皮质激素。对呼吸道刺激性较强的药物不宜作雾化吸入,油性制剂也不能以吸入方式给药,以免引起脂质性肺炎;非雾化吸入制剂不推荐雾化吸入使用,因为无法达到有效雾化颗粒要求,且可能存在辅料诱发哮喘发作的风险。

三 肝肾功能不全的患儿用药

1. 肝功能不全的患儿用药

肝脏是人体最大的实质性器官和消化腺体,具有多种重要的生理功能,其中以代谢功能为主。药物在体内代谢的主要场所是肝脏,而新生儿、婴幼儿肝药酶系统发育不成熟,各种酶活性低,使代谢减慢,易致药物在体内蓄积中毒。肝脏严重损害时,会引起明显的水、电解质、糖、蛋白质等物质代谢障碍,生物转化功能异常,解毒功能减退,胆汁分泌和排泄障碍,以及由于血流改变造成药物的吸收、分布、代谢、排泄等药动学变化。口服药物在吸收时,肝脏会发生首过效应,肝功能受到损害会导致首过消除减少,肝细胞对药物的提取率下降,代谢减少,药物清除半衰期延长,造成药物生物利用率增加,药效增强、药物蓄积,进而增加药物的肝毒性。因此肝功能受损的患儿在使用具有肝毒性的药物时应谨慎。

肝功能不全患儿的用药原则:① 明确诊断,确定用药目的,合理选药,精简用药。② 尽可能地选择不经肝脏代谢和对肝脏毒性小的药物。③ 避免选用需经肝脏代谢活化的前体药物(如避免使用泼尼松直接选用有活性的泼尼松龙)。④ 禁用或慎用可诱发肝性脑病的药物。肝性脑病及其前期对镇静药和麻醉药十分敏感,往往会引起深度中枢抑制。⑤ 初始治疗宜小剂量,可延长给药间隔,避免长期服用。⑥ 必要时可进行血药浓度监测,做到给药方案个体化。⑦ 定期检查肝功能,及时调整治疗方案。

2. 肾功能不全的患儿用药

肾脏是药物排泄的主要器官,也是药物代谢的器官之一。肾功能不全时,药物在体内的药代动力学过程会发生一系列变化。① 对吸收的影响:肾功能不全有许多因素,如胃肠道功能紊乱、某些治疗肾功能不全的药物等可影响药物的吸收速率与吸收程度。② 对分布过程的影响:药物在体内的分布主要用表观分布容积来表示,可根据体内药物含量除以血药浓度计算得出,主要受药物的脂溶性和蛋白结合率的影响。蛋白结合率大或水溶性药物的分布容积较小,而脂溶性药物的分布容积较大。肾功能不全时许多因素如水肿、腹水等可增加药物的表观分布容积,导致血药浓度降低但同时药物的蛋白结合率下降,游离药物浓度增加,故临床上很难判断肾功能衰竭对药物分布影响的结果。③ 对生物转化的影响:肾皮质内也有活性微粒体氧化酶系统参与药物的生物转化。肾功能不全时,药物的还原和水解反应速率减慢,生物转化效率降低。除此之外,肾功能不全还会通过药物的蛋白结合率而影响药物在肝脏的代谢。④ 对排泄的影响:和前面3个环节相比,肾脏对排泄的影响非常显著。除部分药物经肝胆系统清除外,绝大多数药物主要以原形或代谢产物的形式通过肾脏排泄。肾功能减退时,药物的排泄减慢,血药浓度升高。

肾功能不全患儿的用药原则:① 明确诊断合理选药。② 避免或减少使用对肾脏毒性大的药物,应选用无肾脏毒性或肾毒性较小的药物。③ 注意药物相互作用,特别应避免肾毒性的药物合用。④ 肾功能不全而肝功能正常者可选用具有双通道排泄的药物。⑤ 根据肾功能情况调整用药剂量和给药间隔时间,必要时进行血药浓度监测,设计个体化给药方案。

四 儿童药物不良反应

药物不良反应(adverse drug reaction,ADR)是指合格药品在正常用法、用量下出现的与用药目的无关的有害反应。根据2006年国家药品不良反应监测的儿童医院报告的相关资料显示,儿童用药不良反应发生率达12.9%,其中新生儿可达24.4%,而成人仅为6.9%。导致儿童ADR发生率高的一个重要原因是儿童生理病理的特点导致儿童对某些药物的耐受较成人差。另一个重要原因是儿童用药信息缺乏。导致大部分药物在缺乏儿童药代动力学数据和多中心验证资料的情况下在广大儿童群体中"试用",这意味着患儿、医生同时承担着巨大风险。为减少药物不良反应的发生,儿科用药要考虑下列几点。

1. 根据儿童疾病特点,合理选药

儿童用药除需全面了解所用药物及患儿的情况外,还必须熟悉儿科用药的药物选择、药物适应证、药代动力学、药效学、给药方法、剂量计算、药品不良反应及儿童禁用、慎用药物等方面的知识,以期获得最好的治疗效果,尽可能地避免或减少不良反应和药源性疾病。如需联合用药时,还应熟悉有关药物相互作用。

2. 严格掌握用药剂量,并根据具体情况进行调整

药物剂量应随儿童年龄、体重、体表面积及病情不同而变化,不能将儿童视为缩小的成人,按照成人剂量进行简单换算,而应该根据儿童的生理特点和药物在儿童体内的代谢动力学特点,确定用药剂量和用药间隔。

3. 根据儿童不同年龄段特点,选择合适的剂型和给药途径

药物剂型和给药途径不仅影响药物吸收而且关系到药物分布和发挥作用的快慢、强弱及作用时间的长短。应根据儿童各生长发育阶段的生理特点和病情需要、用药目的以及药物本身的性质,选择适当的给药途径。

4. 密切观察药物疗效和不良反应

由于年幼儿童不具备语言表达能力或表达能力差,治疗时应密切观察药物疗效和不良反应。

5. 发生不良反应的处理措施

临床治疗中,当怀疑是药物不良反应又不能确定时,如果病情允许,最可靠的方法是首先停用可疑药物,这样可以及时中止致病药物对机体的继续损害,并有助于诊断。当确诊或疑为药源性疾病时,应积极采取措施挽救。

(1) 加强排泄,延缓吸收:对于一些与剂量相关的药源性疾病的治疗,可通过利尿、导泻、洗胃、催吐以及血液透析等方法加速药物的排泄,延缓和减少吸收。

(2) 使用拮抗药:利用药物的相互拮抗作用来降低药理活性,减轻药物不良反应。

(3) 对症处理:如对过敏性皮肤损害可对症局部用药,缓解瘙痒症状;对恶心、呕吐等消化道反应可给予止吐剂和胃黏膜保护剂治疗;对药物热可用解热镇痛药治疗等。

但需注意在进一步治疗和选择药物时,应尽量简化治疗,避免重复使用同类药物而加重已经发生的不良反应,保证儿童用药安全。

第三章

新生儿疾病的药物治疗

第一节 新生儿败血症

新生儿败血症(neonatal sepsis, NS)是由细菌、病毒、真菌侵入新生儿血液循环,并在其中生长、繁殖、产生毒素,从而引起的全身炎症反应综合征,具有较高的发病率和病死率。其中细菌是新生儿败血症主要病原体,本节主要阐述新生儿细菌性败血症。根据新生儿败血症发病时间,分为早发型败血症(early-onset sepsis, EOS)和晚发型败血症(late-onset sepsis, LOS),一般 EOS 指出生后 72 h 内发病,LOS 指出生后晚于 72 h 发病。

一 病例介绍

患儿,男,1 日龄,3.2 kg。

主诉:生后吃奶差 1 日。

现病史:患儿系第 3 胎,第 1 产,胎龄 40+3 周,在医院产科经阴道娩出,出生体重 3 260 g,生后 Apgar 评分 10 - 10 - 10 分。患儿母亲孕 36 周查 GBS 阳性,胎膜早破约 3 h,否认脐带绕颈,羊水清亮,量约不详。否认宫内窘迫史。入院前 1 日,患儿无明显诱因出现吃奶差,表现为每次奶量约 5 mL,约每 2 h 喂养一次,伴睡眠时间延长(具体时间不详),精神反应稍差,无腹胀、腹泻、便血、尿少、发热、气促、发绀、呼吸困难、神萎、惊厥、体重明显下降等表现。否认头部外伤史。血常规提示白细胞明显增高 40.3×10^9/L。患儿现配方奶喂养,约

15 mL/次,2 h/次。24 h内已解胎便;小便量及外观可。

既往史:患儿系新生儿,生后已肌内注射维生素 K_1,已接种乙肝疫苗,先心筛查未做,未完善新生儿疾病筛查及听力筛查。

家族史:父母否认近亲结婚。父亲体健,父亲血型 A 型 RhD 不详。母亲血型 O 型 RhD 阳性。患儿母亲 10 余年前患抑郁症,曾行药物治疗,已停药 10 年。母亲孕 36 周查 B 族链球菌(Group B Streptococcus, GBS)阳性,母亲产前、产时及产后无发热。家族无贫血及黄疸病史。

个人史:无特殊。

过敏史:无特殊。

【查体】足月儿貌,反应稍差。全身皮肤稍干燥,眼睑、前额、枕后及右臀部各可见一红斑,压之褪色,颜面部可见散在出血点,全身散在皮疹,脸部可见抓痕,右足底瘀青,臀部可见青斑。头围 33 cm,前囟平软,约 0.5 cm×0.5 cm。双耳外观未见异常,外耳道未见分泌物,鼻部外观未见异常,无鼻翼扇动,鼻腔无分泌物,口唇红润。颈软无抵抗。双肺呼吸音稍粗,双侧对称,未闻及干、湿啰音。心音有力,心律齐,心前区未闻及杂音。腹部外形正常,腹软,腹部未触及包块,肝脾未触及肿大,肠鸣音正常。尿道口稍红。四肢无水肿,竖颈可,四肢肌张力正常,原始反射顺利引出。

【辅助检查】血常规+CRP:血红蛋白 236 g/L,白细胞计数 40.3×10^9/L,中性粒细胞绝对值 30.14×10^9/L,血小板计数 272×10^9/L,中性粒细胞百分比 74.8%,C 反应蛋白(C-reactive protein, CRP)5.7 mg/L。

【入院诊断】新生儿早发型败血症。

二 治疗经过

初始治疗方案如表 3-1。

表 3-1 患儿初始治疗方案

药品名称	溶媒	用量	给药途径	给药频次
氨苄西林钠	0.9%氯化钠注射液 2 mL	0.32 g	静脉滴注	每 12 h 1 次
头孢噻肟钠	0.9%氯化钠注射液 2 mL	0.16 g	静脉滴注	每 12 h 1 次
维生素 K_1 注射液	0.9%氯化钠注射液 1 mL	1.0 mg	静脉滴注	每日 1 次

入院第2日,患儿无气促、呻吟、发热,反应尚可,计划奶量完成可,尿道口稍红。大便筛查＋粪便隐血试验未见异常。生化：AST 98 U/L 稍高。小便常规：细菌 36.6 个/μL,白细胞酯酶—,余值大致正常。解脲脲原体 RNA 阴性。胸腹部联合正位片提示双肺纹理稍多、模糊;腹腔肠管充气欠均匀,未见明显肠腔扩张或肠壁积气;右腹部条状密度增高影,体外影重叠可能。

入院第3日,患儿氧饱和度正常,体温正常,反应尚可,计划奶量完成可。血常规＋CRP：血红蛋白 176 g/L,白细胞计数 $16.6×10^9$/L,中性粒细胞绝对值 $10.81×10^9$/L,血小板计数 $285×10^9$/L,中性粒细胞百分比 65.1%,CRP 2.8 mg/L。解脲/人型支原体培养鉴定计数及药敏阴性。B族链球菌核酸检测阴性,停用氨苄西林,余继续头孢噻肟抗感染。

入院第6日,患儿于暖箱内安静休息,无发热,反应尚可。全身皮肤稍干燥,颜面部可见散在出血点,全身散在皮疹,给予 10% 葡萄糖注射液 80 mL、浓氯化钠 2 mL、氯化钾注射液 2 mL 补液,继续头孢噻肟抗感染。

入院第8日,患儿精神反应可,奶量可按计划完成,无发热,复查血常规无异常,给予出院。

【出院诊断】新生儿早发型败血症。

三 治疗方案分析及药学监护

(一) 治疗药物分析

1. 抗感染

病原菌在不同地区和年代存在差异。EOS 细菌谱因地区不同而有差异,在西方发达国家或地区,EOS 常见的病原为 GBS 及大肠埃希菌,而在国内则以肠杆菌属为主(如大肠埃希菌),但近年来 GBS 有逐渐增多的趋势,李斯特菌虽然检出率不高,但其致死率及并发症发生率极高。对于 LOS,国外常见病原菌为凝固酶阴性葡萄球菌(coagulase negative staphylococcus,CONS),主要是表皮葡萄球菌,多见于早产儿,尤其长期动脉或静脉置管者;国内除 CONS 外,金黄色葡萄球菌主要见于皮肤化脓性感染,气管插管机械通气患儿以革兰阴性菌(gram negative,G-),如铜绿假单胞菌、肺炎克雷伯菌、沙雷菌等多见。

在非特异性免疫功能方面,新生儿屏障功能差,如脐残端未完全闭合,细菌易侵入血液；淋巴结发育不全，缺乏吞噬细菌的过滤作用；中性粒细胞产生和储备较少，吞噬和杀菌能力不足；单核细胞产生细胞因子能力低。在特异性免疫功能方面，新生儿免疫球蛋白含量较低，如免疫球蛋白G(IgG)主要来自母体，胎龄越小，Ig含量越低，因此早产儿更易感染；未曾接触特异性抗原，T细胞为初始T细胞，产生细胞因子的能力低下，不能有效辅助B细胞、巨噬细胞和其他细胞参与免疫反应。

无论是EOS还是LOS，一旦怀疑即应使用抗菌药物，然后根据血培养及药物敏感试验结果及其他非特异性检查结果，判断继续使用、换用还是停用。疑似EOS的新生儿即使暂时没有异常临床表现，在出生后应尽早用抗菌药物。对于EOS抗菌药物的选择，在血培养和其他非特异性检查结果出来前，经验性选用广谱抗菌药物组合，尽早针对革兰阳性(gram positive, G+)菌、G-菌，用氨苄西林(或青霉素)+第三代头孢菌素作为一线抗菌药物组合。西方国家最常使用氨苄西林+氨基糖苷类抗生素(主要是庆大霉素)，对GBS、大肠埃希菌和李斯特菌均有很好的协同杀菌作用，但鉴于药物的耳肾毒性，国内不推荐氨基糖苷类药物常规应用于新生儿临床。

本患儿系早期新生儿，以吃奶差、反应差为主要表现，血常规提示白细胞明显增高，患儿母亲36周查GBS阳性，患儿发病时间≤3日龄，诊断"新生儿早发型败血症"明确，选择氨苄西林钠联合头孢噻肟可覆盖早发型败血症的常见病原体。对于足月新生儿，氨苄西林12.5～50 mg/(kg·次)，出生第1～2日每12 h 1次，第3～14日，每8 h 1次，以后每6 h 1次。头孢噻肟新生儿日龄≤7日 50 mg/(kg·次)，每12 h 1次；日龄>7日 50 mg/(kg·次)，每8 h 1次。本患儿3.2 kg，每12 h静脉滴注氨苄西林0.16 g，每12 h静脉滴注头孢噻肟0.16 g进行治疗，剂量适宜，抗感染第3日，B族链球菌核酸检测阴性，停用氨苄西林，抗感染第8日，血培养为阴性，血常规和CRP未见异常，则停用头孢噻肟，抗感染疗程合理。

2. 维生素K_1预防出血

根据《新生儿维生素K临床应用指南》推荐所有的新生儿接受维生素K的预防，维生素K缺乏是重症监护病房患者的常见并发症，发生率高达25%，其中重要危险因素是长期使用抗菌药物。肠道菌群合成维生素K是人体维生素K的重要来源，长期抗菌药物治疗可能会抑制肠道菌群产生维生素K，从而导致维生素K的缺乏。患儿系新生儿，有败血症基础，需使用抗生素，选择维生素K_1预防出血合理。根据维生素K_1药品说明书，预防新生儿出血可在新生儿出生后肌内注射或缓慢静脉滴注 0.5～1 mg,8 h 后可重复。本患儿给予维生素 K_1 1 mg 静脉滴注,每日 1 次,用法用量合理。

(二) 药学监护

氨苄西林在用药前须向患儿家属详细询问患儿药物过敏史,并做青霉素皮肤过敏试验,阳性反应者禁用本药。氨苄西林不良反应与青霉素相仿,可出现过敏反应,如皮疹、荨麻疹、斑丘疹,亦可发生间质性肾炎,过敏性休克偶见,一旦发生,必须就地抢救,予以保持气道畅通、吸氧及给予肾上腺素、糖皮质激素等治疗措施,新生儿免疫功能未发育完全,过敏反应不常见,但也要注意观察。大剂量氨苄西林静脉给药可发生抽搐等神经系统毒性症状。婴儿应用氨苄西林后可出现颅内压增高,表现为前囟隆起。如果出现以上情况,及时停药并对症处理。

头孢噻肟在用药前须向患儿家属详细询问患儿对头孢菌素类药、青霉素类药及其他药物的过敏史。若发生过敏反应,应停药并给予适当治疗;发生严重过敏反应时,须立即给予肾上腺素,必要时采用吸氧、静脉给予激素、保持气道通畅(包括气管插管)等治疗措施。胃肠道反应,如腹胀、腹痛、腹泻、恶心呕吐、胆汁淤积胆红素升高等。血液系统方面如血小板减少、出血、凝血障碍等。用药期间注意监测肝肾功能、血常规。

维生素 K_1 遇光快速分解,使用过程中应避光;偶见过敏反应,注射过快超过 5 mg/min,可引起面部潮红、出汗、支气管痉挛、心动过速、低血压等。

第二节 新生儿感染性肺炎

新生儿感染性肺炎是新生儿常见疾病,是引起新生儿死亡的重要原因之一,可发生在产前、产时或产后,细菌、病毒、原虫、支原体、衣原体均可引起。其以弥漫性肺部病变及不典型的临床表现为其特点,大多数新生儿肺炎是生后感染引起的,称晚发型肺炎,主要是家庭中与新生儿密切接触的成员感冒或呼吸道感染后通过飞沫传播给新生儿的。

一 病例介绍

患儿,男,23 日龄,4.4 kg。

主诉：咳嗽 3 日，加重 1 日。

现病史：患儿 3 日前开始出现咳嗽，1~2 声/次，每日 2~3 次，伴鼻阻、流涕，喉中有痰，无青紫、呼吸困难及呼吸暂停，有发热，无抽搐。病后至某县人民医院就诊，完善血常规、胸片检查，给予口服抗病毒颗粒 1/4 袋 3 次及雾化治疗 1 次，病情无好转，1 日前出现咳嗽加重，2~3 声/次，每日 7~8 次，遂至某儿童医院就诊，以新生儿肺炎收入院。病程中患儿精神反应欠佳，吃奶稍差，有吐奶，每日 5~6 次，量中，无腹胀，大小便未见明显异常。

既往史：无特殊。

个人史：孕周 37 周 6 日。卡介苗、乙肝疫苗已接种。

出生史：G4P4，出生体重 3.265 kg，其余无特殊。

家族史：无特殊。

【查体】体温 38.0℃、心率 164 次/min、呼吸：54 次/min，氧饱 90%（未吸氧下），体重 4.4 kg，一般情况及反应欠佳，皮肤轻度黄染，缺氧征不显，三凹征（－），瞳孔等大等圆，对光反射正常引出，双肺呼吸音粗，未闻及啰音。

【辅助检查】经皮胆红素（Total Cutameous Bilirubin，TcB）：143 μmol/L；入院前 2 日血常规：白细胞计数 12.22×10^9/L，淋巴细胞百分率 42.6%，中性粒细胞百分率 29.8%，血红蛋白 165 g/L，血小板计数 263×10^9/L。胸片：两肺、心膈未见明显异常。

【入院诊断】① 新生儿肺炎。② 新生儿高胆红素血症。

二 治疗经过

患儿入院后，于新生儿暖箱内保暖，雾化减轻气道炎症，保持气道通畅，必要时吸氧，给予头孢他啶抗感染、补液支持治疗（表 3-2）。

表 3-2 患儿入院期间药物治疗方案

药品名称	溶　媒	用　量	给药途径	给药频次
头孢他啶	5%葡萄糖注射液 10 mL	0.22 g	静脉滴注	每 8 h 1 次
苯唑西林钠	5%葡萄糖注射液 10 mL	0.11 g	静脉滴注	每 6 h 1 次

续 表

药品名称	溶 媒	用 量	给药途径	给药频次
吸入用布地奈德混悬液	0.9%氯化钠 2 mL	0.15 g	雾化吸入	每 12 h 1 次
吸入用乙酰半胱氨酸溶液	0.9%氯化钠 2 mL	0.5 mg	雾化吸入	每 12 h 1 次
维生素 D 滴剂	/	400 U	口服	每日 1 次

入院第 2 日,患儿仍有发热,体温波动于 36.8~37.9℃,仍有咳嗽,每次 3~4 声,无鼻阻,未吸氧下氧合稳定,无气促及呼吸困难,无喘憋,稍激惹。全奶 80 mL/3 h 完成好,无呕吐,无腹胀,大小便正常。

网织+血细胞分析+CRP:白细胞计数 8.49×10^9/L,CRP 26.23 mg/L,淋巴细胞百分率 40.50%,中性粒细胞百分率 31.90%,红细胞计数 4.24×10^{12}/L,血红蛋白 137.00 g/L,血小板计数 347.00×10^9/L,网织红细胞百分比 0.82%,CRP 高于正常,提示感染。降钙素原、肝功能、肾功能、心肌酶、电解质正常。

继续给予头孢他啶抗感染,患儿生后已满 2 周,给予补充维生素 D。

入院第 3 日,患儿仍有咳嗽,2~3 声/次,痰中,鼻稍阻,脑脊液常规、生化、涂片检查未见异常,呼吸道病毒抗原测定未见异常,CRP 29.93 mg/L 仍高于正常值。

入院第 6 日,患儿无发热,偶有咳嗽,痰稍多,鼻稍阻,未吸氧下氧合稳定,全奶 100 mL/3 h 完成好。血培养未见细菌生长。CRP+血细胞分析:白细胞计数 15.29×10^9/L,CRP 2.34 mg/L,淋巴细胞百分率 55.1%,中性粒细胞百分率 30.7%,红细胞计数 5.25×10^{12}/L,血红蛋白 167.00 g/L,血细胞比容 48.2%,血小板计数 578.0×10^9/L。

痰培养:金黄色葡萄球菌,对苯唑西林、头孢洛林、万古霉素、莫西沙星等敏感,对红霉素、克林霉素、苄青霉素耐药。根据药敏结果,停用头孢他啶,加用苯唑西林抗感染治疗。

入院第 8 日,患儿体温正常,偶咳,每次 1 声,痰较前减少,鼻阻缓解,未吸氧下氧合稳定,吃奶可,且饥饿感明显,当日加至 110 mL/3 h。脑脊液培养未见细菌生长。

入院第 10 日,患儿体温正常,未闻及咳嗽,痰少,无鼻阻,氧合稳定,无气促及呼吸困难,全奶 110 mL/3 h 完成好,无呕吐,无腹胀,大小便正常。痰培养阴性,血常规+CRP 正常,准予出院。

【出院诊断】金黄色葡萄球菌性肺炎。

三 治疗方案分析及药学监护

(一) 治疗方案分析

1. 抗感染治疗

患儿日龄 23 日,发热、咳嗽、鼻阻、流涕,喉中有痰,CRP 升高,为晚发性感染性肺炎,其细菌病原体以金黄色葡萄球菌、大肠埃希菌为多见,许多机会致病菌如克雷伯杆菌、铜绿假单胞菌、枸橼酸杆菌、表皮葡萄球菌、不动杆菌在新生儿也可致病,大多为院内感染或广谱抗生素应用后。诊断明确后尽早给药,在未明确病原以前,可经验性使用抗生素。

头孢他啶是杀菌性头孢菌素类抗生素,通过抑制细菌的细胞壁合成产生作用。可耐受大多数的 β-内酰胺酶,对广谱的革兰阳性及革兰阴性细菌有效,如:假单胞菌属、流感嗜血杆菌、克雷伯菌属、肠杆菌属、奇异变形杆菌、大肠埃希菌、沙雷菌属、枸橼酸杆菌属、肺炎链球菌和金黄色葡萄球菌(甲氧西林敏感菌株)。患儿感染性肺炎诊断明确,经验性选用头孢他啶抗感染合理。

痰培养出金黄色葡萄球菌,对苯唑西林、头孢洛林、万古霉素、莫西沙星等敏感,对红霉素、克林霉素、苄青霉素耐药。根据药敏结果,换用针对病原菌较强的苯唑西林抗感染治疗:对于新生儿体重超过 2 kg,日龄 15~30 日者每 6 h 按体重 25 mg/kg 给药;患儿 4.4 kg,苯唑西林给药剂量 0.11 g,每日 4 次,给药剂量合理,结合患儿病情,抗感染疗程共 10 日。

2. 雾化治疗

雾化治疗可以减轻气道炎症反应、改善呼吸困难、缓解咳嗽及喘息症状,是肺炎综合治疗的重要组成部分。

肺炎可选择的雾化药物包括祛痰药、支气管舒张剂、吸入性糖皮质激素(inhaled corticosteroid, ICS)等。本患儿以咳嗽为主要表现,伴喉间痰响,针对气道痰液黏稠性、黏液高分泌和黏液排除动力下降等可予祛痰类药物治疗。可选择的药物有黏液溶解剂、黏液调节剂、黏液动力促进剂和黏液清除剂。乙酰半胱氨酸为黏液溶解剂,吸入型乙酰半胱氨酸可用于雾化治疗祛痰。其分子结构中的巯基基团使黏蛋白分子复合物间的双硫键断裂,降低痰液黏度,使痰容易咳出。此外,乙酰半胱氨酸中的巯基(-SH)可抑制细菌生长与细菌的黏附,减少细胞外多糖蛋白复合物的产生,抑制多种细菌如葡萄球菌、肺炎链球菌、铜绿假单胞菌等形成生物被膜。

ICS 的作用机制可分为经典途径(基因途径)和非经典途径(非基因途径)。经典途径指糖皮质激素(glucorticosteroids,GS)依靠其脂溶性从细胞外弥散到细胞质中与 GS 受体结合,形成活化的受体复合物进入细胞核内。启动基因转录后抑制促炎蛋白合成,促进抗炎蛋白合成,而发挥抗炎作用,起效一般需要数小时。非经典途径需要通过大剂量激素才能起作用,有 2 种类型:特异性非经典途径是指大剂量 ICS 通过细胞膜表面不成熟的 GS 膜受体发挥作用的途径,这类受体为低亲和力受体,占受体总量的 10%~25%;非特异性非经典途径是指大剂量 GS 凭借亲脂特性溶入细胞的各种脂质膜结构中,通过影响细胞的能量代谢和稳定溶酶体膜而发挥效应的途径。

对于普通肺炎不推荐首选 ICS,尽管在治疗肺炎中潜在获益是对肺部产生相同的抗炎作用,ICS 仅对某些社区获得性肺炎亚群可能有益,包括病毒性肺炎、非典型病原体肺炎及有慢性肺疾患基础病的肺炎,但疗程不宜过长。因此,本患儿选择了布地奈德雾化治疗方案有待商榷。

(二)药学监护

1. 头孢他啶

用药后常见腹泻、皮疹、静脉给药引起的静脉炎、肌肉注射部位疼痛或发炎等不良反应。还可能出现过敏反应(如支气管痉挛、低血压、休克等),用药过量还可能出现抽搐和昏迷等神经系统不良反应。

2. 苯唑西林

应用本品前需详细询问药物过敏史并进行青霉素皮肤试验。常见不良反应有:过敏反应,如荨麻疹等各类皮疹较常见,白细胞减少、间质性肾炎、哮喘发作等和血清病型反应少见;过敏性休克偶见,一旦发生,必须就地抢救,予以保持气道畅通、吸氧及使用肾上腺素、糖皮质激素等治疗措施。静脉使用本品偶可产生恶心、呕吐和血清氨基转移酶升高。大剂量静脉滴注本品可引起抽搐等中枢神经系统毒性反应。

3. 吸入用乙酰半胱氨酸

乙酰半胱氨酸对鼻咽和胃肠道有刺激,可出现鼻溢、胃肠道刺激,如:口腔炎、恶心和呕吐的情况,注意观察患儿治疗反应,及时处理。

4. 吸入用糖皮质激素

与全身用糖皮质激素比较,ICS 的不良反应发生率低,安全性较好。但由于给药方式的特殊性,ICS 吸入后沉积在口咽部、喉部可造成局部不良反应,使用后立即漱口和漱喉,可有效减少局部不良反应。长期研究并未显示小剂量雾化吸入布地奈德对儿童生长发育、骨质疏松、下丘脑—垂体—肾上腺轴有明显的抑制作用。对于需要长期吸入大剂量 ICS 的患者,应定期检查患者的皮肤、骨骼、代谢等情况。ICS 常见局部不良反应口咽念珠菌感染、声音嘶哑、咽喉炎、支气管痉挛咳嗽;ICS 的全身不良反应主要为下丘脑—垂体—肾上腺轴抑制。

四 用药指导

雾化吸入治疗在雾化吸入治疗前、吸入治疗中、吸入治疗后均应注意相关的事项:① 治疗前 30 min 避免患儿过度进食,以免雾化过程中因哭吵导致恶心、呕吐等症状;吸入前清理口腔以免妨碍雾滴深入。② 雾化治疗前需充分清除气道分泌物,呼吸道分泌物多时,先拍背咳痰,必要时吸痰。③ 雾化吸入治疗前需洗脸,不要涂抹油性面霜或膏以减少面部药物吸附。④ 正确组装管路、喷雾器及面罩(或咬嘴)。⑤ 雾化吸入时因新生儿不能采取坐位可半坐卧位。⑥ 新生儿应采用面罩型雾化吸入,由于幼儿喉组织发育不完善,喉腔及鼻毛缓冲作用小,可考虑在刚开始时使雾化面罩离患儿 6～7 cm,然后逐步减少到 3 cm 左右,最后紧贴口鼻部,让患儿逐渐适应雾化液的温度,减轻冷空气对气道的刺激,减轻患儿的不适。⑦ 密切关注患儿雾化吸入过程中潜在的不良反应,如出现急剧频繁咳嗽及喘息加重,应放缓雾化吸入的速度或停止雾化。⑧ 雾化结束后及时给新生儿搽脸和用棉签或冷开水棉球擦拭,以减少药物在脸部、口腔和咽部沉积,预防念珠菌感染,10 min 后让患儿喝水或喝奶。⑨ 管路、喷雾器及面罩(或咬嘴)套装应该专人专用,避免交叉污染。每次使用后需进行清洁并干燥存放,以防受到污染,影响治疗;同时根据产品要求定期更换。

第三节 新生儿巨细胞病毒感染

巨细胞病毒(cytomegalovirus,CMV)为 DNA 病毒,在人群中广泛存在、呈潜伏感染状态,宿主免疫功能低下时可呈活动性感染。免疫功能低下群体,如新生儿易发生母婴垂直传播造成先天感染,也容易通过母乳喂养、密切接触病毒携带者或输血等途径导致生后获得性感染。新生儿宫内感染为先天感染,出生 3 周内 CMV 病原检测呈阳性;若出生 3 周内 CMV 病原阴性、3 周后阳性则属于生后感染。无症状感染指可在患儿体液中检出 CMV 病原体但无明显临床症状及理化改变;症状性感染指不仅可从体液中检出病原体且有相关临床表现和理化异常。目前多数研究支持对重度症状性先天 CMV 感染、原发免疫缺陷特别是严重联合免疫缺陷病(任何感染级别)患儿进行积极的抗病毒治疗。先天感染需要在出生 1 个月内开始治疗,严重感染者尽早开始治疗(如有脓毒症样综合征、肺炎、严重的难治性血小板减少、视网膜炎、结肠炎、小头畸形等表现)。抗病毒治疗可以改善听力和神经损伤,为避免耐药发生,要足量治疗,严重患儿初始治疗尽量选择静脉制剂,原则上疗程不少于 4～6 周。

一 病例介绍

患儿,男,5 日 23 h,2.58 kg。

主诉:发现血小板减少 5 日。

现病史:患儿系 G2P2 孕 37 周,因"胎儿宫内窘迫"行剖宫产,患儿 5 日前(即出生后)因"口周青紫、皮肤散在瘀斑瘀点"在当地产院新生儿科住院治疗,其间完善血常规提示:血小板 $43\times10^9/L$,明显低于正常。给予"鼻导管吸氧,阿莫西林克拉维酸钾抗感染,禁食、胃肠减压、静脉营养,酚磺乙胺预防出血"等治疗。后转至当地人民医院住院治疗,初步诊断:① 新生儿脓毒症;② 新生儿血小板减少症;③ 凝血功能异常;④ 新生儿胆汁淤积综合征。给予"美罗培南抗感染,甲泼尼龙琥珀酸钠冲击,静注人免疫球蛋白升血小板,光疗、输注人血白蛋白退黄,甲硫氨酸维 B_1、熊去氧胆酸胶囊促进胆汁排泄,复方甘草酸苷保肝,补液营养支持"等治疗,患儿血小板仍低,病情无好转。故为进一步治疗,以"血小板减少原因待查"收入院。患儿精神反应差,吃奶尚可,系人工喂养,无吐奶及呛奶,大便色黄,尿色清,小便正常。

家族史:母亲血型:A型,父亲血型:B型,患儿血型:AB型,RH抗(D):阳性。其余无特殊。

【查体】体温36.8℃,心率145次/min,呼吸42次/min,一般情况及反应差,前囟1.5 cm×1.5 cm,平软,皮肤阴黄,颜面、躯干及四肢皮肤可见散在瘀点,腹股沟区及双上肢皮肤可见散在瘀斑,三凹征(一),双肺呼吸音粗,腹部稍膨隆,腹围:32.5/29.5 cm(奶后20 min),腹壁静脉未显露,肝于右肋下约4 cm、剑下3 cm可及、边锐、质软,脾于肋下5 cm可及。

【辅助检查】TcB:259-247-244 $\mu mol/L$;血细胞分析+C反应蛋白:白细胞计数 $6.42×10^9/L$,CRP 0.88 mg/L,淋巴细胞百分率38.20%,中性粒细胞百分率47.20%,血小板计数 $49.00×10^9/L$,提示血小板减少;降钙素原0.36 ng/mL,提示存在感染;肝功+肾功+心肌酶:丙氨酸氨基转氨酶80 U/L,总胆红素214.9 $\mu mol/L$,直接胆红素137.3 $\mu mol/L$,间接胆红素77.60 $\mu mol/L$,总胆汁酸80.7 $\mu mol/L$,余项基本正常,患儿总胆红素升高,以直接胆红素升高为主,肝酶升高,胆汁淤积,考虑胆汁淤积性肝炎。

【入院诊断】① 新生儿血小板减少。② 胆汁淤积性肝病。③ 新生儿感染。④ 新生儿高胆红素血症。⑤ 肝脾肿大。

二 治疗经过(表3-3)

表3-3 患儿入院期间药物治疗方案

药品名称	溶媒	用量	给药途径	给药频次
熊去氧胆酸胶囊	/	26 mg	口服	每日2次
注射用丁二磺酸蛋氨酸	5%葡萄糖	0.13 g	静脉注射	每日1次
注射用谷胱甘肽	5%葡萄糖	0.28 g	静脉注射	每日1次

续 表

药品名称	溶媒	用量	给药途径	给药频次
注射用头孢他啶	5%葡萄糖	0.13 g	静脉注射	每日2次
注射用更昔洛韦	5%葡萄糖	0.015 g	静脉注射	每日2次
脑苷肌肽注射液	5%葡萄糖	1 mL	静脉注射	每日1次

入院第1日，患儿血小板减少原因不明确，降钙素原升高，感染不排外，给予头孢他啶抗感染治疗；根据患儿肝功提示胆汁淤积性肝病，积极予熊去氧胆酸、丁二磺酸蛋氨酸利胆，谷胱甘肽保肝治疗。

入院第2日，患儿无发热，皮肤阴黄，TcB：268－224－222 μmol/L，乙肝病毒表面抗体阳性(＋)，巨细胞病毒抗体IgM阳性(＋)，提示存在巨细胞病毒感染，宫内感染可能；彩超颅腔显示双侧脑室后角增宽。

入院第4日，患儿皮肤轻度黄染，TcB：194－192－190 μmol/L；EB病毒核酸检测阴性，人巨细胞病毒核酸检测8.21E＋07 IU/mL，提示巨细胞病毒感染；血小板计数108.00×10^9/L，较前升高；眼底筛查：右眼ROP退化期，左眼ROPⅢ区Ⅰ期。诊断先天性巨细胞病毒感染，加用更昔洛韦抗病毒治疗。

入院第5日，患儿无发热，复查血常规未见明显异常，血培养结果阴性，停用头孢他啶抗感染治疗。

入院第6日，患儿颅脑MRI：双侧大脑半球局部白质区趋于软化，双侧额、颞、顶叶白质区含水量稍高；双侧的侧脑室略饱满，不排除脑损伤可能。继续抗病毒治疗、保肝、利胆治疗。

入院第7日，患儿血串联质谱结果回示多种酰基肉碱轻度增高，考虑与胆汁淤积有关。考虑患儿半球白质趋于脑软化，后期可能继发脑损害，给予脑苷肌肽营养神经治疗。

入院第8日，患儿黄疸减轻，无发热，TcB：155－148－151 μmol/L，血小板计数100.00×10^9/L，血小板数无下降。丙氨酸氨基转氨酶102 U/L，总胆红素105.0 μmol/L，直接胆红素76.3 μmol/L，间接胆红素28.70 μmol/L，总胆汁酸69.6 μmol/L，与前对比胆汁酸淤积较前稍好转。脑脊液常规检查(CSF)＋脑脊液生化检验：白细胞 $37\times10^6/L$，氯化物 125.8 mmol/L，葡萄糖 2.35 mmol/L，蛋白 1.03 g/L，结合血液白细胞及红细胞，纠正脑脊液中白细胞数，未达神经系统感染标准，排外中枢神经系统感染，但需谨慎神经系统损伤，每日监测头围，动态检查颅脑影像检查，继续予更昔洛韦抗病毒治疗。

入院第 9 日，患儿 DNA(hcmv)(脑脊液)：0.00E+00 正常，继续予更昔洛韦抗病毒治疗，动态监测肝肾功能及血小板情况。

入院第 15 日，患儿黄疸稍反弹，无发热，白细胞计数 $4.07\times10^9/L$，血小板计数 $160.00\times10^9/L$。白细胞偏低，需警惕更昔洛韦药物不良反应，动态监测。电解质+肝功Ⅱ+肾功1+血脂：丙氨酸氨基转移酶 148 U/L，总胆红素 84.4 μmol/L，直接胆红素 69.9 μmol/L，总胆汁酸 90.1 μmol/L，三酰甘油 2.35 mmol/L，天冬氨酸氨基转移酶 151 U/L。提示胆汁淤积性肝病较前好转，继续保肝、利胆治疗。

入院第 19 日，患儿黄疸减轻，白细胞计数 $5.56\times10^9/L$，白细胞计数较前升高，抗病毒治疗疗程不足，继续更昔洛韦治疗，注意监测巨细胞病毒感染后遗症及药物不良反应。

入院第 27 日，患儿颅脑 MRI：对比入院第 3 日：① 双侧大脑半球局部白质区信号改变，双侧额、颞、顶叶白质区含水量增高，大致同前。② 双侧的侧脑室形态饱满，同前。③ 左侧额颞骨交界处局部凹陷，考虑脑损伤，出院后康复科随诊。

入院第 31 日，患儿静脉血 DNA(hcmv)：0.00E+00 IU/mL；电解质+肝功Ⅱ+肾功1：丙氨酸氨基转移酶(ALT)104 U/L，总胆红素 64.6 μmol/L，直接胆红素 55.7 μmol/L，总胆汁酸 52.0 μmol/L，钙 2.16 mmol/L，天冬氨酸氨基转氨酶(AST) 98 U/L，肝酶、胆红素较前升高，患儿目前更昔洛韦抗病毒治疗已满 4 周，血巨细胞病毒病原体 DNA 检测转阴，复查肝功示肝酶较前升高，胆汁淤积较前稍加重，更昔洛韦不良反应不能排外。

入院第 32 日，患儿尿液 DNA(hcmv)：1.75E+05 IU/mL，拷贝数较前下降，目前更昔洛韦抗病毒疗程足，病情明显好转，无发热、腹胀、腹泻等情况，感染指标正常，肝损伤较前减轻，予出院。

【出院诊断】① 先天性巨细胞病毒感染。② 新生儿胆汁淤积性肝病。③ 新生儿脑损伤。④ 新生儿血小板减少。

三 治疗方案分析及药学监护

(一) 治疗方案分析

(1) 新生儿 CMV 感染接受抗病毒药物治疗前需要进行严格的治疗指征评估：① 重度先天 CMV 症状性感染应积极治疗，非重度感染者需监测病毒负荷量和脏器损伤进展情况，损伤进行性加重考虑药物治疗。② 任何感染级别的原发免疫缺陷病患儿，无论先天还是后天获得 CMV 感染均应积极抗病毒治疗。③ 建议重度生后获得 CMV 感染的极低出生体重儿和超低出生体重儿积极治疗，非重度感染患儿需监测病毒负荷量和脏器损伤进展情况，损伤进行性加重考虑药物治疗。④ 先天无症状性感染者不需治疗，但需监测病毒负荷量和脏器损伤进展情况，损伤进行性加重考虑药物治疗。⑤ 宫内感染胎儿出生前不常规进行抗病毒药物治疗。

(2) 抗病毒治疗前及治疗中需要评估监测指标，分析病毒载量可评估疗效。治疗开始前 1 周进行全血或血清 CMV DNA 定量 PCR 检测、治疗中间隔 1~2 周进行全血或血清 CMV DNA 定量 PCR 检测。治疗中间隔 1~2 周评估 1 次药物不良反应，监测全血细胞计数、白细胞分类、血小板计数、凝血功能、肝肾功能等，另外需要进行视觉和听觉脑干诱发电位检查、眼科检查和必要的神经影像学检查，如颅脑超声、CT 和(或)MRI，评估损伤程度和损伤进展情况。

(3) 新生儿 CMV 感染药物治疗方案：① 符合治疗指征的患儿尽早接受足量治疗，病情严重者初始治疗尽量选择静脉制剂，病情稳定后改为口服药物序贯治疗。② 严重 CMV 感染或不能经口喂养患儿选择更昔洛韦静脉制剂。序贯治疗和病情相对稳定患儿可以口服治疗。③ 先天症状性 CMV 感染和严重 CMV 感染患儿总疗程不少于 4~6 周。免疫缺陷患儿疗程根据免疫功能情况需长期用药(疗程可至 6 个月)。④ 治疗开始前和治疗中间隔 1~2 周进行血液 CMV DNA 定量 PCR 监测疗效，同时需监测脑干诱发电位、评估眼科情况和进行必要的影像学检查以评估损伤进展情况。⑤ 用药后间隔 1~2 周评估 1 次药物不良反应检查包括全血细胞计数、白细胞分类、血小板计数、凝血功能、肝功能和肾功能等。药物使用中丙氨酸转移酶>250 U/L、中性粒细胞绝对值<0.5×10^9/L、血小板<5×10^9/L 需要停药 1 周，缓解后可继续原剂量用药，如果不能恢复需要

停药。结合该患儿症状、体征、病史及相关检查,该患儿已有肝功损害、血小板减少及眼底改变,先天性巨细胞病毒感染诊断明确。更昔洛韦对先天性 CMV 感染有效,剂量为每次 6 mg/kg,每 12 h 1 次,静脉缓慢输注 1 h,原则上疗程不少于 4～6 周。

(4) 新生儿胆汁淤积性肝病治疗:该患儿原发病为巨细胞病毒感染,诱发肝酶升高、直接胆红素升高,存在胆汁淤积性肝病,在抗病毒治疗的同时,需保肝利胆治疗。熊去氧胆酸为亲水性、有细胞保护作用、无细胞毒性的胆汁酸,广泛应用于各种婴儿胆汁淤积症,但确诊为胆道完全梗阻患儿禁用。常规治疗剂量为 10～20 mg/(kg·日),部分可至 30 mg/(kg·日),分 2～3 次服用。

(5) 巨细胞病毒可能引发中枢神经系统感染,需完善脑脊液常规、生化及巨细胞病毒检查,如病情允许完善颅脑 MRI 检查,该患儿脑脊液未见明显异常,但颅脑 MRI 提示脑损伤可能,需定期复查颅脑影像学检查,监测头围、囟门等变化。

(二) 药学监护

(1) 更昔洛韦应用于新生儿和婴儿中的血细胞减少的风险较高,药物不良反应包括白细胞减少,转氨酶升高,直接胆红素升高,由此可能加重肝损害,除此之外,长期输液,留置静脉留置针,可能增加感染风险,因此应对患儿的血液计数进行密切监测,对肝功能异常、肾功能和胃肠道体液丢失进行监测,必要时及时处理。

(2) 熊去氧胆酸胶囊可引起胃肠道紊乱、肝胆功能紊乱及过敏反应等,进行治疗时稀便或腹泻的报告常见,应密切关注患儿相关临床症状,在治疗前 3 个月必须每 4 周检查一次患者肝功能指标如 AST(SGOT)、ALT(SGPT) 和 γ-GT 等,并且以后每 3 个月检查肝功能指标。丁二磺酸腺苷蛋氨酸注射液建议滴注时间 1～2 h,用药后可能出现腹痛、腹泻、恶心、衰弱、头痛、焦虑、瘙痒等不良反应。

四 用药指导

【出院带药】 患儿存在胆汁淤积性肝病,出院后需继续服药。

(1) 熊去氧胆酸胶囊:每次 1/6 粒,口服,每日 2 次,药物可引起腹泻、恶心、呕吐和发烧,建议与食物同服。在治疗过程中不要使用含铝的抗酸剂,因为它们可能抑制药物吸收。用药后可能出现便秘、过敏、头痛、头晕、胰腺炎和心动过速等不良反应,如用药后感觉不适,应及时就诊。

(2) 复方甘草酸苷片,每次 1/4 片,口服,每日 2 次。服药后 15 min 内不要躺下,以免药物停留在食管,造成食管灼伤。用药后可能出现腹痛、血压升高、头痛等不良反应,也可能引起假性醛固酮症,导致低血钾等。建议 1 周后复查肝功及血常规。

第四节 先天性梅毒

先天性梅毒又称胎传梅毒,是梅毒螺旋体(treponema pallidum,TP)由母亲经胎盘进入胎儿血液循环,引起胎儿的全身性感染。发病可出现于胎儿期、新生儿期、婴儿期和儿童期。临床表现在 2 岁以下出现者称早期先天性梅毒,2 岁以上出现者为晚期先天性梅毒。早期先天性梅毒未经正规治疗者,常发展为晚期先天性梅毒。

一 病例介绍

患儿,女,2 h 45 min,2.12 kg。

主诉:早产后 2 h 45 min。

现病史:患儿系 G2P2 孕周 32+5。顺产,出生体重 2 100 g,羊水Ⅲ度混浊,Apgar 评分:1 min 10 分,5 min 10 分,10 min 未评。患儿生后无青紫、气促、吐沫,无进行性呼吸困难,因患儿为早产儿、体重低,为进一步治疗入院。病程中否认抽搐、尖叫,无呕吐,未进食,大小便未排。

既往史:患儿系新生儿,生后已肌内注射维生素 K_1,已接种乙肝疫苗,卡介苗未种。

家族史:父亲血型 B 型;母亲血型 A 型,梅毒(+),孕期未予治疗。其余无特殊。

【查体】体温 36℃,心率 129 次/min,呼吸 40 次/min,SPO_2:96%(未吸氧),一般情况及反应欠佳,易激惹,前囟 1.5 cm×1.5 cm,平软,皮肤无黄染,无缺氧征，三凹征(一)，瞳孔等大等圆，对光反射正常引出，双肺呼吸音稍减低，未闻及啰音，心律齐，心音低钝，未闻及杂音，腹软，脐结扎中，肝未及，脾未及，肠鸣音减弱，肌张力高，原始反射减弱，臀部皮肤正常。双足底、左手尺侧、中指及右手腕部尺侧分别见 0.4 cm×0.7 cm，0.5 cm×0.9 cm，0.4 cm×0.8 cm，0.3 cm×0.3 cm，0.2 cm×0.2 cm 霉斑样皮疹。双下肢不肿，肢端凉，皮肤无花斑，足跟 CRT 3 s。

辅助检查：微量血糖：5.0 mmol/L。

【入院诊断】① 早产儿。② 低出生体重儿。③ 先天性梅毒？

二 治疗经过

患儿入院后，于新生儿暖箱内保暖，心电监护；予青霉素抗感染、补液支持治疗(表 3-4)。

表 3-4 患儿入院期间药物治疗方案

药品名称	用量	给药途径	给药频次	给药时间
青霉素钠	10 万 U	静脉滴注	每 12 h 1 次	出生 1～7 日
青霉素钠	10 万 U	静脉滴注	每 8 h 1 次	出生 8～14 日
紫黄软膏	1 g	外用	每日 1 次	

入院第 2 日，患儿梅毒检查：梅毒螺旋体抗体阳性，梅毒甲苯胺红不加热血清试验阳性，提示梅毒感染。患儿皮肤轻度黄染，TcB：148 μmol/L；暂可继续观察，不需光疗，监测黄疸变化。肝功、肾功、电解质、颅脑 B 超、脑电图未见明显异常。

入院第 3 日，辅助检查：TcB：152 μmol/L；微量血糖：5.1 mmol/L。脑脊液生化检验：蛋白定性：阴性，氯化物 123.3 mmol/L，蛋白 0.438 g/L，葡萄糖 2.33 mmol/L，透明度：清，白细胞 $34×10^6$/L，颜色：无色。脑脊液细菌涂片：未检出细菌，未检出抗酸杆菌，未检出隐球菌。尿常规、血常规、CRP 正常。四肢长骨片：左侧肱骨、尺桡骨、右侧股骨、胫腓骨未见异常。患儿腰穿检查，提示神经梅毒,继续予青霉素抗感染。

入院第 6 日,患儿双足底、左手尺侧、中指及右手腕部尺侧霉斑样皮疹消退。脑脊液生化检验:蛋白定性:阴性,氯化物 127.9 mmol/L,蛋白 0.641 g/L,葡萄糖 2.41 mmol/L,透明度:清,白细胞 14×10^6/L,颜色:浅黄;较前明显下降。血培养无特殊。

入院第 7 日,脑脊液细菌涂片、脑脊液培养无特殊。血常规基本正常。

入院第 14 日,患儿一般情况及反应尚可,脑脊液生化检验:蛋白定性:阴性,氯化物 118.9 mmol/L,蛋白 0.595 g/L,葡萄糖 3.21 mmol/L,透明度:清,白细胞 10×10^6/L,颜色:无色;正常。

入院第 15 日,患儿无发热、咳嗽、抽搐,吃全奶 45 mL/3 h,完成可,无呕吐,腹胀不明显,大便 3 次,小便量可。当日为抗感染治疗第 14 日,脑脊液恢复正常,病情好转,准予出院。

【出院诊断】① 神经梅毒。② 先天性梅毒。③ 早产儿。④ 低出生体重儿。

三 治疗方案分析及药学监护

(一) 治疗方案分析

青霉素是梅毒治疗的一线治疗药物,对于诊断或高度怀疑先天性梅毒患儿的治疗,脑脊液异常者(神经梅毒)选用水剂青霉素 G,出生 7 日内,每次 5 万 U/kg,每 12 h 1 次,静脉滴注;出生 7 日后,每次 5 万 U/kg,每 8 h 1 次,静脉滴注,连续 10~14 日;或普鲁卡因青霉素 5 万 U/kg,1 次/日,肌内注射,连续 10~14 日。脑脊液正常者,主要选用苄星青霉素 G,5 万 U/kg,1 次分两臂肌内注射;或酌情选用普鲁卡因青霉素 G 或水剂青霉素 G。如无条件检查脑脊液,按脑脊液异常治疗。药物治疗应系统进行,治疗期间中断 1 天以上,则梅毒螺旋体可以增殖,整个疗程需重新开始。

青霉素为 β-内酰胺类抗菌药,通过干扰细菌细胞壁黏肽的合成,使细菌细胞壁缺损,菌体失去渗透保护屏障,导致细菌肿胀、变形,在自溶酶激活下,细菌破裂溶解而死亡。

青霉素为治疗溶血性链球菌、敏感葡萄球菌、草绿色链球菌、肺炎链球菌、革兰阳性杆菌引起的白喉、破伤风、炭疽、气性坏疽、鼠咬热、螺旋体病如钩端螺旋

(梅毒螺旋体)、回归热螺旋体病及放线菌病等的首选药。

本例患儿母亲梅毒阳性,孕期未予治疗,患儿梅毒螺旋体抗体阳性,梅毒甲苯胺红不加热血清试验阳性,脑脊液异常,高度怀疑先天性梅毒,神经梅毒,给予水剂青霉素治疗,出生 7 日内,每次 5 万 U/kg,每 12 h 1 次,静脉滴注;出生 7 日后,每次 5 万 U/kg,每 8 h 1 次,静脉滴注,连续 14 日,复查脑脊液恢复正常,治疗有效。

(二) 药学监护

青霉素使用前需进行青霉素皮肤试验,呈阳性反应者禁用。青霉素水溶液在室温不稳定,20 单位/mL 青霉素溶液 30℃ 放置 24 h 效价下降 56%,青霉烯酸含量增加 200 倍,所以应用本品须新鲜配制。青霉素过敏反应较常见,包括荨麻疹等各类皮疹、白细胞减少、间质性肾炎、哮喘发作等和血清病型反应。过敏性休克偶见,一旦发生,必须就地抢救,予以保持气道畅通、吸氧及使用肾上腺素、糖皮质激素等治疗措施。另外,首日应用青霉素治疗梅毒,青霉素宜从小剂量开始,以避免发生赫氏反应,赫氏反应是治疗梅毒时出现的一种不良反应,通常在第一次注射抗螺旋体药物后,梅毒螺旋体大量死亡,释放大量毒素、抗原,形成免疫复合物导致超敏反应或 IgE 介导的 Ⅰ 型超敏反应。临床表现为用药后 4 h 内出现寒战、高热、乏力等,使梅毒性损害暂时加重,反应严重者可危及生命。因此,在首剂应用青霉素后,注意监测患儿生命体征。

四 出院指导

患儿出院后须在 2、4、6、9、12 个月追踪观察血清学试验,本患儿为神经梅毒,应每 6 个月复查脑脊液 1 次,直至脑脊液细胞计数正常为止。如果 2 年后细胞计数仍不正常,或每次复查无下降趋势者,该婴儿应予重复治疗,亦应 6 个月复查脑脊液 1 次,若脑脊液非螺旋体试验阳性,应予重复治疗。

第五节 新生儿呼吸窘迫综合征

新生儿呼吸窘迫综合征(respiratory distress syndrome,RDS)为肺表面活性物质(pulmonary surfactant,PS)缺乏所致的两肺广泛肺泡萎陷损伤渗出的急性呼吸衰竭,多见于早产儿和剖宫产新生儿,生后数小时出现进行性呼吸困难、青紫和呼吸衰竭。病理上出现肺透明膜,又称肺透明膜病。早产儿 RDS 发病率约 5%～10%,胎龄越小发病率越高,择期剖宫产新生儿 RDS 发生率 0.9%～3.7%。

一 病例介绍

患儿,女,3 h,1.8 kg。

主诉:早产后青紫 3 h。

现病史:患儿系 G1P1 周孕 33+1。因"足先露、胎膜早破 30 h"于 3 h 前剖宫产,出生体重 1.78 kg,出生时有窒息,无自主呼吸,心率约 20 次/min,羊水清,羊水量约 50 mL,Apgar 评分:1 min 3 分,5 min 8 分,10 min 10 分。患儿出生即无自主呼吸,心率 20 次/min,伴青紫、吐沫,当地医院立即予胸外按压及开放气道,气管插管下正压通气,患儿呼吸、心率恢复正常,皮肤转红润,予吸痰可见白色胶冻样黏液痰,为进一步诊治,由产院医护人员陪同下用 120 转我院,以"新生儿呼吸窘迫综合征"收入院。病程中否认抽搐、尖叫,无呕吐,未进食,大小便未排。

既往史:无特殊。

个人史:患儿系新生儿,生后未接种乙肝疫苗和卡介苗。

家族史:父亲血型 A 型;母亲血型:A 型,RH 抗(D):不详。其余无特殊。

【查体】体温 36.8℃,心率 162 次/min,呼吸 62 次/min,一般情况及反应差,早产儿貌,危重病容,前囟:2.0 cm×2.0 cm,平软,皮肤无黄染,全身青紫,三凹征(+),瞳孔等大等圆,对光反射正常,双肺呼吸音减低,未闻及啰音,心律齐,心音有力,未闻及杂音,腹软,脐结扎中,肝脾未及,肠鸣音减弱,四肢肌张力减低,吸吮反射正常引出,拥抱反射减弱,握持反射减弱,臀部皮肤发红,未见破溃。

【辅助检查】胸片示:① 双肺肺炎,透亮度稍减低,NRDS? ② 右侧少许胸腔积液。

【入院诊断】① 新生儿呼吸窘迫综合征。② 早产儿(孕 33+1 周)。③ 低出生体重儿。④ 新生儿臀炎。

二 治疗经过

患儿入院后予积极保暖,清理气道、保持气道通畅、气管插管呼吸机辅助通气治疗,病史中有胎膜早破,暂选氨苄西林抗感染治疗,禁食、静脉营养支持治疗。观察呼吸情况,并结合胸片结果,必要时给予气管内注入"肺泡表面活性物质"。初始治疗方案如表3-5。

表3-5 患儿初始治疗方案

药品名称	溶 媒	用 量	给药途径	给药频次
氨苄西林钠	0.9%氯化钠注射液 5 mL	0.045 g	静脉滴注	每12 h 1次
猪肺磷脂注射液	/	0.36 g	气管注入	1次

入院第2日,患儿于暖箱内,在常频呼吸机辅助通气下氧饱和度维持在90%以上,一般情况及反应差,三凹征(一),禁食胃肠减压下,可见少许咖啡渣样物,辅助检查:血细胞分析+CRP:白细胞计数 21.66×10^9/L,CRP 0.50 mg/L,淋巴细胞百分率 10.70%,中性粒细胞百分率 81.20%,血红蛋白 180.0 g/L,红细胞比容 51.60%,血小板计数 297.00×10^9/L;巨细胞病毒抗体IgM阴性。血气分析代偿性呼吸性碱中毒,动态复查。电解质、肝功、肾功、心肌酶未见明显异常。胸片示:对比前片(入院时)① 双肺肺炎,透亮度稍减低,较前稍好转。② 右侧少许胸腔积液,较前部分吸收。予维生素 K_1 及酚磺乙胺止血治疗,继续静脉营养支持、抗感染治疗。

入院第4日,患儿无发热,在常频呼吸机辅助通气下氧饱和度维持在90%以上,无青紫、气促及呼吸困难,考虑患儿病情好转,氧饱维持好,呼吸机参数低,予试撤除呼吸机改高流量吸氧,雾化吸入布地奈德减轻喉头水肿。患儿禁食胃肠减压下,可见4 mL淡黄色引流液,未见出血,给予开奶,余量静脉营养补给。辅助检查:CRP+血细胞分析:白细胞计数 8.83×10^9/L,CRP 13.99 mg/L,淋巴细胞百分率 22.00%,中性粒细胞百分率 71.10%,血红蛋白 144.00 g/L,红细胞比容 41.70%,血小板计数 289.00×10^9/L;尿液分析、粪便常规未见明显异常,彩超颅腔:透明隔腔未闭。考虑 CRP 高,继续抗感染治疗。

入院第 6 日,患儿高流量血氧饱和度维持在 90% 以上,无青紫、气促及呼吸困难,给予停高流量吸氧。观生命体征及血氧饱和度变化情况,其余继续目前治疗。

入院第 7 日,患儿未吸氧下血氧饱和度维持在 90% 以上,无青紫、气促及呼吸困难,给予停高流量吸氧。心脏彩超,卵圆孔未闭。C反应蛋白+血细胞分析未见异常,血培养阴性,停氨苄西林。患儿经皮测黄疸:167-160-155 μmol/L,皮肤黄染,给予加强光疗。患儿心脏听诊出现杂音,行心超检查,示动脉导管未闭,给予口服布洛芬关闭动脉导管,首剂 18 mg,第 2、3 剂 9 mg,每剂间隔 24 h。

入院第 12 日,患儿未吸氧下血氧饱和度维持可,颅脑 MRI 平扫:① 早产儿脑改变,双侧额、顶、颞叶白质区含水量稍高,请结合临床随诊;② 双侧颞枕部脑外间隙增宽。甲状腺功能 5 项未见异常。

入院第 13 日,患儿目前情况稳定,吃奶及反应好,无呕吐、腹胀,准予办理出院。

【出院诊断】① 新生儿呼吸窘迫综合征。② 新生儿肺炎。③ 新生儿高胆红素血症。④ 早产儿(孕 33 周+1 日)。⑤ 低出生体重儿。⑥ 早产儿脑改变。⑦ 动脉导管未闭。⑧ 新生儿臀炎。

三 治疗方案分析及药学监护

(一) 治疗药物分析

1. PS 治疗

新生儿 RDS 为 PS 缺乏所致的两肺广泛肺泡萎陷损伤渗出的急性呼吸衰竭,PS 可提高患儿生存率并减少气胸,因此在新生儿 RDS 的治疗中起着至关重要的作用。

PS 由肺泡 2 型上皮细胞合成分泌,分布于肺泡表面形成单分子层,能降低肺泡表面张力,防止肺泡萎陷和肺水肿。PS 主要成分为磷脂,约占 90%;其次为肺表面活性物质蛋白(SP),占 5%~10%;其余为中性脂肪和糖。磷脂有 6 种,主要为双饱和二棕榈酸卵磷脂,其他有磷脂酰甘油、磷脂酰乙醇胺、磷脂酰肌醇、磷脂酰丝氨酸、鞘磷脂等。SP有4种,即SP-A、SP-B、SP-C和SP-D,其中SP-B和SP-C为疏水性小分子蛋白,磷脂必须与SP-B、SP-C相结合才能发挥最佳作用,SP-A和SP-D主要参与呼吸防御功能。

《新生儿RDS欧洲治疗指南(2022版)》推荐,如果胎龄<30周的早产儿需要气管插管维持稳定,应给予PS治疗;在RDS疾病早期尽早使用PS,推荐治疗方案:CPAP压力≥6 cmH$_2$O,FiO$_2$>0.30的条件下患儿病情仍恶化,或肺部超声提示需要PS,应给予PS治疗。天然的PS优于人工合成的PS,指南推荐首剂200 mg/kg的猪肺磷脂注射液用于RDS治疗较优。对有自主呼吸并接受CPAP治疗的患儿,优先选用微创表面活性物质给药技术(LISA),经喉罩给予PS可用于体重>1.0 kg相对成熟的婴儿。对于轻症病例一般给1次即可,对重症病例需要可给予第2次PS,少数情况下会给予第3次PS。

本患儿33周+1日,气管插管,入院第一日给予猪肺磷脂注射液0.36 g,患儿出生体重为1.8 kg,给药剂量为200 mg/kg。在用药1次后,患儿常频呼吸机辅助通气下氧饱维持在90%以上,且复查胸片透光度较之前明显好转,故未再次给予PS治疗。

2. 并发症及治疗

新生儿RDS常见并发症包括:肺部感染,动脉导管未闭(PDA),肺动脉高压(PPHN),支气管肺发育不良(BPD),肺出血以及颅内出血。

本患儿胎膜早破30 h,入院后经验选择氨苄西林预防感染,胸片显示双肺肺炎,且C-反应蛋白13.99 mg/L高于正常值,继续抗感染治疗,复查炎症指标正常后予停止用药。

PDA在RDS患儿中发生率可达30%～50%,常发生在恢复期,发生PDA时,因肺动脉血流增加致肺水肿,出现心力衰竭、呼吸困难、病情加重。其治疗可使用抑制前列腺素合成的药物关闭动脉导管,可使用吲哚美辛:首剂0.2 mg/kg,第2、3剂:日龄<7日且出生体重<1 250 g者0.1 mg/(kg·次),日龄>7日或出生体重>1 250 g者0.2 mg/(kg·次),每剂间隔24 h,口服或静脉滴注;也可使用布洛芬:首剂10 mg/kg,第2、3剂5 mg/kg,间隔时间24 h,口服或静脉滴注,日龄<7日者疗效较好。近年来国内外文献报道推荐将布洛芬作为动脉导管未闭的首选药物,因布洛芬引起肾功能障碍、颅内出血、新生儿坏死性小肠结肠炎、肠穿孔等不良反应较吲哚美辛少,疗效与其相当。本患儿在入

院第 7 日,心脏听诊出现杂音,心超示 PDA,因此给予本患儿布洛芬混悬液,首剂 18 mg,第 2、3 剂 9 mg,每 24 h 1 次,用药 3 剂,符合推荐治疗剂量。

(二) 药学监护

1. 猪肺磷脂注射液

为 2~8℃ 冰箱贮藏药,使用前需将药瓶升温到 37℃,轻轻上下转动,勿振摇,使药液均匀。不良反应方面,肺出血罕见,但有时是早产儿致命的并发症,发育越不成熟的早产儿发病率越高;很少报道有心动过缓、低血压、低氧饱和度、暂时性的脑电活动减弱。PS 治疗后应密切监护病情变化:观察患儿缺氧状况、皮肤颜色、两肺呼吸音等变化。观察呼吸力学变化如肺顺应性、压力-容量环、气道阻力等。按病情需要随访床旁胸 X 线片或肺超声检查。

2. 布洛芬混悬液

患儿在入院第 7 日,心脏闻及杂音,心超示 PDA,给予口服布洛芬 3 剂治疗。入院第 9 日,患儿心脏闻及杂音,且布洛芬已达到推荐疗程,予以停药。口服布洛芬的不良反应,少数病人可出现恶心、呕吐、胃烧灼感或轻度消化不良、胃肠道溃疡及出血、转氨酶升高,罕见皮疹、过敏性肾炎、膀胱炎、肾病综合征、肾乳头坏死或肾功能衰竭、支气管痉挛。

第六节 新生儿高胆红素血症

新生儿高胆红素血症(neonatal hyperbilirubinemia)也称为新生儿黄疸,是新生儿期最常见的临床症状之一,超过 80% 的正常新生儿在生后早期均可出现。新生儿高胆红素血症是因胆红素在体内积聚引起的皮肤或其他器官黄染,未结合胆红素增高是新生儿黄疸最常见的表现形式,严重者可引起胆红素脑病,造成神经系统的永久性损伤,甚至死亡。

新生儿出生后的胆红素水平是一个动态变化的过程,在诊断高胆红素血症时需考虑其胎龄、日龄和是否存在高危因素。对于胎龄≥35 周的新生儿,目前多采用美国 Bhutani 等所制作的新生儿小时胆红素列线图(图 3-1)或美国儿科学会(American Academy of Pediatrics,AAP)推荐的光疗参考曲线(图 3-2)作为诊断或干预标准参考。当胆红素水平超过 95 百分位时定义为高胆红素血症,应予以干预。根据不同的胆红素水平升高程度,胎龄≥35 周的新生儿高胆红素血症还可以分为：重度高胆红素血症：血清总胆红素（total serum bilirubin，TSB）峰值超过 342 μmol/L（20 mg/dL）；极重度高胆红素血症：TSB 峰值超过 427 μmol/L（25 mg/dL）；危险性高胆红素血症：TSB 峰值超过 510 μmol/L（30 mg/dL）。

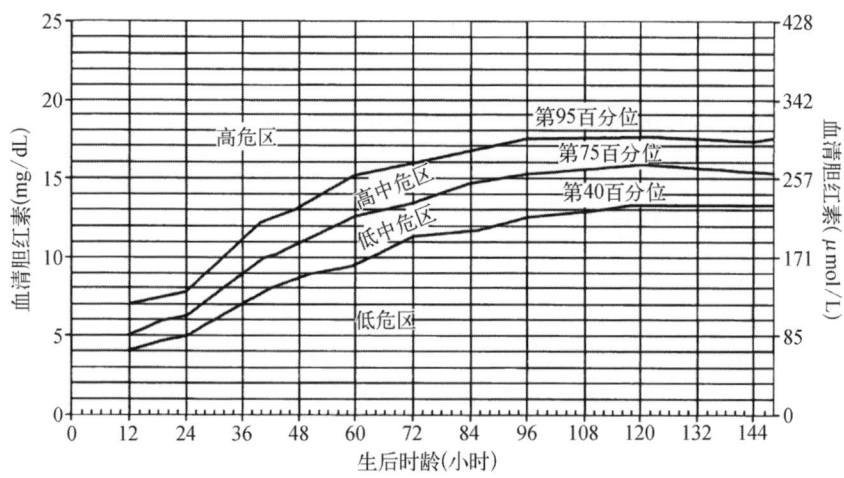

图 3-1　生后时龄胆红素风险评估曲线（Bhutani 曲线）

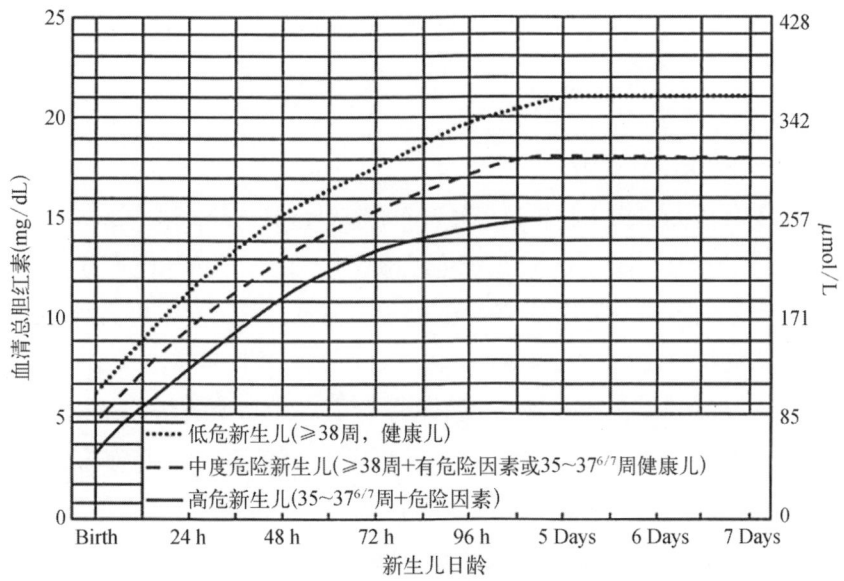

图 3-2　>35 周新生儿不同胎龄及不同高危因素的生后小时龄光疗标准

一 病例介绍

患儿,男,3日龄,2.98 kg。

主诉:皮肤黄染3日。

现病史:患儿3日前(即出生后当日)无明显诱因出现皮肤黄染,由颜面延及全身,进行性加重,否认"肝炎、樟脑丸"接触史,否认解白陶土样大便及茶色尿,否认抽搐、尖叫、角弓反张,无发热,无咳嗽、气促及青紫。在外自服"茵栀黄3 mL/次,每日3次、双歧杆菌活菌片1片/次,每日2次"治疗3日,皮肤黄染无减轻,到某儿童医院就诊。患儿精神反应欠佳,吃奶尚可,偶有吐奶,大便黄色稀便,每日2～3次,小便正常。

出生史:患儿系第1胎,第1产,胎龄周38+3,顺产,出生体重3 500 g,生后Apgar评分不详。

喂养史:生后2 h开奶,喂养方式母乳,间隔时间:2～3 h,每次喂养数量:60 mL/次。

既往史:患儿系新生儿,生后已肌内注射维生素 K_1,已接种乙肝疫苗、卡介苗。

家族史:母亲血型O型,RH抗(D)阳性,父亲血型A型,RH抗(D)阳性。其余无特殊。

个人史:无特殊。

过敏史:暂未发现过敏。

【查体】体温36.8℃,心率156次/min,呼吸46次/min,体重2.98 kg,疼痛评分0分,营养异常风险评分0分,压疮风险评分24分,跌倒风险评分0分。一般情况及反应欠佳,右侧头顶部可触及约4 cm×6 cm大小包块,边界清,质软,可触及波动感,皮肤无破溃,前囟2.0 cm×2.0 cm,平软,皮肤轻重度黄染,缺氧征不显,三凹征(一),瞳孔等大等圆,对光反射正常引出,双肺呼吸音粗,未闻及啰音,心律齐,心音有力,未闻及杂音,腹软,不胀,脐结扎中,脐轮不红,未见血痂脓性分泌物,肝脾未及,肠鸣音正常。四肢肌张力正常,吸吮反射正常引出,握持反射正常引出,拥抱反射正常引出。臀部皮肤发红,无破溃。骶尾部可见青色色素沉着。

【辅助检查】经皮测黄疸:265 - 324 - 322 μmol/L。

【入院诊断】① 新生儿高胆红素血症。② 新生儿头皮血肿。③ 尿布皮炎。④ 蒙古斑。

二 治疗经过

患儿入院,积极保暖,保持气道通畅,监测生命体征,完善相关检查。患儿皮肤轻度黄染,经皮测黄疸265-324-322 μmol/L,结合患儿日龄,有光疗指征,积极光疗退黄。臀部皮肤发红,予紫黄软膏护臀。患儿治疗方案如表3-6。

表3-6 患儿入院期间药物治疗方案

药品名称	用量	给药途径	给药频次
静注人免疫球蛋白	2.5 g	静脉滴注	每日1次
苯巴比妥片	7.7 mg	口服	每日2次
紫黄软膏	1 g	外用	每日1次

入院第2日,经皮测黄疸:98-90-85 μmol/L,光疗后皮肤黄染较前明显减轻,继续监测黄疸。微量血糖测定:葡萄糖POCT 6.0 mmol/L;血细胞分析+CRP+网织:白细胞计数13.53×10^9/L,CRP 4.26 mg/L,淋巴细胞百分率23.70%,中性粒细胞百分率66.00%,红细胞计数5.40×10^{12}/L,血红蛋白157.0 g/L,血小板计数304.00×10^9/L,网织红细胞百分比1.97%,网织红细胞绝对值0.106 4×10^{12}/L;余大致正常。

电解质+肝功Ⅱ+肾功+心肌酶:总胆红素303.8 μmol/L,直接胆红素10.2 μmol/L,间接胆红素293.60 μmol/L,总胆汁酸10.9 μmol/L,肌酐34.88 μmol/L,乳酸脱氢酶398 U/L;总胆红素升高以间接胆红素升为主,提示高胆红素血症;葡萄糖-6-磷酸脱氢酶4 210 U/L,正常范围;降钙素原<0.25 ng/mL,正常;尿液分析阴性。患儿出生24 h内出现黄疸,患儿母亲血型:O型,RH抗(D)阳性,父亲血型:A型,RH抗(D)阳性。考虑ABO溶血性黄疸可能,继续完善血清学溶血检查。

入院第3日,经皮测黄疸:252-240-250 μmol/L,皮肤黄染反弹。新生儿溶血病血清学检测：母亲 ABO 血型鉴定（正、反定型）O，母亲 RH 抗 D（卡式法）阳性（＋），母亲不规则抗体筛选结果阴性，新生儿 ABO 血型鉴定（正、反定型）A，ABO 系统新生儿血清游离抗体鉴定检出 IgG-A，新生儿直接抗人球蛋白试验阴性，ABO 系统新生儿红细胞抗体放散试验阳性（＋），ABO 系统新生儿血清游离抗体试验阳性（＋），ABO 系统新生儿红细胞抗体鉴定检出 IgG-A，新生儿 RH 抗 D（卡式法）阳性（＋），综合以上提示 ABO 溶血，给予患儿静注人免疫球蛋白 2.5 g 阻断溶血，同时给予光疗退黄，监测经皮黄疸值。

入院第 4 日，经皮测黄疸 52-40-32 μmol/L，皮肤黄疸消退明显，暂停光疗，患儿系 ABO 溶血性黄疸，今日继续给予人免疫球蛋白 2.5 g 阻断溶血，监测经皮黄疸值。

入院第 5 日，经皮测黄疸 177-178-169 μmol/L，患儿前 1 日停止光疗后皮肤黄染反弹，继续光疗，停静注人免疫球蛋白。

入院第 6 日，经皮测黄疸：39-47-32 μmol/L；肝功：总胆汁酸 7.7 μmol/L，总胆红素 169.9 μmol/L，直接胆红素 6.2 μmol/L，间接胆红素 163.70 μmol/L。总胆红素较入院时下降。血培养结果示无细菌生长。停光疗，观察皮肤黄染情况。

入院第 7 日，经皮测黄疸：200-222-205 μmol/L，患儿皮肤黄染反弹，黄疸消退不理想，警惕肝酶活性减低，给予患儿口服苯巴比妥 7.7 mg，每日 2 次，诱导肝酶辅助退黄，同时予光疗退黄。

入院第 8 日，经皮测黄疸：4-7-6 μmol/L；患儿前 1 日光疗后皮肤黄染消退明显，当日予暂停光疗，继续予口服苯巴比妥 7.7 mg，每日 2 次，诱导肝酶辅助退黄，观患儿黄疸反弹情况。

入院第 9 日，经皮测黄疸：167-174-169 μmol/L；前 1 日停光疗后皮肤黄染反弹，当日予光疗退黄，继续予口服苯巴比妥 7.7 mg，每日 2 次，诱导肝酶辅助退黄，观患儿光疗反应。

入院第 10 日，经皮测黄疸：78-70-69 μmol/L，当日予暂停光疗，继续予口服苯巴比妥 7.7 mg，每日 2 次诱导肝酶辅助退黄，观患儿光疗反应。

入院第 11 日，经皮测黄疸：57-53-40 μmol/L，皮肤无黄染，无发热，无呼吸困难，母乳喂养下无吐奶、呛奶不适，大小便未见异常，准予出院。

【出院诊断】① 新生儿 ABO 溶血性黄疸。② 新生儿头皮血肿。③ 尿布皮炎。④ 蒙古斑。

三 治疗方案分析及药学监护

(一) 治疗药物分析

新生儿高胆红素血症的干预目的是降低血清胆红素水平,预防重度高胆红素血症和胆红素脑病的发生。光照疗法是最常用的有效又安全的方法,无论高胆红素血症的病因如何,该疗法均可降低 TSB 水平或减弱其升高程度。药物可以起到辅助治疗作用。换血疗法一般用于光疗失败、溶血症或已出现早期胆红脑病临床表现者,可以换出血液中的胆红素、抗体及致敏红细胞。

1. 光照疗法

光照疗法又称光疗,使未结合胆红素在光照作用下异构化,从脂溶性转变为水溶性,可不经肝脏处理,直接经胆汁和尿液排出。光源可选择蓝光(波长 425~475 nm)、绿光(波长 510~530 nm)或白光(波长 550~600 nm)。光疗的效果与暴露的面积、光照的强度及持续时间有关,根据胆红素升高的程度和治疗目标选择。

(1) 光疗指征:以胎龄、高胆红素血症高危险因素和新生儿时龄为基础,在光疗或换血的参考曲线图中 TSB 阈值下光疗。

(2) 光疗中应注意的事项:光疗时采用的光波波长最易对视网膜黄斑造成伤害,且长时间强光疗可能增加男婴外生殖器鳞癌的风险。因此,光疗时应用遮光眼罩遮住双眼,对于男婴,用尿布遮盖会阴部,尽量暴露其他部位的皮肤。另外,光疗过程中可出现不显性失水增加、体温升高、皮疹、腹泻等不良反应,应给予相应治疗,依据其程度决定是否暂停光疗。光疗过程中密切监测胆红素水平的变化,一般 6~12 h 监测一次。对于溶血症或 TSB 接近换血水平的患儿需在光疗开始后 4~6 h 内监测。当光疗结束后 12~18 h 应监测 TSB 水平,以防反跳。

(3) 停止光疗指征:对于>35 周新生儿,一般当 TSB<222 - 239 μmol/L(13 - 14 mg/dL)可停光疗。具体方法可参照:① 应用标准光疗时,当 TSB 降至低于光疗阈值胆红素 50 μmol/L(3 mg/dL)以下时,停止光疗;② 应用强光疗时,当 TSB 降至低于换血阈值胆红素 50 μmol/L(3 mg/dL)以下时,改标准光疗,然后在 TSB 降至低于光疗阈值胆红素 50 μmol/L(3 mg/dL)以下时,停止光疗;③ 应用强光疗时,当 TSB 降至低于光疗阈值胆红素 50 μmol/L(3 mg/dL)

2. 药物治疗

(1) 静注人免疫球蛋白(intravenous gamma globulin, IVIG)：患儿为新生儿ABO溶血性黄疸，血型不合引起的新生儿同族免疫溶血性胆红素升高主要是由于网状内皮系统吞噬细胞破坏致敏红细胞所致。IVIG可阻断单核-巨噬细胞系统Fc受体，抑制吞噬细胞破坏已被抗体致敏的红细胞，阻断溶血过程，降低胆红素的产生。用法为0.5~1 g/kg，于2~4小时内静脉滴入，早期应用临床效果较好，必要时可重复应用。

(2) 肝酶诱导剂：能诱导肝脏葡萄糖醛酸转移酶活性、增加肝脏结合和分泌胆红素的能力。可用苯巴比妥每日5 mg/kg，分2~3次口服，共4~5日。苯巴比妥目前并未作为治疗新生儿黄疸的常规用药，主要是因为酶诱导剂需用药2~3日开始生效，而且在用药后的数天内，相比较镇静等不良反应而言，其治疗效果并不明显。主要用于葡萄糖醛酸转移酶活性显著降低的Crigler-Najjar综合征Ⅱ型患者。患儿新生儿ABO溶血性黄疸诊断明确，在光疗和IVIG治疗下，皮肤黄染反弹，考虑肝酶活性减低，予苯巴比妥每日约5 mg/kg，分2次口服，服用4日。

(二) 药学监护

1. 静注人免疫球蛋白

给予IVIG后，观察患儿皮肤黄疸消退情况。静注人免疫球蛋白属于血制品，专供静脉输注用，应单独输注，不得与其他药物混合输注，尤其严禁用含氯化钠的溶液溶解本品；用药前须向患儿家属详细询问患儿是否有对本药过敏或有其他严重过敏史。部分患儿在输注丙种球蛋白期间可能出现一过性头痛、心慌、恶心、过敏反应(如荨麻疹、喉头水肿)等不良反应，可能与输注速度过快或个体差异有关，多数不良反应主要发生在输液开始1 h内。输注过程中应当观察患儿的总体情况和生命体征(如血压、心率、呼吸频率、体温等)，必要时可减慢或暂停输注，一般无需特别处理即自行恢复。

2. 苯巴比妥

用药后可能出现皮疹、嗜睡、头痛、情感变化等不良反应。大剂量时可能出现眼球震颤和严重的呼吸抑制，用药期间注意监测患儿生命体征。苯巴比妥在肝脏代谢，转化为羟基苯巴比妥，为肝药酶诱导剂，提高药酶活性，不但加速自身代谢，还可加速其他药物代谢。若与其他药物合用，需注意相互作用。

四 用药指导

静注人免疫球蛋白：因 IVIG 中存在某些特异性抗体的干扰,患儿在出院接种某些减毒活疫苗可能导致接种无效,因此建议延缓免疫接种的时间。对于含麻疹成分的疫苗应当在使用 IVIG（2 g/kg）治疗后的 8~9 个月后进行接种。非紧急状态下,已经接种上述疫苗的患者应当在接种后 3~4 周才能输注丙种球蛋白,否则需要重新接种。

第七节 新生儿坏死性小肠结肠炎

坏死性小肠结肠炎（necrotizing enterocolitis,NEC）是新生儿期的一种严重威胁患儿生命的疾病,也是新生儿重症监护室最常见的胃肠道急症。临床上以腹胀、呕吐、腹泻、便血,严重者发生休克及多系统器官功能衰竭为主要临床表现,腹部 X 线检查以异常肠壁囊样积气为特征。NEC 的临床表现轻重差异很大,既可表现为全身非特异性败血症症状,也可表现为典型胃肠道症状,如腹胀、呕吐、腹泻、便血三联征。目前临床多采用修正 Bell-NECf 分级标准,如表 3-7 所示。

表 3-7 修正 Bell-NECf 分级标准

分 期		全身症状	胃肠道症状	影像学检查
Ⅰ:疑诊期	A 疑似 NEC	体温不稳定、呼吸暂停、心动过缓	胃潴留,轻度腹胀、便潜血阳性	正常或轻度肠管扩张
	B 疑似 NEC	同ⅠA	肉眼便血	同ⅠA
Ⅱ:确诊期	A 确诊 NEC（轻度）	同ⅠA	同ⅠA 和同ⅠB,肠鸣音消失,腹部触痛	肠管扩张、梗阻、肠壁积气征
	B 确诊 NEC（中度）	同ⅡA,轻代谢性酸中毒,轻度血小板减少	同ⅡA,肠鸣音消失,腹部触痛明显±腹壁蜂窝织炎或右下腹部包块	同ⅡA,门静脉积气,±腹水

续　表

分　　期		全身症状	胃肠道症状	影像学检查
Ⅲ：进展期	A NEC 进展（重度，肠壁完整）	同ⅡB,低血压、心动过缓,严重呼吸暂停,混合性酸中毒,DIC,中性粒细胞减少,无尿	同ⅡB,弥漫性腹膜炎、腹膨隆和触痛明显,腹壁红肿	同ⅡB,腹水
	B确诊NEC(重度,肠穿孔)	同ⅢA,病情突然恶化	同ⅢA,腹胀突然加重	同ⅡB,气腹

一　病例介绍

患儿,女,8日龄,2.6 kg。

主诉:便血伴发热1日。

现病史:患儿1日前无明显诱因出现便血,为暗红色黏液血便,量不多,共4次,无明显便前、便后阵发性烦哭,无呕吐、腹胀,伴发热,热峰38.8℃,予物理降温后体温能降至正常,但体温反复有波动,无明显抽搐、尖叫,无鼻阻、咳嗽,无气促、无青紫及呼吸暂停,完善血常规提示感染重,以"新生儿便血原因待查"收入院。病程中,精神反应稍差,目前禁食中,小便正常。

既往史:无特殊。

家族史:无特殊。

个人史:无特殊。

【查体】体温36.8℃,心率150次/min,呼吸49次/min,氧饱95%(未吸氧下),体重2.6 kg,一般情况及反应欠佳,前囟2.5 cm×2.5 cm,平软,肤色稍白,皮肤轻度黄染,头顶部可见一肉样肉赘组织约0.3 cm×0.5 cm大小,缺氧征不显,三凹征(－),瞳孔等大等圆,对光反射正常引出,双肺呼吸音粗,未闻及啰音,心律齐,心音有力,心前区闻及2级收缩期杂音,腹软,腹围31.5/30.5 cm,脐未脱落,肝脏于右肋下2 cm、剑突下2 cm,脾未及,肠鸣音减弱,四肢肌张力正常,吸吮反射正常引出,拥抱反射正常引出,握持反射正常引出。四肢肢端暖,未见花斑,足跟CRT 2 s。

【辅助检查】血常规：白细胞计数 $14.8\times10^9/L$，中性粒细胞百分比 43.24%，淋巴细胞百分比 45.04%，血红蛋白 121 g/L，血小板 $373\times10^9/L$，CRP 0.1 mg/L。

【入院诊断】① 新生儿便血原因待查。② 新生儿发热原因待查。

二 治疗经过

患儿入院后完善相关检查，腹软，腹围 31.5/30.5 cm，肠鸣音减弱。降钙素原 3.56 ng/mL。腹部超声：肠腔胀气，肠蠕动减弱声像图，腹腔示肠道动力性改变。腹部 X 线检查：局限性肠瘀张，局部肠间隙稍增厚。根据患儿目前症状、B 超及腹片，便血原因考虑：新生儿坏死性小肠结肠炎（ⅡA 期）。

给予患儿禁食、胃肠减压，静脉营养支持治疗。患儿治疗方案如表 3-8。

表 3-8 患儿治疗方案

药品名称	溶媒	用量	给药途径	给药频次
头孢哌酮钠舒巴坦	5%葡萄糖注射液 5 mL	0.069 g	静脉注射	每 8 h 1 次

经抗感染治疗 7 日后，复查相关指标：白细胞计数 $12.22\times10^9/L$，CRP 0.50 mg/L，淋巴细胞百分率 55.70%，中性粒细胞百分率 31.50%，红细胞计数 $4.10\times10^{12}/L$，血红蛋白 127.00 g/L，红细胞比容 36.40%，血小板计数 $428.00\times10^9/L$；降钙素原<0.25 ng/mL；患儿血象正常，无呕吐、腹胀，无便血，病情平稳，予以出院。

【出院诊断】新生儿坏死性小肠结肠炎（ⅡA）。

三 治疗方案分析及药学监护

（一）治疗药物分析

NEC 的治疗原则是使胃肠道休息，避免进一步损伤，减少炎症反应。基本治疗措施包括禁食、胃肠减压、抗感染治疗，必要时手术治疗。

抗感染治疗

感染是 NEC 的主要病因，NEC 患儿感染的病原主要为革兰阴性菌和厌氧菌。据报道 30%～40% 的 NEC 患儿可合并败血症，故推荐对疑似和确诊 NEC 患儿常规使用抗菌药物。抗菌药物的选择应覆盖新生儿败血症常见病原菌，包括头孢类、碳青霉烯类，疗程 7～14 日。若病程进展至Ⅲ期，加用克林霉素或甲硝唑以覆盖厌氧菌。该患儿选用 β-内酰胺酶抑制剂——头孢哌酮钠舒巴坦，选药品种、剂量、给药间隔及疗程适宜。

(二) 药学监护

头孢哌酮舒巴坦药学监护

(1) 静脉滴注：静脉滴注时间不得少于 30 min。

(2) 不良反应：用药后可能出现腹泻、恶心、呕吐、过敏反应(皮疹、发热)、血小板减少(表现为皮肤瘀点、紫癜、黏膜出血)、出血、头痛、肝损伤等。

(3) 用药期间定期监测肾功能、肝功能和血液系统，并注意监测出血的迹象。用药后可能出现维生素 K 缺乏，应定期监测凝血酶原时间，必要时补充维生素 K。

第八节　新生儿缺氧缺血性脑病

新生儿缺氧缺血性脑病(hypoxic-ischemic encephalopathy, HIE)是由围生期缺氧所致的颅脑损伤，在临床上表现出一系列神经功能异常，病情严重的小儿可留有不同程度神经系统后遗症。新生儿缺氧缺血性脑病是新生儿死亡和伤残的主要原因，国外发生率为活产儿的 1/1 000～6/1 000，其中 15%～20% 在新生儿期死亡，存活者中 25%～30% 可能留有某种类型的远期神经发育后遗症，如智力低下、脑瘫、惊厥和认知缺陷等，给家庭及社会带来巨大影响，成为危害我国儿童生活质量的重要疾病之一。迄今为止，HIE 的治疗是以稳定内环境为目的的对症支持疗法加特异性亚低温作为标准治疗方法，并不主张过多的所谓"特殊神经保护"治疗。尽管多种药物和疗法经历了广泛的实验研究，但由于缺乏大样本安全性和有效性的多中心随机对照试验，距离临床应用还有相当距离。

一 病例介绍

患儿,男,11 h,2.77 kg。

主诉:窒息复苏后反应差7 h 28 min。

现病史:患儿系 G3P2 孕周 39+2。因胎儿宫内窘迫行剖宫产,出生时重度窒息,羊水Ⅲ度污染,Apgar 评分:1 min 2 分,5 min 5 分,10 min 7 分。患儿出生后重度窒息,当地产院医师给予复苏抢救(气囊加压给氧、纳洛酮等治疗,具体不详)后转入产院新生儿科住院治疗,诊断为:"新生儿胎粪吸入综合征、新生儿重度窒息、新生儿休克、新生儿 ABO 溶血性黄疸等",其间予以"CPAP 辅助通气、头孢噻肟及青霉素抗感染、补充维生素 K_1"等对症支持治疗(具体不详),患儿青紫缓解,但仍不能离氧,故为进一步治疗,至我院就诊,门诊以"新生儿窒息"收入院。病程中,患儿精神反应差,未进食,无呕吐,胎便已排,小便正常。

【查体】体温 36.8℃,心率 130 次/min,呼吸 42 次/min,SPO_2:94%(未吸氧下),血压:66/31(45) mmHg,体重 2.77 kg。一般情况及反应差,易激惹,四肢肌张力减低,吸吮反射正常引出,握持反射减弱,拥抱反射减弱。

【辅助检查】CRP+血常规:白细胞计数 $26.69×10^9$/L,CRP< 0.5 mg/L,淋巴细胞百分率 61.50%,中性粒细胞百分率 32%,红细胞计数 $2.73×10^{12}$/L,血红蛋白 108 g/L,血小板计数 $130×10^9$/L;血气分析:酸碱度 7.32,二氧化碳分压 44 mmHg,氧分压 47 mmHg,乳酸浓度 2.9 mg/L,碱剩余 -3.3 mmol/L,实际碳酸氢根 22.7 mmol/L;肾功、肝功Ⅱ、电解质:总胆红素 94.3 μmol/L,直接胆红素 6.1 μmol/L,间接胆红素:88.2 μmol/L,余正常;TcB:188 - 199 - 192 μmol/L。

【入院诊断】① 新生儿缺氧缺血性脑病。② 新生儿胎粪吸入综合征。③ 新生儿贫血。④ 新生儿高胆红素血症。⑤ 先天性心脏病。

二 治疗经过

患儿治疗方案如表 3-9。

表 3-9 患儿治疗方案

药品名称	溶媒	用量	给药途径	给药频次
熊去氧胆酸胶囊		26 mg	口服	每日2次
注射用丁二磺酸蛋氨酸	5%葡萄糖	0.13 g	静脉注射	每日1次
注射用谷胱甘肽	5%葡萄糖	0.28 g	静脉注射	每日1次
注射用头孢他啶	5%葡萄糖	0.13 g	静脉注射	每12 h 1次
注射用更昔洛韦	5%葡萄糖	0.015 g	静脉注射	每12 h 1次
脑苷肌肽注射液	5%葡萄糖	1 mL	静脉注射	每日1次
注射用头孢哌酮舒巴坦	5%葡萄糖	0.07 g	静脉注射	每8 h 1次

入院第1日,患儿体温正常,有重度窒息史,暂禁食、胃肠减压,补液支持治疗。患儿胎粪污染,警惕感染,头孢他啶抗感染治疗。积极给予亚低温治疗,核心温度 34.0℃,持续监测患儿体温、心率、氧饱及血压变化。

入院第2日,患儿持续亚低温治疗,未吸氧下氧饱维持可,血气分析基本正常;肝功:总胆红素 163.9 μmol/L,直接胆红素 12.4 μmol/L,总胆红素升高以间接胆红素升高为主,诊断新生儿高胆红素血症,患儿皮肤中度黄染,给予光疗。白细胞计数 $16.23×10^9$/L,C反应蛋白 0.91 mg/L,中性粒细胞百分率 68%;凝血筛选试验Ⅱ、肾功均正常。

入院第3日,患儿持续亚低温治疗,未吸氧下氧饱维持可,血常规提示血红蛋白 106.00 g/L,结合患儿日龄,诊断新生儿贫血,给予输血对症。患儿母亲为O型血,父亲为A型血,入院后查体皮肤黄染,溶血筛查提示ABO溶血,诊断新生儿ABO溶血性黄疸。继续给予头孢他啶抗感染,继续予禁食,胃肠减压,静脉营养支持,胃肠减压。

入院第4日,患儿已亚低温治疗72 h,开始复温,2 h温度提升0.5℃,复温至36.5℃。血小板计数 $82.00×10^9$/L,较前有下降,给予更换抗生素为头孢哌酮舒巴坦,给予维生素 K_1 防治出血。

入院第5日,患儿皮肤黄染加重,给予光疗,TcB:73-47-39 μmol/L,微量血糖:5.7 mmol/L。白细胞计数 $12.69×10^9$/L,CRP 2.67 mg/L,血小板计数

$112.00×10^9$/L,血小板较前回升。患儿无腹胀,肠鸣音可,胃肠减压引流量较前减少,给予全奶 5 mL/3 h 喂养,给予静脉营养支持。

入院第 7 日,患儿鼻导管吸氧下(1 L/min FiO_2:21%),氧饱维持在 90% 以上,奶量完成可,无腹胀,肠鸣音可,继续推进喂养,余静脉营养支持。双耳 TEOAE 未通过,嘱 1 月龄时复查。

入院第 8 日,患儿颅脑 MRI 平扫+DWI:双侧额、顶、颞叶白质含水量稍高,左侧颞部脑外间隙稍增宽。患儿诊断缺氧缺血性脑病,给予脑苷肌肽营养脑细胞。胸片提示肺炎、右侧叶间胸膜增厚。

入院第 10 日,患儿气道重建提示双肺少许炎变,左肺下叶透亮度不均,继续抗感染治疗,继观呼吸、氧饱情况。

入院第 11 日,患儿痰培养、呼吸系统感染性病原体基因检测均未见明显异常。患儿目前鼻导管吸氧下(1 L/min FiO_2:21%),氧饱维持在 90% 以上,当日予间断停氧。

入院第 12 日,复查血常规、CRP 基本正常,给予停用头孢哌酮舒巴坦,患儿目前鼻导管吸氧下(1 L/min FiO_2:21%),氧饱维持在 90% 以上,间断停氧后氧饱波动在 82%~85% 左右,予继续吸氧。

入院第 15 日,患儿目前鼻导管吸氧下(1 L/min FiO_2:21%),氧饱维持在 90% 以上,仍不能停氧,当日给予继续吸氧。患儿现精神反应尚可,吃奶可,无抽搐,给予停用脑苷肌肽。

入院第 17 日,患儿一般情况及反应可,复查患儿血常规、CRP 正常,病情好转,目前仍不能脱氧,与家属沟通出院后继续家庭氧疗,予出院。

出院诊断:① 新生儿缺氧缺血性脑病。② 新生儿胎粪吸入综合征。③ 新生儿肺炎。④ 新生儿 ABO 溶血性黄疸。⑤ 听功能障碍?

三 治疗方案分析与药学监护

(一) 治疗方案分析

(1) 新生儿缺氧缺血性脑病(HIE)治疗的基本原则包括:支持对症治疗和特殊神经保护措施两个方面。支持对症治疗是为了阻断缺氧缺血的原发事件和避免/减轻继发性的脑损伤;特殊神经保护措施则是希望针对 HIE 的发病机制,寻找阻断缺氧缺血生化级联反应的药物或方法,减轻和预防脑损伤。

(2) 亚低温疗法:是迄今唯一被推荐临床用于中、重度 hIE 的特殊神经保护措施,国际上 6 个大型的多中心 RCT 均已完成试验,其中 2 个(中国和新西兰 Cool-Cap)采用的是选择性头部降温治疗,另外 4 个(美国 NICHD、英国 TOBY、奥地利 N. NN 和澳大利亚 ICE)是全身亚低温治疗。结果显示,亚低温可显著降低足月儿 HIE 的病死率($RR=0.58$,95% CI $0.45\sim0.75$),18 月龄时病死率和严重伤残发生率($RR=0.76$,95% CI $0.68\sim0.84$)。亚低温有选择性头部亚低温(冰帽系统)和全身亚低温(冰毯系统)2 种方式。根据亚低温治疗方案,接受治疗的患儿应胎龄≥36 周和出生体重≥2 500 g,并且同时存在下列情况:① 有胎儿宫内窘迫的证据;② 有新生儿窒息的证据;③ 有新生儿 HIE 或 aEEG 脑功能监测异常的证据。该患儿有重度窒息史,系足月儿,入院第一日积极给予亚低温治疗核心温度 34.0 ℃,持续监测患儿体温、心率、氧饱及血压变化,治疗时间为 72 h,治疗结束复温后严密临床观察 24 h。

(3) 维持适当的通气和氧合:低氧血症和重度高碳酸血症均可损害脑血流自主调节功能,导致压力被动性脑循环。因此,应维持正常的氧分压和二氧化碳分压,避免低氧血症、高氧血症、高碳酸血症和低碳酸血症的发生。患儿出生时给予复苏抢救,呼吸支持(持续气道正压通气 CPAP)辅助通气。治疗期间该患儿氧饱有波动,给予鼻导管吸氧,间断空氧混合鼻导管吸氧下氧饱维持可,但一直不能脱氧,出院后建议家庭氧疗,持续监测。

(4) 新生儿缺氧缺血性脑病引起的中枢性神经损伤:患儿入院第八天颅脑 MRI 平扫+DWI:双侧额、顶、颞叶白质含水量稍高,左侧颞部脑外间隙稍增宽,予脑苷肌肽注射液营养脑细胞,静脉滴注,按体重 0.1~0.4 mL/kg,每日 1 次,疗程 1 周。但根据国家卫生健康委员会新生儿疾病重点实验室复旦大学儿科医院、《中国循证儿科杂志》与国际 GRADE 工作组中国中心一起制定的《足月儿缺氧缺血性脑病循证治疗指南》,不建议胞二磷胆碱、脑活素、1,6 二磷酸果糖、神经节苷脂、碱性成纤维细胞生长因子和神经生长因子治疗足月 HIE(证据等级 2D),推荐说明:依据文献纳入和排除标准上述药物治疗足月儿 HIE 的文献不能进入本指南证据评价。德尔菲法表决结果:神经节苷脂,13 票建议使用,27 票不建议使用。

(5) 感染性疾病的诊断与抗菌药物的应用:感染可能和缺氧缺血性脑病同时存在,支持对症治疗还需要关注患儿感染性疾病情况,该患儿诊断新生儿胎粪吸入综合征,为胎粪吸入性肺炎,是产前或产时发生的最常见的吸入性肺炎。一般需要监护及呼吸治疗、机械通气治疗。抗菌药物的应用临床上仅凭临床表现和 X 线片鉴别新生儿胎粪吸入综合征和细菌感染性肺炎比较困难。通常需要选择广谱抗生素进行治疗,同时积极寻找细菌感染的证据以确定抗生素治疗的疗程。结合该患儿症状、体征、病史及相关检查,入院给予第三代头孢菌素注射用头孢他啶,静脉注射,按体重 25～60 mg/(kg·日),分 2 次给药。入院第 4 日,患儿血小板降低,考虑头孢他啶引起可能,结合感染指标及胸片,更换为注射用头孢哌酮舒巴坦,静脉滴注,按新生儿每日最高剂量不超过 80 mg/(kg·日),每 12 h 给药一次。入院第 12 日患儿痰培养及呼吸道病原阴性,复查血常规情况基本正常,停用注射用头孢哌酮舒巴坦。

(二) 药学监护

(1) 头孢哌酮钠舒巴坦钠静脉滴注时间至少 15 min,主要的不良反应包括腹泻、皮疹、发热等。用药后可能发生严重肾功能损害、暴发性肝炎、贫血或出血等血液系统异常,用药期间定期检查肾功能、肝功能和血液系统,并注意监测出血的迹象。用药后可能出现维生素 K 缺乏,应定期监测凝血酶原时间,必要时补充维生素 K。

(2) 头孢他啶在碳酸氢钠注射液内的稳定性较次于其他的静脉注射液,所以并不推荐用此注射液作稀释液。头孢他啶与其他广谱的抗生素一样,长期使用头孢他啶可能会引起非敏感菌的过度生长(例如假丝酵母菌属,肠球菌),可能需要终止治疗或采取适当的措施。必须反复判断患者的病情。在使用本品治疗的过程中,一些原本对本品敏感的菌属如大肠埃希菌属和沙雷氏菌属可能会产生耐药。因此使用本品对上述菌属感染治疗的过程中,应定期进行敏感性测试。

头孢他啶血液系统方面不良反应常见有嗜酸粒细胞增多和血小板增多,不常见白细胞减少、中性粒细胞减少和血小板减少及非常罕见淋巴细胞增多、溶血性贫血和粒细胞缺乏。本例患儿使用头孢他啶后,血小板减少,停药后逐渐上升,考虑为其不良反应。

(3) 脑苷肌肽含有少量(0.24 mg)单唾液酸四己糖神经节苷脂钠,国内外药品上市后监测中发现可能与使用神经节苷脂产品相关的急性炎症性脱髓鞘性多发性神经病(又称吉兰巴雷综合征)病例,若患者在用药期间(一般在用药后 5～10 日内)出现持物不能、四肢无力、弛缓性瘫痪等症状,应马上就诊。

第四章

感染性疾病的药物治疗

第一节 化脓性脑膜炎

化脓性脑膜炎是小儿常见的中枢神经系统感染性疾病,由细菌侵入宿主脑膜和(或)脑实质导致炎症反应,并进一步造成神经损害。本病在儿童有较高的死亡率,幸存者中也有30%~50%遗留永久性神经系统后遗症,早期诊断和及时治疗对改善预后很关键。

一、病例介绍

患儿,男,11岁2个月。

主诉:因"反复发热伴头痛6日"入院。

现病史:6日前患儿无明显诱因出现头痛,部位不定,呈间断性刺痛,夜间有疼醒,伴恶心、呕吐2次,非喷射状,为胃内容物,不含胆汁、咖啡样物质;至当地医院测体温38.9℃,热型不规则,无畏寒、寒战,无抽搐,无意识障碍,无胡言乱语,无幻觉及行为异常,无吞咽困难及饮水呛咳,无肢体酸痛麻木及活动障碍,无尿便潴留;给予输液治疗1日(具体不详),患儿仍有间断性发热、头痛,伴乏力。于4日前家长自行带至当地诊所,予输液治疗2日(具体不详),患儿体温降至正常,仍有头痛。于2日前至某儿童医院就诊,门诊完善血常规显著升高(白细胞计数 14.04×10^9/L,CRP 127.63 mg/L),给予头孢唑肟 1.5 g、甘露醇 150 mL 等输液治疗1日,患儿头痛等症状未见改善;头颅 CT 提示双侧侧脑室、第三脑室增宽,考虑颅内感染,给予头孢曲松 2 g、青霉素 320 万 U、甘露醇 32 g、地塞米松 4 mg 等治疗。当日凌晨再次发热至 39℃,伴头痛、嗜睡,为进一步诊治,急诊以"颅内感染?"收住院。病后患儿精神、饮食、睡眠较差,大小便正常,近期体重无明显变化。

既往史:健康,否认肝炎、结核等传染病接触史。

家族史:否认家族遗传病史。

个人史:第 3 胎、第 3 产,足月顺产,出生体重 3.6 kg,出生时否认窒息抢救史。

过敏史:否认食物及药物过敏史。

【查体】体温 36.7℃,心率 92 次/min,呼吸 22 次/min,体重 32 kg,精神反应差,皮肤无色素脱失及牛奶咖啡斑,浅表淋巴结无肿大,甲状腺无明显肿大,咽充血,双肺呼吸音清,心音有力、律齐;腹部平软、无压痛,未触及包块,肝脾未触及肿大;四肢关节无红肿、触痛。神经系统查体:神清,对答切题,构音正常,无声嘶,头颅外形正常,双侧眼裂等大,闭眼正常,双侧眼球活动无受限,无眼震,双瞳孔等大等圆,对光反射灵敏,双侧鼻唇沟对称,口角无歪斜,咽反射正常,伸舌居中;四肢肌容积正常、肌张力正常、肌力Ⅴ级,共济运动(−);腹壁反射(++),膝反射(++),戈登征(−),查多克征(−),巴氏征(−),颈抵抗(+)。

【辅助检查】① 血常规:白细胞计数 22.28×10^9/L,超敏 CRP 138.55 mg/L,淋巴细胞百分率 4.9%,中性粒细胞百分率 92.3%,红细胞计数 4.57×10^{12}/L,血红蛋白 130.00 g/L,血小板计数 334.00×10^9/L。② 降钙素原:0.94 ng/mL。③ 脑脊液常规生化:颜色,乳白;透明度,浑浊;白细胞 $36\ 351\times10^6$/L;单核细胞百分率 7.7%;多核细胞百分率 92.3%;氯化物 116.2 mmol/L;葡萄糖 0.07 mmol/L;蛋白 2.06 g/L。

【入院诊断】① 发热、头痛原因待查(中枢神经系统感染?)。② 感染性发热。

二 治疗经过

患儿治疗方案见表 4-1。

表 4-1 化脓性脑膜炎治疗方案

药　物	剂　量	溶　媒	途径	频次
注射用头孢曲松钠	1.6 g	5%葡萄糖注射液 50 mL	静脉滴注	每日 2 次
万古霉素	480 mg	0.9%氯化钠注射液 100 mL	静脉滴注	每日 4 次
甘露醇注射液	32 g	/	静脉滴注	每日 3 次
地塞米松磷酸钠注射液	4 mg	/	静脉注射	每日 3 次

入院第 2 日,患儿昨晚有发热,热峰 38℃,无畏寒、寒战,无抽搐,无意识障碍,无胡言乱语,无幻觉及行为异常,无吞咽困难及饮水呛咳,无肢体酸痛麻木及活动障碍,无咳嗽、喘息,无呕吐、腹泻,精神、饮食、睡眠较差,大小便正常。脑脊液常规生化:颜色:乳白,透明度:浑浊,白细胞 $36\,351\times10^6/L$,单核细胞百分率 7.7%,多核细胞百分率 92.3%,氯化物 116.2 mmol/L,葡萄糖 0.07 mmol/L,蛋白 2.06 g/L;脑脊液细菌涂片:检出革兰阳性球菌。患儿急性起病,精神反应差,颈抵抗(+),外周血象显著升高,提示细菌感染,脑脊液白细胞数显著升高,糖低、蛋白高,脑脊液细菌涂片:检出革兰阳性球菌;诊断化脓性脑膜炎,治疗上予头孢曲松钠 1.6 g,静脉滴注,每日 2 次联合万古霉素 480 mg,静脉滴注,每日 4 次,抗感染、甘露醇注射液 32 g,静脉滴注,每日 3 次降颅压、地塞米松注射液 4 mg,静脉注射,每日 3 次抗炎治疗。

入院第 3 日,患儿无发热,无寒战、抽搐,无意识障碍,无胡言乱语,无幻觉及行为异常,无吞咽困难及饮水呛咳,无肢体酸痛麻木及活动障碍,精神、饮食、睡眠好转,大小便正常。头颅 CT:双侧侧脑室、第三脑室增宽;脑脊液培养检出肺炎链球菌,药敏试验显示对利奈唑胺及万古霉素敏感,头孢曲松(脑膜炎)及美罗培南中介。现患儿无发热,精神反应可,提示当前治疗有效。

入院第 4 日,患儿无发热,无头痛,无精神行为异常,精神、饮食、睡眠好转,大小便正常。颅脑 MRI 平扫+DWI+颈部 MRI:① 左侧下丘脑区异常信号,DWI 像颅内多发异常信号改变如上述,性质待定?建议进一步 MRI 增强检查明确;② 双侧侧脑室三角区、后角稍饱满;③ 双侧大脑半球局部脑沟稍加深;④ 颈髓信号欠均,性质待定?请结合临床。血常规:白细胞计数 $16.56\times10^9/L$,

超敏 CRP 49.79 mg/L,淋巴细胞百分率 21.6%,中性粒细胞百分率 73.5%,红细胞计数 4.76×10^{12}/L,血红蛋白 134.00 g/L,血小板计数 433.00×10^9/L。经过治疗现患儿精神反应好转,无发热,未诉头痛,完善头颅 MRI 符合化脓性脑膜炎改变,拟定期复查;另患儿血象较前明显下降,提示当前治疗有效,继续巩固疗程,今给予调整甘露醇注射液减量至每日 2 次降颅压、地塞米松注射液减量至每日 2 次抗炎,余治疗不变。

入院第 7 日,患儿无头痛,无发热,无意识障碍,无胡言乱语及行为异常,肢体活动正常,精神、饮食、睡眠可,大小便正常。化脓性脑膜炎(肺炎链球菌感染)诊断明确,目前患儿无发热、头痛,精神反应显著好转,当前治疗有效,给予减停甘露醇及地塞米松,继续头孢曲松联合万古霉素抗感染治疗巩固疗程。

入院第 9 日,患儿当日早晨诉头痛,给予布洛芬 10 mL 口服对症处理;无发热,无意识障碍,无胡言乱语及行为异常,肢体活动正常,精神、饮食、睡眠可,大小便正常。颅脑 MRI 增强:① 左侧下丘脑区异常信号,增强未见异常强化,请结合临床详查;② 双侧侧脑室三角区、后角稍饱满;③ 双侧大脑半球局部脑沟稍加深;④ 右侧下鼻甲肥大;右侧筛窦、双侧额窦、上颌窦黏膜增厚。目前患儿再次诉头痛,当日复查脑脊液、血常规评估病情;患儿体重增至 34.5 kg,给予调整万古霉素、头孢曲松剂量,继观病情变化。

入院第 10 日,患儿头痛减轻,诉鼻阻,无发热,无意识障碍,无胡言乱语及行为异常,肢体活动正常,精神、饮食、睡眠可,大小便正常。血常规:白细胞计数 21.05×10^9/L,超敏 CRP 2.37 mg/L,淋巴细胞百分率 33.10%,中性粒细胞百分率 60.30%,红细胞计数 4.63×10^{12}/L,血红蛋白 135.00 g/L,血小板计数 471.00×10^9/L。脑脊液常规生化:颜色,无色;透明度,清;白细胞 $1\,629 \times 10^6$/L;单核细胞百分率 30.6%;多核细胞百分率 69.4%;氯化物 115.5 mmol/L;葡萄糖 1.66 mmol/L;蛋白 0.67 g/L。患儿诊断明确,复查脑脊液白细胞数较前显著降低,提示当前治疗有效,继续头孢曲松联合万古霉素抗感染治疗。

入院第 11 日,患儿前 1 晚出现发热,体温 38.3℃,布洛芬口服后降至正常;当日早晨无发热,头痛减轻,无意识障碍,无胡言乱语及行为异常,肢体活动正常,精神、饮食、睡眠可,大小便正常。继续头孢曲松联合万古霉素抗感染治疗。

入院第 14 日,患儿偶诉头痛,能耐受,可自行缓解,无发热,无抽搐、意识障碍,无胡言乱语及行为异常,肢体活动正常,精神、饮食、睡眠可,大、小便正常。

入院第18日,患儿无发热、抽搐,未诉头晕、头痛,无恶心、呕吐,无意识障碍、胡言乱语及行为异常,肢体活动正常,腹泻,精神、饮食、睡眠可,大、小便正常。血常规:白细胞计数 $6.42\times10^9/L$,超敏 CRP 1.01 mg/L,淋巴细胞百分率 33.30%,中性粒细胞百分率 55.60%,红细胞计数 $4.61\times10^{12}/L$,血红蛋白 136.00 g/L,血小板计数 $255.00\times10^9/L$。脑脊液常规生化:颜色,无色;透明度,清;白细胞 $129\times10^6/L$;单核细胞百分率 94.6%;多核细胞百分率 5.4%;氯化物 122.0 mmol/L;葡萄糖 2.26 mmol/L;蛋白 0.46 g/L。患儿复查脑脊液白细胞数明显下降,当前治疗有效,继续头孢曲松联合万古霉素抗感染治疗,完善头颅 MRI+增强,继观病情变化。

入院第21日,患儿当日早晨诉头痛,疼痛剧烈,部位不定,给予布洛芬口服对症处理;无恶心、呕吐,无发热,无胡言乱语及行为异常,无抽搐及肢体活动障碍,精神、饮食、睡眠可,大、小便正常。颅脑平扫、MRI 增强:① 左侧下丘脑区异常信号范围较前略缩小,增强未见异常强化,请结合临床;② 双侧侧脑室、三脑室扩大,并脑室旁间质水肿,较前新发;第三脑室信号欠均;③ 双侧大脑半球局部脑沟稍加深同前;④ 左侧下鼻甲肥大。患儿今晨诉头痛,头颅 MRI 较前加重,当日加用甘露醇降颅压、地塞米松抗炎,继续头孢曲松联合万古霉素抗感染治疗,密切关注患儿病情变化。

入院第23日,患儿无发热,无头痛,无呕吐,无抽搐及肢体活动障碍,精神、饮食、睡眠可,大小便正常。患儿诊断明确,目前患儿无发热,无头痛、呕吐,复查脑脊液白细胞数较前明显下降,但复查头颅 MRI 脑室扩张较前进展,就相关情况与患儿家长沟通后,家长要求出院至上级医院进一步诊治,给予签字出院,嘱院外积极诊治,定期复查头颅影像及脑脊液。出院医嘱:口服利奈唑胺片 350 mg,口服,每日 3 次。

【出院诊断】① 化脓性脑膜炎(肺炎链球菌感染)。② 感染性发热。

三 治疗方案分析及药学监护

(一)治疗方案分析

1. 抗菌治疗

儿童化脓性脑膜炎的发生常见于5岁以内,以发热、颅内压增高、脑膜刺激征以及脑脊液脓性改变为主要临床特征,其发病的高危因素包括免疫缺陷、外伤或先天性解剖结构缺陷、营养不良、未接种相关疫苗、近期呼吸道或邻近器官的感染、脑膜炎高发区旅行史等。国内儿童较常见的病原菌是肺炎链球菌、B族溶血链球菌、大肠埃希菌、脑膜炎奈瑟菌、流感嗜血杆菌、李斯特菌等。对免疫低下的儿童除常见病原外还可发生少见病原菌脑炎如金黄色葡萄球菌、铜绿假单胞菌等。随着临床抗菌药物的广泛应用,脑膜炎病原菌因国家和地区、医院级别和感染途径的差异而药物敏感性差异较大。临床实践中应结合患者的病情评估、免疫水平、药物特性和病原菌的药物敏感性来合理选择治疗方案。

初始治疗应力求兼顾药物的抗菌谱、细菌对药物的敏感性以及脑脊液中的药物浓度,做到用药早、剂量足、疗程够。在抗菌药物使用前及时进行脑脊液和血液标本的革兰染色、培养及药敏试验。如果未能进行腰穿,也不能延迟抗菌药物的使用。使用抗菌药物后脑脊液培养可能会转阴,但是蛋白和糖的水平很少会受影响。

对于疑似化脓性脑膜炎的患儿建议入院后 1 h 内静脉应用抗菌药物。具体抗菌药物的选择要从患儿年龄、细菌入颅途径、颅外感染灶、当地脑膜炎常见细菌谱及耐药情况做综合判断。我国脑膜炎肺炎链球菌株常见,对青霉素和三代头孢耐药率高,推荐使用三代头孢联合万古霉素作为初始经验方案;头孢菌素过敏的儿童,经验性治疗阶段可以选用美罗培南替代治疗。2 岁以下儿童大肠埃希菌也是脑膜炎常见病原菌,结合当地耐药情况可以使用三代头孢±美罗培南,也有建议三代头孢±氨基糖苷类药物。患儿入院后经验性选用头孢曲松联合万古霉素抗感染治疗,脑脊液培养检出肺炎链球菌,根据病原体及其药敏结果结合经验治疗的临床效果,治疗方案适宜。

2. 脑水肿、颅高压治疗

控制脑水肿、颅高压可以显著减少患儿神经系统后遗症发生率,治疗目标是维持颅内压<20 mmHg 的同时保证脑灌注压为 50～60 mmHg。脑积水导致的颅高压,必要时需要外科会诊是否手术干预。治疗药物主要是高渗性脱水剂 20% 甘露醇每次 0.5～2.0 g/kg、静脉注射 20～30 min,可每 4～6 h 重复一次,根据颅高压表现缓解情况和不良反应调整给药频次或剂量,必要时可联用利尿剂。也可使用甘油果糖和高张生理盐水。既往甘露醇注射液过敏或肾损伤、无尿、严重脱水、颅内出血活性期(开颅术除外)、进展性心衰、肺充血者禁用。当患

儿有基础肾病或伴脓毒症时联用氨基糖苷类等肾毒性药物要谨慎。应该注意的是甘露醇可在大脑中蓄积，循环中甘露醇持续长时间更容易导致颅内压的反弹，所以不建议持续静脉甘露醇，而应该间歇性给药。

3. 抗炎治疗

化脓性脑膜炎发病过程中，蛛网膜下隙炎症反应是导致损伤和死亡的主要因素。降低炎症反应可有效改善患儿的病理生理学过程，减轻炎症因子介导的脑水肿、颅高压、脑血流减少、脑血管炎以及神经损害等；为了评估糖皮质激素对化脓性脑膜炎患者炎症反应的调节作用，一项纳入了25个的RCT研究Meta分析总结认为，糖皮质激素能降低总体听力丧失以及神经系统后遗症的发生率，但是并不能减少死亡率。总体糖皮质激素组较对照组没有额外的相关不良反应。目前推荐流感嗜血杆菌脑膜炎使用地塞米松，肺炎链球菌脑膜炎则需要权衡利弊，其他病原菌脑膜炎时尚无明确激素指征使用。2004年IDSA细菌性脑膜炎管理实践指南建议儿童地塞米松方案是0.15 mg/kg，每6 h 1次，疗程2～3日。

为了预防抗菌药物用后细菌溶解引发的炎症反应，一般建议地塞米松在抗菌药物给药前或与抗菌药物同时使用，对已用抗菌药物的患儿目前没有研究提示是否地塞米松能减少损害。值得注意的是，目前尚没有针对新生儿化脓性脑膜炎使用地塞米松的相关研究，美国儿科学会2003年建议大于6周龄的肺炎链球菌脑膜炎患儿权衡利弊后再考虑使用；无菌性及部分治疗后脑膜炎、耐β内酰胺酶的肺炎链球菌脑膜炎、周龄<6周的化脓性脑膜炎患儿均不宜使用糖皮质激素治疗。

(二) 药学监护

1. 抗菌药物

头孢菌素类不良反应有过敏反应（与青霉素类有交叉过敏）、静脉炎、粒细胞减少、继发艰难梭菌腹泻、胃肠道反应等。在首次使用头孢曲松时应观察患儿是否出现药物过敏的症状和体征，发现过敏及时停药；输液过程中应监护输注部位有无肿胀、疼痛或渗出；并合理控制输液时间如头孢曲松静滴至少30 min。使用>10日者监护血常规及粒细胞计数。肝肾功能损害的患儿使用头孢菌素应根据权威资料调整给药剂量和间隔。头孢曲松不得用于可能发展或已经发生高胆红素血症新生儿和早产儿。输液时注意头孢曲松禁止合用含钙溶液，因为有产生头孢曲松-钙沉淀物的风险。长期用药的患儿需检测肝肾功能，留意患儿粪便的性状、次数和量,发生腹泻时及时治疗。

万古霉素的不良反应较多且严重,主要有休克、静脉炎、寒战、药物热、嗜酸性细胞增多和中性粒细胞减少(可逆)、血小板减少、过敏样症状、肾毒性、耳毒性、肝功损害等。肾毒性发生的危险因素有:基础肾损害、合用肾毒性药物、脱水。不可解释的血肌酐水平较基线值升高$\geqslant 50\%$或 0.5 mg/dL 提示可能存在万古霉素肾损害,一旦出现此情况应立即停药,且常常肾损害是可逆的。延长或大剂量治疗可增加药物引起粒细胞减少的风险(治疗$>$1 周或总剂量超过 25 g),及时监测评估血常规,一旦发现可疑粒细胞减少可予以停药,一般此不良反应为可逆。耳毒性常常发生在药物过量、基础听力损害、合用其他耳毒性药物如氨基糖苷类时;听力损害可以是短暂的也可能是永久的。长期用药还可诱发艰难梭菌感染。

用药期间需注意监测:肝肾功能(尤其是血药浓度较高时)、血、尿常规、合并肾毒性/耳毒性药物使用情况、提倡 TDM 监测。需要浓度监测通常在第 4 次给药前 30 min 采集血样测定谷浓度,并控制谷浓度在 10~20 mg/L,复杂性感染应维持谷浓度为 15~20 mg/L。静脉万古霉素有刺激性,能导致血栓性静脉炎,一旦药液外渗可能出现疼痛、组织坏死,所以应减慢输注速度,将药物稀释至 5 mg/mL 浓度以下。静脉滴注时间应$>$1 h,快速静脉给药可导致低血压、荨麻疹、瘙痒,这些反应在停止输注后缓解。

2. 脱水药物

甘露醇用药后注意观察患儿颅高压症状是否有缓解,同时也应关注患儿的电解质及尿常规等,避免不良反应的发生。甘露醇常见不良反应为水电解质紊乱;个别患儿可出现过敏反应;注射过快可致一过性头痛、视物模糊、眩晕、心悸、畏寒等;甘露醇外渗可致组织水肿、皮肤坏死,如不慎漏出应立即用 0.5%盐酸普鲁卡因局部封闭。大剂量快速静脉滴注甘露醇可致渗透性肾病。用药时应密切监测血压、肾功能、液体出入量、血电解质(尤其是血钠和血钾)及血和尿的渗透压。治疗颅内压增高时应维持血浆渗透压在 315~320 mOsm/L。甘露醇遇冷易结晶,用前应仔细检查,如有结晶,可置热水中或用力振荡待结晶完全溶解后再使用。

3. 糖皮质激素

激素的不良反应较多有心脏节律异常、休克、水肿、高血压;精神抑郁、情感障碍、头痛、颅内压增高、失眠、惊厥；过敏皮炎、皮肤变薄；HPA轴抑制、糖耐量降低、液体潴留、生长抑制、高脂血症、低钾；膀胱功能异常、胃肠道出血、胃肠穿孔；恶性赘生物；肝酶升高；过敏反应；感染加重；股骨头坏死、关节病、骨折、脂肪萎缩、跟腱断裂、肌病；青光眼；血栓等。

用药时注意监测电解质（水钠潴留、低血钾）、血压、血糖、血红蛋白、大便隐血、诱发溃疡情况。对于已有精神症状的患儿应密切观察用药后的精神状态，包括抑郁、欣快、情绪波动和性格改变等，有癫痫病史的患儿使用时应谨慎。

四 用药指导

（1）利奈唑胺片：口服，350 mg，每日3次，常见的不良反应有骨髓抑制如血小板减少（常发生在使用>2周后）、铁粒幼细胞贫血、周围神经病变和视神经病变（常发生在使用>28日后）、乳酸酸中毒、惊厥、过敏性反应、皮肤不良反应、低血糖发作等。已经有骨髓抑制或合用骨髓抑制药物应谨慎使用。出现不良反应可根据临床酌情减量或停药或密切监护观察。使用利奈唑胺期间需要遵照医生指示进行血常规检查，以及时发现可疑不良反应能积极干预。若患儿既往有高血压、癫痫、嗜铬细胞瘤、甲亢病史要告知医生，或服用利奈唑胺时正服用感冒药、鼻塞或鼻炎药物、抗抑郁药应进行血压监护。服用本药期间避免摄取过多的干酪酸，如发酵或腌制或熏制的食物，这些食物包括陈年奶酪、风干肉、泡菜、酱油、高蛋白质未经妥善冷藏的食品。

（2）尽量在每日的同一时间内服药，未经医生同意不可自行减量、增量或停药。如果忘记服用一次，应记起时立即使用，若在服下一剂药前4 h内记起，则不要再用，应重新按平常的规律用药，千万不要一次使用双倍的剂量。药物最好在室温10~30℃保存，避光、防潮。

（3）出院后应注意休息、保暖、避免感染、加强锻炼、提高机体免疫力，并且按时服药，不适随诊。

第二节 病毒性脑炎

病毒性脑炎是指病毒直接侵犯脑实质而引起的原发性脑炎，大多情况下同时累及脑膜,则称为脑膜脑炎。本病一年四季均有发生,称为散发性脑炎,也可具有明显的流行性特征,称为流行性脑炎。由于病毒侵犯的部位和范围不同,病情可轻重不一,形式亦多样,多数患儿病程自限,预后良好;少数患儿病情危重,可导致死亡或留有严重的神经系统后遗症。病毒与机体免疫相互作用决定了疾病的转归和预后,除少数病毒外,多缺乏特效治疗。

一 病例介绍

患儿,女,7岁1个月。

主诉:因"头痛、呕吐4日"入院。

现病史:患儿4日前无明显诱因出现头痛,呈持续性头痛,以额部疼痛较明显,偶有头晕,无视物旋转,无眼前发黑,伴呕吐每日4～5次,非喷射性,呕吐物为胃内容物,伴少许胆汁样物,无血丝,每次量多,近2日来未再呕吐,病程中有低热1次,病初曾到当地医院就诊,诊断"头痛、呕吐原因待查",给予"甘露醇、呋塞米、头孢曲松、地塞米松"治疗1天,治疗后头痛、呕吐症状稍缓解,但易反复,为进一步治疗,遂至某儿童医院就诊,急诊给予"甘露醇100 mL、头孢唑肟2 g、单磷酸阿糖腺苷0.1 g、维生素C 1 g"治疗1日,治疗后头痛较前好转,未再呕吐,病程中无咳嗽、鼻阻、流涕,无近期外伤史及情绪激动史,无腹胀、腹痛、腹泻,为系统治疗,门诊以"头痛、呕吐待查"收住院。患儿精神、饮食稍差,大、小便正常。

既往史:健康,否认肝炎、结核等传染病接触史。

家族史:否认家族遗传病史。

个人史:第2胎、第1产,孕40周,顺产,出生体重3.3 kg,出生时否认窒息抢救史。

过敏史:否认食物及药物过敏史。

【查体】体温36.5℃,心率88次/min,呼吸21次/min,体重21.5 kg,一般情况及反应尚可,神清,精神反应可,对答切题,浅表淋巴结未及肿大,咽部无充血,双侧扁桃体无肿大、充血,无脓性渗出物,甲状腺无明显肿大,双肺呼吸音粗,未闻及啰音。心律齐,心音有力,未闻及杂音。腹平软,无压痛,肝脾未触及,肠鸣音正常;肢端暖。神经系统查体:颅神经(一),双瞳孔等大等圆,光反射灵敏,四肢肌张力正常,肌力正常,腹壁反射对称引出,膝反射(+),共济运动(-),Babinski 征(-),Oppenheim 征(-),颈亢(-),Kernig 征(-),Brudzinski 征(-)。

【辅助检查】① 血常规:白细胞计数 $7.19×10^9$/L,超敏 CRP 1.87 mg/L,淋巴细胞百分率 55.10%,中性粒细胞百分率 35.90%,红细胞计数 $4.65×10^{12}$/L,血红蛋白 134.00 g/L,血小板计数 $333.00×10^9$/L。② 脑脊液常规生化:颜色,无色;透明度,清;白细胞 $268×10^6$/L;单核细胞百分率 99.3%;多核细胞百分率 0.7%;氯化物 124.0 mmol/L;葡萄糖 3.11 mmol/L;蛋白 0.13 g/L。

【入院诊断】头痛、呕吐原因待查(中枢神经系统感染?)。

二 治疗经过

治疗方案见表 4-2。

表 4-2 病毒性脑炎治疗方案

药物	剂量	溶媒	途径	频次
注射用阿昔洛韦	0.21 g	0.9%氯化钠注射液 100 mL	静脉滴注	每日 3 次
脑苷肌肽注射液	5 mL	5%葡萄糖注射液 100 mL	静脉滴注	每日 1 次
甘露醇注射液	21 g	/	静脉滴注	每日 3 次
地塞米松注射液	2 mg	/	静脉注射	每日 3 次

入院第 2 日,患儿入院后未诉头痛、头晕,无发热,无呕吐,无咳嗽、流涕,无腹胀、腹痛、腹泻,精神、饮食稍差,大、小便正常。脑脊液常规生化:颜色,无色;透明度,清;白细胞 $268×10^6$/L;单核细胞百分率 99.3%;多核细胞百分率 0.7%;氯化物 124.0 mmol/L;葡萄糖 3.11 mmol/L;蛋白 0.13 g/L。脑脊液检查:白细胞增多,葡萄糖、蛋白质、氯化物正常。结合患儿临床表现诊断:病毒性脑炎。治疗上给予注射用阿昔洛韦 0.21 g,静脉滴注,每日 3 次抗病毒、甘露醇注射液 21 g,静脉滴注,每日 3 次降颅压、地塞米松注射液 2 mg,静脉注射,每日

3次抗炎、脑苷肌肽注射液5 mL,静脉滴注,每日1次营养神经治疗。

入院第4日,患儿无发热,无头痛、头晕,无恶心、呕吐,精神、饮食可,大、小便正常。患儿目前无头痛、头晕,无发热,无恶心、呕吐,一般情况及精神可,治疗有效,维持原有治疗方案。

入院第5日,患儿无头痛、头晕,无发热,无恶心、呕吐,精神、饮食可,大、小便正常。经治疗后,患儿无明显头痛、头晕,无恶心、呕吐等症状,给予调整甘露醇注射液减量至每日2次降颅压、地塞米松注射液减量至每日2次抗炎,余治疗不变。

入院第7日,患儿无头痛、头晕,精神、饮食可,大、小便正常。患儿诊断明确,目前精神反应可,无不适,当日予调整甘露醇注射液减量至每日1次降颅压、地塞米松注射液减量至每日1次抗炎,余治疗不变,患儿已予抗病毒治疗7日,拟明日复查脑脊液评估治疗效果。

入院第9日,患儿无头痛、头晕,无恶心、呕吐,流涕,精神、饮食可,大、小便正常。脑脊液常规生化:颜色:无色,透明度:清,白细胞22×10^6/L,氯化物128.3 mmol/L,葡萄糖3.63 mmol/L,蛋白0.09 g/L。经过治疗患儿复查脑脊液较前好转,但未降至正常,患儿目前无头晕、头痛,病情平稳,继续巩固治疗。

入院第12日,患儿无头痛、头晕,无恶心、呕吐,无发热、咳嗽,精神、饮食可,大小便正常。患儿诊断明确,精神饮食可,治疗疗程足,病情好转,未见并发症,今日出院。出院医嘱:阿昔洛韦片0.2 g,口服,每日3次。

【出院诊断】病毒性脑炎。

三 治疗方案分析及药学监护

(一) 治疗方案分析

病毒性脑炎患儿应接受一般性支持治疗,并对患儿进行优先诊断评估(流行病学、临床表现、实验室、影像学等)来判断是否有常见可治疗的病因及高风险因素以开展经验性的抗病毒治疗。

支持性治疗是脑炎治疗的基石。包括气道管理、颅高压和脑水肿的管理、液体、电解质和营养管理、癫痫管理、激素治疗等。在疾病急性期给予正确的支持与对症治疗能促进病情顺利恢复、降低病死率和致残率。

1. 颅高压、脑水肿治疗

颅高压的表现有发热、头痛、呕吐、视乳头水肿、血压升高、脉搏减缓、肌张力增加或呼吸节律、瞳孔改变等,严重的颅内压增高可导致脑疝形成,可伴有意识障碍如淡漠、烦躁、嗜睡、谵妄等。控制脑水肿和颅高压可:① 严格限制液体入量,避免过多、过快输注低张溶液;② 过度通气,控制 PCO_2 为 20~25 kPa;③ 脱水药治疗,根据颅高压表现缓解情况调整给药频次或剂量,必要时可联用利尿剂。

患儿诊断病毒性脑炎,有头痛、呕吐等颅高压表现,降低颅内压,减轻脑水肿是治疗的必要手段。降颅内压首先以高渗脱水药为主,甘露醇是脱水降低颅内压的首选药物。

甘露醇是单糖,在体内不被吸收,代谢上无活性,绝大多数以原型从肾脏排出,是透性利尿剂。它通过提高血浆胶体渗透压,使脑组织内水分进入血管内,脑组织体积相对缩小而达到降颅内压目的。快速静脉注射后 15 min 内出现降颅内压作用,30~60 min 达到高峰,可维持 3~8 h,半衰期为 100 min。因此,根据病情每日可用 3~6 次。甘露醇最大的不良反应是引起肾功能损害,甚至导致急性肾功能不全。同时,由于影响水电解质的重吸收,大量电解质从尿液中丢失,使血电解质发生紊乱。因此,甘露醇的用药时间不宜过长,只要临床高颅内压症状得到改善,即可停用。

由于缺乏激素在脑炎患者中应用有效性的系统研究,目前激素在病毒性脑炎的治疗中还存在争议。2010 年的 EFNS 指南指出阿昔洛韦与激素的联合治疗可以用于患有严重 VZV 脑炎的免疫功能健全患儿或是在疾病早期经 CT/MRI 证实有进行性脑水肿,致使病情复杂化的急性病毒性脑炎患儿(此建议缺少证据,但已达成共识)。可选择大剂量地塞米松或冲击甲泼尼龙治疗,为减少不良反应,应将疗程缩短至 3~5 日。

2. 抗病毒治疗

儿童病毒脑炎常见的目前相对可治的病原有单纯疱疹病毒(HSV)、水痘带状疱疹病毒(VZV)、巨细胞病毒(CMV)等;其他常见的如肠道病毒(EV)和虫媒病毒(Arbovirus)尚缺乏针对性有效治疗,以支持治疗为主。

疑似病毒性脑炎的儿童在等待诊断性评估结论的过程中应使用经验性静脉滴注阿昔洛韦。阿昔洛韦是一种无环鸟苷衍生物,能嵌入病毒 DNA 使得 DNA 聚合酶失活从而抑制病毒的 DNA 合成。阿昔洛韦需要经过三步磷酸化作用激活,第一步磷酸化经病毒胸苷激酶激活,所以阿昔洛韦能选择性的作用于被感染细胞。其对 HSV 和 VZV 有效,但对 HSV 效果是 VZV 的 10 倍。体外对 EBV、CMV 和人疱疹病毒-6 型(HHV-6)有效但作用弱。每次输注时间>1 h。药物的配置浓度不超过 7 g/L,否则易引起静脉炎。新生儿剂量为 20 mg/kg,每 8 h 1 次;<12 岁儿童一般剂量为 10 mg/kg,每 8 h 1 次或 250 mg/m^2,每 8 h 1 次,最高剂量为 500 mg/m^2,每 8 h 1 次;>12 岁儿童一般 10 mg/kg,每 8 h 1 次;肾损害的患儿应降低剂量。确诊为累及中枢神经系统时疗程为 10~21 日。

循环中 80%的阿昔洛韦都是经过尿液排出,急性或慢性肾功能不全者不宜使用,也不宜滴注过快。肥胖患儿的剂量应按标准体重计算,剂量过大也易引起肾衰。阿昔洛韦呈碱性,与其他药物混合易引起 pH 改变,应尽量避免配伍使用。

3. 营养神经治疗

神经节苷脂是由鞘氨醇、脂肪酸及含唾液酸的糖链三部分组成的糖神经鞘脂,存在于哺乳类动物细胞膜上,在神经系统特别是大脑皮层中含量尤其丰富,是神经细胞膜的重要组成成分。神经节苷脂种类繁多,其中脑苷肌肽中的主要成分单唾液酸四己糖神经节苷脂,是神经节苷脂类物质中最为重要的一种。神经节苷脂可减少自由基对神经细胞的损害;遏制细胞凋亡,提高细胞存活率;促进受损神经细胞的能量代谢;增加内源性神经营养因子的神经活性作用。该药能促进由于各种原因引起的中枢神经系统损伤的功能恢复。通过改善细胞膜酶的活性减轻神经细胞水肿。患儿诊断病毒性脑炎,考虑有神经损伤,给予脑苷肌肽营养神经治疗。

(二) 药学监护

1. 脱水药物

甘露醇用药后注意观察患儿颅高压症状是否有缓解,同时也应关注患儿的电解质及尿常规等,避免不良反应的发生。甘露醇常见不良反应为水电解质紊乱;个别患儿可出现过敏反应;注射过快可致一过性头痛、视物模糊、眩晕、心悸、畏寒等;甘露醇外渗可致组织水肿、皮肤坏死,如不慎漏出应立即用 0.5%盐酸普鲁卡因局部封闭。大剂量快速静脉滴注甘露醇可致渗透性肾病。用药时应密切监测血压、肾功能、液体出入量、血电解质(尤其是血钠和血钾)及血和尿的渗透压。治疗颅内压增高时应维持血浆渗透压在 315~320 mOsm/L。甘露醇遇冷易结晶,用前应仔细检查,如有结晶,可置热水中或用力振荡待结晶完全溶解后再使用。

2. 抗病毒药物

阿昔洛韦常见不良反应有皮疹、恶心呕吐、肝功能异常、静脉炎、急性肾功异常等,较少见的不良反应有造血功能异常和中毒性脑病(注意与脑炎的鉴别)等。继发于结晶尿和梗阻性肾病的肾功能异常是较为严重且常见的不良反应,常在静脉给药 4 天后出现,呈可逆性,可通过充分的水化和监测肾功能来减少其发生的风险。阿昔洛韦静脉滴注宜缓慢(每次滴注时间>1 h)。滴注时应避免药物外漏刺激引起疼痛及静脉炎;如果出现外漏立即停止输注,轻轻清除外渗液体,拔出针头,抬高患肢,进行热敷等。需要积极监测的指标有尿液分析、血肌酐、尿量、肝酶、神经毒性(如意识降低、谵妄)。

3. 糖皮质激素

激素的不良反应较多有心脏节律异常、休克、水肿、高血压;精神抑郁、情感障碍、头痛、颅内压增高、失眠、惊厥;过敏皮炎、皮肤变薄;HPA 轴抑制、糖耐量降低、液体潴留、生长抑制、高脂血症、低钾;膀胱功能异常、胃肠道出血、胃肠穿孔;恶性赘生物;肝酶升高;过敏反应;感染加重;股骨头坏死、关节病、骨折、脂肪萎缩、跟腱断裂、肌病;青光眼;血栓等。

用药时注意监测电解质(水钠潴留、低血钾)、血压、血糖、血红蛋白、大便隐血、诱发溃疡情况。对于已有精神症状的患儿应密切观察用药后的精神状态,包括抑郁、欣快、情绪波动和性格改变等,有癫痫病史的患儿使用时应谨慎。

4. 神经营养药物

脑苷肌肽常见不良反应有皮疹、瘙痒、寒战发热、胸部不适、发冷、头晕、烦躁等,嘱护士滴速需缓慢,每次滴注时间应大于 1 h。

四 用药指导

(1) 阿昔洛韦片:口服,0.2 g,每日 3 次,服用 7 日,常见不良反应有皮疹、恶心呕吐、肝功能异常、急性肾功异常等,较少见的不良反应有造血功能异常等。用药时患儿应充分饮水维持足量的水化以预防肾毒性,用药期间应监测全血细胞计数、凝血功能、肝肾功能。

(2) 尽量在每日的同一时间内服药,未经医生同意不可自行减量、增量或停药。如果忘记服用一次，应记起时立即使用，若在服下一剂药前 4 h 内记起，则不要再用，应重新按平常的规律用药，千万不要一次使用双倍的剂量。药物最好在室温 10～30℃保存，避光、防潮。

（3）出院后应注意休息、保暖、避免感染、加强锻炼、提高机体免疫力，并且按时服药，不适随诊。

第三节　结核性脑膜炎

结核病是严重危害儿童健康的传染性疾病，而结核性脑膜炎（tuberculous meningitis，TBM）是儿童最常见的肺外结核病的严重类型，儿童 TBM 临床症状缺乏特异性，病原检出率低，早期诊断困难，病死率高，在存活患儿中其神经系统后遗症发生率亦高达 53.9%。儿童 TBM 的早期诊断是合理治疗、降低病死率、改善预后的关键。

一　病例介绍

患儿，男，3 岁 8 个月。

主诉：因"间断发热 7 日"入院。

现病史：患儿 7 日前无明显诱因出现发热，热型不详，热峰 39.6℃，口服"布洛芬"体温可降，但间隔数小时体温反复，发热时精神差、纳差，无寒战、无嗜睡、抽搐及昏迷，偶咳嗽，1～2 声/次，无咳痰，无鼻阻、流涕，无喘息、气促，无皮疹，无眼红及眼睑水肿，无口唇发红，病程中呕吐胃内容物 1 次，量不多，无腹痛、腹泻，病后带至当地医院就诊，具体诊断不详，予"炎琥宁、维生素 C、美洛西林"输注 4 日，病情无好转，后改为"头孢、红霉素"输注治疗 1 日，其间患儿体温正常 2 日，但前 1 日再次出现发热，体温 39.6℃，至某儿童医院急诊就诊，诊断为"感染性发热"，予"头孢唑肟"输注治疗 1 日，当日早晨仍有发热，门诊以"发热原因待查"收住院。病后精神、饮食稍差，大便 3 日未解，小便正常。

既往史：健康，否认肝炎、结核等传染病接触史。

家族史：否认家族遗传病史。

个人史：出生史第 2 胎、第 2 产，孕足月，顺产，出生体重 3.1 kg，出生时无窒息。

过敏史：否认食物及药物过敏史。

【查体】体温 36.4℃，心率 119 次/min，呼吸 26 次/min，体重 12.5 kg，一般情况及精神稍差，神清，口周颜面无青紫，三凹征（－），全身无皮疹，卡痕（＋），全身浅表淋巴结无肿大，眼睑无浮肿，结膜无充血，双瞳孔等大等圆，对光反射灵敏，咽充血，扁桃体Ⅰ度肿大，无渗出，颈软无抵抗，胸廓对称无畸形，呼吸节律正常，双侧语颤正常，双肺叩诊清音，双肺呼吸音粗，双肺未闻及干湿性啰音，心音有力，律齐，未闻及心脏杂音，腹软不胀，肝脾未及，肠鸣音正常，双下肢无水肿，肢端暖，指、趾端无发绀，神经系统检查无异常。

【辅助检查】① 血常规：白细胞计数 4.96×10^9/L，CRP 0.50 mg/L，淋巴细胞百分率 34.54%，中性粒细胞百分率 51.24%，红细胞计数 4.31×10^{12}/L，血红蛋白 127.00 g/L，血小板计数 433.00×10^9/L，异形淋巴细胞、中毒颗粒、幼稚细胞未检出。② 降钙素原 ＜0.25 ng/mL。③ 红细胞沉降率 18 mm/H。④ 脑脊液常规生化：白细胞 62×10^6/L，单核细胞百分率 96.8%，氯化物 123 mmol/L，葡萄糖 2.48 mmol/L，蛋白 0.679 g/L，多核细胞百分率 3.2%。⑤ 细胞因子检测：γ 干扰素 25.20 pg/mL。⑥ γ 干扰素释放试验：基础水平 0.06 IU/mL，刺激水平 0.07 IU/mL，结核分枝杆菌阳性对照反应 ＞10 IU/mL，结核杆菌 γ 干扰素释放试验 0.01 IU/mL。

【入院诊断】① 发热原因待查。② 急性呼吸道感染。

二 治疗经过

治疗方案见表 4-3。

表 4-3 结核性脑膜炎治疗方案

药物	剂量	溶媒	途径	频次
注射用头孢他啶	0.625 g	5% 葡萄糖注射液 100 mL	静脉滴注	每日 2 次
布洛芬混悬液	4 mL	/	口服	1 次

续 表

药　物	剂　量	溶　媒	途　径	频　次
甘露醇注射液	12.5 g	/	静脉滴注	每日 2 次
异烟肼注射液	0.2 g	0.9%氯化钠注射液 100 mL	静脉滴注	每日 1 次
利福平胶囊	0.2 g	/	口服	每日 1 次
盐酸乙胺丁醇片	0.125 g	/	口服	每日 2 次

入院第 2 日,入院后仍有发热,热峰 38.7℃,予口服"布洛芬"后体温可降至正常,无寒战,无昏迷、抽搐,偶咳嗽,1～2 声/次,患儿精神差,颈抵抗(±),中枢神经系统感染暂不排外,治疗上给予头孢他啶 0.625 g,静脉滴注,每日 2 次抗感染治疗,必要时甘露醇降颅压。

入院第 3 日,患儿前 1 日仍有发热,热峰 38.4℃,给予口服"布洛芬"后体温可降至正常,无寒战,无昏迷、抽搐,精神较前差,多汗,偶咳嗽,1～2 声/次,患儿仍反复发热,前 1 日完善脑脊液检查示白细胞 $62\times10^6/L$,以单核细胞为主,葡萄糖降低,蛋白质升高,结合血象,不考虑治疗后化脓性脑膜炎的脑脊液改变;患儿发热时间长,出汗多,且脑脊液以单核细胞为主,葡萄糖降低,蛋白质升高,结核性脑膜炎暂不排外,因结核性脑膜炎病情进展快、预后差,与患儿家属沟通病情,家属同意暂给予结核性脑膜炎方案治疗,择日复查脑脊液检查。予利福平胶囊 0.2 g,口服,每日 1 次;乙胺丁醇片 0.125 g,口服,每日 2 次;异烟肼注射液 0.2 g,静脉滴注,每日 1 次抗结核治疗,停用头孢他啶,加用甘露醇注射液 12.5 g,静脉滴注,每日 2 次脱水降颅压治疗。

入院第 6 日,患儿前 1 日未再发热,无昏迷、抽搐,多汗,偶咳嗽,每次 1～2 声,患儿加用抗结核药后无特殊不适,精神好转,维持原有治疗方案。

入院第 9 日,患儿体温正常,无昏迷、抽搐,偶有咳嗽,无咳痰,无鼻阻、流涕,无皮疹,无口唇发红,无喘息、气促等不适,精神、饮食及睡眠可,给予抗结核药治疗 6 日复查脑脊液,白细胞升高,以单核细胞为主,仍有蛋白质高、葡萄糖低,故结合病史及治疗效果,修正诊断为:结核性脑膜炎,继续维持原有治疗方案。

入院第 10 日,患儿无发热,无昏迷、抽搐,无咳嗽,无咳痰,无鼻阻、流涕,无皮疹,无口唇发红,无喘息、气促等不适,精神、饮食及睡眠可,大便干燥,小便正常。经过治疗患儿无发热、精神可,神经系统查体无特殊,当日停用甘露醇注射液,继续抗结核治疗。

入院第 11 日,患儿经过治疗病情好转出院。出院医嘱:异烟肼片 0.2 g,口服,每日 1 次;利福平胶囊 0.2 g,口服,每日 1 次;乙胺丁醇片 0.125 g,口服,每日 2 次。

【出院诊断】① 结核性脑膜炎。② 急性呼吸道感染。

三 治疗方案分析及药学监护

(一) 治疗方案分析

1. 抗菌药物

患儿入院时有咳嗽,双肺呼吸音粗,不排外呼吸道感染,入院前有使用抗菌药物治疗病史,院内感染可能性大。考虑院内感染的常见致病菌为革兰阴性菌较为普遍,为此给予头孢他啶抗感染治疗,选药和剂量适宜。

2. 脱水药物

患儿诊断结核性脑膜炎,颈抵抗(±),考虑存在颅高压,降低颅内压,减轻脑水肿是治疗的必要手段。降颅内压首先以高渗脱水药为主,甘露醇是脱水降低颅内压的首选药物。

甘露醇是单糖,在体内不被吸收,代谢上无活性,绝大多数以原型从肾脏排出,是透性利尿剂。它通过提高血浆胶体渗透压,使脑组织内水分进入血管内,脑组织体积相对缩小而达到降颅内压目的。快速静脉注射后 15 min 内出现降颅内压作用,30~60 min 达到高峰,可维持 3~8 h,半衰期为 100 min。因此,根据病情每日可用 3~6 次。甘露醇最大的不良反应是引起肾功能损害,甚至导致急性肾功能不全,同时由于影响水电解质的重吸收,大量电解质从尿液中丢失,使血电解质发生紊乱。因此,甘露醇的用药时间不宜过长,只要临床高颅内压症状得到改善,即可停用。

3. 抗结核治疗

化学治疗是控制结核的最有效的措施。抗结核药物可分为两大类,第一类即一线抗结核药,包括异烟肼、利福平、吡嗪酰胺、链霉素及乙胺丁醇;第二类即二线抗结核药物,包括丙硫异烟胺、乙硫异烟胺、卡那霉素、阿米卡星、卷曲霉素、对氨基水杨酸钠以及氟喹诺酮类如环丙沙星和左氧氟沙星等。

儿童结核病化学治疗原则是早期、规律、全程、联用、适量。目前推荐 WHO 倡导的直接督导下的短程化疗方案,分为两个阶段。① 强化期:用强有力的药物联合治疗,目的在于迅速消灭敏感菌及生长分裂活跃的细菌,以减轻临床症状、限制疾病进展和播散以及减少获得性耐药的危险。一般选用异烟肼、利福平、吡嗪酰胺,必要时加用乙胺丁醇或链霉素,时间 2~3 个月,是治疗的关键阶段。② 巩固期:目的在于消灭持存菌,巩固治疗效果,防止复发。常联用异烟肼和利福平,时间一般 4~6 个月。

患儿诊断结核性脑膜炎,选用异烟肼、利福平、乙胺丁醇三联抗结核治疗。异烟肼对各型结核分枝杆菌都有高度选择性抗菌作用,是目前抗结核药物中具有最强杀菌作用的合成抗菌药,对其他细菌几乎无作用。对生长繁殖期结核分枝杆菌作用强,对静止期作用较弱且慢。其作用机制可能是抑制敏感细菌分枝菌酸的合成而使细胞壁破裂。该药广泛分布于全身组织和体液中,正常脑脊液中浓度可达血药浓度的 20%,脑膜有炎症时,脑脊液浓度几乎与血药浓度相等。

利福平对结核分枝杆菌和部分非结核分枝杆菌(包括麻风分枝杆菌等)在宿主细胞内、外均有明显的杀菌作用,与其他抗结核药联合用于各种结核病的初治与复治,包括结核性脑膜炎的治疗。该药在大部分组织和体液中分布良好,包括脑脊液,当脑膜有炎症时脑脊液内药物浓度增加。利福平与依赖 DNA 的 RNA 多聚酶的 β 亚单位牢固结合,抑制细菌 RNA 的合成,防止该酶与 DNA 连接,从而阻断 RNA 转录过程,使 DNA 和蛋白的合成停止。

乙胺丁醇为合成抑菌抗结核药,可渗入分枝杆菌体内干扰 RNA 的合成,从而抑制细菌的繁殖,该药只对生长繁殖期的分枝杆菌有效。口服后经胃肠道吸收 75%~80%。广泛分布于全身组织和体液中(除脑脊液外)。红细胞内药浓度与血浆浓度相等或为其 2 倍;肾、肺、唾液和尿内的药浓度较高;但胸水和腹水中的浓度则较低。该药不能渗入正常脑膜,但结核性脑膜炎患者脑脊液中可有微量。患儿体重 12.5 kg,按照体重范围计算给药剂量,观察患儿反应是适宜的。

(二) 药学监护

1. 抗菌药物

头孢他啶常见不良反应为过敏和局部、注射部位的静脉炎、瘙痒、皮疹;胃肠道症状为腹泻、恶心、呕吐和腹痛;神经系统:头痛、头晕和感觉异常;血液系统:溶血性贫血、嗜酸性粒细胞增加、血小板增多;消化系统:黄疸、胆汁淤积等。住院期间患儿诊断明确后及时停用头孢他啶,用药时间短,未出现不良反应。

2. 脱水药物

甘露醇用药后注意观察患儿颅高压症状是否有缓解,同时也应关注患儿的电解质及尿常规等,避免不良反应的发生。甘露醇常见不良反应为水电解质紊乱;个别患儿可出现过敏反应;注射过快可致一过性头痛、视物模糊、眩晕、心悸、畏寒等;甘露醇外渗可致组织水肿、皮肤坏死,如不慎漏出应立即用0.5%盐酸普鲁卡因局部封闭。大剂量快速静脉滴注甘露醇可致渗透性肾病。用药时应密切监测血压、肾功能、液体出入量、血电解质(尤其是血钠和血钾)及血和尿的渗透压。治疗颅内压增高时应维持血浆渗透压在 315~320 mOsm/L。甘露醇遇冷易结晶,用前应仔细检查,如有结晶,可置热水中或用力振荡待结晶完全溶解后再使用。

3. 抗结核药物

(1) 异烟肼:常用剂量时不良反应发生率较低。剂量加大至 6 mg/kg 时,不良反应发率显著增加。不良反应有麻木、针刺感、烧灼感、手指疼痛、步态不稳等周围经炎症状,见于慢乙酰化者,并与剂量有明显关系;肝毒性主要表现在食欲不佳、恶心、呕吐等肝毒性前驱症状以及皮肤黄染、深色尿、眼等肝中毒症状,肝脏毒性多见于快乙酰化者;发热、多形性皮疹、淋巴结病、脉管炎等亦可见;该药还有粒细胞减少、血小板减少、嗜酸性粒细胞增多、高铁血红蛋白血症等血液系统不良反应。

(2) 利福平:按推荐剂量,耐受性好,严重不良反应少见。不良反应有瘙痒,恶心、呕吐、厌食等消化道反应最常见,一般均能耐受;肝毒性是其主要不良反应,在疗程最初数周内,少数患者出现 ALT、AST 升高和黄疸等;大剂量间歇疗法后偶可出现"流感样综合征",表现为发热、寒战、肌肉酸痛等症状;间歇给药者可出现血小板减少性紫癜、溶血性贫血,用药后 2~3 h 出现,停药多可恢复;可出现间质性肾炎;服用利福平后,尿、唾液、汗液等可呈橘红色。

(3) 乙胺丁醇:该药常与其他抗结核药物联合使用,增强其他药物的疗效,延缓其他结核药物产生耐药性。不良反应有视神经损伤,主要表现为眼球胀痛,眼睛有异物感、视物模糊、视力下降、辨色能力下降;出现周围神经炎,表现为四肢末端麻木,有蚁行感等;出现过敏现象,表现为皮疹、瘙痒,甚至发热。

四 用药指导

(1) 异烟肼片:口服,每次 0.2 g,每日 1 次,用药期间需定期监测肝功能,了解有无肝炎前驱症状,一旦出现肝毒性症状立即停药,待完全恢复后可重新服药,再次服药需从小剂量开始逐渐加量,一旦出现任何肝毒性表现立即停药;每天观察视力变化及中枢、周围神经症状。若有周围神经症状或视力变化则可补充维生素 B_6,但维生素 B_6 为异烟肼拮抗剂,不宜作为常规用,以免降低异烟肼的疗效,尤其小儿不必常规合用维生素 B_6;若患儿出现发热,不宜使用对乙酰氨基酚降体温,因异烟肼可使乙酰氨基酚毒性代谢产物增加,增加肝肾毒性;用药时如出现胃肠道刺激症状,可与食物同服,亦可在服用异烟肼后 1 h 以后服用制酸剂。

(2) 利福平胶囊:口服,每次 0.2 g,每日 1 次,晨起顿服,对利福霉素类过敏者、肝功能严重不全者、胆道阻塞者禁用,肝功能不全、胆道梗阻者避免使用;单用可迅速产生耐药性,经常与异烟肼等其他药合用,利福平与异烟肼要分开早晚空服。进食会影响利福平吸收,故利福平清晨空腹一次服用效果最佳;利福平为肝药酶诱导剂,与香豆素类抗凝血药华法林、地高辛、口服降糖药等合用,可能会缩短其半衰期,降低药效,应注意调整剂量;治疗期间应定期复查肝功能及血常规。

(3) 乙胺丁醇片:口服,每次 0.125 g,每日 2 次,若有胃肠反应可与食物同服,以减少胃肠道的刺激;定期监测肝功能及血清尿酸;不宜自行加减药物剂量,过量则会出现不良反应,少量则无治疗效果;注意服药期间的视力变化,定期视力检查,若异常及时就医。

(4) 在治疗期间要时刻认识到不按时、不规律的服药或不完成规定疗程会发展为耐药结核可能性,耐药后治疗费用高昂、治愈极其困难、危害更为严重。

(5) 抗结核药物每服完一个疗程,一定要按时复查肝肾功、血常规等相关检查,以便及时发现不良反应,如有不适及时就诊。

第四节　隐球菌性脑膜炎

隐球菌性脑膜炎是由隐球菌侵犯脑膜和（或）脑实质所导致的中枢神经系统感染，以严重的颅内压增高、脑实质损害为特征，起病隐匿。这种机会性感染常见于人类免疫缺陷病毒（HIV）感染者、器官移植受者或其他免疫抑制情况，也见于少部分免疫功能正常人群。在全球 HIV 感染逐年减少的背景下，隐球菌性脑膜炎仍然有较高的发病率，且病死率居高不下。

一　病例介绍

患儿，女，9岁1个月。

主诉：因"头痛、呕吐10日"入院。

现病史：家属诉患儿10日前无明显诱因出现头痛，以双侧颞部疼痛为主，呈持续性疼痛伴阵发性加重，时有夜间痛醒，伴恶心、呕吐，非喷射性，每日1～5次，为胃内容物，时有胆汁样物，无咖啡渣样物，呕吐后头痛无明显缓解，病后家属立即带患儿至当地卫生院就诊，予输液（具体药物及剂量不详）治疗4日后，患儿仍有头痛、呕吐，无明显好转，遂家属带患儿至上级医院就诊，予行颅脑（鞍区）MRI 平扫：提示① 部分空泡蝶鞍；② 腺样体增生。急诊予"甘露醇、头孢曲松钠、小儿复方氨基酸"等输液治疗2日后，患儿仍有反复头痛伴呕吐，前1日患儿呕吐次数较前多，前1日至当日早晨就诊前共呕吐10余次，为黄色胆汁样物，无明显血丝及咖啡渣样物，现为进一步诊治，以"头痛、呕吐待查"收入院。家属诉患儿近3日有低热，热峰37.6℃，患儿诉右侧视野有重影，无眼前黑矇、幻视、幻听等，无畏寒、寒战，无嗜睡、抽搐，无咳嗽，无腹胀、腹泻等，精神、饮食、睡眠欠佳，二便正常。

既往史：健康，否认肝炎、结核等传染病接触史。

家族史：否认家族遗传病史。

个人史：患儿为 G3P3，孕足月，顺产，出生体重 3.7 kg，出生时否认窒息抢救史。

过敏史：否认食物及药物过敏史。

【查体】体温 36.8℃,心率 89 次/min,呼吸 22 次/min,体重 24.5 kg。神清语利,精神反应稍差。咽充血,双侧扁桃体无肿大、充血,无脓性渗出物,咽反射存在,甲状腺无明显肿大,双肺呼吸音粗,未闻及啰音。心律齐,心音有力,未闻及杂音,腹平软,无压痛,肝脾未触及,肠鸣音正常;肢端暖。神经系统查体:脑神经(一),双瞳孔等大等圆,光反射灵敏,四肢自主活动可,四肢肌张力正常,肌力正常,腹壁反射对称引出,膝反射(++),Babinski 征(一),Oppenheim 征(一),颈亢(一),Kernig 征(一),Brudzinski 征(一)。

【辅助检查】① 血常规:白细胞计数 7.81×10^9/L,超敏 CRP 0.90 mg/L,淋巴细胞百分率 25.70%,中性粒细胞百分率 65.10%,红细胞计数 5.07×10^{12}/L,血红蛋白 143.00 g/L,血小板计数 396.00×10^9/L。② 脑脊液常规生化:颜色,无色;透明度,清;白细胞 150×10^6/L;单核细胞百分率 69.3%;多核细胞百分率 30.7%;氯化物 124.4 mmol/L;葡萄糖 2.76 mmol/L;蛋白 0.18 g/L。③ 脑脊液细菌涂片:新生隐球墨汁染色镜检,检出隐球菌。

【入院诊断】头痛、呕吐待查(颅内感染?)。

二 治疗经过

治疗方案见表 4-4。

表 4-4 隐球菌性脑膜炎治疗方案

药 物	剂 量	溶 媒	途 径	频 次
注射用阿昔洛韦	0.24 g	0.9%氯化钠注射液 100 mL	静脉滴注	每日 3 次
脑苷肌肽注射液	5 mL	5%葡萄糖注射液 100 mL	静脉滴注	每日 1 次
甘露醇注射液	24 g	/	静脉滴注	每日 3 次
地塞米松注射液	2 mg	/	静脉注射	每日 3 次
两性霉素 B 脂质体	3 mg	5%葡萄糖注射液 100 mL	静脉滴注	每日 1 次

续 表

药　　物	剂　量	溶　媒	途　径	频　次
氟康唑氯化钠注射液	0.1 g	/	静脉滴注	每日1次
氟胞嘧啶片	5片	/	口服	每日1次

入院第2日,患儿昨日仍诉头痛,呈间断性,较前好转,伴呕吐,共4次,为胃内容物,非喷射性,无咖啡渣样物,右侧视野仍见重影,患儿精神差,中枢神经系统感染暂不排外,前1日已完善腰椎穿刺术。患儿呈持续性头痛伴阵发性加重,伴恶心、呕吐、低热,入院查体无特殊,脑脊液化验:压力>300 mmH$_2$O,白细胞150×10^6/L,以单核细胞为主,葡萄糖2.76 mmol/L,蛋白0.18 g/L;细菌涂片检出隐球菌,故诊断为:隐球菌性脑膜炎,治疗上给予氟康唑氯化钠注射液0.1 g,静脉滴注,每日1次抗真菌、甘露醇注射液24 g,静脉滴注,每日3次降颅压、注射用阿昔洛韦0.24 g,静脉滴注,每日3次抗病毒、地塞米松注射液2 mg,静脉注射,每日3次抗炎、脑苷肌肽注射液5 mL,静脉滴注,每日1次营养神经治疗。

入院第3日,患儿前1日仍诉头痛,呈间断性,较前好转,伴呕吐,共4次,为胃内容物,非喷射性,无咖啡渣样物,右侧视野仍见重影,无幻视,无发热,无嗜睡、抽搐,无腹胀、腹泻,精神、饮食可,二便正常,维持原有治疗方案。

入院第5日,患儿诉头痛较前好转,无呕吐,右侧视野可见重影,无幻视,较前好转,无发热,无嗜睡、抽搐,无腹胀、腹泻,精神、饮食可,二便正常。患儿明确诊断为隐球菌性脑膜炎,病情较重,需密切监测患儿生命体征,当日予加用氟胞嘧啶片5片,口服,每日1次联合氟康唑抗真菌,余治疗不变。

入院第6日,患儿仍诉头痛,无呕吐,右侧视野可见重影,无幻视,无发热,无嗜睡、抽搐,无腹胀、腹泻,精神、饮食可,二便正常。颅脑MRI:双侧大脑半球部分脑沟增宽、加深;双侧额叶皮层下区少许点片状异常信号,性质待定。复查脑脊液常规生化:颜色,无色;透明度,清;白细胞31×10^6/L;氯化物128.6 mmol/L;葡萄糖4.40 mmol/L;蛋白0.07 g/L;脑压150 mmH$_2$O。结合脑脊液检查今予加用两性霉素B脂质体3 mg,静脉滴注,每日1次联合氟胞嘧啶及氟康唑抗真菌,余治疗不变。

入院第 8 日,患儿诉头痛较前好转,无呕吐,无重影、幻视,无发热,无嗜睡、抽搐,无腹胀、腹泻,精神、饮食可,二便正常。经过治疗患儿脑脊液细胞数、脑压较前下降,治疗有效,当日甘露醇注射液及地塞米松注射液调整为每日 2 次,余治疗不变。

入院第 12 日,患儿仍诉头痛,无呕吐,无重影、幻视,无发热,无嗜睡、抽搐,无腹胀、腹泻,精神、饮食可,二便正常。复查脑脊液常规生化:颜色,无色;透明度,清;白细胞 67×10^6/L;单核细胞百分率 97.0%;氯化物 124.3 mmol/L;葡萄糖 2.99 mmol/L;蛋白 0.15 g/L;脑压 270 mmH$_2$O。经过治疗患儿复查腰穿,白细胞、脑压较前上升,考虑病情有反复,继续原有治疗不变。

入院第 15 日,患儿仍诉头痛,无呕吐,无重影、幻视,无发热,无嗜睡、抽搐,无腹胀、腹泻,精神、饮食可,二便正常。经过治疗目前患儿仍诉头痛,继续原有治疗不变。

入院第 16 日,患儿头痛好转,无呕吐,无重影、幻视,无发热,无嗜睡、抽搐,无腹胀、腹泻,精神、饮食可,二便正常。经过治疗目前患儿病情好转,但治疗疗程尚不足,建议继续当前治疗,反复告知家长患儿目前病情,家长表示理解,家长要求到上级医院进一步诊治,予当日签字出院,嘱出院后继续外院治疗。出院医嘱:氟胞嘧啶片 5 片,口服,每日 1 次。

【出院诊断】① 隐球菌性脑膜炎。② 细小冠状动脉-肺动脉瘘。

三 治疗方案分析及药学监护

(一) 治疗方案分析

1. 抗真菌治疗

隐球菌性脑膜炎患儿往往需要长期使用抗真菌治疗,最佳的治疗方案包括完整的诱导、巩固和维持 3 个阶段。常用药物包括:静脉用两性霉素 B 的各种剂型(两性霉素 B 去氧胆酸盐、两性霉素 B 脂质制剂等);氟胞嘧啶口服制剂、唑类药物的静脉或口服制剂(氟康唑、伏立康唑、伊曲康唑等)。两性霉素 B 杀菌活性强,氟康唑则仅有抑菌作用。氟胞嘧啶为抑菌药,高浓度时具有杀菌活性,不过隐球菌对氟胞嘧啶原发性和(或)获得性耐药的发生率较高,因此需要与其他抗真菌药物合用。

各阶段的治疗方案通常为上述药物的单药或多药联合,药物选择受药物可获得性、经济状况、药物不良反应、药物相互作用、依从性等各因素的限制。目前隐球菌性脑膜炎治疗的经验大部分来自 HIV 感染相关病例,非 HIV 感染者的抗真菌治疗方案基本与 HIV 感染者相同。

(1) 诱导期:诱导期快速清除大部分隐球菌是治疗成功的关键,因为脑脊液真菌负荷下降速率与病死率、复发率密切相关。目前公认最佳的诱导期方案为两性霉素 B 联合氟胞嘧啶,该组合有协同作用,灭菌活性最强,且不增加药物毒性,与其他方案相比可大幅降低病死率。当没有氟胞嘧啶时,推荐两性霉素 B 和氟康唑联合使用,优于两性霉素 B 或氟康唑单用。

诱导期疗程:诱导治疗的疗程取决于选用的方案、是否有 HIV 感染、症状的严重程度及对治疗的反应是否伴有隐球菌病以及脑脊液培养结果等。理想情况下诱导疗程应根据每 2 周的脑脊液培养结果,直到培养阴性时才过渡为巩固治疗。不过经抗真菌治疗后的脑脊液培养可能需要 2~3 周才出结果,难以及时确定疗程。过长的诱导期则可能因药物不良反应抵消诱导期快速杀菌的获益。非 HIV 感染且非移植受者症状往往较重,指南推荐至少 4 周的诱导治疗,如果存在神经系统并发症(持续性头痛、癫痫发作、眼部及听觉异常表现等)或隐球菌病,则推荐诱导治疗持续至少 6 周。

(2) 巩固期:巩固期治疗的目标是脑脊液隐球菌培养转阴性。首选氟康唑,其药物相互作用及胃肠道毒性少,耐受性良好。药物的剂量及疗程与诱导期的方案及疗效密切相关,若诱导期为两性霉素 B+氟胞嘧啶,则巩固期推荐低剂量氟康唑至少 8 周;若诱导期为两性霉素 B+氟康唑,则推荐高剂量氟康唑至少 8 周。若诱导治疗后症状缓解,脑脊液培养阴性,则可选择低剂量方案;若疗效不明确,对于诱导治疗失败风险较高者,则可继续诱导治疗或选择高剂量方案。

(3) 维持期:维持治疗的目的主要是避免复发。首选氟康唑,HIV 感染者需要至少 12 个月疗程,非 HIV 感染者需要 6~12 个月疗程。长期服用高剂量免疫抑制剂者存在隐球菌病者可能需要延长治疗。巩固和维持治疗后的复发率极低。

两性霉素 B 脂质体是一种双层脂质体内含有两性霉素 B 的新型制剂,两性霉素 B 脂质体降低与机体胆固醇的结合而增强对麦角醇的结合,从而降低两性霉素 B 的毒不良反应,据统计,两性霉素 B 脂质体的毒性约为两性霉素 B 的 1/

70。毒性降低主要原因是两性霉素 B 掺入脂质体后其凝聚状态发生改变,成为完全单一的单体所致。两性霉素 B 脂质体中,呈单体的两性霉素 B 缓慢释放进入体内,少量释放的两性霉素 B 不足以损伤宿主细胞膜,却集中于感染灶内杀死真菌,达到降低毒性的作用。用量可从 0.3 mg/(kg·日)开始,逐渐增量至 1~2 mg/(kg·日)。两性霉素 B 脂质体说明书中无鞘内注射用法且鞘内注射用量微小,脂质体分子粒径波动大,每次用量难控制,危险性大,故不推荐鞘内注射。

氟胞嘧啶对隐球菌的最低抑菌浓度为 0.09~7.8 mg/mL,但单用氟胞嘧啶可很快产生耐药性。因此,氟胞嘧啶多与两性霉素 B 等联合应用,两性霉素 B 作用于真菌细胞膜,使其通透性发生改变,导致菌体破坏,并使氟胞嘧啶易于进入真菌细胞膜起作用。因此,联合应用有协同作用。常用剂量为 50~150 mg/(kg·日),分 3~4 次口服,亦可用 1% 氟胞嘧啶注射液静脉输入。

氟康唑为一种广谱三唑类抗真菌药,具有水溶性特征,口服吸收完全,能很好地通过血脑屏障进入脑脊液,脑脊液中氟康唑药物浓度可达到血浆药物浓度的 90%~100%。半衰期为 36 h,80% 的氟康唑经肾脏以原形排出,毒不良反应相对较小。初期阶段与两性霉素 B 联合应用能更快使脑脊液转阴,并减少两性霉素 B 的用量和不良反应。

2. 降颅内压治疗

60%~80% 的隐球菌性脑膜炎患儿颅内压在 250 mmH$_2$O 以上。严重的颅内压增高是隐球菌性脑膜炎患儿早期死亡的重要原因,有效控制颅内压,可以改善临床症状,并为抗真菌治疗争取足够时间。因此,控制颅内压是决定隐球菌脑膜脑炎结局的最关键因素之一。

患儿诊断隐球菌性脑膜炎,存在颅高压,降低颅内压,减轻脑水肿是治疗的必要手段。降颅内压首先以高渗脱水药为主,甘露醇是脱水降低颅内压的首选药物。甘露醇是单糖,在体内不被吸收,代谢上无活性,绝大多数以原型从肾脏排出,是透性利尿剂。它通过提高血浆胶体渗透压,使脑组织内水分进入血管内,脑组织体积相对缩小而达到降颅内压目的。快速静脉注射后 15 min 内出现降颅内压作用,30~60 min 达到高峰,可维持 3~8 h,半衰期为 100 min。因此,根据病情每日可用 3~6 次。甘露醇最大的不良反应是引起肾功能损害,甚至导致急性肾功能不全,同时由于影响水电解质的重吸收,大量电解质从尿液中丢失,使血电解质发生紊乱。因此,甘露醇的用药时间不宜过长,只要临床高颅内压症状得到改善,即可停用。

3. 糖皮质激素治疗

对隐球菌性脑膜炎使用糖皮质激素辅助治疗的效果目前仍存在争议。在非HIV感染者中,糖皮质激素可能降低颅内压、减轻占位效应和灶周水肿或改善神经后遗症。目前对糖皮质激素的具体应用方式缺乏共识,通常用于诱导期,与抗真菌治疗同时应用,常应用地塞米松,2周后根据临床表现逐渐减量,于巩固期及维持期停用。

4. 抗病毒治疗

患儿入院后未明确诊断,病毒性脑炎不排外经验性给予抗病毒治疗。病毒脑炎常见的目前相对可治的病原有单纯疱疹病毒(HSV)、水痘带状疱疹病毒(VZV)、巨细胞病毒(CMV)等;其他常见的如肠道病毒(EV)和虫媒病毒(Arbovirus)尚缺乏针对性有效治疗,以支持治疗为主。疑似病毒性脑炎的患儿在等待诊断性评估结论的过程中应使用经验性静脉滴注阿昔洛韦。阿昔洛韦是一种无环鸟苷衍生物,能嵌入病毒DNA使得DNA聚合酶失活从而抑制病毒的DNA合成。阿昔洛韦需要经过三步磷酸化作用激活,第一步磷酸化经病毒胸苷激酶激活,所以阿昔洛韦能选择性地作用于被感染细胞。其对HSV和VZV有效,但对HSV效果是VZV的10倍。体外对EBV、CMV和人疱疹病毒-6型(HHV-6)有效但作用弱。该患儿在明确诊断为隐球菌性脑膜炎后,及时停用了抗病毒药物。

5. 营养神经治疗

神经节苷脂是由鞘氨醇、脂肪酸及含唾液酸的糖链三部分组成的糖神经鞘脂,存在于哺乳类动物细胞膜上,在神经系统特别是大脑皮层中含量尤其丰富,是神经细胞膜的重要组成成分。神经节苷脂种类繁多,其中脑苷肌肽中的主要成分单唾液酸四己糖神经节苷脂,是神经节苷脂类物质中最为重要的一种。神经节苷脂可减少自由基对神经细胞的损害;遏制细胞凋亡,提高细胞存活率;促进受损神经细胞的能量代谢;增加内源性神经营养因子的神经活性作用。该药能促进由于各种原因引起的中枢神经系统损伤的功能恢复。通过改善细胞膜酶的活性减轻神经细胞水肿。患儿诊断隐球菌性脑膜炎,反复持续头痛,颅脑MRI异常,有神经损伤表现,给予脑苷肌肽营养神经治疗。

(二) 药学监护

1. 抗真菌药物

两性霉素 B 脂质体不良反应有发热、白细胞减少、血压下降或升高、肝损害、复视、周围神经炎、皮疹、低钾血症,几乎所有患儿在疗程中均可出现不同程度的肾功能损害,且其不良反应与累积剂量相关,使用期间可出现心率加快,甚至心室颤动,多与药液浓度过高、速度过快、用量过大以及患儿低血钾有关。为减少本品的不良反应,给药前可用解热镇痛药和抗组胺药。需要注意的是两性霉素 B 脂质体应先用注射用水振荡稀释,使两性霉素 B 脂质体全部成为分散相,浓度为 4 mg/mL 后,再将稀释的两性霉素 B 脂质体加入 5% 的葡萄糖注射液进一步稀释至 0.2~2 mg/mL,静脉滴注需避光,6 h 内滴注完毕。治疗期间定期严密随访血、尿常规、肝、肾功能、血钾、心电图等,如血尿素氮或血肌酐明显升高时,则需减量或暂停治疗,直至肾功能恢复。

氟康唑治疗的患儿禁止同时服用可延长 Q—T 间期和经过细胞色素 P_{450}CYP3A4 酶代谢的药物,如西沙比利、阿斯咪唑、奎尼丁、红霉素;利福平可加速本品的消除,与华法林合用延长凝血酶原时间,使他克莫司、茶碱、齐多夫定、苯妥英钠及环孢霉素的血药浓度升高,与磺酰脲类合用应注意可能出现低血糖。不良反应主要为肝损害、过敏性皮肤损害、消化道反应及头痛等神经系统症状。用药期间应监测肝肾功能不良反应。

氟胞嘧啶与骨髓抑制药合用可加重毒性反应,尤其是造血系统的不良反应。不良反应包括消化系统反应,严重者可有消化道出血、肝功能阻碍、黄疸等;肾功能损害,甚至肾衰;可致粒细胞缺乏、再生障碍性贫血等血液系统反应;共济失调、听力丧失等神经精神系统损害;以及皮疹、光感性皮炎等。

2. 脱水药物

甘露醇用药后注意观察患儿颅高压症状是否有缓解,同时也应关注患儿的电解质及尿常规等,避免不良反应的发生。甘露醇常见不良反应为水电解质紊乱;个别患儿可出现过敏反应;注射过快可致一过性头痛、视物模糊、眩晕、心悸、畏寒等;甘露醇外渗可致组织水肿、皮肤坏死,如不慎漏出应立即用 0.5% 盐酸普鲁卡因局部封闭。大剂量快速静脉滴注甘露醇可致渗透性肾病。用药时应密切监测血压、肾功能、液体出入量、血电解质(尤其是血钠和血钾)及血和尿的渗透压。治疗颅内压增高时应维持血浆渗透压在 315~320 mOsm/L。甘露醇遇冷易结晶,用前应仔细检查,如有结晶,可置热水中或用力振荡待结晶完全溶解后再使用。

3. 糖皮质激素

激素的不良反应较多有心脏节律异常、休克、水肿、高血压;精神抑郁、情感障碍、头痛、颅内压增高、失眠、惊厥;过敏皮炎、皮肤变薄;HPA 轴抑制、糖耐量降低、液体潴留、生长抑制、高脂血症、低钾;膀胱功能异常、胃肠道出血、胃肠穿孔;恶性赘生物;肝酶升高;过敏反应;感染加重;股骨头坏死、关节病、骨折、脂肪萎缩、跟腱断裂、肌病;青光眼;血栓等。

用药时注意监测电解质(水钠潴留、低血钾)、血压、血糖、血红蛋白、大便隐血、诱发溃疡情况。对于已有精神症状的患儿应密切观察用药后的精神状态,包括抑郁、欣快、情绪波动和性格改变等,有癫痫病史的患儿使用时应谨慎。

4. 抗病毒药物

阿昔洛韦常见不良反应有皮疹、恶心呕吐、肝功能异常、静脉炎、急性肾功异常等,较少见的不良反应有造血功能异常和中毒性脑病(注意与脑炎的鉴别)等。继发于结晶尿和梗阻性肾病的肾功能异常是较为严重且常见的不良反应,常在静脉给药 4 日后出现,呈可逆性,可通过充分的水化和监测肾功能来减少其发生的风险。阿昔洛韦静脉滴注宜缓慢(每次滴注时间>1 h)。滴注时应避免药物外漏刺激引起疼痛及静脉炎。如果出现外漏立即停止输注,轻轻清除外渗液体,拔出针头,抬高患肢,进行热敷等。需要积极监测的指标有尿液分析、血肌酐、尿量、肝酶、神经毒性(如意识降低、谵妄)。

5. 神经营养药物

脑苷肌肽常见不良反应有皮疹、瘙痒、寒战发热、胸部不适、发冷、头晕、烦躁等,嘱护士滴速需缓慢,每次滴注时间>1 h。

四 用药指导

(1) 氟胞嘧啶片:口服,5 片,每日 1 次,常见不良反应有恶心、呕吐、皮疹、寒战、肝肾功能损害、造血系统损害导致白细胞减少或血小板减少,肝损害时慎用。避免与骨髓抑制药合用,以免加重毒性反应。用药期间应监测全血细胞计数、肝肾功能,有条件可监测血药浓度。

(2) 尽量在每日的同一时间内服药,未经医生同意不可自行减量、增量或停药。如果忘记服用一次,应记起时立即使用,若在服下一剂药前 4 h 内记起,则不要再用,应重新按平常的规律用药,千万不要一次使用双倍的剂量。药物最好在室温 10～30℃保存,避光、防潮。

(3) 由于隐球菌性脑膜炎的治疗周期长,在治疗后期容易出现依从性的问题。为此在出院时向患儿家属讲解真菌性感染的疗程长、易复发的特点,嘱患儿遵医嘱坚持用药、保持乐观心情、坚定信心、加强营养、注意休息、保暖、避免感染、加强锻炼、提高机体免疫力,如有不适及时就诊。

第五节　传染性单核细胞增多症

传染性单核细胞增多症(infectious mononucleosis),IM 由原发性 EBV 感染所致,其典型临床"三联征"为发热、咽扁桃体炎和颈部淋巴结肿大,可合并肝脾肿大、外周血异型淋巴细胞增高。IM 是一种良性自限性疾病,多数预后良好。少数可出现噬血综合征等严重并发症。

IM 为良性自限性疾病,多数预后良好,以对症治疗为主。

一　病例介绍

患儿,男,5 岁 10 个月,19.6 kg。

主诉:间断发热 7 日,颈部包块 1 日。

现病史:患儿 7 日前无明显诱因出现发热,均未测量体温,自予口服"布洛芬"后降至正常。2 日前患儿再次出现发热,热峰 38.8℃,予口服"布洛芬"降至正常,无畏寒、寒战,无头痛,无抽搐,伴腹痛,以脐周为主,无呕吐、腹泻,伴咽痛、咽喉部不适,偶有单声咳嗽,无咳痰,无鼻阻、流涕,未予特殊诊治;1 日前患儿母亲发现右颈部包块,有压痛,无四肢关节肿痛,完善腹部超声提示肝、脾大、腹腔积液、颈部淋巴结肿大,血常规提示感染,血生化提示肝功异常、心肌酶谱异常,门诊予"头孢孟多酯、炎琥宁、去感热口服液、干扰素喷雾"治疗。患儿病后精神、饮食、睡眠差,小便正常,大便 2 日未解。

既往史:患儿 3 岁左右因声音嘶哑完善电子喉镜提示声带小结,定期随访。

家族史:无特殊。

个人史：无特殊。

过敏史：无特殊。

【查体】体温 37.4℃，心率 100 次/min，呼吸 22 次/min。一般情况及精神差，神清，急性病容，全身皮肤无皮疹及出血点，右颈部可扪及一约 2 cm×2 cm×2 cm 肿大淋巴结，质软，活动可，左侧颈部可触及 5 cm×4 cm×3 cm 肿大淋巴结、活动欠佳、有压痛，局部皮肤无发红及破溃。双眼结膜充血，眼睑稍浮肿。双瞳孔等大等圆，对光反射灵敏。咽部充血，双侧扁桃体Ⅱ度肿大、充血，可见脓性分泌物附着。双肺呼吸音粗，左肺可闻及少许细湿啰音。心音有力，律齐，未闻及心脏杂音，腹稍紧，平坦，脐周轻压痛，无反跳痛，肝于右肋下约 3 cm、剑下 2 cm 可及，质中、边锐、无压痛，脾左肋下 3 cm，肠鸣音正常。

【辅助检查】血常规：白细胞计数 $24.12×10^9$/L，中性粒细胞百分率 10%，淋巴细胞百分率 72%，CRP 13.74 mg/L，异型淋巴细胞百分率 12%。血生化：肝功 ALT 80 U/L，AST 91 U/L，余正常；心肌酶：LDH 675 U/L，α-羟丁酸 468 U/L，CK：60 U/L，LD1：84 U/L，CKMB：8 U/L，余正常，提示心肌损伤。

彩超肝胆胰脾肾：① 肝稍大声像图；② 胆囊壁毛糙增厚声像图（考虑水肿）；③ 脾脏轻度肿大，脾门区副脾声像图；④ 腹腔积液声像图。

彩超腮腺、体表肿物：① 双侧颈部Ⅱ、Ⅲ区淋巴结肿大声像图；② 双侧腮腺声像图未见明显异常。

【入院诊断】① 传染性单核细胞增多症（腺性热）。② 肺炎。③ 肝功能异常。④ 脾脏轻度肿大。⑤ 胆囊水肿。⑥ 肝大。

二 治疗经过

初始治疗方案如表 4-5。

表 4-5 患儿初始治疗方案

药品名称	溶 媒	用 量	给药途径	给药频次
注射用干扰素 $α_1b$	/	20 μg	雾化吸入	每日 3 次
注射用更昔洛韦	0.9%氯化钠注射液 100 mL	0.098 g	静脉滴注	每日 2 次

续　表

药品名称	溶　媒	用　量	给药途径	给药频次
维生素C注射液	5%GS 250 mL	2 g	静脉滴注	每日1次
注射用谷胱甘肽	5%GS 100 mL	1.17 g	静脉滴注	每日1次

入院第 2 日,患儿仍发热,热峰 39.4℃,偶有腹痛,以脐周为主。细胞分析＋异常白细胞形态检查＋CRP(样本:静脉血):白细胞计数 $29.66\times10^9/L$,C反应蛋白 31.73 mg/L,淋巴细胞百分率 32%,中性粒细胞百分率 42%,异形淋巴细胞 22%;降钙素原 0.44 ng/mL;红细胞沉降率测定 18 mm/H;继续当前治疗。

入院第 3 日,患儿仍有发热,热峰 39.2℃,四天未解大便,偶有腹痛,以脐周为主。EB 病毒测定(荧光法)(样本:血清):EB 病毒衣壳抗原 IgG 抗体阳性(＋),EB 病毒衣壳抗原 IgM 抗体阳性(＋),EB 病毒早期抗原 IgG 抗体阳性(＋),EB 病毒衣壳抗原 IgG 抗体(低亲和力)阳性(＋);非典(样本:静脉血):腺病毒 IgM 阳性(＋);DNA(EB)(样本:静脉血):EB 病毒核酸检测 $3.60E+05$ IU/mL;诊断:传染性单核细胞增多症。4 日未解大便,给予开塞露通便。

入院第 4 日,患儿仍有反复发热,热峰 39.0℃,精神差,查体膝反射亢进,录像脑电图 E(清醒):异常儿童脑电图,清醒期背景 θ 活动增多,目前病毒性脑炎诊断明确,给予加用甘露醇、地塞米松治疗。

入院第 5 日,患儿仍有发热,双侧扁桃体肥大可见脓性渗出物,结合患儿血象提示白细胞计数升高,CRP 高,中性粒细胞计数升高,目前考虑混合细菌感染,加用头孢曲松抗感染治疗。

入院第 6 日,患儿未再发热。

入院第 7 日,患儿无特殊,痰培养:卡他莫拉菌,头孢噻肟敏感,继续当前治疗。

入院第 8 日,患儿精神、反应情况较前明显好转,神经系统查体未见异常,停用甘露醇、地塞米松,余同前。

入院第 10 日,患儿现无发热,颈部包块较前明显消退,病情好转,达临床治愈,予出院。

【出院诊断】① 病毒性脑炎。② 卡他莫拉菌肺炎。③ 传染性单核细胞增多症。④ EB 病毒相关性肝炎。⑤ 脾脏轻度肿大。⑥ 胆囊水肿。⑦ 肝大。

三 治疗方案分析及药学监护

（一）治疗药物分析

1. 治疗原则

IM 为良性自限性疾病，多数预后良好，以对症支持治疗为主。急性期应注意休息，肝功能损伤明显应卧床休息。

2. 药物治疗

（1）肝功能损伤按病毒性肝炎给予护肝降酶治疗。

（2）抗病毒治疗目前效果有待进一步验证。阿昔洛韦、伐昔洛韦或更昔洛韦等药物通过抑制病毒多聚酶、终止 DNA 链的延伸而产生相应抗病毒作用。抗病毒治疗可降低病毒复制水平和咽部排泌病毒时间，但并不能减轻病情严重程度、缩短病程和降低并发症的发生率、病情重、进展快或有并发症者可抗病毒治疗，热退后可考虑停用，并发脑炎者可适当延长至 2～3 周。部分共识示，可使用干扰素抗病毒治疗。

（3）抗菌药物的使用：如合并细菌感染，可使用敏感抗菌药物，但忌用氨苄西林和阿莫西林，以免引起超敏反应，加重病情。该患儿白细胞、CRP、PCT 等指标升高，予抗病毒治疗仍反复发热，考虑继发细菌感染，予头孢曲松抗感染治疗，好转明显，且痰培养出卡他莫拉菌，使用抗菌药物适宜。

（4）糖皮质激素的应用，如发生上气道梗阻、脑炎、脑膜炎、心肌炎、溶血性贫血、血小板减少性紫癜等并发症的重症患儿，短疗程应用糖皮质激素可明显减轻症状。

（二）药学监护

1. 更昔洛韦

更昔洛韦：本品作用与阿昔洛韦相似，但对巨细胞病毒感染作用较好。用于抗病毒感染时，儿童常用剂量为 5 mg/kg，每 12 h 1 次，连用 14 日；维持治疗剂量为 6 mg/(kg·日)，每周用 5 日，或 5 mg/(kg·日)，每周用 7 日。更昔洛韦具有显著的细胞毒性，主要不良事件是中性粒细胞减少、贫血、血小板减少、腹泻和发热。中性粒细胞减少症通常具有剂量依赖性，通常在治疗早期，可通过停用更昔洛韦逆转。当更昔洛韦与其他骨髓抑制或肾毒性药物联合给药时,毒性可能会增强。

2. 头孢曲松

避免与含钙的稀释液如林格氏液或哈特曼氏液复溶本品或对复溶液进一步稀释后进行静脉给药。与含钙剂或含钙产品合并用药有可能导致致死性结局的不良事件。

3. 谷胱甘肽

注射用谷胱甘肽:常见不良反应可能会出现过敏反应、低血压、心率降低或增加、心悸、消化不良,上述不良反应均会在停药后会消失。如在用药过程中出现皮疹、面色苍白、血压下降、脉搏异常等症状,应立即停药。

4. 维生素 C 注射液

每日 100～300 mg,分次注射。长期应用每日 2～3 g 可引起停药后坏血病。长期应用大量维生素 C 偶可引起尿酸盐、半胱氨酸盐或草酸盐结石。快速静脉注射可引起头晕、晕厥。

第六节 呼吸道合胞病毒感染

呼吸道合胞病毒(respiratory syncytial virus,RSV)是全世界婴幼儿下呼吸道感染最重要的病毒病原,无论在发达国家还是发展中国家,凡有病原学研究的地方,都发现 RSV 是婴幼儿下呼吸道感染的最重要病原。与其他的呼吸道病毒病原不同,RSV 表现为特殊的感染和疾病的形式。近年来,支持疗法还是治疗 RSV 感染最主要的方法,有效地降低了重症毛细支气管炎和肺炎的病死率。在对症治疗基础上,目前能有效地治疗 RSV 感染的药物很少,可尝试使用干扰素抗病毒治疗。

一 病例介绍

患儿,男,3 岁 3 个月,11 kg。

主诉:咳嗽 5 日,加重 1 日。

现病史:患儿 5 日前无明显诱因出现咳嗽,阵发性连声咳,病初每次 3～4 声,每日 10～20 余次,有鼻阻、流涕、喘息,无气促,伴有间断发热 2 日;在外院诊所输液治疗,先后给予"头孢孟多酯、盐酸氨溴索、倍他米松磷酸钠、乳糖酸红霉素、头孢唑肟钠"输液治疗3日,患儿病情无明显缓解。患儿病后精神、饮食、睡眠差,昨日至今大便未解,小便正常。近20日以来体重减轻3 kg。

既往史:无特殊。

家族史:无特殊。

个人史:无特殊。

过敏史:无特殊。

【查体】体温36.6℃,心率120次/min,呼吸26次/min。面色欠佳,口唇无发绀,颜面无青灰及发绀,咽充血,扁桃体Ⅰ度肿大,无渗出,颈无抵抗,三凹征(一),双侧语颤对称,呼吸节律正常,双肺叩诊清音,双肺呼吸音粗,可闻及中等量中细湿啰音,右肺明显。

【辅助检查】血常规:白细胞计数 7.05×10^9/L,中性粒细胞百分率86.7%,淋巴细胞百分率8.2%,血红蛋白129 g/L,血小板计数 333×10^9/L。CRP2.91 mg/L。胸部螺旋CT:双肺散在炎变;罗氏血气分析(样本:动脉血):阴离子间隙6.3,氧分压112.560 mmHg,氧饱和度99.368%,钙离子浓度1.033 06 mmol/L,氯离子浓度111.596 mmol/L,氧合血红蛋白97.168%,碳氧血红蛋白1.608 5%,脱氧血红蛋白0.617 7%;降钙素原检测(定量):降钙素原<0.25 ng/mL。

【入院诊断】① 重症肺炎。② 轻度营养不良。

二 治疗经过

初始治疗方案如表4-6。

表4-6 患儿初始治疗方案

药品名称	溶 媒	用 量	给药途径	给药频次
头孢哌酮舒巴坦	0.9%氯化钠注射液40 mL	0.55 g	静脉滴注	立即
盐酸溴己新	5%葡萄糖注射液30 mL	2.5 mg	静脉滴注	立即

续表

药品名称	溶媒	用量	给药途径	给药频次
吸入用布地奈德混悬液	/	1 mg	雾化吸入	每日2次
硫酸特布他林雾化吸入溶液	/	2.5 mg	雾化吸入	每日2次
吸入用异丙托溴铵溶液	/	0.25 mg	雾化吸入	每日2次
注射用干扰素 $\alpha_1 b$	/	20 μg	雾化吸入	1次

入院第2日,患儿阵发性咳嗽,较剧,频繁伴有喘息及气促,吸氧下氧饱可。铁蛋白:铁蛋白211.1 μg/L;骨化二醇(25-羟基维生素D)测定:25-羟维生素D(VITD-T) 112.20 nmol/L;加用富马酸酮替芬片缓解气道高敏状态止咳。

入院第3日,患儿夜间咳嗽明显。呼吸道病毒核酸六重联检定性测定:呼吸道合胞病毒核酸检测阳性;患儿夜间咳嗽较多,加用孟鲁司特钠颗粒。

入院第4日,患儿目前夜间咳嗽仍较多,查体双肺仍可闻及湿啰音。大便稀。加用静注人免疫球蛋白、双歧杆菌四联活菌片。

入院第7日,患儿目前咳嗽、咳痰减轻,复查血常规提示白细胞稍高,中性粒细胞、血小板偏高,考虑感染相关,继续治疗后择期复查。停用静脉人血丙种球蛋白。

入院第8日,患儿目前咳嗽、咳痰减轻,肺部啰音有吸收。

入院第9日,患儿偶咳嗽,咳痰减轻,复查胸部CT提示病灶好转吸收。出院。

【出院诊断】① 重症肺炎。② 呼吸道合胞病毒感染。③ 轻度营养不良。

三 治疗方案分析及药学监护

(一) 治疗药物分析

1. 抗病毒药物

干扰素:对于RSV感染引起的下呼吸道感染,在抗感染、平喘、吸氧补液等常规基础治疗上,可试用重组人α干扰素进行抗病毒治疗。疗程5～7日。

目前尚无足够的证据证实利巴韦林在治疗RSV感染中的有效性,故不推荐常规使用。

2. 支气管舒张剂

对于RSV感染伴喘息症状患儿可试用支气管舒张剂,然后观察临床效果,如用药后临床症状有所缓解,可继续应用;如用药后无改善,则考虑停用。对于RSV感染已经引起呼吸衰竭需要呼吸机辅助通气的重症患儿,支气管舒张剂还可能增加心动过速等不良反应的风险,需慎用。

3. 糖皮质激素治疗

不推荐常规应用全身糖皮质激素;对有过敏体质或过敏性疾病家族病史的喘息患儿,可试用雾化吸入糖皮质激素联合支气管舒张剂治疗,起到抑制气道炎症、改善通气及缓解喘息症状的作用。患儿有喘息、气促,可使用吸入用糖皮质激素。

4. 抗菌药物

不作为常规用药推荐,也不建议预防性用药。当考虑继发细菌感染,或重症病例存在细菌感染高危因素时,可应用抗菌药物抗感染治疗。患儿中性粒细胞百分比升高,考虑合并细菌感染。

(二) 药学监护

1. 抗病毒药物监护

干扰素 $\alpha_1 b$:用法用量:注射剂/皮下注射、肌内注射,部分共识提示可雾化使用。用于下呼吸道病毒感染,儿童剂量为每次 $2\sim4~\mu g/kg$,每日2次,疗程5～7日。患有严重心脏疾病、严重的肝肾或骨髓功能不正常者、癫痫及中枢神经系统功能损伤者、晚期失代偿性肝病或肝硬化的肝炎患者、正在接受或近期内接受免疫抑制剂治疗的慢性肝炎患者禁用;即将接受同种异体骨髓移植的HLA抗体识别相关的慢性髓性白血病患者禁用;已有严重骨髓抑制的患者应极为谨慎;不良反应可见流感样症状,包括发热、疲乏。

2. 支气管舒张剂药物监护

特布他林注射液/雾化吸入。用于RSV感染伴喘息症状,体重<20 kg的儿童剂量为每次2.5 mg,视病情轻重,每日3～4次。甲状腺功能亢进、糖尿病未控制的患者慎用。

异丙托溴铵:雾化剂/雾化吸入。用于RSV感染伴喘息症状,12岁以下儿童剂量为每次 250 μg,多与短效 β$_2$ 受体激动剂(SASB)联合雾化吸入。对阿托品类药物过敏者禁用;用药过量可出现可逆性视力调节障碍。

3. 糖皮质激素药物监测

布地奈德:雾化吸入。用于有过敏体质或过敏性疾病家族病史,RSV 感染伴喘息的儿童剂量为 0.5~1.0 mg/次,视病情轻重,每日 1~2 次。不良反应主要为轻度喉部刺激、咳嗽、声嘶、口咽部假丝酵母菌感染(每次用药后要漱口)、过敏反应(皮疹、接触性皮炎、血管性水肿和支气管痉挛)精神症状(抑郁和行为障碍等)。

4. 抗菌药物监护

头孢哌酮舒巴坦:具有广谱抗菌活性,因此单用本品就能够治疗大多数感染,但有时也需要头孢哌酮/舒巴坦与其他抗生素联合应用。当本品与氨基糖苷类抗生素合用时,在治疗过程中应监测患者的肾功能。

四 用药指导

双歧杆菌四联活菌片:为防止吞咽困难,可将药片碾碎冲服或嚼服。因本品为活菌制剂,用温开水或温牛奶冲服时,温度不能高于 40℃。不良反应包括皮疹、瘙痒、荨麻疹、盗汗、乏力、嗜睡、腹胀、腹痛、稀便、腹泻。

第七节 轮状病毒感染

轮状病毒(rotavirus)是全世界婴幼儿重症腹泻最重要的病原,主要经粪—口传播。潜伏期 24~48 h。轻症不发热,仅表现轻度腹泻;较重病例表现为突然发病,水样便腹泻,如蛋花汤样,也有引起白色便。本病是自限性疾病,主要采用纠正水与电解质紊乱及对症治疗。轻者可采用口服补液盐(ORS)纠正或预防脱水,重症则需静脉补液。

一 病例介绍

患儿:男,1 岁 5 个月,11 kg。

主诉：呕吐、腹泻、发热 2 日。

现病史：患儿 2 日前无明显诱因出现呕吐，平均每日 2～5 次，非喷射性，呕吐物为胃内容物，无胆汁及咖啡渣样物，伴腹泻，为黄色稀水样便，有时呈蛋花样，每日 8～10 次，每次量中等，未见黏液、脓血及果酱样便，病程中有发热，热峰 39.6℃，伴寒战、四肢冷，无抽搐，家长自行予口服布洛芬退热体温难降，无咳嗽。病后外院就诊，完善轮状病毒检测阳性，诊断"轮状病毒性肠炎、脱水、不完全性肠梗阻"，给予补液纠正脱水、"头孢曲松、西咪替丁、维生素 B_6"及口服药物"蒙脱石散"等治疗 1 日，患儿病情无明显好转，仍有反复发热、呕吐、腹泻，小便量稍少。遂至我院治疗，患儿病后精神、饮食欠佳，小便量较前减少。

既往史：无特殊。

家族史：无特殊。

个人史：无特殊。

过敏史：无特殊。

【查体】体温 36.2℃，心率 112 次/min，呼吸 26 次/min。一般情况及精神欠佳，神清，急性病容。查体时烦哭，哭时泪少。皮肤弹性尚可，无皮疹，浅表淋巴结不大，眼窝无凹陷，口唇稍干，舌津液少。肠鸣音活跃，6～8 次/min。

【辅助检查】粪常规：隐血阴性，轮状病毒阳性。血常规+CRP：白细胞计数 7.04×10^9/L，中性粒细胞百分率 76.4%，淋巴细胞百分率 14.5%，CRP 8.63 mg/L；肝功：ALT 53.1 U/L，AST 67.0 U/L。

【入院诊断】① 轮状病毒性肠炎（重型）。② 轻度脱水。

二 治疗经过

初始治疗方案如表 4-7。

表 4-7 患儿初始治疗方案

药品名称	溶媒	用量	给药途径	给药频次
2∶3∶1	/	200 mL	静脉滴注	每日 1 次
口服补液盐	/	2.05 g	口服	1 次

续 表

药品名称	溶媒	用量	给药途径	给药频次
蒙脱石散	/	1.5 g	口服	每日3次
酪酸梭菌活菌散	/	0.5 g	口服	每日3次
赖氨葡锌	/	250 mg	口服	每日2次
消旋卡多曲颗粒	/	20 mg	口服	每日3次

入院第2日，解黄色稀水样便11次，有时呈蛋花汤样，无脱水征。降钙素原检测（定量）：0.79 ng/mL；凝血筛选试验Ⅱ：正常；肾功：尿酸 463 μmol/L。血气分析（含乳酸等）：酸碱度 7.316，二氧化碳分压 21.6 mmHg，氧分压 101 mmHg，标准碳酸氢根 14.1，标准碱剩余 −14.3，氧饱和度 98.0%，葡萄糖浓度 2.9，乳酸浓度 2.1 mmol/L，氢离子 48.3 nmol/L，钙离子 1.33，钾离子 4.5 mmol/L，钠离子 135 mmol/L，氯离子 111 mmol/L；提示失代偿性代酸合并呼碱。

入院第3日，解黄色稀水样便3次，量中等，水分较前减少。

入院第4日，解黄色糊样便6次。

入院第6日，解黄色糊样便1次，大便性状好转。准予出院。出院带药：赖氨葡锌颗粒 250 mg 每日2次，口服；酪酸梭菌活菌散 1袋每日3次，口服；蒙脱石散 1.5 g 每日3次，口服。

【出院诊断】① 轮状病毒性肠炎（重型）。② 轻度等渗性脱水。③ 失代偿性代谢性酸中毒。

三 治疗方案分析及药学监护

（一）治疗药物分析

目前尚无特效的抗RV治疗措施。根据不同的临床表现和实验室检查，以口服补液盐或静脉补液，纠正脱水、电解质紊乱和酸碱失衡为主。其他治疗措施包括饮食疗法、补锌治疗和并发症的处置。

1. 补液疗法

根据脱水严重程度给予不同的补液方法。

(1) 口服补液：口服补液盐(oral rehydration salts，ORS)是针对急性感染性腹泻有效且性价比较高的支持性治疗手段。强烈推荐用于预防脱水和治疗轻度、中度脱水。目前推荐低渗口服补液盐Ⅲ。患儿轻度脱水，口服补液用量(mL)=体重(kg)×(50～75)，4 h内分次服完，再次评估使用。

(2) 静脉输液：因患儿年龄小，依从性差，需结合临床实际情况予以静脉补液。患儿等渗脱水，等渗性脱水一般选择1/2张含钠液，2∶3∶1液为1/2张含钠液，使用适宜。

2. 口服补锌治疗

(1) 世界卫生组织指出，锌补充剂可以降低腹泻的持续时间和严重程度，减少腹泻的复发，并且可以减少腹泻粪便量，进而改善患者的预后。

(2) 推荐剂量：≥6月龄：每日20 mg锌元素，维持10～14日。20 mg锌元素相当于100 mg硫酸锌或140 mg葡萄糖酸锌。

3. 其他辅助、对症和支持疗法

(1) 益生菌可以一定程度地减少病程严重程度持续时间，对病毒导致的水样腹泻具有显著效果。

(2) 推荐在疾病早期给予益生菌治疗。

(3) 适当选取胃肠黏膜保护剂：蒙脱石散可缩短腹泻病程，减少排便量，提高治愈率。

(4) 抗分泌药物如消旋卡多曲可有效缩短腹泻病程，减少排便量和排便次数，可考虑作为口服补液或静脉补液的辅助治疗。

(二) 药学监护

1. 胃肠黏膜保护剂药学监护

蒙脱石散：有助于缩短急性水样便患儿的病程，减少腹泻次数和量。该药覆盖消化道黏膜，增强黏液屏障；促进损伤的消化道黏膜上皮再生；吸附消化道内各种病原菌；平衡正常菌群，促进肠黏膜细胞的吸收功能，减少其分泌。用于急、慢性腹泻，儿童剂量：<1岁，1 g/次，1～2岁，1～2 g/次，2岁以上2～3 g/次，餐前口服，每日3次。过敏体质者慎用；本品可与补液盐共用，若用其他药物应间隔1 h以上；不良反应为轻度便秘。

2. 抗分泌药物药学监护

消旋卡多曲：用于1个月以上婴儿和儿童的急性腹泻，必要时给予口服补液或静脉补液联合使用。婴儿服用剂量：1～9月龄(体重<9 kg)每次10 mg(1袋)，每日3次；9～30月龄(体重9～13 kg)，每次20 mg(2袋)，每日3次。儿童服用剂量：30月龄至9岁(13～27 kg)，每次30 mg(3袋)，每日3次；9岁以上(体重>27 kg)，每次60 mg(6袋)，每日3次。连续服用本品5日后，腹泻症状仍持续者应进一步就诊或采用其他药物治疗方案；可以和食物、水或母乳一起服用，请注意溶解混合均匀；请勿一次服用双倍剂量；与细胞色素酶P450-3A4抑制剂如红霉素、酮康唑(可能减少消旋卡多曲的代谢)同时治疗时慎用；与细胞色素酶P450-3A4诱导剂如利福平(可能降低消旋卡多曲的抗腹泻作用)同时治疗时慎用。

3. 口服补液盐药学监护

口服补液盐：用于预防脱水。儿童剂量为：每次稀便后补充一定量的液体，<6个月50 mL，6个月至2岁100 mL，2～10岁150 mL，10岁以上儿童按需随意饮用，直至腹泻停止；用于治疗轻至中度脱水，儿童剂量为按体重50～75 mL/kg，4 h内分次服完，4 h后再次评估脱水情况。少尿或无尿，严重失水、有休克征象，严重腹泻，葡萄糖吸收障碍，因为严重呕吐等原因不能口服者，肠梗阻、肠麻痹和肠穿孔，酸碱平衡紊乱伴有代谢性碱中毒时禁用；一般不用于早产儿，婴幼儿应用本品时需少量多次给予；不良反应有恶心呕吐，多为轻度。

四 用药指导

(1) 酪酸梭菌活菌散：口服，每次0.5 g，每日1次。用温开水冲服，本品为活菌制剂，溶解时水温不得高于40℃，为避免药粉溶解结块，应先将温开水倒入容器中，再将药粉倒入水中搅拌溶解。因其与抗菌药物同时服用可减弱其疗效，建议与抗菌药物间隔2～3 h服用。

(2) 赖氨葡锌：用于防治小儿及青少年因缺乏赖氨酸和锌而引起的疾病。用于腹泻时，剂量为<6个月的患儿，每日补充元素锌10 mg，>6个月的患儿，每日补充元素锌20 mg；可见轻度恶心、呕吐、便秘等不良反应。急性或活动性消化道溃疡病患者禁用。应餐后服用，可减少胃肠道刺激性。高氯血症、酸中毒及肾功能不全者慎用。对本品过敏者禁用，过敏体质者慎用。本品性状发生改变时禁用。

第八节 手足口病

手足口病是由肠道病毒所致的儿童期急性传染病,常见于 5 岁以下儿童。其中,EV-A71 常可导致重症及死亡,近年,因 EV-A71 灭活疫苗的使用,重症病例较前下降。该病需要隔离以避免传播,治疗多为对症及抗病毒治疗。

一 病例介绍

患儿:女,11 个月 16 日,11 kg。

主诉:发热 6 日,双足皮疹 2 日,抽搐 4 次。

现病史:患儿 6 日前无明显诱因出现发热,热峰 39.5℃,热型不详,热高时有寒战,口服"布洛芬"可退,易反复,热退后抽搐 2 次,表现为"突然意识丧失,呼之不应,双眼凝视上翻,脸色苍白,四肢强直抖动",持续时间约 30 s 后自行缓解,缓解后精神反应差,偶有单声咳嗽,给予"苯巴比妥"治疗后抽搐缓解。予输注"头孢曲松、甲泼尼龙"4 日,患儿热峰下,2 日前发现双侧足底红色皮疹,1 日前患儿热峰升高,有易惊,并出现抽搐 2 次,表现及持续时间同前。急诊以"① 手足口病。② 病毒性脑炎"收住院。患儿病后精神、饮食较差,睡眠尚可,大小便正常。

既往史:无特殊。

家族史:无特殊。

个人史:无特殊。

过敏史:无特殊。

【查体】体温 37.2℃,心率 129 次/min,呼吸 29 次/min,血压 85/41 mmHg。一般情况及精神较差,神清,有易惊,双侧足底可见充血性丘疹、丘疱疹,颈抵抗(+),双瞳孔等大等圆,对光反射灵敏,颜面、口周、肢端无发绀,咽充血,口腔黏膜见可见散在疱疹,双肺呼吸音粗,未闻及干湿啰音。四肢肌张力正常,肌力正常,腹壁反射存在,膝腱反射亢进,克氏征(−),布氏征(−),巴氏征(−)。

【辅助检查】头颅CT:未见明显异常。血常规:白细胞计数 6.66×10^9/L,中性粒细胞百分率37.80%,淋巴细胞百分率43.20%,CRP 1.84 mg/L;脑电图:正常患儿脑电图。降钙素原检测(定量)(样本:静脉血):降钙素原<0.25 ng/mL。

脑脊液常规检查(CSF)+脑脊液急诊生化(样本:脑脊液):蛋白定性,阴性;氯化物122.1 mmol/L;白细胞2×10^6/L;葡萄糖4.69 mmol/L;蛋白0.10 g/L;糖五管1~5管阳性。手足口5项、肠道病毒通用型核酸检测、柯萨奇病毒A6型核酸检测:阳性,其余阴性。

【入院诊断】① 手足口病(重型)。② 病毒性脑炎。③ 急性上呼吸道感染。④ 柯萨奇病毒A6型感染。

二 治疗经过

初始治疗方案如表4-8。

表4-8 患儿初始治疗方案

药品名称	溶媒	用量	给药途径	给药频次
注射用干扰素α_1b	/	20 μg	雾化吸入	每日2次
甘露醇注射液	/	11 g	静脉滴注	每日2次
地塞米松磷酸钠注射液	/	1 mg	静脉滴注	每日2次
康复新液	/	3 mL	漱口	每日3次
维生素C注射液	5%葡萄糖注射液250 mL	1 g	静脉滴注	每日1次

入院第2日,未再抽搐,仍发热,热峰38.3℃。口腔黏膜可见散在疱疹。双侧足底可见散在充血性丘疹、丘疱疹。

入院第3日,无发热。口腔黏膜疱疹较前愈合。铁蛋白(样本:血清):铁蛋白54.89 μg/L;

入院第4日,无特殊。彩超肝胆胰脾肾:肝大声像图。颅脑MRI平扫:① 双侧大脑半球局部脑沟增宽、加深,请结合临床;② 双侧的侧脑室后角旁白质区信号改变,随诊;③ 双侧额颞部局部脑外间隙增宽。

入院第 6 日,患儿前 1 日呕吐 5 次,为胃内容物。余无特殊。当日予加用肠胃散外用对症治疗。

入院第 8 日,目前患儿无呕吐、发热,无脱水征,无抽搐、易惊等不适,精神饮食可,生命体征平稳,一般情况可,查体无特殊,病情好转平稳,出院。

【出院诊断】① 病毒性脑炎。② 手足口病(重型)。③ 急性上呼吸道感染。④ 柯萨奇病毒 A6 型感染。⑤ 肝大。

三 治疗方案分析及药学监护

(一) 治疗方案分析

1. 抗病毒药物——干扰素

手足口病主要以对症治疗为主。目前尚无特效抗 EV 药物。研究显示,干扰素喷雾或雾化、利巴韦林静脉滴注早期使用可有一定疗效,利巴韦林因其不良反应和生殖毒性,现少用。根据相关共识,干扰素 $\alpha_1 b$ 每次 $1\sim 2\ \mu g/kg$,雾化吸入为每日 2 次,肌内或皮下注射为每日 1 次,疗程 5~7 日。

2. 降颅内压

患儿出现惊厥、易惊,后期出现呕吐等症状,提示患儿有脑炎,可予甘露醇降压,地塞米松抗炎治疗。剂量为 20% 甘露醇 $0.25\sim 1.0\ g/(kg\cdot 次)$。

3. 康复新液

康复新液具有通利血脉,养阴生肌。外用:用于金疮、外伤、溃疡、瘘管、烧伤、烫伤、褥疮之创面。部分文献提示可改善症状,缩短病程,但仍缺乏大样本研究,可试用。

(二) 药学监护

1. 疗效监护

患儿手足口病诊断明确,治疗以对症处理为主,应观察患儿病情进展情况,患儿已有中枢神经系统症状,应注意观察是否加重或出现循环障碍。不适及时处理。

2. 不良反应监护

干扰素常见不良反应为发热,该患儿发热起病,应在治疗中加以关注。

第九节　疱疹性咽峡炎

疱疹性咽峡炎是由肠道病毒(Enterovirus)感染引起的儿童急性上呼吸道感染性疾病,主要病原是柯萨奇病毒 A 型和肠道病毒 71 型。该病发病率高,四季散发,春夏季是流行季节,经粪—口途径、呼吸道飞沫、接触患儿口鼻分泌物以及被污染的手和物品而感染。临床表现为发热、咽痛、口痛、咽峡部疱疹,小婴儿因口痛影响进食,少数可并发高热惊厥、脑炎等。疱疹性咽峡炎是一种自限性疾病,治疗以对症为主,抗病毒治疗可能有一定疗效。

一　病例介绍

患儿:女,9 岁 4 个月,21 kg。

主诉:发热 7 日,口腔破溃 3 日。

现病史:患儿入院 7 日前无明显诱因出现发热,体温高峰 39.4℃,给予口服"布洛芬混悬液"降温治疗热可退,但数小时后反复,伴有头晕,以双侧颞部为主,患儿自觉有肢体抖动,自服"抗病毒颗粒、蓝芩口服液"等治疗 2 日,无好转,遂加用"阿莫西林克拉维酸钾"口服 3 次后仍有发热,3 日前发现口腔破溃,外院给予"头孢克洛颗粒、抗病毒颗粒"口服 2 日,仍有发热,口腔破溃加重。患儿病后精神、饮食差,睡眠尚可,大便近 3 日未解,小便正常。

既往史:诊断为"矮小症",给予"生长激素"治疗近 1 年,每 7 日注射 1 次。余无特殊患病史。

家族史:无特殊。

个人史:无特殊。

过敏史:无特殊。

【查体】体温 36.5℃,心率 98 次/min,呼吸 23 次/min。一般情况及精神差,神志清楚,呼吸平稳,双侧颈部可触及数枚肿大淋巴结,大者约 1 cm×1 cm,质软、活动可、无压痛,局部皮肤无发红及破溃,口唇干燥、皲裂,咽充血,口唇、口腔黏膜、咽峡部、舌下及牙龈可见疱疹、溃疡,扁桃体Ⅰ度肿大,充血,无渗出,双肺呼吸音粗,双肺未闻及干、湿啰音。

【辅助检查】白细胞计数 $8.49\times10^9/L$,中性粒细胞百分率 37.4%,淋巴细胞百分率 38.2%,红细胞计数 $4.85\times10^{12}/L$,血红蛋白 147 g/L,血小板计数 $218\times10^9/L$,CRP 4.61 mg/L。

【入院诊断】① 发热原因待查。② 疱疹性咽峡炎。③ 溃疡性口炎。④ 牙龈炎。

二 治疗经过

初始治疗方案如表 4-9。

表 4-9 患儿初始治疗方案

药品名称	溶媒	用量	给药途径	给药频次
注射用干扰素 $\alpha_1 b$	/	20 μg	雾化吸入	每日 3 次
康复新液	/	10 mL	漱口	每日 3 次
小儿复方氨基酸注射液	5%葡萄糖注射液 250 mL	100 mL	静脉滴注	1 次

入院第 2 日,仍发热,热峰 39.4℃。余同前。红细胞沉降率测定(静脉血):40 mm/H;降钙素原检测(定量)(静脉血):降钙素原 <0.25 ng/mL。继续当前治疗。

入院第 3 日,仍发热,热峰 37.8℃。无头昏,疱疹、溃疡较前愈合,饮食较前好转。铁蛋白(血清):铁蛋白 128.2 μg/L;非典(静脉血):肺炎支原体 IgM 阳性(+),余阴性。

入院第 4 日,无发热。

入院第 6 日,患儿无发热,口腔黏膜溃疡愈合。无不适,出院。

【出院诊断】① 疱疹性咽峡炎。② 溃疡性口炎。③ 牙龈炎。

三 治疗方案分析及药学监护

(一) 治疗药物分析

疱疹性咽峡炎是一种自限性疾病,治疗主要以对症治疗。

1. 抗病毒治疗

（1）目前没有专门的抗病毒药物可用于治疗疱疹性咽峡炎。然而，干扰素-α喷雾剂已显示出一些有希望的效果。

该药物的局部给药有可能产生一些局部免疫调节和抗病毒作用，因此干扰素-α在维持黏膜的抗感染免疫方面起着关键作用。

此外，局部使用喷雾剂的好处是方便和安全，而且更容易保持儿童良好的用药依从性。

（2）广谱抗病毒药物，如阿昔洛韦、更昔洛韦、单磷酸阿糖腺苷，在治疗疱疹性咽峡炎中不起作用，因为它们是抗 DNA 病毒药物，而疱疹性咽峡炎的病原体是 RNA 病毒。利巴韦林因其不良反应不被推荐用于疱疹性咽峡炎的常规治疗，尽管其可能在疾病的早期阶段发挥一定作用。

2. 康复新液

具有通利血脉，养阴生肌。外用：用于金疮、外伤、溃疡、瘘管、烧伤、烫伤、褥疮之创面。部分文献提示可改善症状，缩短病程，但仍缺乏大样本研究，可试用。

3. 小儿复方氨基酸

患儿口腔疱疹，溃疡，饮食差，摄入热量不足，可给予氨基酸支持。

（二）药学监护

在治疗过程中，主要观察患儿发热、口腔疱疹等症状，不适及时处理。干扰素主要不良反应是发热，注意辨别。

第十节 布鲁菌病

布鲁菌病又称波状热，是由布鲁菌属的细菌侵入机体引起传染性变态反应，属自然疫源性人畜共患的传染病。临床上主要表现为长期发热、多汗、肝脾大、淋巴结肿大、关节炎、睾丸炎等特点。布鲁菌病治疗主要是对症及抗布鲁菌治疗。

一 病例介绍

患儿，男，11岁4个月，40 kg。

主诉：发热10余日，加重伴右膝关节疼痛肿胀3日。

现病史：患儿10余日前无明显诱因出现发热，体温最高40.3℃，无咳嗽、咳痰、呕吐，当地医院就诊，予以头孢哌酮舒巴坦钠及克林霉素抗感染治疗，病情无明显好转，后血培养提示布鲁菌感染可能，3日前患儿开始出现右膝肿胀伴疼痛，局部无破溃，无皮温增高，患儿家属为求进一步治疗，遂至某儿童医院就诊，以"右膝感染性关节炎"收治入院。

既往史：无特殊。

家族史：无特殊。

个人史：无特殊。

过敏史：无特殊。

【查体】体温38.6℃，心率100次/min，呼吸25次/min，疼痛评分2分。一般情况及精神欠佳，神清，口周颜面无青紫，三凹征（－），全身无皮疹，浅表淋巴结无肿大，双瞳孔等大等圆，对光反射灵敏，咽无明显充血，颈软无抵抗，胸廓对称无畸形，呼吸节律正常，双肺呼吸音粗，未闻及啰音，心音有力，律齐，未闻及心脏杂音，腹软不胀，肝脾未及，肠鸣音正常，右膝关节肿胀明显，表面无皮肤发红，无皮肤破溃，无皮温升高，局部触痛明显，被动活动明显受限。

【辅助检查】血培养：布鲁菌可能。

【入院诊断】① 右侧膝关节炎（布鲁菌病？）。② 感染性发热。

二 治疗经过

初始治疗方案如表4-10。

表4-10 患儿初始治疗方案

药品名称	用量	给药途径	给药频次
布洛芬混悬液	10 mL	口服	必要时
盐酸多西环素胶囊	0.08 g	口服	每12 h 1次
利福平胶囊	0.40 g	口服	每日1次

入院第2日，患儿右膝肿胀疼痛，患儿发热，体温38.1℃。右膝关节肿胀明

显,局部触痛明显。脓液培养(用无菌干燥管取样)+直接涂片革兰染色镜检+直接涂片抗酸染色镜检:嗜血杆菌培养未分离到嗜血杆菌属细菌,一般细菌培养2日培养无生长。

入院第3日,患儿右膝肿胀疼痛,患儿有发热1次,热峰38.8℃。辅助检查:某地方病防治所:布鲁菌病抗体:1∶1 600+++。明确诊断为:① 布鲁菌病。② 右侧膝关节炎,给予报疫情,接触隔离,继续予盐酸多西环素及利福平抗感染治疗。

入院第5日,患儿仍有下午发热,体温37.8℃,可自行降至正常。偶有咳嗽,偶有脐周不适,右膝关节肿胀有所缓解,触痛减轻。彩超肝胆胰脾肾:① 脾稍肿大声像图。② 肝、胆、胰、双肾声像图未见明显异常。仍有反复低热,加用头孢曲松抗感染(2 g 每日1次),继续盐酸多西环素及利福平抗感染治疗。

入院第9日,患儿无热,右膝关节稍肿,上下楼时有疼痛,稍有触痛。C反应蛋白+血细胞分析:白细胞计数 5.98×10^9/L,CRP 8.40 mg/L,淋巴细胞百分率 59.90%,中性粒细胞百分率 28.70%。

入院第13日,患儿无发热,轻微咳嗽。右膝关节稍肿胀,无明显触痛。治疗好转,准予出院。出院带药:利福平胶囊:每次0.45 g,每日1次,空腹口服。多西环素胶囊:每次0.08 g,每日2次。

【出院诊断】① 布鲁菌病。② 右膝关节炎。③ 脾大。

三 治疗方案分析及药学监护

(一) 治疗药物分析

布鲁菌病应注意休息,注意水、电解质及补充营养,给予高热量、足量B族维生素以及易于消化的饮食。高热者可用物理方法降温,持续不退者可用退热剂等对症治疗。合并睾丸炎者,可短期加用小剂量糖皮质激素。合并脑膜炎者需给予脱水降颅压治疗。主要是抗菌药物治疗。

1. 抗菌药物

布鲁菌病抗菌药物治疗原则为早期、联合、足量、足疗程用药,必要时延长疗程,以防止复发及慢性化。治疗过程中注意监测血常规、肝肾功能等。

无合并症的非复杂性感染者(成人以及8岁以上儿童)首选多西环素(6

周)+庆大霉素(1周)、多西环素(6周)+链霉素(2~3周)或多西环素(6周)+利福平(6周)。若不能耐受,亦可采取二线方案。患儿11岁4个月,考虑庆大霉素及链霉素不良反应,选用多西环素+利福平抗感染治疗适宜。

对于难治性或重症患者可在利福平+多西环素联合治疗方案基础上加用头孢曲松或左氧氟沙星。该患儿经治疗,虽关节肿胀及疼痛稍有好转,但仍持续发热,考虑患儿为难治布鲁氏菌感染,且并发关节感染,加用头孢曲松抗感染治疗。有共识指出,头孢曲松可每日2次给予。

这里需要注意的是,8岁以下的儿童,考虑到四环素类的不良反应,治疗方案可由复方新诺明替代多西环素,如复方新诺明(8~40 mg/kg 每日2次,口服6周)+利福平(10~20 mg/kg,每日1次,口服6周)。

2. 布洛芬混悬液

除了抗菌药物治疗外,主要以对症为主。患儿有发热,热峰高,给予退热对症处理。

(二) 药学监护

(1) 盐酸多西环素胶囊:多西环素在四环素类药物中引起永久性牙齿变色最少见,且患儿超过8岁,使用该类药物较为安全。需关注其消化系统不良反应,如恶心、呕吐、腹痛、腹泻等;另其可引起过敏反应、血细胞减少等不良反应。

(2) 利福平胶囊:如按推荐剂量,耐受性好,严重不良反应少见。瘙痒,恶心、呕吐、厌食等消化道反应最常见,一般均能耐受;肝毒性是其主要不良反应,在疗程最初数周内,少数患者出现ALT、AST升高和黄疸等;间歇给药者可出现血小板减少性紫癜、溶血性贫血,用药后2~3小时出现,停药多可恢复;可出现间质性肾炎;服用利福平后,尿、唾液、汗液等可呈橘红色。

(3) 头孢曲松:头孢曲松最常报告的不良反应为嗜酸粒细胞增多症、白细胞减少症、血小板减少症、腹泻、皮疹及肝酶升高、皮疹。

头孢曲松与含钙剂或含钙产品合并用药有可能导致致死性结局的不良事件,应避免使用。

四 用药指导

(1) 多西环素:每次80 mg,每日2次;疗程1个月。多西环素可抑制血浆凝血酶原的活性,所以接受抗凝治疗的患者需要调整抗凝药的剂量。巴比妥类、苯妥英或卡马西平与本品同用时,上述药物可由于诱导微粒体酶的活性致多西环素血药浓度降低,因此须调整多西环素的剂量。

(2) 利福平胶囊:单用可迅速产生耐药性,宜与其他药物一起合用。进食会影响利福平吸收,故利福平清晨空腹一次服用效果最佳。利福平为肝药酶诱导剂,与香豆素类抗凝血药华法林、地高辛、口服降糖药等合用,可能会缩短其半衰期,降低药效,应注意调整剂量。治疗期间应定期复查肝功能及血常规。

(3) 患儿脾大,避免剧烈活动。

第十一节 伤　　寒

沙门菌根据分类的不同可有不同疾病。伤寒(沙门菌属 D 群)、副伤寒(包括副伤寒甲、乙及丙分别由甲、乙、丙型副伤寒沙门菌引起,分属于沙门菌属 A、B、C,3 个血清群)及非伤寒沙门菌感染(伤寒、副伤寒以外的各种沙门菌所引起的急性传染病)。

伤寒是由伤寒杆菌引起的急性消化道传染病,主要症状表现为持续高热、全身中毒症状、玫瑰疹、肝脾大、白细胞减少、相对脉缓。严重者可出现肠出血、肠穿孔等并发症。治疗主要隔离消毒,避免传染;对症处理及抗感染治疗。

一 病例介绍

患儿,女,6 岁 3 个月,17.5 kg。

主诉:间断发热 7 日。

现病史:患儿 7 日前无明显诱因出现发热,热峰为 39.9℃,伴畏寒,无寒战,偶诉头痛、头晕,无黑矇,无抽搐、嗜睡,无双眼结膜充血,眼睑皮肤间断长有皮疹,无发红,瘙痒明显,数分钟后消散,易反复,无口唇充血、皲裂,无出血点,颈部无包块,无咳嗽,无尿频、尿急、尿痛,偶诉腹痛,无腹胀、腹泻等症状。外院就诊,予间断输注"头孢",患儿发热热峰下降,有反复低热,昨日患儿出现恶心、呕吐 2 次,为胃内容物,带有白色黏液,无胆汁及咖啡渣样物质,呈非喷射性,今门诊以"发热原因待查"收住入院。病程中,患儿精神、饮食、睡眠欠佳,大小便正常。

既往史：无特殊。

家族史：无特殊。

个人史：无特殊。

过敏史：无特殊。

【查体】体温37.9℃，心率107次/min，呼吸23次/min。一般情况欠佳，面色欠佳，全身无皮疹，双眼结膜无充血，口唇无皲裂，杨梅舌（一），浅表淋巴结无肿大，颈抵抗（一），咽充血，双侧扁桃体Ⅱ度，无肿大、充血，无分泌物，费柯斑（一），双肺呼吸音粗糙，未闻及啰音。

【辅助检查】白细胞计数$9.19×10^9$/L，中性粒细胞百分率59.4%，淋巴细胞百分率30.4%，CRP 19.72 mg/L；异型淋巴细胞：未检出；尿常规：正常。抗O：阴性。EB病毒核酸检测：0.00E+00 IU/mL。EB病毒抗体检测：均阴性。

【入院诊断】发热原因待查。

二 治疗经过

初始治疗方案如表4-11。

表4-11 患儿初始治疗方案

药品名称	溶媒	用量	给药途径	给药频次
头孢曲松	0.9%氯化钠注射液100 mL	1.5 g	静脉滴注	每日1次
维生素C注射液	5%葡萄糖注射液100 mL	1 g	静脉滴注	每日1次
布洛芬混悬液	/	5.5 mL	口服	必要时

入院第2日，患儿入院后仍有发热，热峰：39.6℃，伴有畏寒，给予布洛芬对症处理体温可缓降至正常，易反复，发热时诉有腹部不适，偶有头昏，咽充血，双侧扁桃体Ⅱ度肿大、充血。CRP＋血细胞分析（样本：全血）：白细胞计数$7.56×10^9$/L，CRP 76.98 mg/L，淋巴细胞百分率34.80%，中性粒细胞百分率

63.00%;降钙素原检测(定量)(样本:静脉血):降钙素原 0.41 ng/mL;颅脑螺旋 CT 平扫示:未见异常。

入院第 3 日,患儿仍有发热,热峰:38.6℃,伴有畏寒,易反复,发热时诉有腹部不适,昨日未诉头昏、头痛,肥达氏反应(样本:血清):伤寒杆菌 H 抗原:1∶80,伤寒杆菌 O 抗原:1∶80;余项阴性。诊断:① 发热原因待查。② 急性扁桃体炎。③ 沙门菌杆菌感染。继续头孢曲松抗感染治疗。

入院第 5 日,患儿仍有发热,热峰:39.1℃,伴有畏寒。大便培养结果:沙门菌群感染(纽波特沙门菌,多重耐药)。碳青霉烯类敏感,阿莫西林克拉维酸钾 MIC=8;环丙沙星、左氧氟沙星中介;氨苄西林、头孢曲松、四环素、复方新诺明耐药。给予修正诊断:伤寒。换用美罗培南抗感染治疗。

入院第 8 日,无发热。

入院第 10 日,大便培养(样本:粪便):培养结果,纽波特沙门菌血清型;药敏结果同前。

入院第 11 日,无发热。CRP+血细胞分析(样本:全血):白细胞计数 5.49×10^9/L,CRP 7.11 mg/L,淋巴细胞百分率 38.40%,中性粒细胞百分率 49.50%。

入院第 13 日,无发热。肥达反应(样本:血清):伤寒杆菌 H 抗原:1∶160,伤寒杆菌 O 抗原:1∶160;余项阴性。继续当前治疗。

入院第 15 日,无发热。大便培养(样本:粪便):培养结果:纽波特沙门菌血清型,药敏结果同前。

患儿培养未转阴,加用阿莫西林克拉维酸钾抗感染治疗。

入院第 20 日,无发热。大便培养(样本:粪便):培养结果:纽波特沙门菌血清型,药敏结果同前。建议加用环丙沙星,家属拒绝。

入院第 24 日,无发热。大便培养(样本:粪便):培养结果:纽波特沙门菌血清型,药敏结果同前。肥达反应(样本:血清):伤寒杆菌 H 抗原:1∶160,伤寒杆菌 O 抗原:1∶160;余项阴性。再次建议加用环丙沙星。患儿家属同意。患儿无症状。给予出院口服药物治疗。出院带药:阿莫西林克拉维酸钾干混悬剂:每次 1 包,口服,每日 2 次;环丙沙星片 0.36 g/次,每日 2 次。

【出院诊断】① 伤寒。② 急性扁桃体炎。

三 治疗方案分析及药学监护

（一）治疗药物分析

初始抗感染治疗：患儿发热 7 日，抗菌药物间断治疗显示反复发热，门诊血常规示 CRP 等升高，病因不明，入院经验给予抗菌药物治疗适宜。

诊断沙门菌感染后的抗菌药物治疗：治疗期间，患儿反复发热，肥达反应 O 及 H 抗原 1∶80，患儿病程不足 2 周，考虑存在沙门菌感染。沙门菌抗菌药物治疗可选择氯霉素、复方新诺明、氨苄西林、阿莫西林及其加酶抑制剂、头孢菌素、喹诺酮类等。近年来头孢菌素类以其治疗耐药菌株伤寒报道比较多，一、二代头孢菌素疗效不佳，治愈率 65% 左右，第三代头孢菌素疗效较好，治愈率 85% 以上。据报道用头孢噻肟治愈率达 85%。头孢曲松治愈率达 92%。头孢哌酮治愈率高达 97% 且无复发。由此可见，第三代头孢菌素治疗伤寒效果较满意。目前认为该药是一种强效的抗伤寒杆菌药物，其中以头孢哌酮最佳，头孢曲松治疗伤寒，也有退热快、治疗彻底、疗程短的优点，疗程一般为 2 周。

沙门菌耐药的抗菌药物选择：在治疗过程中，患儿热不退，疗效不明显。后检出沙门菌群感染（纽波特沙门菌，多重耐药）：碳青霉烯类敏感，阿莫西林克拉维酸钾（MIC=8）；环丙沙星、左氧氟沙星中介；氨苄西林、头孢曲松、四环素、复方新诺明耐药。考虑患儿病程长，且阿莫西林克拉维酸钾 MIC 值在敏感与中介之间，选用美罗培南抗感染适宜。

且经过美罗培南治疗，患儿发热迅速退去，治疗效果明显，但反复培养，均能培养出纽波特沙门菌。该病例使用了唯一敏感的两种抗菌药物（碳青霉烯类＋阿莫西林克拉维酸钾）的联合治疗，虽然情况特殊，但两种抗菌药物均作用于青霉素结合蛋白，影响细胞壁的合成。两种抗菌药物联合使用，需要商榷。

经美罗培南联合阿莫西林克拉维酸钾治疗后，患儿仍不能转阴，甚至出院时也未能转阴，最后推荐环丙沙星联合阿莫西林克拉维酸钾出院治疗。针对这个方案，有文献指出：氟喹诺酮类药物似乎比阿莫西林更有效且耐受性更好。它们现在是治疗慢性携带者的首选药物。部分文献指出：带菌者的治疗耐药菌株居多，有条件的地方可把喹诺酮类药列为首选，如氧氟沙星、依诺沙星、环丙沙星等。必要时重复一疗程；也可先用复方磺胺甲恶唑、阿莫西林或氨苄西林治疗，不见效再换用喹诺酮类或头孢菌素治疗。喹诺酮类药：由于它对伤寒疗效好，不良反应小，使用方便，尤其对耐药伤寒是目前首选药物之一，因此，对伤寒抗菌治疗已有代替氯霉素之势。虽然在某些情况下，有指南或文献显示，儿童可以使用喹诺酮类药物，但该患儿环丙沙星及左氧氟沙星均中介，是否能达到根治的疗效，值得怀疑。当然，部分文献报道，在喹诺酮类耐药情况下可以尝试阿奇霉素治疗，可达到满意的效果。但在我国，大环内酯类应用广泛，部分菌群已产生耐药，应关注。另外，值得关注的是，部分病例，沙门菌会到达胆囊定植，形成生物膜，抗菌药物难以渗透，难有较好疗效。

（二）药学监护

1. 疗效监护

患儿发热，后培养出纽波特沙门菌，疗效需观察发热情况及大便培养情况来评估抗菌药物疗效，患儿经头孢曲松治疗仍反复发热，疗效不佳，后经药敏确认其耐药，经美罗培南治疗后热退迅速，但反复培养阳性，疗效好，但需明确其携带机制，并进行相应的治疗。

2. 不良反应监护

头孢曲松最常报告的不良反应为嗜酸粒细胞增多症、白细胞减少症、血小板减少症、腹泻、皮疹及肝酶升高。不能与钙剂同时使用。有报道接受头孢曲松治疗，尤其是每日 1 g 及以上剂量的患者超声扫描中曾观察到胆囊中有钙-头孢曲松沉淀物。儿童患者中出现这类沉淀物的概率似乎最高。在停止头孢曲松治疗后，沉淀物消失，且很少伴随症状。对这些伴随症状的患者，建议进行保守的非手术治疗，并且应由临床医师根据个体收益-风险评估，考虑是否停用头孢曲松。在已知的科学数据中，同时使用头孢曲松和含钙溶液或产品进行治疗的患者，除新生儿外尚无血管内沉淀作用的报道。但是，无论何种患者，头孢曲松均不得与含钙溶液混合或同时使用，即使通过不同的输液管。

美罗培南严重不良反应有急性肾功能衰竭、爆发性肝炎等，但少见。

阿莫西林克拉维酸钾不良反应主要有过敏等。

四 用药教育

阿莫西林克拉维酸钾在含有葡萄糖、葡聚糖或碳酸氢盐的点滴液中较不稳定,所以配制好的本品注射液不应加入此类注射用溶液中。主要用0.9%氯化钠注射液稀释。

除头孢曲松半衰期长,每日1次给药外,美罗培南、阿莫西林克拉维酸钾均需每日多次给药。

患儿出院时大便培养未能转阴,需定期复查,不适及时调整抗菌药物。

第十二节 百 日 咳

百日咳是百日咳鲍特菌引起的急性呼吸道传染病。其临床特征为阵发性痉挛性咳嗽,可伴有深长的鸡鸣样吸气性吼声(俗称"回勾")。如未得到及时有效的治疗,病程可迁延数月,故称"百日咳"。本病传染性很强,常引起流行。通常认为百日咳主要发生于婴幼儿,当前流行病学调查显示大年龄儿童、青少年和成人也常感染百日咳。百日咳的治疗主要包括诊断病原菌的抗感染治疗以及对症支持治疗。应根据患儿症状调整对症治疗药物。

一 病例介绍

患儿,男,3个月4日,7.7kg。

主诉:咳嗽半个月余。

现病史:患儿半个月余前因接触家中咳嗽的母亲后出现咳嗽,初咳不剧,每次5～6声,每日5～6次,无鼻阻、流涕,无喘息、气促及呼吸困难,无发热、抽搐、寒战及嗜睡,无恶心、呕吐,至当地诊所就诊治疗2日(治疗不详),无明显好转且咳嗽加重,呈阵发性痉挛性咳嗽,8～9声/次,每日数10次,咳多时伴有面色红、口周青紫,偶有喉中痰响、鼻阻、流涕,无喘息、气促及呼吸困难,为求进一步系统诊治,以"支气管肺炎"收住院,患儿病后精神、饮食、睡眠差,大便稍稀,量正常,小便正常。

既往史:无特殊。

家族史:无特殊。

个人史:无特殊。

过敏史:无特殊。

【查体】体温 36.4℃,心率 127 次/min,呼吸 28 次/min,SPO$_2$ 92%(未吸氧下)。一般情况及反应稍差,神清,面色尚可,口周稍发绀,无鼻翼扇动,无点头样呼吸,三凹征(一),浅表淋巴结无肿大,双瞳孔等大等圆,对光反射灵敏,咽稍充血,双肺叩诊清音,双肺呼吸音粗,可闻及少量中粗湿啰音及喘鸣音。

【辅助检查】胸部 CT:右肺上叶肺炎较前略吸收,右肺中下叶、左肺新发肺炎;血常规示:白细胞计数 9.20×10^9/L,淋巴细胞百分比 74.20%,中性粒细胞百分比 10.30%,C 反应蛋白 0.5 mg/L。

【入院诊断】支气管肺炎。

二 治疗经过

初始治疗方案如表 4-12。

表 4-12 患儿初始治疗方案

药品名称	溶媒	用量	给药途径	给药频次
乳糖酸红霉素	5%葡萄糖注射液 60 mL	0.08 g	静脉滴注	每 12 h 1 次
甲泼尼龙琥珀酸钠	5%葡萄糖注射液 15 mL	8 mg	静脉滴注	每日 2 次
吸入用布地奈德混悬液		1 mg	雾化吸入	每日 2 次
吸入用异丙托溴铵溶液		0.25 mg		
硫酸特布他林吸入雾化溶液		2.5 mg		

入院第 2 日,患儿仍有阵发性痉挛性咳嗽,每次 7~8 声,咳时伴眼周发红、口唇稍青紫,以夜间明显,咳时喉中有痰响,不易咳出,伴有声嘶,双肺呼吸音粗,可闻及少量中粗湿啰音及喘鸣音。心脏彩超:① 房间隔缺损(继发孔型);② 三尖瓣反流(轻度);暂不予处理。继续乳糖酸红霉素抗感染、甲泼尼龙琥珀酸钠及

三联雾化抗炎平喘治疗。

入院第3日,患儿痉挛性咳嗽,夜间为主,咳多时伴眼周发红、口唇稍青紫,以夜间明显,咳时痰响减轻、不易咳出,咳吐3次,稍声嘶,双肺呼吸音粗,可闻及少量中粗湿啰音,偶可闻及喘鸣音(咳剧时)。病原体DNA定性测定(百日咳):阳性;继续予乳糖酸红霉素抗感染治疗。

入院第4日,患儿咳嗽同前,血培养阴性。家属诉在输注乳糖酸红霉素时,患儿哭闹,予对症处理后好转。更换抗菌药物为阿奇霉素抗感染治疗(0.08 g,静脉滴注,每日1次)。

入院第8日,患儿咳嗽稍好转,但仍有痉挛性咳嗽,偶有咳吐。换用复方新诺明抗感染[50 mg/(kg・日),分2次],加用静脉注射人免疫球蛋白对症治疗。

入院第13日,患儿现咳嗽不多,以夜间为主,多时每次2~3声,咳多时面色稍有发红、口唇无明显青紫,痰响减轻,无声嘶,无发热,无喘息、气促及呼吸困难。病情好转予出院。出院带药:复方新诺明:50 mg/(kg・日),分2次;氨溴特罗口服液:口服每次2.5 mL,每日2次;雾化:每次吸入用布地奈德混悬液(1 mg)+吸入用异丙托溴铵溶液(0.25 mg),每日2次,连用10天。

【出院诊断】① 百日咳。② 支气管肺炎(重度)。③ 房间隔缺损。

三 治疗方案分析及药学监护

(一) 治疗药物分析

1. 抗菌药物

百日咳的抗感染治疗主要是针对百日咳鲍特菌的治疗,在百日咳病程早期(即症状出现后7日内)给予抗菌药物治疗,可缩短症状持续时间,并减少将感染传播给易感接触者的机会。针对儿童百日咳,大环内酯类抗菌药物,如红霉素、阿奇霉素和克拉霉素是百日咳治疗的优选抗菌药物。成人可使用喹诺酮类药物。

药物选择上,阿奇霉素和红霉素都可增加婴儿肥厚性幽门狭窄的风险,尤其是<2周龄婴儿。该患儿3月龄,选择乳糖酸红霉素治疗适宜;但该方案乳糖酸红霉素剂量为20 mg/(kg・日),分两次给予,国内指南及共识常给予30~50 mg/(kg・日),分3次;国外常给予40 mg/(kg・日)。剂量可能不足。

有文献指出阿奇霉素及克拉霉素耐受性较红霉素好。在治疗过程中,红霉素因胃肠道反应换用阿奇霉素适宜。阿奇霉素注射剂在婴儿中属于超说明书用药,但有指南或共识推荐。

经治疗,患儿咳嗽等未好转,考虑大环内酯类治疗无效,根据相关共识推荐,选择复方新诺明抗感染治疗。儿童耐药等情况可使用复方新诺明,成人可选择喹诺酮类药物治疗。

治疗疗程取决于所用药物。一般建议阿奇霉素使用 5 日,红霉素使用 14 日,克拉霉素使用 7 日,TMP-SMX 使用 14 日。

2. 对症治疗

百日咳典型症状为痉挛性咳嗽,会出现喘憋,尤其婴儿,分泌物不能自行排出,容易堵塞气道,较为危险。可予吸痰等处理,但这样会刺激气道引发痉挛性咳嗽,需评估。百日咳痉咳期最大的困扰是频繁剧烈的咳嗽,目前还没有特别有效的干预措施。对症治疗的药物主要包括糖皮质激素、支气管舒张药、抗组胺药和白三烯受体阻滞剂等,由于缺乏严谨的临床研究论证,故目前没有公认的推荐意见。

部分书籍及共识推荐糖皮质激素用于百日咳的治疗,当然,该患儿存在喘息等情况,有糖皮质激素适应证。

关于吸入用布地奈德混悬液、吸入用异丙托溴铵溶液、硫酸特布他林吸入雾化溶液三联雾化,多个雾化相关共识推荐使用。

百日咳免疫球蛋白内含高效价抗毒素及特异性免疫球蛋白,可用于脑病患儿,亦可使痉咳减轻,目前国内没有上市。只能试用普通丙种球蛋白 400~500 mg/(kg·次),静脉注射 1~2 次。

有共识指出,必要时使用镇静剂,可减少患儿因恐惧、烦躁而引发的痉咳,同时保证睡眠,可水合氯醛灌肠或服用异丙嗪(非那根)、苯巴比妥等,但临床少用。

(二) 药学监护

1. 疗效监护

患儿入院有阵发性痉挛性咳嗽,肺部有湿啰音及哮鸣音,偶有咳吐,伴有声嘶。治疗需关注患儿咳嗽好转情况,以及肺部啰音消失。当然,咳嗽完全消失不是疗效好转的指标,百日咳进入痉咳期咳嗽好转较慢。

若出院,应能耐受咳嗽发作且不会出现缺氧和(或)心动过缓;有可靠的看护人,其在家中能轻松照护儿童。

2. 不良反应监护

乳糖酸红霉素：胃肠道反应多见，有腹泻、恶心、呕吐、中上腹痛、口舌疼痛、胃纳减退等，其发生率与剂量大小有关，一般可耐受或对症处理后可耐受，停药后消失，若不可耐受，可更换其他大环内酯类药物，如阿奇霉素、克拉霉素等。肝毒性少见，患者可有乏力、恶心、呕吐、腹痛、发热及肝功能异常，偶见黄疸等。大剂量（≥49/日）应用时，尤其肝、肾疾病患者或老年患者，可能引起听力减退，主要与血药浓度过高（>12 mg/L）有关，停药后大多可恢复。过敏反应表现为药物热、皮疹、嗜酸粒细胞增多等，发生率为0.5%～1%。其他：偶有心律失常、口腔或阴道假丝酵母菌感染。

阿奇霉素：胃肠道反应常见，如腹泻或稀便，恶心，腹痛，呕吐。约12%的患者发生与静脉注射相关的不良反应，最常见者为注射部位疼痛和局部炎症反应。严重不良反应为Q—T间期延长，与以下相关：患有心脏病、Q—T间期延长、低钾血症或低镁血症、心率低于正常水平或正使用某些药物治疗异常心律。

复方新诺明：主要不良反应为肾脏损害；可发生结晶尿、血尿和管型尿；偶有患者发生间质性肾炎或肾小管坏死的严重不良反应。高胆红素血症和新生儿核黄疸。由于本品与胆红素竞争蛋白结合部位，可致游离胆红素增高。新生儿肝功能不完善，对胆红素处理差，故较易发生高胆红素血症和新生儿黄疸，偶可发生胆红素脑病（核黄疸）。肝脏损害：可发生黄疸、肝功能减退，严重者可发生急性肝坏死。

吸入用布地奈德混悬液常见不良反应：咽部假丝酵母菌感染、声嘶，以及上呼吸道刺激引起咳嗽；

特布他林：可有心率增快、骨骼肌震颤及头痛，为暂时性表现，可随规律治疗而减轻；偶见心律失常（敏感型患者）；曾见关节痛、肌痛及皮疹、水肿、口咽部刺激报道。

吸入用异丙托溴铵溶液：常见不良反应有头疼、恶心、口干等。

四 用药教育

乳糖酸红霉素：输注浓度为1～5 mg/mL，输注的速度应足够慢，以减少静脉刺激性和注射部位疼痛。溶解后也可加入含葡萄糖的溶液稀释，但因葡萄糖溶液偏酸性，必须每100 mL溶液中加入4%碳酸氢钠1 mL。乳糖酸红霉素胃肠道反应常见,且呈剂量相关性,避免空腹用药,若反应严重但又必须使用此类药物,可以在用药前半小时口服蒙脱石,或用药时加用维生素 B_6,也可应用山莨菪碱或硝苯地平减少胃肠道反应。

阿奇霉素:药液浓度为 1 mg/mL 时滴注时间应为 3 h,浓度为 2 mg/mL 时滴注时间应为 1 h。

雾化前应洗脸、不抹油性面膏,以免药物吸附在皮肤上;雾化吸入治疗前 1 h 不应进食,清洁口腔分泌物和食物残渣,以防雾化过程中气流刺激引起呕吐;安静或睡眠状态下,哭闹会显著减少进入肺部的气雾剂。吸入器选择(咬嘴雾化给药将药物输送到肺部的能力是面罩的两倍,但 4 岁前配合能力低);雾化液体量 4~5 mL,太少影响药液释放,太多,患儿依从性不好。面罩应贴紧面部,面罩由面部移开仅 1 cm 就可以减少吸入剂量的 33% 左右,移开 2 cm 则减少 50%。鼻腔可有效滤过气溶胶颗粒。因此,当应用面罩时,任何经鼻呼吸都会使药物在上气道的沉积增加,不良反应增加,疗效下降。

复方新诺明在葡萄糖-6-磷酸脱氢酶缺乏的新生儿中应用有导致溶血性贫血发生的可能,应排外葡萄糖-6-磷酸脱氢酶缺乏。可发生结晶尿、血尿和管型尿,故服用本品期间应多饮水,保持高尿流量,患儿 3 个月,吃奶为主,其水分较多,可不必执着喝水量。

第十三节 肺 吸 虫 病

并殖吸虫病也称肺吸虫病,是因并殖吸虫寄生于人体而引起的疾病。在我国并殖吸虫病主要有两种,即卫氏并殖吸虫病及斯氏并殖吸虫病(又称四川并殖吸虫病)。

卫氏并殖吸虫病的病原体是卫氏并殖吸虫,以咳嗽、胸痛,咳果酱样痰为主要临床表现。斯氏并殖吸虫临床上主要表现为皮肤游走性包块,咳嗽、咯血,但痰中找不到虫卵,也可引起蛛网膜下隙出血。

并殖吸虫有丰富的第一中间宿主(螺类)和第二中间宿主(蟹类或蝲蛄),当地有生食或半生食水生产品的社会风俗可传播。此外,如果摄入含吸虫幼虫的肉食动物转续宿主的生肉(如野猪或鹿),也可感染并殖吸虫病。据报道,并殖吸虫病也可经污染的厨具传播,如刀或砧板。

并殖吸虫病重在预防,诊断明确后进行驱虫治疗,治疗药物基本统一。

一 病例介绍

患儿,女,7 岁 10 个月,25 kg。

主诉:右胸壁包块 1 个月,发现嗜酸增高 1 日。

现病史:患儿 1 个月前右胸壁出现鹌鹑蛋大小圆形包块,伴有胸痛,为持续钝痛,无胸骨后压榨性疼痛,无心悸,无胸闷,无大汗淋漓,疼痛多发生在白天,入睡后疼痛减轻,包块无进行性增大及缩小,无皮肤破溃;偶有腹痛,脐周为主,为持续钝痛,无恶心呕吐,无腹胀,无皮肤黄染;无发热、咳嗽,痰中少许血丝。患儿病程中精神、饮食欠佳,大小便正常。

既往史:有饮生水。

家族史:无特殊。

个人史:无特殊。

过敏史:无特殊。

【查体】体温 36.5℃,心率 102 次/min,呼吸 25 次/min。一般情况尚可,神清反应可,浅表淋巴结无肿大,右胸壁锁骨下方圆形包块,大小 2.5 cm×2.5 cm,边界不清,质软,无破溃及明显压痛;咽部充血,双侧扁桃体Ⅰ度肿大、充血,无渗出。双肺呼吸音粗,左下肺呼吸音稍低。

【辅助检查】体表肿物彩超:右锁骨下方多发低回声结节;胸部 CT:① 左肺散在片状密度增高影,多考虑炎变。② 右肺下叶肺气囊征象。③ 双侧胸腔积液。血常规:白细胞计数 $14.91×10^9/L$,中性粒细胞百分率 23.6%,嗜酸性粒细胞计数 $7.59×10^9/L$,嗜酸性粒细胞百分率 50.9%,红细胞计数 $4.78×10^{12}/L$,血红蛋白 133 g/L,CRP 11.79 mg/L。

【入院诊断】① 胸壁包块、嗜酸性粒细胞增多待查(肺吸虫病?)。② 肺炎。③ 胸腔积液。

二 治疗经过

初始治疗方案如表 4-13。

表 4-13　患儿初始治疗方案

药品名称	溶媒	用量	给药途径	给药频次
吡喹酮片	/	0.625 g	口服	每日 3 次
醋酸泼尼松片	/	12.5 mg	口服	每日 2 次
新止咳合剂	/	7 mL	口服	每日 3 次

入院第 2 日,患儿无发热,有咳嗽,痰中有少许血丝,昨日口服吡喹酮后未诉头痛、胸闷等表现,偶有腹痛,右胸壁锁骨下方圆形包块,大小 2.5 cm×2.5 cm,边界不清。

CRP+异常白细胞形态检查+血细胞分析(样本:末梢血):白细胞计数 14.63×10^9/L,CRP 8.68 mg/L,嗜酸性粒细胞百分率 52.80%;红细胞沉降率测定(样本:静脉血):红细胞沉降率测定 85 mm/h;真菌 D-葡聚糖检测(样本:血清):真菌 D-葡聚糖检测 >1 000 pg/mL;总 IgE(样本:静脉血):总 IGE 5 091。

颅脑 CT、心脏彩超未见异常。继续当前治疗。

入院第 3 日,患儿咳嗽,咳嗽为连声咳,喉中有痰,痰能咳出,痰中有少许血丝,余同前。彩超肝胆胰脾肾,肝、胆、胰、脾、双肾声像图未见明显异常。

入院第 4 日,患儿使用吡喹酮治疗 3 日,停用该药。计划停药 1 周后开始第二疗程抗寄生虫治疗。

入院第 5 日,偶咳、诉咽痛。右胸壁锁骨下方圆形包块,边界不清,较前缩小。

入院第 6 日,患儿偶有咳嗽,未见明显胸部包块。CRP+血细胞分析(样本:末梢血):白细胞计数 8.16×10^9/L,CRP 1.95 mg/L,淋巴细胞百分率 29.1%,中性粒细胞百分率 54.2%,嗜酸性粒细胞百分率 7.0%;外送寄生虫抗体:肺吸虫/日本血吸虫/猪囊尾蚴/裂头蚴/肝吸虫-IgG 阳性。胸部 CT:① 左肺少许渗出,右肺下叶透亮影,寄生虫感染所致?请结合临床及相关实验室检查;② 双侧胸腔积液,左侧为著。较前好转。患儿病情好转,准予出院。出院带药:吡喹酮:每次 0.625 g 口服,每日 3 次,服用 3 日。泼尼松片:每次 12.5 mg(2.5 片),口服,每日 2 次,服用 3 日。

【出院诊断】① 肺吸虫病。② 肺炎。③ 胸腔积液。④ 胸壁肿物。

三 治疗方案分析及药学监护

（一）治疗药物分析

（1）吡喹酮片：针对肺吸虫病，目前在国内的首选药物是吡喹酮，每日 75 mg/kg，分 2～3 次口服，3 日为一个疗程；部分书籍认为可延长至 5 日较好，必要时停药后一周再进行 1～2 个疗程。国外文献报道，首选的治疗均为吡喹酮，剂量为 75 mg/(kg·日)，分为 3 剂给药，连用 3 日，该方法对肺部感染的治愈率几乎是 100%。所以，连用 3 日即可，必要时间隔一周再口服一个疗程。

在没有吡喹酮的情况下，可选择三氯苯达唑治疗本病，有良好疗效，单剂 10 mg/kg 的疗效可达 91.3%，10 mg/kg 两剂的一天疗法，其疗效可达 100%（国外研究提示 1 剂与 2 剂有效率分别为 84% 与 90%）。三氯苯达唑会延长 QTc 间期，但除此之外耐受性通常优于吡喹酮。

其他药物如硫氯酚(30～50 mg/kg，隔日给药，总共 10～15 剂)、氯硝柳胺(2 mg/kg，给予 1 剂)因不良反应较大，已少用，但若无其他选择，可尝试。甲苯达唑无效。

（2）醋酸泼尼松：查阅相关资料，肺吸虫病均未推荐糖皮质激素治疗，除非病变部位在颅脑，需要降低颅内压时可使用地塞米松。但治疗寄生于组织内的寄生虫如血吸虫、肺吸虫、囊虫等，因为虫体被杀死后释放出大量的抗原物质，可引起发热、嗜酸粒细胞增多、皮疹等，偶可引起过敏性休克。在使用吡喹酮时使用糖皮质激素预防该类事件发生，可探讨。

（3）新止咳合剂：患儿有咳嗽，予新止咳合剂对症治疗。

（二）药学监护

吡喹酮常见的不良反应有头昏、头痛、恶心、腹痛、腹泻、乏力、四肢酸痛等，一般程度较轻，持续时间较短，不影响治疗，不需处理。此外还有引起过敏性休克的文献报道。

眼囊虫病患者禁用；合并眼囊虫病时，须先手术摘除虫体，而后进行药物治疗。

禁止同时应用细胞色素 P450 强诱导剂，如利福平。接受利福平治疗而又急需寄生虫药物治疗的患者，应考虑使用其他制剂治疗。但是，如果必须用吡喹酮治疗，应在给药前停用利福平 4 周。在完成吡喹酮治疗后的 1 日，即可恢复利福平的治疗。

第五章

呼吸系统疾病的药物治疗

第一节 特发性肺含铁血黄素沉着症

特发性肺含铁血黄素沉着症(idiopathic pulmonary hemosiderosis,IPH)是一种罕见病,多见于儿童,特征为反复发作的弥漫性肺泡出血(diffuse alveolar hemorrhage,DAH)。DAH反复发作且基础病因不明时,称为IPH。在IPH患者中,肺泡反复出血最终可导致肺含铁血黄素沉着和纤维化。

确切病因不明,免疫抑制治疗对其有效,表明其发病机制涉及免疫功能。治疗主要是对症及免疫治疗,IPH是一种罕见的疾病,尚无针对其治疗的对照试验。具体方案需根据治疗反应等个体化分析制定。

一 病例介绍

患儿,女,7岁4个月,27kg。

主诉:咳嗽1个月余,面色苍白10余日。

现病史:患儿1个月余前无明显诱因出现咳嗽,阵发性干咳,每次2~3声,每日5~6次,无声嘶及犬吠样咳嗽,无鼻阻、流涕,病初伴发热,热峰38.5℃,无寒战、抽搐,无皮疹,病后门诊就诊,予输液2日后体温正常(具体不详),间断口服"抗病毒颗粒、小儿清肺化痰颗粒、川贝枇杷膏"10余天,咳嗽减少。10日前家属发现患儿面色苍白,伴乏力、少动,无头晕、头痛,无胸闷、胸痛、心悸,无大汗淋漓、晕厥,无喘息、气促、青紫及呼吸困难,未行特殊处理,4日前患儿出现发热,热峰39.5℃,伴嗜睡,以"贫血、支气管炎"住院,其间查血常规提示血红蛋白低(33 g/L),给予输注"悬浮红细胞3 U、静脉注射用人免疫球蛋白5 g、头孢曲松钠、哌拉西林他唑巴坦钠、甲泼尼龙、溴己新、奥美拉唑"后,血红蛋白较前回升(82 g/L),体温正常,咳嗽较前明显好转,为进一步明确诊治转院治疗,患儿自患病以来精神、食欲稍差,睡眠尚可,大小便正常。

既往史:无特殊。

家族史:无特殊。

个人史:无特殊。

过敏史:否认食物药物过敏史。

【查体】体温36.2℃,心率103次/min,呼吸22次/min。一般情况欠佳,神清,面色稍苍黄,贫血貌,巩膜无黄染,全身无皮疹、瘀点瘀斑,浅表淋巴结无肿大,双瞳孔等大等圆,对光反射存在,颈软,胸部无压痛,咽稍充血,扁桃体无肿大、渗出,颈无抵抗,三凹征(一),右下肺呼吸音稍弱,双肺呼吸音粗,未闻及明显干湿啰音,心音尚有力,律齐,未闻及心脏杂音。腹部平软,肝脾未触及肿大。四肢肌力、肌张力无异常,巴氏征(一)。肢端暖,四肢甲床苍白,无杵状指、趾,CRT<2 s。

【辅助检查】外院检查检验:血常规:WBC:13.39×10^9/L,N 80.80%,Hb:33 g/L,RBC 3.19×10^{12}/L,PLT 379×10^9/L;PCT:0.70 ng/mL;胸部CT:双肺广泛渗出、实变影,重症肺炎。γ-干扰素释放试验:阴性;结核快诊试验:阴性。

【入院诊断】肺含铁血黄素沉积症?

二 治疗经过

治疗方案如表5-1。

表5-1 患儿治疗方案

药品名称	溶媒	用量	给药途径	给药频次	备注
吸入用布地奈德混悬液	/	1 mg	雾化吸入	每日2次	
吸入用乙酰半胱氨酸溶液	/	0.3 g	雾化吸入	每日2次	

续　表

药品名称	溶　媒	用　量	给药途径	给药频次	备　注
注射用头孢曲松钠	0.9%氯化钠注射液 150 mL	2 g	静脉滴注	每日1次	
注射用甲泼尼龙琥珀酸钠	5%葡萄糖注射液 50 mL	27 mg	静脉滴注	每日2次	
醋酸泼尼松片	/	15 mg	口服	每日3次	出院带药

入院第2日,患儿咳嗽较前减轻,偶有鼻阻、流涕、痰响,无咯血,面色苍白较前无加重,乏力、少动稍改善。ANCA:未见明显异常;抗核抗体:未见明显异常;输注悬浮红细胞纠正贫血。

入院第3日,白细胞计数 $17.11\times10^9/L$,淋巴细胞百分率17.60%,中性粒细胞百分率75.10%,红细胞计数 $3.41\times10^{12}/L$,血红蛋白 68.00 g/L。

入院第4日,PPD、DNA(TB)、DNA(MP):(-)。胃液:检出肺含铁血黄素细胞。肺泡灌洗液:未检出肺含铁血黄素细胞。诊断:肺含铁血黄素沉积症。停用头孢曲松钠。

入院第8日,骨髓细胞病理学检查及诊断:① 增生性贫血骨髓象。② 骨髓铁染色示储存铁缺乏,细胞内铁减少。胸部螺旋CT平扫示:双肺透亮度欠均;双肺散在渗出。诊断:特发性肺含铁血黄素沉积症。

入院第9日,血细胞分析:白细胞计数 $15.32\times10^9/L$,淋巴细胞百分率33.60%,单核细胞百分率6.00%,中性粒细胞百分率59.20%,红细胞计数 $4.66\times10^{12}/L$,血红蛋白 101.00 g/L,血小板计数 $582.00\times10^9/L$;贫血较前明显减轻,胸部CT提示肺部出血较前吸收,咳嗽明显减轻,贫血改善,病情好转,准予出院。出院医嘱:口服醋酸泼尼松片 12.5 mg,每天3次;规律服用钙片。

【出院诊断】特发性肺含铁血黄素沉积症。

三　治疗方案分析及药学监护

(一) 治疗方案分析

1. 糖皮质激素

IPH是一种罕见的疾病,尚无针对其药物治疗的对照试验。但国内外文献均提示,急性肺泡出血的主要治疗方案是全身性糖皮质激素。

国内推荐:急性发作期,使用常规的糖皮质激素剂量治疗;大出血时,使用大剂量糖皮质激素治疗;慢性反复发作期,激素足量维持4周后减量,小剂量长期维持;针对反复发作的患儿,可使用免疫抑制剂(常用的免疫抑制剂包括环磷酰胺、硫唑嘌呤和羟氯喹。硫唑嘌呤联合糖皮质激素可能是最好的治疗方案,尤其是在预防IPH的急性加重)。

国外推荐:肺泡出血急性发作而不伴呼吸衰竭,使用糖皮质激素至无出血且X线胸片不透光影部分或完全消退后减量,最低量维持;严重肺泡出血而出现呼吸衰竭的,需及时关注免疫抑制治疗。尽管缺乏正式研究,但仍建议对这些病情严重患者应用大剂量糖皮质激素联合另一种免疫抑制剂治疗。预防复发:低剂量糖皮质激素;如果因减激素而反复发作,可联合一种免疫抑制剂(证据有限)。

急性肺泡大出血时,可使用甲泼尼龙琥珀酸钠冲击治疗,国内部分书籍给出的参考剂量为:10~30 mg/(kg·日),国外冲击治疗的剂量通常为20 mg/(kg·日),冲击治疗可起到控制病情,挽救生命的作用;肺泡出血量少时,常规激素治疗常使用甲泼尼龙琥珀酸钠2 mg/(kg·日)或氢化可的松5~10 mg/(kg·日)静脉滴注治疗,出血控制后,可口服泼尼松2 mg/(kg·日),最大剂量不超过60 mg/日,应持续至肺已停止出血且胸片显示最近形成的不透光影部分或完全消退,这通常需要4~8周。此时,应逐渐减少泼尼松或泼尼松龙的剂量,国外推荐每2周减少5 mg,最后以每日10~15 mg维持治疗,当然在患者病情稳定情况下。

该患儿咳嗽发病,病程中出现面色苍白,血小板正常,血红蛋白下降明显,全身未见出血点,考虑肺泡出血,但无大量咯血等情况,使用甲泼尼龙琥珀酸钠2 mg/(kg·日),分2次给药,用药适宜。吸入用糖皮质激素疗效不确定,不建议单独使用。

2. 抗菌药物

应严格掌握抗菌药物适应证。国外文献报道中,IPH所致急性肺泡出血患者初始大多接受经验性抗生素治疗,直至明确排除感染。《诸福棠实用儿科学》示,在继发感染时可给予抗感染治疗。

该患儿病程长(1个月),血常规:WBC 13.39×10^9/L,N 80.80%,Hb

33 g/L，RBC $3.19×10^{12}$/L，PLT $379×10^9$/L；PCT 0.70 ng/mL；胸部CT：双肺广泛渗出、实变影，重症肺炎。

患儿有细菌感染指征，根据患儿年龄，常见病原菌为肺炎链球菌、流感嗜血杆菌、卡他莫拉菌、肺炎支原体等，头孢曲松为第三代头孢菌素，对革兰阴性菌有强大的抗菌作用，且其对肺炎链球菌有很好的疗效；患儿支原体未检出，暂不予抗支原体治疗。

3. 其他

患儿有痰，化痰治疗。该患者经治疗好转，反复发作或糖皮质激素无反应的患者可考虑口服糖皮质激素基础上加用免疫抑制剂治疗，例如，环磷酰胺、羟氯喹、硫唑嘌呤、麦考酚酯和利妥昔单抗。具体选择哪种免疫抑制剂，取决于预计的糖皮质激素效果、患者年龄、疾病的严重程度，以及医生对各个药物的熟悉程度；尚未确定最佳的指征、用法用量和疗程。

（二）药学监护

（1）糖皮质激素：糖皮质激素使用前，必须注意排除患儿可能存在的活动性感染（特别是活动性肝炎、结核）、肿瘤等情况。该患儿在外院及院内均排除结核等情况。

糖皮质激素主要不良反应：诱发或加重感染、消化性溃疡、水钠潴留、高血压、精神症状、医源性皮质醇增多症、类固醇性糖尿病、骨质疏松、股骨头无菌性坏死等。在住院期间，患儿有细菌感染证据，在使用抗菌药物的情况下，可避免因使用糖皮质激素诱发或加重感染的情况。该患儿确诊IPH，需长期使用糖皮质激素，应关注长期使用带来的不良反应，如儿童常见的生长障碍、白内障、感染、骨质疏松等。

糖皮质激素疗效：在该病例中，糖皮质激素作为肺泡出血的主要治疗药物，治疗期间需观察患者肺泡出血情况，比如是否咯血（该患者出血少，病程中无咯血情况，若出现大量咯血，需考虑病情加重），肺部渗出情况等进行评估。

（2）抗菌药物：头孢曲松最常报告的不良反应为嗜酸粒细胞增多症、白细胞减少症、血小板减少症、腹泻、皮疹及肝酶升高、皮疹。

头孢曲松与含钙剂或含钙产品合并用药有可能导致致死性结局的不良事件，应避免使用。

（3）雾化药品：吸入用布地奈德混悬液与全身用糖皮质激素比较，不良反应发生率低,安全性较好。但由于给药方式的特殊性,其吸入后沉积在口咽部、喉部可造成局部不良反应,使用后立即漱口和漱喉,可有效减少局部不良反应。

吸入用乙酰半胱氨酸溶液:对鼻咽和胃肠道有刺激,可出现鼻溢、胃肠道刺激,如:口腔炎、恶心和呕吐的情况。对于胃溃疡或有胃溃疡病史的患者,尤其是当与其他对胃黏膜有刺激作用的药物合用时,慎用本品。患有支气管哮喘的患者,在治疗期间应密切观察病情,如有支气管痉挛发生,应立即终止治疗。

患儿 7 岁多,有雾化器械的配合能力,可使用嘴咬式雾化器,需要提醒的是,这需要用嘴吸气。

四 用药指导

醋酸泼尼松片:每次 15 mg,每日 3 次。需根据病情控制情况定期到医院复查并调整激素用量及给药频次等。

糖皮质激素治疗会减弱机体固有的免疫系统防御能力,减少循环中 T 细胞和 B 细胞,通常会降低疫苗诱导的免疫强度和持续时间;且接种活疫苗会增加细菌、真菌、病毒和不常见病原体的感染风险。

第二节 反复呼吸道感染

反复呼吸道感染(recurrent respiratorytract infections,RRTIs)是儿童常见临床现象。由于儿童免疫系统尚处于发育阶段,感染易反复发作。其反复发病多见于学龄前儿童,随着年龄的增长,发病率逐年降低。

国内 RRTIs 指 1 年以内发生上、下呼吸道感染的次数频繁,超出正常范围。根据年龄及部位不同,将 RRTIs 分为反复上呼吸道感染和反复下呼吸道感染,后者又可分为反复气管支气管炎和反复肺炎。临床上对于发病次数尚未给出明确定义,国内外学者还未达成一致观点。值得注意的是我国 RRTIs 的定义中没有单独列出反复中耳炎或反复咽炎及扁桃体炎等特殊上呼吸道感染的情况,因此在临床实践中可以参考国内外文献的结果(表 5-2)。

表 5-2 RRTIs 的定义

国　家	呼吸道感染	上呼吸道感染(次/年)	下呼吸道感染(次/年)		中耳炎	感染性鼻炎	咽炎或扁桃体炎	发病间隔时间
			反复气管支气管炎	反复肺炎				
中国		0~2岁：7次 ≥2~5岁：6次 ≥5~14岁：5次	0~2岁：3次 ≥2~5岁：2次 ≥5~14岁：2次	0~2岁：2次 ≥2~5岁：2次 ≥5~14岁：2次				>7日
芬兰、瑞士、斯洛伐克、比利时	≥6次/年	≥1次/月	≥3次/年		3次/半年或4次/年	≥5次/年	≥3次/年	≥14日

反复呼吸道感染急性期治疗主要是对症及抗感染治疗，细菌感染的，使用抗菌药物治疗，高度怀疑病毒感染的，酌情使用抗病毒药物。如有其他基础疾病，针对病因治疗。

一 病例介绍

患儿，男，9个月19日，9.5 kg。

主诉：患儿4日前无明显诱因出现咳嗽，呈阵发性连声咳，每次3~4声，每日20余次，有痰，不易咳出，以夜间较明显，伴有流涕，无喘息，无气促及呼吸困难，否认异物吸入史及结核接触史，无发热，无抽搐、昏迷、嗜睡，遂给予"头孢唑肟钠、盐酸氨溴索"输液治疗2日，患儿病情无明显好转，仍阵发性连声咳，每次2~3声，每日5~6次，可闻及痰响，伴流涕，无发热，无喘息、气促，病程中精神、饮食、睡眠欠佳，大便稀，小便正常。

既往史：患儿自5个月龄后反复呼吸道感染，多次门诊输液治疗，2个月前因"咳嗽、发热4天"曾住院，诊断为"① 重症肺炎。② 肺炎支原体感染。③ 偏肺病毒感染。④ 肺炎链球菌感染。⑤ 流感嗜血杆菌感染"，经治疗患儿病情好转出院。

家族史：无特殊。

个人史：无特殊。

过敏史：否认食物药物过敏史。

【查体】体温36.5℃,心率143次/min,呼吸35次/min。一般情况及反应欠佳,神清,面色欠佳,口唇无发绀,全身无皮疹,浅表淋巴结无肿大,双瞳孔等大等圆,对光反应灵敏,咽有充血,扁桃体肥大,无渗出,颈无抵抗,胸廓对称无畸形,三凹征(一),双侧语颤对称,呼吸节律正常,双肺叩诊清音,双肺呼吸音粗,可闻及少量中粗湿啰音,心率143次/min,心音有力,律齐。腹软,不胀,肝脾未触及,肠鸣音正常。双下肢无水肿,肢端暖,指、趾端无发绀,足跟CRT 2 s。

【辅助检查】血常规+超敏CRP：白细胞计数15.27×10^9/L,中性粒细胞百分率67.6%,淋巴细胞百分率22.70%,红细胞计数4.02×10^{12}/L,血红蛋白115 g/L,血小板计数481.0×10^9/L,CRP 25.26 mg/L。CT：双肺肺炎。

【入院诊断】① 支气管肺炎。② 反复呼吸道感染。

二 治疗经过

初始治疗方案见表5-3。

表5-3 患儿初始治疗方案

药品名称	用量	溶媒	给药途径	给药频次
注射用头孢噻肟钠	0.47 g	0.9%氯化钠注射液 30 mL	静脉滴注	每8 h 1次
吸入用布地奈德混悬液	1 mg	/	雾化	每日2次
吸入用盐酸氨溴索溶液	7.5 mg	/	雾化	每日2次
酪酸梭菌活菌散	0.5 g	/	口服	每日3次

入院第3日,患儿仍有阵发性连声咳,每次3~4声,每日8~10次,有痰,不易咳出,以夜间较明显,伴有流涕,否认异物吸入史及结核接触史,大便稀,每日

3~4次,小便量可。肺部可闻及湿啰音。DNA(MP)+DNA(TB)(样本:痰液):均阴性;非典(样本:血清):均阴性。

入院第4日,患儿仍咳,每次2~3声,每日3~5次,多为夜间干咳,大、小便正常,肺部湿啰音未消失。血常规+超敏CRP:白细胞计数$18.27×10^9$/L,中性粒细胞百分率56.6%,淋巴细胞百分率26.70%,CRP 23.5 mg/L。过敏原(样本:血清):未见异常;呼吸系统感染性病原体基因检测:副流感病毒阳性,肺炎链球菌阳性;痰培养:肺炎链球菌,苯唑西林、头孢噻肟(其他)耐药,万古霉素敏感;停用吸入用盐酸氨溴索溶液、酪酸梭菌活菌散、头孢噻肟钠,换用万古霉素,40 mg/(kg·日),分3次。

入院第6日,患儿阵发性咳嗽,每次2~3声,每日6~8余次,喉中有痰,不易咯出,流涕少,精神、饮食、睡眠尚可,大、小便正常。肺部湿啰音好转不明显。万古霉素谷浓度:4 μg/mL;万古霉素增加频次为每日4次。加用复方氨酚甲麻口服液,每次3.5 mL,每日3次。

入院第8日,患儿偶咳无痰。复查血常规正常。万古霉素谷浓度:11.3 μg/mL。

入院第11日,患儿偶咳无痰,双肺呼吸音粗,未闻啰音,治疗好转,出院。出院医嘱:口服利奈唑胺片95 mg,每日3次。口服细菌溶解产物3.5 mg,连服10日,停20日;共3个疗程。

【出院诊断】① 支气管肺炎。② 反复呼吸道感染。③ 肺炎链球菌感染,副流感病毒感染。

三 治疗方案分析及药学监护

(一)治疗药物分析

1. 抗菌药物

许多宿主自身的因素是引起RRTIs的重要病因,包括免疫缺陷、呼吸系统结构异常及其他系统疾病。急性期治疗主要为对症及抗感染治疗,患儿感染指标升高,有抗菌药物使用指征。如有其他基础疾病针对病因治疗,患儿未检出其他基础疾病,可按社区获得性肺炎治疗原则进行治疗。

患儿9月龄,根据相关指南,病毒是5岁以下儿童社区获得性肺炎(CAP)的主要病原体之一。病毒性肺炎约占因肺炎住院患儿的40%,且2岁以内的患儿所占比例最高,可达到80%。常见病毒为:呼吸道合胞病毒、腺病毒、副流感病毒、流感病毒等;常见细菌为:肺炎链球菌、流感嗜血杆菌、卡他莫拉菌等。

患儿白细胞计数$15.27×10^9/L$,中性粒细胞百分率67.6%,淋巴细胞百分率25.26 mg/L,考虑细菌感染,该年龄段常见细菌为肺炎链球菌、流感嗜血杆菌、卡他莫拉菌,可选抗菌药物有阿莫西林克拉维酸钾、第一、第二及第三代头孢菌素,但第三代头孢菌素需覆盖肺炎链球菌。结合患儿血象高,且反复呼吸道感染,可选择第三代头孢菌素,第三代头孢菌素中的注射用品种如头孢噻肟、头孢曲松对肺炎链球菌(包括青霉素耐药菌株)、化脓性链球菌及其他链球菌属有良好作用。初始经验选择头孢噻肟抗感染治疗,品种选择适宜。

经抗感染治疗,患儿症状、血象无好转,且培养出耐药肺炎链球菌。万古霉素能够抑制细菌细胞壁的合成,具有杀菌作用,另外还可以改变细菌细胞膜的通透性,阻碍细菌RNA的合成。按药敏结果选择万古霉素适宜。经治疗,好转不明显,结合患儿诊断及病原菌明确,疗效不好需考虑万古霉素血药浓度是否达到合适的范围,有文献报道,在儿童中,万古霉素存在个体差异,且有大一部分比例未达最佳杀菌浓度的有效范围,指南共识推荐对儿童进行血药浓度监测;经检测,万古霉素血药浓度为$4\ \mu g/mL$,低于推荐的谷浓度范围($5\sim15\ \mu g/mL$),此种情况,有指南共识推荐可减少1个给药间隔,为$40\ mg/(kg\cdot日)$,分4次。再次检测万古霉素血药浓度为$11.3\ \mu g/mL$,治疗有效。

2. 吸入用布地奈德混悬液

该患儿使用吸入用布地奈德混悬液不适宜。

吸入用布地奈德混悬液说明书适应证:治疗支气管哮喘。可替代或减少口服类固醇治疗。建议在其他方式给予类固醇治疗不适合时应用吸入用布地奈德混悬液。药理作用为:本品为不含卤素的肾上腺皮质激素类药物,具有抑制呼吸道炎症反应,减轻呼吸道高反应性,缓解支气管痉挛等作用。

经检索指南共识,该药可在支气管哮喘(急/慢性期),喘息相关性呼吸道疾病(如毛细支气管炎、喘息型肺炎、喘息性支气管炎、闭塞性细支气管炎)、咳嗽相关疾病(如咳嗽变异性哮喘、感染后咳嗽、嗜酸性粒细胞性支气管炎、变应性咳嗽、百日咳/类百日咳样综合征)、肺炎支原体肺炎,急性喉气管支气管炎,支气管肺发育不良,另外,在术后、支气管镜前后、气管插管前后等可使用,患儿肺炎,无呼吸窘迫,无喘息等,使用该药不适宜。

3. 吸入用盐酸氨溴索溶液

患儿有痰,不易咳出,盐酸氨溴索具有黏液排除促进作用及溶解分泌物的特性。它可促进呼吸道内黏稠分泌物的排出及减少黏液的滞留,因而显著促进排痰,改善呼吸状况。

4. 酪酸梭菌活菌散

大便稀,每日 3~4 次,小便量可,患儿腹泻,有指南指出益生菌有可能缩短腹泻病程及住院时间,可酌情选用。包括抗生素相关性腹泻,也推荐使用益生菌进行治疗或预防。

(二) 药学监护

1. 疗效监护

患儿入院时有明显的咳嗽症状,血常规白细胞、中性粒细胞均高于正常值,提示存在感染指征。给予药物治疗后,应注意监测患者的咳嗽、咳痰等症状是否有所好转,监测血常规及肝、肾功能的变化。

2. 不良反应监护

头孢噻肟钠不良反应发生率低,为 3%~5%。主要有皮疹和药物热、静脉炎、腹泻、恶心、呕吐、食欲不振等。碱性磷酸酶或血清氨基转移酶轻度升高、暂时性血尿素氮和肌酐升高等。

万古霉素需关注红人综合征、急性肾功能不全、伪膜性肠炎等不良反应。

红人综合征的发生与输注速度有关,在某些情况下(如急诊或术前)需要更快速输注万古霉素,则常用抗组胺药进行经验性预先给药。对于以高速率输注万古霉素的患者(超过 10 mg/min 或以 1 h 输注 1 g),我们会预先给药。如果可能,首选口服抗组胺药。尽管 H_1 抗组胺药可能足以应对输注速率轻度增加,但若输注速率显著更快(如 10 min 输注 1 g),建议联用 H_1 和 H_2 抗组胺药以尽量降低发生反应的可能性。若在使用过程中发生红人综合征,根据严重程度进行不同的处理:轻度反应(如没有对患者造成困扰的潮红):可在数分钟内缓解,可以不使用抗组胺药物,以先前速率的一半重新开始输注。中度反应(如患者由于潮红或瘙痒而感到不适,但血流动力学稳定且无胸痛或肌肉痉挛):停止输注,并给予苯海拉明(50 mg,口服或静脉给药)及法莫替丁(20 mg,静脉给药)。症状通常很快消退。随后可以采取最初速率的一半或以 10 mg/min 重新开始输注,取两者中较慢者。重度反应(如发生肌肉痉挛、胸痛或低血压):停止输注,并给予苯海拉明(50 mg,静脉给药)及法莫替丁(20 mg,静脉给药),若有低血压则静脉补液。症状缓解后便可重新开始输注,输注时间为至少 4 h。对于以后的万古霉素给药,我们建议在给予每剂药物前都预先给予抗组胺药,输注时间为 4 h,同时在输注期间持续监测血流动力学。如果预先给药并调整滴速仍发生红人综合征,可能与个体有关,建议选择其他药品替代,若无替代药品,可尝试脱敏治疗。

急性肾功能不全主要预防为主。患者有肾功能不全的应根据实际情况调整给药剂量或频次等,并监测肾功能变化。

吸入用糖皮质激素主要不良反应主要有面部潮红和鹅口疮;该不良反应以预防为主,治疗为辅;洗脸、不抹油性面膏,以免药物吸附在皮肤上,婴幼儿面部皮肤薄,血管丰富,残留药液更易被吸收,需及时洗漱。年幼儿童可用棉球蘸水擦拭口腔后,再适量喂水,以减少口咽部的激素沉积,减少真菌感染等不良反应的发生。

(三) 用药教育

万古霉素因滴注速度快可导致红人综合征,所以滴注至少 60 min。

雾化,该患儿年龄小,配合程度低,应选用面罩式吸入装置,雾化吸入装置应该专人专用,避免交叉污染。雾化吸入治疗前不应进食,清洁口腔分泌物和食物残渣,以防雾化过程中气流刺激引起呕吐;洗脸、不抹油性面膏,以免药物吸附在皮肤上。对于婴幼儿和儿童,为保持平静呼吸宜在安静或睡眠状态下治疗,前 30 min 内不应进食。氧流量 6~8 L/min,观察出雾情况,注意勿将药液溅入眼内。采用舒适的坐位或半卧位。

酪酸梭菌活菌散为活菌制剂,溶解时水温不得高于 40℃;为避免药粉溶解结块,应先将温开水倒入容器中,再将药粉倒入水中搅拌溶解。与抗菌药物同时服用可减弱其疗效,应分开服用(间隔 2~3 h)。

四 用药指导

(1) 利奈唑胺片,口服,10 mg/(kg·次),每日 3 次。考虑患儿年龄,可溶于水中口服,患儿不配合时,可加葡萄糖等进行调味。可与食物同服。

（2）细菌溶解产物含有下列细菌的冻干溶解物：流感嗜血杆菌、肺炎链球菌、肺炎克雷伯菌(肺炎亚种)、肺炎克雷伯菌(臭鼻亚种)、金黄色葡萄球菌、化脓性链球菌、血链球菌、卡他莫拉菌(布兰汉菌)。主要通过刺激 Toll 样受体,上调黏附因子的表达,增强巨噬细胞和 NK 细胞的活性。促进 T 细胞转化,增强 T 细胞抗病毒作用,调节 Th1/Th2 向 Th1 漂移。增强分泌型 IgA、IgG 和 IgM 的分泌,增强免疫。考虑患儿年龄吞服胶囊有困难,可将其内容物加入饮料(水、果汁、牛奶等)中服用。

第三节　哮　喘

哮喘是一种以慢性气道炎症和气道高反应性为特征的异质性疾病,以反复发作的喘息、咳嗽、气促、胸闷为主要临床表现,常在夜间和(或)凌晨发作或加剧。呼吸道症状的具体表现形式和严重程度具有随时间而变化的特点,并常伴有可逆性呼气气流受限和阻塞性通气功能障碍。

哮喘治疗目的：① 达到并维持症状的控制；② 维持正常活动水平,包括运动能力；③ 维持肺功能水平尽量接近正常；④ 预防哮喘急性发作；⑤ 避免因哮喘药物治疗导致的不良反应；⑥ 预防哮喘导致的死亡。

哮喘治疗包括：① 急性发作期：快速缓解症状,如平喘、抗炎治疗；② 长期哮喘管理的目标可分为两个方面：获得哮喘相关症状的良好控制,以及最大程度降低将来的风险(哮喘发作、肺功能欠佳、药物不良反应)。

一　病例介绍

患儿,女,4 岁 2 个月,13.5 kg。

主诉：咳嗽、喘息 1 日。

现病史：患儿入院前 1 日无明显诱因出现咳嗽,呈阵发性,每日 10 余次,每次 3~4 声,有痰、咳不出,伴鼻阻、流涕,无犬吠样咳及鸡鸣样尾声,否认异物吸入史及结核接触史,无呕吐、腹泻,无皮疹,家属自行给予口服"小儿感冒颗粒、小儿定喘口服液"治疗 1 次；患儿病情无好转,昨日中午患儿出现喘息、气促,无明显青紫,无大汗淋漓,无说话不成句,无耸肩弯背喘息,家属予雾化吸入治疗1次,具体不详,无好转,后急诊以"哮喘急性发作"收留观,其间家属诉有发热1次,给予"氧气吸入、头孢噻肟钠、盐酸氨溴索、甲泼尼龙琥珀酸钠、硫酸镁静脉滴注及布地奈德+沙丁胺醇+异丙托溴铵雾化吸入"等对症治疗,症状好转不明显;患儿病后精神、饮食、睡眠稍差,大小便正常。

既往史:患儿有"咳嗽、喘息"病史5～6次,平日家属不规律给予丙酸氟替卡松气雾剂吸入治疗中,控制效果不佳。有鼻炎史,婴幼时否认湿疹史。父母无过敏史,无药物、食物过敏史。

家族史:无特殊。

个人史:无特殊。

过敏史:无特殊。

【查体】体温36.1℃,心率172次/min,呼吸42次/min,血压:89/54 mmHg,氧饱和度:93%(面罩吸氧)。一般情况及反应稍差,神清,面色欠佳,面罩吸氧下口唇无发绀,颜面无青灰及发绀,全身无皮疹,浅表淋巴结无肿大,双瞳孔等大等圆,对光反射灵敏,咽有充血,扁桃体Ⅰ度肿大,无渗出,颈无抵抗,胸廓对称无畸形,三凹征(+),双侧语颤对称,呼吸节律正常,无异常呼吸,无增强或减弱,双肺叩诊清音,双肺呼吸音粗,可闻及大量哮鸣音及中等量中粗湿啰音。心率:172次/min,心音有力,律齐。腹软,不胀,肝脾无肿大,肠鸣音正常。四肢无水肿,指、趾端无发绀。

【辅助检查】血常规:白细胞计数10.05×10^9/L,中性粒细胞百分率70.40%,淋巴细胞百分率19.20%,红细胞计数5.75×10^{12}/L,血红蛋白156.00 g/L,血小板计数339.00×10^9/L,CRP 21.04 mg/L。

血气分析:PH 7.36,PO_2 62.41 mmHg,PCO_2 42.23 mmHg,HCO_3 -22.6 mmol/L,BE -1.95,SO_2 92.84%。

【入院诊断】① 支气管哮喘(急性发作期)。② 肺炎。

二 治疗经过

初始治疗方案见表5-4。

表 5-4 哮喘治疗方案

药 品 名 称	用 量	溶 媒	给药途径	给药频次
吸入用异丙托溴铵溶液	0.25 mg	/	雾化吸入	每日 3 次
吸入用布地奈德混悬液	1 mg	/		
硫酸特布他林吸入雾化溶液	2.5 mg	/		
注射用甲泼尼龙琥珀酸钠	14 mg	5%葡萄糖注射液 30 mL	静脉滴注	每日 3 次
孟鲁司特钠颗粒	4 mg	/	口服	每晚 1 次
硫酸镁注射液	0.33 g	10%葡萄糖注射液 20 mL	静脉滴注	每日 1 次

入院第 2 日,咳嗽较前减少,有痰、咳不出,喘息及气促较前减轻,吸氧下无面色青紫,无大汗淋漓,无说话不成句,无耸肩弯背喘息。双肺呼吸音粗,可闻及大量哮鸣音及中等量中粗湿啰音。骨化二醇(25-羟基维生素 D)测定:71.20 nmol/L。降钙素原检测(定量):0.39 ng/mL;总 IgE:33.1。增加诊断:维生素 D 不足,给予补充维生素 D 处理。

入院第 3 日,患儿昨日咳嗽较前有减少,时有喘息,双肺呼吸音粗,可闻及中等量哮鸣音及少量中粗湿啰音。辅助检查:痰培养:金黄色葡萄球菌;甲泼尼龙琥珀酸钠该药频次改为每日 2 次。

入院第 6 日,患儿前 1 日稍有咳嗽,较前缓解明显,喘息不显,无气促,未吸氧下氧饱和度维持正常。双肺呼吸音粗,可闻及少许粗湿啰音及喘鸣音。停用硫酸镁注射液。

入院第 7 日,患儿前 1 日咳嗽缓解明显,无明显咳痰及喘息。双肺呼吸音粗,无啰音。肺功能:未见明显异常;呼出气 NO 测定:19 ppb。甲泼尼龙琥珀酸钠减量为 14 mg,每日 1 次,并予口服醋酸泼尼松片 5 mg,每日 1 次。

入院第 8 日,患儿前 1 日仅偶咳嗽,无明显咳痰及喘息,双肺呼吸音粗,无啰音。准予出院。出院医嘱:口服孟鲁司特钠 4 mg,每晚 1 次,疗程 4 周;吸入用布地奈德混悬液 1 mg,雾化吸入,每日 2 次,疗程 4 周。

【出院诊断】① 支气管哮喘(急性发作期)。② 肺炎。③ 维生素 D 不足。

三 治疗方案分析及药学监护

(一) 治疗药物分析

哮喘药物治疗主要包括急性发作期的快速缓解症状及长期的哮喘目标管理(长期、持续、规范、个体化治疗)。该患儿既往诊断哮喘,未规律使用丙酸氟替卡松气雾剂,控制效果不佳。本次属于哮喘再次发作,需按哮喘急性发作期进行控制。

1. 速效 β_2 受体激动剂

β_2 受体激动剂作用于气道平滑肌 β_2 肾上腺素受体,舒张气道平滑肌,缓解支气管痉挛。首选吸入速效 β_2 受体激动剂,其疗效可维持 4～6 h,是治疗儿童哮喘急性发作的一线药物。可使用氧驱动(氧气流量 6～8 L/min,严重缺氧者首选)或空气压缩泵雾化吸入,药物及剂量:雾化吸入沙丁胺醇或特布他林,体重≤20 kg,每次 2.5 mg;体重＞20 kg,每次 5 mg;第 1 h 可每 20 min 1 次,以后根据治疗反应逐渐延长给药间隔,根据病情每 1～4 h 重复吸入治疗。如不具备雾化吸入条件时,可使用压力型定量气雾剂(pMDI)。

2. 糖皮质激素

全身应用糖皮质激素是治疗儿童哮喘重度发作的一线药物,早期使用可以减轻疾病的严重度,给药后 3～4 h 即可显示明显的疗效。可根据病情选择口服或静脉途径给药。药物及剂量:① 口服:泼尼松或泼尼松龙 1～2 mg/(kg·日),疗程 3～5 日。口服给药效果良好不良反应较小,但对于依从性差、不能口服给药或危重患儿,可采用静脉途径给药。② 静脉:注射用甲泼尼龙琥珀酸钠 1～2 mg/(kg·次)或琥珀酸氢化可的松 5～10 mg/(kg·次),根据病情可间隔 4～8 h 重复使用。若疗程不超过 10 日,可无需减量直接停药。早期应用大剂量吸入型糖皮质激素(ICS)可能有助于哮喘急性发作的控制,可选用雾化吸入布地奈德悬液每次 1 mg。但病情严重时不能以吸入治疗替代全身糖皮质激素治疗,以免延误病情。

3. 抗胆碱能药物

短效抗胆碱能药物(SAMA)是儿童哮喘急性发作联合治疗的组成部分,可以增加支气管舒张效应,其临床安全性和有效性已确立,尤其是对 β_2 受体激动剂治疗反应不佳的中重度患儿应尽早联合使用。药物剂量:体重≤20 kg,异丙托溴铵每次 250 μg;体重>20 kg,异丙托溴铵每次 500 μg,加入 β_2 受体激动剂溶液作雾化吸入,间隔时间同吸入 β_2 受体激动剂。如果无雾化条件也可给予 SAMA 气雾剂吸入治疗。

4. 硫酸镁

有助于危重哮喘症状的缓解,安全性良好。患儿氧分压低,氧饱在吸氧情况下才可维持,需加用硫酸镁治疗。药物及剂量:硫酸镁 25~40 mg/(kg·日)(≤2 g/日),分 1~2 次,加入 10% 葡萄糖溶液 20 mL 缓慢静脉滴注(20 min 以上),酌情使用 1~3 日。不良反应包括一过性面色潮红、恶心等,通常在药物输注时发生。如过量可静注 10% 葡萄糖酸钙拮抗。

5. 白三烯受体拮抗药(LTRA)

白三烯受体拮抗剂是属于非激素类抗炎药。其能抑制白三烯引起的气道平滑肌收缩和对气道的致炎作用,还能减少由变应原刺激所引起的气道内炎症介质的合成和释放。不仅能抑制速发相哮喘反应,且能抑制迟发相反应乃至气道重塑。然而,对于 LTRA 用于需急诊或紧急治疗的哮喘急性发作是否获益,有待进一步证实。

孟鲁司特可单独应用于轻度持续哮喘的治疗,尤其适用于无法应用或不愿使用 ICS,或伴过敏性鼻炎的患儿,以及阿司匹林过敏性哮喘和运动诱发性支气管痉挛。可与 ICS 联合治疗中重度持续性哮喘患儿,可以减少糖皮质激素的剂量,并提高 ICS 的疗效。1~5 岁,一次 4 mg,每日 1 次;6~14 岁,一次 5 mg,每日 1 次;15 岁及以上,一次 10 mg,每日 1 次;睡前服用。

(二) 药学监护

1. 疗效监护

患儿处于哮喘发作急性期,有喘息、气促,肺部可闻及大量哮鸣音,氧饱不好。哮喘急性期,需快速控制喘息症状,用药后需评估患儿喘息及肺部啰音情况,监测氧饱。若患儿病情持续恶化,需考虑控制不佳,可加大用量或加用茶碱等药物进行治疗。

2. 不良反应监护

雾化吸入 β_2 受体激动剂:常见肌肉震颤,通常表现为手颤,罕见肌肉痉挛;

偶见头晕、头痛、不安、失眠；可见心悸、心动过速，罕见心律失常，需监测心率及心律；口、咽刺激感，患儿可能表现为哭闹、拒绝雾化；罕见过敏反应（如血管性水肿、皮疹、支气管痉挛、低血压），如有应及时停药；大剂量使用可致严重低钾血症，需监测血清钾浓度。

雾化吸入抗胆碱能药物：常见头痛；咽喉刺激、咳嗽、口干；胃肠动力障碍（包括便秘、腹泻和呕吐）；恶心和头晕；瞳孔增大、眼压升高等；偶见过敏反应。如吸入后出现支气管痉挛症状或原有症状加重，应及时停止雾化吸入，评估患儿的状况及改用其他药物治疗。

布地奈德：耐受性好，大多数不良反应很轻，且为局部用药。常见轻度咽喉刺激、发声困难；口咽及咽喉念珠菌感染，需注意观察患儿口腔是否有鹅口疮症状出现，如有应给予对症治疗；过敏反应，如皮疹、接触性皮炎、荨麻疹、血管神经性水肿，如有发生及时停药。

孟鲁司特不良反应主要为一过性皮疹、上感样症状、头痛、腹痛等，有精神系统紊乱报告，包括攻击性行为、兴奋、焦虑、抑郁、烦躁不安。

（三）用药教育

β_2 受体激动剂长期用药可形成耐受性，不仅疗效降低，而且可能使喘息加重。雾化吸入一般剂量无效时，不能随意增加药物剂量或使用次数，反复过量使用可导致支气管痉挛，如有发生应立即停药，更改治疗方案。

雾化吸入注意事项：建议使用氧气作为驱动力，氧气流量宜为 6~8 L/min。对大多数雾化器，适当的雾化药液容量为 2~4 mL。尽可能使用密闭式面罩吸入器。婴幼儿哭闹时吸气短促，会影响吸气效果，因此最好在安静状态下吸入。

孟鲁司特与 ICS 合用时，可根据临床控制情况逐渐减少合并使用的 ICS 剂量，但不应突然停用糖皮质激素。

患儿既往诊断哮喘，但用药依从性不佳导致反复喘息，需加强用药教育，保障药物能按时有效使用。

四 用药指导

口服孟鲁司特钠 4 mg 每晚 1 次，疗程 4 周；4 mg 剂型多为颗粒剂，不应溶解于除婴儿配方奶粉或母乳外的其他液体中服用（遇光分解）。但是服药后可以饮水。与食物、婴儿配方奶粉或母乳混合后的本品不能再贮存至下次继续服用。片剂可直接口服,若不能口服片剂,可按上述溶解后口服。

吸入用布地奈德混悬液 1 mg,雾化吸入,每日 1 次,疗程 4 周。该患儿年龄小,可按配合程度,选择面罩式或口含式吸入装置,雾化吸入装置应该专人专用,避免交叉污染。雾化吸入治疗前不应进食,清洁口腔分泌物和食物残渣,以防雾化过程中气流刺激引起呕吐;洗脸、不抹油性面膏,以免药物吸附在皮肤上。对于婴幼儿和儿童,为保持平静呼吸宜在安静或睡眠状态下治疗,前 30 min 内不应进食。氧流量 6~8 L/min,观察出雾情况,注意勿将药液溅入眼内。采用舒适的坐位或半卧位。

按上述药物治疗 1 个月后复查,或在期间出现喘息可至医院评估治疗。若患儿使用丙酸氟替卡松气雾剂,可采用储雾罐协助药物治疗。

第四节 难治性肺炎支原体性肺炎

肺炎支原体肺炎(mycoplasma pneumoniae pneumonia,MPP)是我国 5 岁及以上儿童最主要的社区获得性肺炎(community acquired pneumonia,CAP)。如何早期发现重症和危重症病例、合理救治、避免死亡和后遗症的发生是 MPP 诊治的核心和关键问题。

难治性肺炎支原体肺炎(refractory mycoplasma pneumoniae pneumonia,RMPP):指 MPP 患儿使用大环内酯类抗菌药物正规治疗 7 日及以上,仍持续发热、临床征象及肺部影像学所见加重、出现肺外并发症者。

肺炎支原体肺炎治疗主要是抗支原体治疗;其可引起气道高反应性,可对症(咳嗽、喘息等)治疗;支原体可破坏呼吸道上皮,部分情况下,可继发细菌感染,若有细菌感染证据,可联合其他抗菌药物治疗。

一 病例介绍

患儿,女,6 岁 7 个月,23.5 kg。

主诉:咳嗽、发热 20 日。

现病史:患儿无明显诱因出现咳嗽,初咳不剧,干咳,每次 1~2 声,每日 3~

4次,偶有鼻阻、流涕,无喘息、气促,无面色青紫及呼吸困难,伴发热,热峰38.9℃,病后于当地医院就诊,门诊予雾化治疗后无好转,遂于当地医院住院,给予"头孢他啶、盐酸氨溴索、维生素C,布地奈德雾化"等治疗13日(具体不详),患儿咳嗽稍有好转后办理出院,出院后仍有咳嗽,自行予口服药物治疗(具体不详),入院前4日患儿咳嗽加重,呈阵发性连声咳嗽,晨起明显,每日10余次,最多7~8声/次,可闻及喉中痰响,不能咳出,伴鼻阻、流涕,无喘息、气促,无面色青紫及呼吸困难,无发热,给予"乳糖红霉素、盐酸氨溴索"等输液治疗1日,无好转,患儿病后精神、饮食、睡眠欠佳,大小便正常。

既往史:无特殊。

家族史:患儿姐姐近期因支原体感染住院治疗。

个人史:无特殊。

过敏史:无特殊。

【查体】体温39.2℃,心率98次/min,呼吸24次/min。一般情况及反应欠佳,神清,面色欠佳,口唇无发绀,全身无皮疹,咽稍充血,扁桃体无肿大,颈无抵抗,三凹征(一),双肺呼吸音粗、对称,未闻及啰音。

【辅助检查】血常规:白细胞计数 $5.81\times10^9/L$,中性粒细胞百分率54.6%,淋巴细胞百分率38.6%,血小板计数 $227.0\times10^9/L$,CRP 3.63 mg/L。

【入院诊断】急性支气管炎。

二 治疗经过

初始治疗方案如表5-5。

表5-5 患儿初始治疗方案

药品名称	用量	溶媒	给药途径	给药频次
吸入用布地奈德混悬液	1 mg	/	雾化吸入	每日2次
吸入用乙酰半胱氨酸溶液	0.3 g	/	雾化吸入	每日2次

续 表

药品名称	用量	溶媒	给药途径	给药频次
乳糖酸红霉素	0.24 g	5%葡萄糖注射液200 mL	静脉滴注	每12 h 1次
布洛芬混悬液	7.5 mL	/	口服	必要时

入院第2日,患儿入院后发热2次,热峰38.9℃,给予布洛芬口服后降至正常。有阵发性咳嗽,晨起明显。凝血7项(样本:静脉血):D二聚体(stago) 1.53 μg/mL,余无特殊;肝功Ⅱ+肾功 +心肌酶+电解质+体液免疫+GLU+抗O+RF:总胆汁酸23.6 μmol/L,天门冬氨酸氨基转氨酶66 U/L,余无特殊。

入院第3日,发热1次,热峰39.1℃。痰DNA(MP):阳性;螺旋CT胸部平扫:双肺上叶实变、局部不张,两侧局部胸膜增厚,建议治疗后复查。加用头孢唑肟钠抗感染,甲泼尼龙琥珀酸钠抗炎。

入院第7日,有发热,热峰38.3℃,咳嗽较前增多。肺泡灌洗液肺炎支原体核酸检测:阳性;CT胸部平扫(对比前片):双肺上叶炎变,右肺上叶渗出及实变较前增多,不张较前好转,左肺上叶渗出、实变/不张大致同前。停用乳糖酸红霉素,改为多西环素口服0.05 g,每12 h 1次。

入院第9日,反复发热,热峰38.2℃,仍有阵咳,夜间明显。加用孟鲁司特钠减轻气道高反应。

入院第10日,无发热,咳嗽较前减少,晨起明显。

入院第15日,无发热,偶有咳嗽。CT胸部平扫(对比前片):① 双肺上叶炎变并实变,渗出较前部分吸收;② 右侧胸腔少量积液。患儿症状及胸片较前好转,准予出院。出院医嘱:盐酸多西环素胶囊0.05 g,每12 h 1次,每日2次,口服3天。

【出院诊断】① 难治性肺炎支原体性肺炎。② 肺不张。

三 治疗方案分析及药学监护

(一) 治疗药物分析

1. 抗菌药物

患儿无胸片,听诊未闻及啰音,入院诊断急性支气管炎,病程长,曾在外院住院治疗,但出院后咳嗽加重,高热,有加重趋势;考虑到患儿有感染接触史(姐姐近期因支原体感染在我院住院治疗),患儿经外院治疗无好转,虽血象正常,但部分指南指出,支原体感染白细胞多正常,初始治疗方案给予乳糖酸红霉素抗感染治疗适宜。

MP可黏附于宿主细胞后其合成的过氧化氢可引起呼吸道上皮细胞的氧化应激反应,并通过释放氧自由基、社区获得性肺炎呼吸窘迫综合征毒素等对呼吸道上皮造成损伤。

在治疗过程中,目前患儿支原体感染,CT示肺炎及肺实变;经抗支原体治疗仍反复发热,考虑控制不佳。部分指南指出,MP对呼吸道黏膜上皮完整性的破坏可能为其他病原的继发感染创造条件。若有合并其他病原微生物的证据,则参照CAP指南选择联用其他抗菌药物。虽然患儿血象正常,但考虑患儿病程中均在使用抗菌药物,不排除合并其他细菌感染可能,患儿年龄>5岁,常见病原菌除肺炎支原体外,还有肺炎链球菌等,加用三代头孢适宜。

患儿两联抗菌药物治疗情况下仍持续发热,CT显示肺部感染加重,且肺泡灌洗液肺炎支原体核酸检测:阳性;经大环内酯类抗感染7天无好转,且加重,考虑RMPP。虽然已知MP对大环内酯类抗菌药物耐药机制主要为23S rRNA基因2063、2064或2617位点等碱基突变,其中2063或2064位点突变可导致高水平耐药,2617位点的碱基突变导致低水平耐药;但在临床实践中很难开展检测,所以,有指南指出,新型四环素类抗菌药物主要包括多西环素和米诺环素,是治疗MPP的替代药物,对耐药MPP具有确切疗效,用于可疑或确定的MP耐药的MUMPP、RMMP、SMPP治疗。由于可能导致牙齿发黄和牙釉质发育不良,仅适用于8岁以上儿童。8岁以下儿童使用属超说明书用药,需充分评估利弊,并取得家长知情同意。四环素类药物中,多西环素的安全性较高,在推荐剂量和疗程内,尚无持久牙齿黄染的报道。美国儿科学会允许对所有年龄儿童使用疗程≤21日的多西环素。多西环素:推荐剂量为 2 mg/(kg·次),每 12 h 1次,口服或者静脉。

2. 糖皮质激素

有指南指出,普通MPP无需常规使用糖皮质激素。但对急性起病、发展迅速且病情严重的MPP,尤其是RMPP可考虑使用全身糖皮质激素。临床研究已证实了糖皮质激素在RMPP治疗中的有效性。多数研究采用常规剂量与短疗程,甲泼尼龙 1~2 mg/(kg·日),疗程 3~5 日。

多个共识指出,支原体肺炎的急性期在应用大环内酯类药物治疗肺炎支原体感染时,同时给予 ICS 雾化吸入辅助治疗,可减轻气道炎症反应。如有明显咳嗽、喘息、胸部 X 线片肺部有明显炎症反应及肺不张,应用布地奈德每次 0.5～1 mg 每日 2 次,同时联合使用支气管舒张剂,使用 1～3 周。恢复期,如有气道高反应性或胸部 X 线片有小气道炎症病变,或肺不张未完全恢复,可以用布地奈德混悬液雾化吸入,每日 0.5～1 mg,1～3 个月后复查。

3. 其他对症治疗

患儿可闻及喉中痰响,痰不易咳出,予吸入用乙酰半胱氨酸溶液对症治疗。乙酰半胱氨酸分子结构中的巯基基团使黏蛋白分子复合物间的双硫键断裂,降低痰液黏度,使痰容易咳出。

患儿有发热,予布洛芬对症治疗。布洛芬能抑制前列腺素的合成,具有解热镇痛及抗炎作用。

(二) 药学监护

1. 疗效监护

患儿发热、阵发性咳嗽,初始治疗疗效评估需关注体温是否下降,咳嗽是否好转。在治疗过程中,胸部 CT 示:双肺上叶实变、局部不张,后面治疗需复查胸部 CT 改变情况,以胸部 CT 走向判断病情。

2. 不良反应监护

乳糖酸红霉素:胃肠道反应多见,有腹泻、恶心、呕吐、中上腹痛、口舌疼痛、胃纳减退等,其发生率与剂量大小有关,一般可耐受或对症处理后可耐受,停药后消失,若不可耐受,可更换其他大环内酯类药物,如阿奇霉素、克拉霉素等。肝毒性少见,患者可有乏力、恶心、呕吐、腹痛、发热及肝功能异常,偶见黄疸等。大剂量(≥4 g/日)应用时,尤其肝、肾疾病患者或老年患者,可能引起听力减退,主要与血药浓度过高(>12 mg/L)有关,停药后大多可恢复。过敏反应表现为药物热、皮疹、嗜酸粒细胞增多等,发生率为 0.5%～1%。其他:偶有心律失常、口腔或阴道念珠菌感染。

头孢唑肟钠:皮疹、瘙痒和药物热等过敏反应、腹泻、恶心、呕吐、食欲不振;碱性磷酸酶、血清氨基转移酶轻度升高、暂时性血胆红素、血尿素氮和肌酐升高等。

盐酸多西环素胶囊:可引起儿童牙齿变色、牙釉质再生不良等风险,禁用于 8 岁以下儿童。当然,有文献报道,多西环素该类不良反应少见,且在四环素类药物中最少,美国儿科学会已推荐用于无其他药物使用时的替代治疗。

其他常见不良反应:① 胃肠道系统,厌食症、恶心、呕吐、腹泻、舌炎、吞咽困难、小肠结肠炎和炎性病变(伴有念珠菌过度生长)、胰腺炎、肝毒性、食管炎、食管溃疡。② 皮肤/皮下组织,斑丘疹、红斑疹、多形红斑、剥脱性皮炎。③ 肾脏,BUN 升高。④ 过敏反应,荨麻疹、血管神经性水肿、血清病。⑤ 血液系统,溶血性贫血、血小板减少、中性粒细胞减少和嗜酸性粒细胞增多。

吸入用乙酰半胱氨酸溶液:喷雾药液对鼻咽和胃肠道有刺激,可出现鼻溢、胃肠道刺激,如口腔炎、恶心和呕吐的情况。

吸入用布地奈德混悬液:在布地奈德雾化过程中,常规关注的不良反应是鹅口疮的发生,当然这个可以采取措施如漱口(该患儿可 6 岁,可以完成)避免。其他:声音嘶哑、咽喉炎等。如果长期使用,更应该关注其呼吸道感染(35%)、鼻炎(11%),以及儿童生长发育等不良反应,且该不良反应随剂量增加而增加。

(三) 用药教育

乳糖酸红霉素:输注浓度为 1~5 mg/mL,输注的速度应足够慢,以减少静脉刺激性和注射部位疼痛。溶解后也可加入含葡萄糖的溶液稀释,但因葡萄糖溶液偏酸性,必须每 100 mL 溶液中加入 4%碳酸氢钠 1 mL(5%碳酸氢钠 0.8 mL)。该药主要不良反应为胃肠道反应,必要时可用药前口服蒙脱石散预防。

盐酸多西环素胶囊:该药物脂溶性高,对钙结合的亲和力低。同时摄入食物或牛奶不会显著影响吸收。可与食品、牛奶或含碳酸盐饮料同服。虽为肠溶胶囊,但该患儿需拆开分剂量服用,不影响疗效,但躺着服药或服药饮水不足,容易对食管产生刺激,造成溃疡。应在饮用足量水并取站立姿势。服药后 30 min 内最好避免躺下。

AAD:几乎所有抗菌药物均可以引起儿童 AAD,但以头孢菌素类(尤其是第三代头孢菌素类)大环内酯类、青霉素类为常见,联合及长疗程应用抗生素更易引发儿童 AAD。患儿同时使用乳糖酸红霉素、头孢唑肟钠,需关注该不良反应的发生。

布洛芬混悬液:发热本身不会导致病情恶化或神经系统损害,降温治疗不能降低发热性疾病的病死率,使用退热药的主要益处是改善患儿的舒适度,从而改善整体临床状况。因此,退热治疗的主要目标是改善儿童的舒适度,而不是仅关注体温是否降至正常。该患儿既往无热性惊厥史,使用退热药不宜以体温作为唯一指征。

各国指南均不推荐物以下物理降温用于退热,如乙醇擦身、冰水灌肠等方法,往往会明显增加患儿不适感(寒战、起鸡皮疙瘩、哭闹)。同时过度或大面积使用物理方法冷却身体,反而会导致机体通过加强产热(寒战)和进一步减少散热(皮肤毛细血管收缩,立毛肌收缩出现皮肤鸡皮疙瘩)来克服物理降温的作用。

对发热儿童进行恰当的护理可改善患儿的舒适度,如温水外敷儿童额头、温水浴、减少穿着的衣物、退热贴、退热毯、风扇和降低室内温度等,这些方法均可通过传导、对流及蒸发作用带走身体的热量,使发热儿童感到舒适。

雾化:该患儿可使用口含式吸入装置,避免雾化药液沉积在面部;雾化结束应漱口,以免 ICS 沉积在口咽部,导致口腔念珠菌感染。

第五节 流感病毒感染

流行性感冒(简称流感):是由流感病毒引起的一种急性呼吸道传染病,属于正粘病毒科,是单股、负链、分节段的 RNA 病毒。流感是人类面临的主要公共健康问题之一,儿童是流感的高发人群及重症病例的高危人群。

根据病毒核蛋白和基质蛋白,分为甲、乙、丙、丁(或 A、B、C、D)四型。甲型流感病毒根据病毒表面的血凝素(Hemagglutinin,HA)和神经氨酸酶(Neuraminidase,NA)的蛋白结构和基因特性,可分为多种亚型。丁型流感病毒尚未发现感染人。引起流感季节性流行的病毒是甲型中的 H1N1、H3N2 亚型及乙型病毒的 Victoria 和 Yamagata 系。

流感需以预防为主;治疗主要是抗流感病毒的治疗。

一 病例介绍

患儿,男,3 个月 17 日,6.5 kg。

主诉:发热 2 日。

现病史:患儿 2 日前接触流感母亲后出现发热,热峰 41℃,热型不规则,热时有寒战,无抽搐、昏迷、嗜睡,无皮疹,给予对乙酰氨基酚口服后体温可逐渐降至正常,但间隔 4~6 h 后有反复,偶有咳嗽,每次 1~2 声,干咳,无鼻阻、流涕,今晨呕吐胃内容物1次,非喷射状,量少,可见少许鲜红色血丝,未见胆汁及咖啡样物质,无喘息、气促,无面色青紫及呼吸困难,无腹泻,无犬吠样咳嗽及鸡鸣样回声,病后给予"儿童退热宁口服液"等治疗后,无好转。患儿病后精神、饮食、睡眠欠佳,大小便正常。

既往史:无特殊。

家族史:无特殊。

个人史:无特殊。

过敏史:无特殊。

【查体】体温38.6℃,心率140次/min,呼吸52次/min,SPO_2 92%。一般情况及反应欠佳,神清,面色欠佳,口唇无发绀,全身无皮疹,浅表淋巴结无肿大,双瞳孔等大等圆,对光反射灵敏,双眼结膜充血,咽充血明显,颈无抵抗,三凹征(-),双肺呼吸音清、对称,未闻及干、湿啰音。心音有力,律齐,未闻及心脏杂音。腹软,不胀,肝脾无肿大,肠鸣音正常。四肢无水肿,指、趾端无发绀。

【辅助检查】血常规示:WBC $10.59×10^9$/L,N 84.3%,L 10.9%,RBC $4.79×10^{12}$/L,HGB 135 g/L,PLT $285×10^9$/L,CRP 17.81 mg/L。新型冠状病毒抗原检测:阴性。

【入院诊断】① 急性上呼吸道感染。② 感染性发热。

二 治疗经过

初始治疗方案如表5-6。

表5-6 患儿初始治疗方案

药品名称	用量	溶媒	给药途径	给药频次
磷酸奥司他韦颗粒	19.5 mg	/	口服	每日2次
头孢噻肟钠	0.325 g	5%葡萄糖注射液 20 mL	雾化吸入	每8h1次
对乙酰氨基酚口服混悬液	2 mL	/	口服	必要时

入院第 2 日,患儿仍有发热,热峰 39.8℃,偶咳。

入院第 3 日,患儿无发热,无咳嗽。呼吸道病毒核酸六重联检定性测定:甲型流感病毒核酸检测 阳性。

入院第 5 日,患儿无发热,无咳嗽。心率 123 次/min,呼吸 35 次/min。血常规示:WBC $8.7×10^9$/L,N 31.3%,L 58.9%,CRP<0.5 mg/L。患儿病情好转,准予出院。

【出院诊断】① 甲型流感。② 感染性发热。

三 治疗方案分析及药学监护

(一) 治疗药物分析

1. 抗流感病毒药物

患儿高热,干咳;处于流感流行季节,且其母亲确诊流感并有接触,多考虑流行性感冒。患儿呼吸和心率明显增快,考虑病情严重。有指南指出,对疑似流感住院的任一患儿,应尽快给予抗流感病毒治疗。

我国目前上市的抗流感病毒药物有神经氨酸酶抑制剂、血凝素抑制剂、RNA 聚合酶抑制剂和 M2 离子通道阻滞剂四种。M2 离子通道阻滞剂如金刚烷胺、金刚乙胺对目前流行的流感病株耐药,不建议使用;在其余 3 类药物中,神经氨酸酶抑制剂在儿童中研究较多,可首选。

磷酸奥司他韦属于神经氨酸酶抑制剂,通过抑制病毒从被感染的细胞中释放,从而减少了甲型或乙型流感病毒的播散。重症或有重症流感高危因素的流感样病例,应当尽早给予经验性抗流感病毒治疗。发病 48 h 内进行抗病毒治疗可减少并发症、降低病死率、缩短住院时间;发病时间>48 h 的重症患者依然可从抗病毒治疗中获益。患儿年龄<2 岁,有重症流感高危因素。且发热 2 日入院即开始经验性抗流感病毒治疗,治疗时机适宜。

磷酸奥司他韦颗粒无小于 1 岁年龄段儿童适宜剂量,但经查阅最新文献及指南,推荐 0~8 月龄儿童可以给予 3 mg/kg·次,每日 2 次;9~11 个月,3.5 mg/kg·次,每日 2 次,疗程 5 日。当然,部分磷酸奥司他韦制剂说明书对 2 周至 1 岁以下婴儿推荐每次 3 mg/kg,每日 2 次,其参考文献为 1999 年。

给予磷酸奥司他韦颗粒抗病毒治疗适宜。在无磷酸奥司他韦情况下,也可给予中成药辨证施治。

2. 抗菌药物

应严格掌握抗菌药物指征,避免抗菌药物的滥用。有指南指出,合并细菌感染增加流感病死率,常见细菌为金黄色葡萄球菌、肺炎链球菌及其他链球菌属细菌。以下情况可以给予抗菌药物治疗:白细胞和中性粒细胞总数升高,有细菌感染指征;经验性抗菌治疗:出现重症流感的早期征象、早期抗流感治疗好转后病情再次恶化、抗病毒治疗3~5日无好转。

患儿病情重,中性粒细胞百分率及CRP升高,多考虑细菌感染,使用抗菌药物适宜。

3. 对症处理药物

患儿发热为主,主要对症治疗为退热。患儿3月龄,退热药可选对乙酰氨基酚,一般10~15 mg/(kg·次)。

(二) 药学监护

1. 疗效监护

患儿发热为主,主要监测患儿发热情况。

2. 不良反应监护

磷酸奥司他韦颗粒不良反应包括胃肠道症状、咳嗽和支气管炎、头晕和疲劳及神经系统症状(头痛、失眠、眩晕)曾报道有抽搐和神经精神障碍,主要见于儿童和青少年,但不能确定与药物的因果关系。此外,偶有皮疹、过敏反应和肝胆系统异常。

头孢噻肟钠:皮疹、药物热、静脉炎等,少数患者出现腹泻、恶心、呕吐、食欲不振等消化道反应,还可出现碱性磷酸酶或血清转氨酶升高,暂时性血尿素氮、肌酐升高。亦偶有头痛、麻木、呼吸困难和面部潮红者。个别可发生黏膜假丝酵母菌病。极少量患者有白细胞总数下降,血小板下降,嗜酸性粒细胞上升。

对乙酰氨基酚偶见皮疹、荨麻疹、药热及粒细胞减少等不良反应,长期大量用药会导致肝、肾功能异常。

(三) 用药教育

磷酸奥司他韦儿童常见不良反应为恶心、呕吐,可与食物同时服用可提高药物的耐受性。

第六节 咳嗽变异性哮喘

咳嗽是呼吸专科门诊和社区门诊患者最常见的症状。在国内专科门诊中,慢性咳嗽患者占 1/3 以上。咳嗽病因复杂且涉及面广,诊断不易明确,很多患者常反复进行各种检查或者长期使用抗菌药物和镇咳药物,收效甚微并产生诸多不良反应,对患者的工作、学习和生活质量造成严重影响,同时也带来了严重的卫生经济负担。

在儿童慢性咳嗽(>4 周)中,气道异物好发于 1~3 岁幼儿,对于长期咳嗽,治疗效果欠佳者,注意询问异物吸入病史,并排除异物吸入的可能。3 岁以后包括哮喘在内的变应性疾病引起的咳嗽逐渐成为常见原因。学龄期儿童慢性咳嗽应首先考虑 CVA 的可能。变应性鼻炎、鼻窦炎和腺样体肥大等均可引起 UACS,对因治疗效果良好。有些慢性咳嗽病因在成人相对少见,而在儿童比较多见,如非典型病原体(支原体、衣原体)感染和百日咳等引起的慢性咳嗽、异物吸入引起的咳嗽、心理性咳嗽和先天性疾病引起的咳嗽等。由于生理原因,胃食管反流是幼儿的常见现象,健康婴儿胃食管反流发生率达 40%~65%。

儿童慢性咳嗽的处理原则是明确病因,针对病因进行治疗。病因不明者,可进行经验性对症治疗。如果治疗后咳嗽症状没有缓解,应重新评估。

一 病例介绍

患儿,女,4 岁 1 个月,16.5 kg。

主诉:咳嗽 5 个月余。

现病史:患儿 5 个月前无明显诱因出现咳嗽,咳嗽不剧,每次 1~2 声,每日 5~6 次,晨起及夜间明显,偶有打喷嚏,无发热、鼻阻、流涕,不伴喘息、气促,无面色青紫,无发热、嗜睡、抽搐,无呕吐、腹泻,无犬吠样咳及鸡鸣样尾声,无呼吸困难,否认异物吸入史及结核接触史,未规律就诊,咳嗽频繁时予雾化及孟鲁司特钠口服,治疗后咳嗽有好转,但容易反复。现患儿咳嗽再次加重,阵发性连声咳,晨起及夜间明显。患儿病后精神、饮食、睡眠尚可,大小便正常。

既往史：曾因肺炎入院治疗。

家族史：无特殊。

个人史：无特殊。

过敏史：无特殊。

【查体】体温 36.5℃，心率 106 次/min，呼吸 25 次/min。一般情况及反应尚可，神清，面色尚可，口唇无发绀，颜面无青灰及发绀，双手指间可见湿疹样皮疹伴脱屑，浅表淋巴结无肿大，双瞳孔等大等圆，对光反射灵敏，咽有充血，扁桃体无肿大，无渗出，颈无抵抗，胸廓对称无畸形，三凹征（－），双侧语颤对称，呼吸节律正常，无异常呼吸，无增强或减弱，双肺叩诊清音，双肺呼吸音粗，可闻及哮鸣音。心音有力，律齐，未闻及心脏杂音。腹软，不胀，肝脾无肿大，肠鸣音正常。四肢无水肿，指、趾端无发绀。

【辅助检查】CT 未见异常。血常规＋CRP、肺炎支原体血清学试验、体液免疫、非典、骨化二醇、总 IgE、食入混合 fx1＋fx5＋树类花粉混合 tx5＋屋尘混合 hx2＋杂草类花粉混合 wx5 过敏原特异性 IgE 检测未出。

【入院诊断】① 慢性咳嗽原因待查。② 皮疹待查。

二 治疗经过

初始治疗方案如表 5-7。

表 5-7 患儿初始治疗方案

药品名称	用量	溶媒	给药途径	给药频次
吸入用布地奈德混悬液	1 mg	/	雾化吸入	每日 2 次
吸入用异丙托溴铵溶液	0.25 mg	/	雾化吸入	每日 2 次
硫酸沙丁胺醇雾化吸入用溶液	2.5 mg	/	雾化吸入	每日 2 次
氨溴特罗口服液	7.5 mL	/	口服	每日 2 次

续　表

药品名称	用量	溶媒	给药途径	给药频次
孟鲁司特钠颗粒	4 mg	/	口服	每晚1次
注射用甲泼尼龙琥珀酸钠	17 mg	0.9%氯化钠注射液 30 mL	静脉滴注	每日2次

入院第2日,仍有阵发性连声咳,以晨起及夜间明显。电子喉镜检查(鼻咽喉部):鼻炎;慢性咽炎。潮气呼吸-舒张试验:患儿潮气呼吸功能异常,存在轻度阻塞性功能障碍。吸入支气管扩张剂后25.2%,气道阻塞情况较前用药显著改善。FENO:73 ppb。诊断:咳嗽变异性哮喘。

入院第3日,患儿咳嗽较前减少,晨起及夜间稍多。非典(样本:静脉血):肺炎支原体IgM阳性(+)。加用乳糖酸红霉素抗支原体。

入院第5日,患儿无明显咳嗽。予出院。出院医嘱:孟鲁司特钠颗粒:4 mg,每晚1次;布地奈德1 mg+特布他林雾化液2.5 mg雾化,每日2次,疗程1周;布地奈德1 mg+生理盐水2 mL,每日2次,疗程3周。

【出院诊断】① 咳嗽变异性哮喘。② 慢性鼻炎。③ 慢性咽炎。④ 肺炎支原体感染。

三　治疗方案分析及药学监护

(一) 治疗药物分析

1. 糖皮质激素

患儿慢性咳嗽,但具体病因不清,需考虑经验性给药。慢性咳嗽的经验性治疗是指病因诊断不确定的情况下,根据病情和可能的诊断给予相应的治疗措施,通过治疗反应来确立或排除诊断。经验治疗需关注以下几点:

(1) 推荐首先针对慢性咳嗽的常见病因进行治疗,慢性咳嗽的常见病因为CVA、UACS/PNDS、EB、AC和GERC。

(2) 可根据病史推测可能的慢性咳嗽病因并进行相应的治疗。了解患者的咳嗽时相及伴随症状对慢性咳嗽病因诊断有一定的参考价值。如患者的主要表现为夜间或凌晨刺激性咳嗽,则可先按 CVA 进行治疗;咳嗽伴有明显反酸、嗳气、胸骨后灼烧感者则考虑 GERC 的治疗;如感冒后继发咳嗽迁延不愈,则可按 PIC 进行处理。咳嗽伴流涕、鼻塞、鼻痒、频繁清喉及鼻后滴流综合征者,先按 UACS/PNDS 进行治疗。

(3) 建议根据临床特征将慢性咳嗽分为激素敏感性咳嗽(包括 CVA、EB 及 AC)、UACS 和 GERC 进行经验性治疗。

CVA 是引起我国儿童尤其是学龄前和学龄期儿童慢性咳嗽的最常见原因且该患儿阵发性连声咳,以晨起及夜间起明显,考虑 CVA 可能性大。有共识指出,当慢性咳嗽患者临床特征提示可能为激素敏感型咳嗽(CRC),不支持 GERC 等非 CRC 诊断,且没有结核和其他潜在感染播散等禁忌证时,可以考虑使用糖皮质激素经验性诊治 CRC;推荐可选择吸入糖皮质激素/长效 β_2 受体激动剂(如布地奈德/福莫特罗吸入剂型)、吸入用糖皮质激素或口服糖皮质激素,患儿既往无结核病史及接触史,使用激素适宜(因儿童较为特殊,在口服依从性不好时可给予注射制剂)。

2. 其他对症治疗

上面提到可联合使用 β_2 受体激动剂,该患儿入院胸部 CT 正常,但可闻及哮鸣音,且舒张试验阳性,有指南指出,可予以口服 β_2 受体激动剂(如丙卡特罗、特布他林、沙丁胺醇等)作诊断性治疗 1~2 周,也有使用透皮吸收型 β_2 受体激动剂(妥洛特罗),咳嗽症状缓解者则有助诊断。一旦明确诊断 CVA,则按哮喘长期规范治疗。选择吸入糖皮质激素或口服白三烯受体拮抗剂或两者联合治疗。疗程至少 8 周。

白三烯受体拮抗药(LTRA):白三烯受体拮抗剂是一类新的非激素类抗炎药。其能抑制白三烯引起的气道平滑肌收缩和对气道的致炎作用,还能减少由变应原刺激所引起的气道内炎症介质的合成和释放。不仅能抑制速发相哮喘反应,且能抑制迟发相反应乃至气道重塑。

(二) 药学监护

1. 疗效监护

患儿咳嗽 5 个月,再次加重,肺部可闻及哮鸣音,监护患儿咳嗽及肺部听诊情况,无好转可考虑激素不敏感或其他原因引起的慢性咳嗽,需进一步诊断治疗。

2. 不良反应监护

糖皮质激素主要不良反应：诱发或加重感染、消化性溃疡、水钠潴留、高血压、精神症状、医源性皮质醇增多症、类固醇性糖尿病、骨质疏松、股骨头无菌性坏死等。

布地奈德：耐受性好，大多数不良反应很轻，且为局部性。常见轻度咽喉刺激、发声困难；口咽及咽喉念珠菌感染，需注意观察患儿口腔是否有鹅口疮症状出现，如有应给予对症治疗；过敏反应，如皮疹、接触性皮炎、荨麻疹、血管神经性水肿，如有发生及时停药。

长期使用ICS可能出现全身使用糖皮质激素的体征或症状，包括肾上腺功能低下和生长速度减慢，长期接受吸入治疗的患儿应定期测量身高及关注呼吸道感染。

雾化吸 β_2 受体激动剂常见不良反应：肌肉震颤，通常表现为手颤，罕见肌肉痉挛；见头晕、头痛、不安、失眠，可见心悸、心动过速，罕见心律失常，需监测心率及心律；口、咽刺激感，患儿可能表现为哭闹、拒绝雾化；罕见过敏反应（如血管性水肿、皮疹支气管痉挛、低血压），如有反应及时停药；大剂量使用可致严重低钾血症，需监测血清浓度。患儿同时口服氨溴特罗口服液，含有克伦特罗，需加强该类不良反应的监护，不适停用其中一种。

雾化吸入抗胆碱能药物常见不良反应：头痛；咽喉刺激、咳嗽、口干；胃肠动力障碍（包括便秘、腹泻和呕吐）；恶心和头晕；瞳孔增大、眼压升高等；偶见过敏反应。如吸入后出现支气管痉挛症状或原有症状加重，应及时停止雾化吸入，评估患儿的状况及改用其他治疗。

孟鲁司特钠不良反应主要为一过性皮疹、上感样症状、头痛、腹痛等，有精神系统紊乱报告，包括攻击性行为、兴奋、焦虑、抑郁、烦躁不安。

3. 用药教育

糖皮质激素使用前，必须注意排除患儿可能存在的活动性感染（特别是活动性肝炎、结核）、肿瘤等情况。

吸入用布地奈德混悬液在贮存中会发生一些沉积。如果在振荡后，不能形成完全稳定的悬浮；则应丢弃。

防止药物进入眼睛，使用面罩吸入时，在吸药前不能涂抹油性面霜吸药后立即清洗脸部，以减少经皮肤吸收的药量。雾化吸入后清水漱口，婴儿可用棉签蘸清水或喂服清水清洁口腔。

雾化吸入注意事项：建议使用氧气作为驱动力，氧气流量宜为 6～8 L/min。对大数雾化器，适当的雾化药液容量为 2～4 mL。尽可能使用密闭式面罩吸入器。婴幼儿哭闹吸气短促，会影响吸气效果，因此最好在安静状态下吸入。

四 用药指导

孟鲁司特钠颗粒可直接服用，与一勺室温或冷的软性食物（如苹果酱）混合服用，或溶解于一茶匙室温或冷的婴儿配方奶粉或母乳服用。在服用时才能打开包装袋。打开包装袋以后应马上服用全部的剂量（15 min 内）。与食物、婴儿配方奶粉或母乳混合后不能再贮存至下次继续服用。不应溶解于除婴儿配方奶粉或母乳外的其他液体中服用。但是服药后可以饮水。孟鲁司特钠因遇光分解，其与水无相互作用，但水透光，所以宜选择不透光的溶液进行溶解口服。

孟鲁司特与 ICS 合用时，可根据临床控制情况逐渐减少合并使用的 ICS 剂量，但不应突然停用糖皮质激素。

第七节 闭塞性细支气管炎

闭塞性细支气管炎（bronchiolitis obliterans，BO）也有译作闭塞性毛细支气管炎，是由小气道的炎症病变引起的慢性气流阻塞的临床综合征。临床以持续咳嗽、喘息为特点。该病是以病理诊断。病变部位累及直径小于 2 mm 的细支气管和肺泡小管，肺实质几乎不受累。

感染是引起儿童 BO 的最常见原因，主要见于腺病毒、麻疹病毒、肺炎支原体感染，而呼吸道合胞病毒、流感病毒引起者很少见。腺病毒是最常见的病原。肺炎支原体肺炎是引起 BO 另一重要的感染原因。

BO 目前尚无治疗准则，动物实验显示早期诊断、早期治疗能够阻断 BO 进程，而不可逆的气道阻塞一旦形成，则无特效治疗。所以，治疗主要针对急性期的对症治疗，以及后期随访。

一 病例介绍

患儿,男,1岁,11 kg。

主诉:反复咳嗽2个月余,伴喘息1个月余。

现病史:患儿2个多月前无明显诱因出现咳嗽,每次4~5声,每日10余次,以白天为主,运动后明显,余无特殊。病后至当地医院就诊,给予输液(具体治疗不详)治疗7日,咳嗽稍好转;1个多月前患儿伴发喘息,爬楼梯后为甚,伴口唇发绀,持续3~4 min,休息后缓解,睡前难喘气,无睡眠中憋醒,无端坐呼吸,给予"沙丁胺醇、异丙托溴铵、布地奈德"雾化,无好转,完善肺部CT提示:双肺多发炎性灶,诊断"重症肺炎,呼吸衰竭",给予"注射用甲泼尼龙琥珀酸钠、中药口服、盐酸氨溴索口服液、孟鲁司特钠咀嚼片口服、富马酸酮替芬片口服"等治疗,咳嗽明显好转,喘息仍明显。患儿病后精神、饮食、睡眠欠佳,大小便正常。

既往史:3个月前曾支原体肺炎住院治疗。

家族史:无特殊。

个人史:无特殊。

过敏史:无特殊。

【查体】体温36.5℃,心率125次/min,呼吸32次/min。一般情况稍差,神清,面色差,口唇发绀,颜面无青灰及发绀,全身无皮疹,浅表淋巴结无肿大,双眼结膜无充血,咽有充血,扁桃体无肿大,无渗出,颈无抵抗,胸廓对称无畸形,三凹征(一),双侧语颤对称,呼吸节律正常,无异常呼吸,无增强或减弱,双肺叩诊清音,双肺呼吸音粗,两肺可闻及喘鸣音。

【辅助检查】肺部CT:双肺多发炎性灶。血常规:白细胞计数 $13.58 \times 10^9/L$,中性粒细胞百分率22.5%,淋巴细胞百分率71.9%,CRP 22.20 mg/L。

【入院诊断】① 慢性咳嗽原因待查。② 喘息性支气管肺炎。

二 治疗经过

初始治疗方案如表5-8。

表 5-8 患儿初始治疗方案

药品名称	剂量	溶媒	给药途径	给药频次
注射用头孢唑肟钠	0.55 g	0.9%氯化钠注射液 50 mL	静脉滴注	每 8 h 1 次
乳糖酸红霉素	0.11 g	5%葡萄糖注射液 60 mL	静脉滴注	每 12 h 1 次
注射用甲泼尼龙琥珀酸钠	11 mg	5%葡萄糖注射液 20 mL	静脉滴注	每日 2 次
吸入用盐酸氨溴索溶液	15 mg	/	雾化吸入	每日 1 次

入院第 2 日,患儿入院后咳嗽、喘息好转。面色稍差,口唇发绀,颜面无青灰及发绀,双肺呼吸音粗,两肺可闻及喘鸣音。气道重建:对比前片:① 双肺渗出较前增多,双肺透亮度较前明显不均,请结合临床排外闭塞性毛细支气管炎;② 右上纵隔气管旁气体密度灶,气管憩室? 较前大致相同;③ 鼻咽后部混杂密度灶,痰液可能,复查。

入院第 3 日,患儿咳嗽、喘息好转不明显。DNA(MP):阳性。

入院第 7 日,患儿偶有咳嗽,伴咳少许白色稀痰。螺旋 CT 胸部平扫:对比前片:① 双肺透亮度不均,双肺上叶较前进展,余较前稍改善,请结合临床排外 BO;② 右上纵隔气管旁气体密度灶,大致同前。经治疗,患儿无喘息,咳嗽好转,予出院。出院医嘱:醋酸泼尼松片 1 次 10 mg(2 片),每日 1 次,晨起顿服;孟鲁司特钠咀嚼片每次 4 mg,每晚睡前口服;阿奇霉素干混悬剂 5 mg/kg,每周 3 次。

【出院诊断】① 喘息性支气管肺炎。② 闭塞性细支气管炎。③ 支原体感染。

三 治疗方案分析及药学监护

(一) 治疗药物分析

1. 抗菌药物

感染是引起儿童 BO 的最常见原因,腺病毒是最常见的病原。肺炎支原体肺炎是引起 BO 另一重要的感染原因。

在一项引起闭塞性细支气管炎的危险因素的研究中,腺病毒毛细支气管炎和机械通气为闭塞性细支气管炎的较强的、独立的危险因素。一项腺病毒肺炎的 5 年随访研究,发现几乎近一半的腺病毒肺炎患者发展为 BO。

患儿因感染后咳嗽,后喘息,CT 示:双肺渗出较前增多,双肺透亮度较前明显不均,请结合临床排外闭塞性毛细支气管炎。结合患儿有前驱感染病史,咳嗽喘息时间长等,考虑 BO。

感染是引起儿童 BO 的最常见原因,主要见于腺病毒、麻疹病毒、肺炎支原体感染。抗菌药物不应常规用于治疗闭塞性细支气管炎,因为该病几乎都由病毒引起。但患儿偶尔可能有共存或继发的细菌性感染。患儿有前驱支原体感染病史,病程长且 BO 可使用大环内酯类抗菌药物,可先予大环内酯类治疗。若辅助检查证明无支原体感染,可大环内酯类减少用量,抗炎治疗为主。

患儿白细胞、CRP 及中性粒细胞百分比升高,提示合并细菌感染,结合该年龄段患儿常见病原菌,可给予头孢菌素等治疗。

作为长程抗炎治疗,大环内酯类药物红霉素为 $5 \sim 10$ mg/(kg·日)疗程 6 个月至 2 年。近年来在移植后的闭塞性细支气管炎阿奇霉素治疗取得了一定的疗效,在感染后的 BO 也可试用,儿童推荐使用阿奇霉素的剂量为 10 mg/(kg·日),也有用 5 mg/(kg·日)者。每周 3 次。研究发现长期使用阿奇霉素可以降低移植后闭塞性细支气管炎患者肺泡灌洗液中性粒细胞比例,改善肺功能,提高生存率。阿奇霉素主要在肺泡灌洗液中性粒细胞 $>15\%$ 的患者有效,而肺泡灌洗液中性粒细胞 $<15\%$ 的患者无效。

2. 糖皮质激素

糖皮质激素在疾病的早期($60 \sim 90$ 日)内应用,可逆转炎症的活动,尤其是纤维细胞的沉着。因为有慢性炎症的存在,常吸入糖皮质激素 6 个月至 1 年。目前常选用的为静脉滴注甲泼尼龙 2 mg/(kg·日)或口服泼尼松 $1 \sim 2$ mg/(kg·日),足量 2 周至 1 个月,逐渐减量,总疗程不超过 6 个月。

3. 白三烯受体拮抗剂

孟鲁司特可以抑制白三烯活性。有研究发现孟鲁司特(每日 10 mg)治疗移植后的 BO 患者 6 个月后,其 FEV1 的下降速度减低,提示孟鲁司特可以作为大环内酯类药物的一个辅助治疗。

当然，也有文献指出，使用白三烯受体拮抗剂对毛细支气管炎患儿的住院时长和临床评分无影响。有必要进行进一步研究，以确定白三烯拮抗剂在急性毛细支气管炎的治疗中是否有疗效。

4. 其他：患儿有痰，予化痰治疗。

（二）药学监护

1. 疗效监护

患儿入院有咳嗽、喘息，评估咳嗽及喘息症状好转情况，并定期复查患儿CT，评估病情进展。

2. 不良反应监护

糖皮质激素及免疫抑制剂使用前，必须注意排除患儿可能存在的活动性感染（特别是活动性肝炎、结核）、肿瘤等情况。糖皮质激素主要不良反应：诱发或加重感染、消化性溃疡、水钠潴留、高血压、精神症状、医源性皮质醇增多症、类固醇性糖尿病、骨质疏松、股骨头无菌性坏死等。

乳糖酸红霉素常见不良反应为胃肠道不适（如腹痛、腹泻、呕吐等）。可对症处理，若不可耐受，则可选用阿奇霉素等其他大环内酯类药物替代。吸入用盐酸氨溴索溶液常见不良反应为恶心、口腔麻木等。雾化结束应漱口，或饮适量水。

3. 药学教育

乳糖酸红霉素输注浓度为 1～5 mg/mL，输注的速度应足够慢，以减少静脉刺激性和注射部位疼痛。溶解后可加入含葡萄糖的溶液稀释，但因葡萄糖溶液偏酸性，必须每 100 mL 溶液中加入 5％碳酸氢钠 0.8 mL。

四 用药指导

（1）醋酸泼尼松片：该药口服 2 周至 1 个月后，应逐渐减量，总疗程不超 6 个月。因时间节律性的影响，早晨顿服更为合适。关于不良反应，与成人相比，儿童更易发生白内障，应定期眼科检查，及早发现。为防止骨丢失和肌萎缩，可鼓励患者进行锻炼，补充钙和维生素 D，必要时加用抗骨质疏松药物。使用激素期间应监测电解质、血糖和血脂等，酌情对症处理，此外使用糖皮质激素可抑制下丘脑—垂体—肾上腺（HPA）轴，应注意撤药方法，避免减量过快或突然停用。接受糖皮质激素的儿童中生长障碍最常见，尤其在接受长程每日疗法时。

（2）孟鲁司特钠颗粒，每次 4 mg，每晚 1 次。可直接服用，与一勺室温或冷的软性食物（如苹果酱）混合服用，或溶解于一茶匙室温或冷的婴儿配方奶粉或母乳服用。在服用时才能打开包装袋。打开包装袋以后应马上服用全部的剂量（15 min 内）。与食物、婴儿配方奶粉或母乳混合后不能再贮存至下次继续服用。不应溶解于除婴儿配方奶粉或母乳外的其他液体中服用。但是服药后可以饮水。孟鲁司特钠因遇光分解，其与水无相互作用，但水透光，所以宜选择不透光的溶液进行溶解口服。

（3）阿奇霉素干混悬剂：阿奇霉素可与食物同服，或空腹使用都可。阿奇霉素作为抗炎治疗，可预防肺纤维化，需低剂量长期维持。需定期监测肝肾功能。

第六章

消化系统疾病的药物治疗

第一节 胆汁淤积性肝病

胆汁淤积性肝病(CLD)是指各种原因使肝脏病变导致胆汁淤积为主要表现的肝胆疾病。胆汁淤积本身也会进一步加重肝脏的损害,严重时可导致肝硬化、肝衰竭,甚至死亡。因此,需及时进行治疗,尽早恢复胆流,缓解症状,促进儿童生长发育,提高生活质量。

一、病例介绍

患儿,男,3个月7天,6.2kg。

主诉:发现皮肤黄染2个月余。

现病史:患儿生后1月龄无诱因出现皮肤黄染,否认肝炎接触史,否认感染病史。曾在当地医院住院治疗11日,诊断为"胆汁淤积症、肝损害、巨细胞病毒感染、高脂血症、高钾血症、锌缺乏、高乳酸血症",给予"丁二磺酸腺苷蛋氨酸、谷胱甘肽、维生素 K_1、熊去氧胆酸、水溶维生素、脂溶维生素"等对症治疗后好转出院,出院后继续口服"谷胱甘肽、熊去氧胆酸、维生素 AD"治疗,后半个月余复查肝功提示肝酶升高、胆红素正常,为求进一步诊治,至某儿童医院就诊,门诊以"胆汁淤积性肝炎"收住院。病程中患儿反应可,吃奶欠佳,大、小便正常,体重无明显下降。

既往史:否认食物过敏史,否认肝炎、结核、伤寒等传染病接触史。

家族史：无特殊。

个人史：无特殊。

【查体】体温：36.2℃，心率：120次/min，呼吸：30次/min，血压：80/52 mmHg。一般情况欠佳，全身皮肤中度黄染，巩膜未见明显黄染。肝可触及，质软，边锐，表面光滑，无触痛，脾未及肿大，未扪及包块。

【辅助检查】

1. 入院前1个月

ALT 245 U/L，AST 222 U/L，γ-谷氨酰转肽酶（GGT）：160 U/L，碱性磷酸酶：744 U/L，总胆红素：129.9 μmol/L，直接胆红素：73.8 μmol/L，间接胆红素：56.1 U/μmol/L，总胆汁酸：123.5 μmol/L。6日后复查，ALT 170 U/L，AST 151 U/L，GGT 205 U/L，碱性磷酸酶：528 U/L，总胆红素：89.5 μmol/L，直接胆红素：65.1 μmol/L，间接胆红素：24.4 U/μmol/L，总胆汁酸：119.9 μmol/L。

2. 入院前2日

ALT 127 U/L，AST 263 U/L，GGA 178 U/L，碱性磷酸酶：493 U/L，总胆红素：12.2 μmol/L，直接胆红素：6.9 μmol/L，间接胆红素：5.3 U/μmol/L，总胆汁酸：64.38 μmol/L。

【入院诊断】胆汁淤积性肝病。

二 治疗经过

患儿初始治疗方案如表6-1。

表6-1 患儿初始治疗方案

药品名称	溶媒	用量	给药途径	给药频次	备注
甘草酸单铵半胱氨酸氯化钠注射液	/	60 mL	静脉滴注	每日1次	
注射用丁二磺酸腺苷蛋氨酸	5%葡萄糖注射液 30 mL	0.3 g	静脉滴注	每日1次	

续　表

药品名称	溶媒	用量	给药途径	给药频次	备注
熊去氧胆酸胶囊	/	62.5 mg	口服	每日2次	自备
酪酸梭菌活菌散	/	0.5 g	口服	每日3次	
维生素D	/	400 U	口服	每日1次	自备

入院治疗第2日，患儿皮肤仍有黄染，大便为淡黄色糊便，水分不多，可见少许黏液、血丝，小便正常。ALT 222 U/L，AST 171 U/L，GGT 161 U/L，碱性磷酸酶：435 U/L，总胆红素：10.4 μmol/L，直接胆红素：8.5 μmol/L，间接胆红素：1.9 μmol/L，总胆汁酸：23.0 μmol/L，25-羟维生素D(VITD-T)：55.87 nmol/L，粪便隐血：阳性(+)。加用维生素AD滴剂(0～1岁)(口服，1粒/次，每日1次)，余维持原有治疗方案。

入院治疗第3日，患儿皮肤仍有黄染，大便4～5次，为淡黄色糊便，水分不多，未见黏液、血丝，小便正常。彩超肝胆胰脾肾：肝、胆、脾声像图未见明显异常；肝纤维化超声检查：肝脏剪切波中位测值中间值为1.53 m/s (F1，排除晚期慢性肝病)。

入院治疗第5日，患儿解淡黄色糊状便6～7次，水分稍多，每次量少，未见黏液、血丝，小便正常。予加用蒙脱石散(1包/次，兑水17 mL空腹口服，每日1次)，余维持原有治疗方案。

入院治疗第8日，患儿皮肤黄染明显减轻，无呕吐、腹胀、腹泻，反应、吃奶可，大、小便正常。丙氨酸氨基转氨酶：78 U/L，天门冬氨酸氨基转氨酶：57 U/L，总胆红素：7.9 μmol/L，直接胆红素：6.1 μmol/L，直接胆红素：1.8 μmol/L，总胆汁酸：74.6 μmol/L。现病情好转，准予出院。

【出院诊断】① 胆汁淤积性肝病。② 维生素D不足。

三　治疗方案分析及药学监护

(一) 治疗药物分析

CLD的治疗目标是改善肝功能，缓解症状及延缓疾病进展。治疗原则是去除病因和对症治疗。药物治疗可改善由于胆汁淤积所致的临床症状和肝脏损伤,因此,临床上常予利胆药,促进胆汁排泄,改善胆汁淤积;护肝降酶药,保护肝功能;补充益生菌调节肠道菌群;补充脂溶性维生素等对症支持治疗。

1. 利胆药

患儿皮肤黄染 2 个月余,入院时全身皮肤中度黄染,直接胆红素>2×正常值上限(ULN),总胆汁酸>2×ULN,GGT 等胆汁淤积性指标明显升高。根据《胆汁淤积性肝病管理指南(2021)》,CLD 的主要治疗药物有熊去氧胆酸、S-腺苷蛋氨酸、考来烯胺、奥贝胆酸和贝特类药物等。

(1) 熊去氧胆酸是目前治疗 CLD 的一线药物,它具有亲水性、细胞保护作用和无细胞毒性的特点,可相对地替代亲脂性、去污剂样的毒性胆汁酸,以及促进肝细胞的分泌作用和免疫调节来发挥作用,广泛应用于各种胆汁淤积性疾病。熊去氧胆酸说明书中推荐儿童剂量为 10 mg/kg,《婴儿胆汁淤积症诊断与治疗专家共识》中推荐常规治疗剂量为 10~20 mg/(kg·日)[部分可至 30 mg/(kg·日)],分 2~3 次服用。

(2) 丁二磺酸腺苷蛋氨酸是临床常用的保肝降黄药,它作为甲基供体和生理性巯基化合物的前体参与体内重要生化反应;它还可以提高肝组织中胆汁酸受体的表达,促进胆汁排泄,从而有效缓解胆汁淤积;此外,腺苷蛋氨酸的有效摄入可促进肝细胞的再生,有利于肝功能的恢复。《中华人民共和国药典临床用药须知》中推荐腺苷蛋氨酸儿童剂量为静脉给药/口服:一次 30~60 mg/kg,总量不超过 1 g,疗程 2 周。

多项研究结果显示,丁二磺酸腺苷蛋氨酸联合熊去氧胆酸具有协同增效的作用,二者在胆汁和肝脏的调节方面均有各自作用,从不同的角度来发挥作用,疗效优于单用熊去氧胆酸。

2. 保肝药

患儿有肝酶异常升高史,入院前 2 日及入院时肝功检查显示,ALT>3×ULN、AST>2×ULN,需行降酶护肝治疗。甘草酸制剂是当前肝病领域中用于抗炎保肝治疗的一线药物之一,其中,甘草酸单铵半胱氨酸是由甘草酸单铵和盐酸半胱氨酸组成的复方制剂,具有抗肝中毒,降低 ALT、恢复肝细胞功能的作用。甘草酸类成分针对炎症通路,广泛抑制各种病因介导的相关炎症反应,减轻肝脏的病理学损害,改善受损的肝细胞功能;半胱氨酸可直接通过巯基发挥抗氧化的作用,且作为谷胱甘肽的重要组成成分,能够发挥解毒作用。根据甘草酸单铵半胱氨酸氯化钠注射液在儿童中的真实世界研究显示,1岁及以下儿童,单次用药剂量为>50～100 mL的治疗总有效率为100%,高于单次用药剂量为30～50 mL的总有效率。该患儿为3个月龄婴儿,医嘱给予每次60 mL,每日1次,疗程7日,7日后肝酶显著下降,治疗有效。

3. 脂溶性维生素

胆汁淤积可造成脂溶性维生素吸收不良,对胆汁淤积症婴儿需补充脂溶性维生素A、D、E、K。另外,脂溶性维生素在体内吸收后主要贮存在肝脏,当肝脏受损时易引起机体缺乏。多种脂溶性维生素可促进肝细胞的修复与再生,在促进肝功能的恢复、延缓肝硬化进展方面发挥着重要作用。

4. 益生菌

CLD伴随肠道菌群结构的破坏和多样性减少、免疫应答异常及毒性代谢产物蓄积。胆汁酸可减少胆汁酸敏感菌的丰度并促进其他种属细菌的增殖,而紊乱的菌群亦可促进胆汁淤积的进展。研究证实,益生菌对预防和治疗如胆汁淤积性肝病等儿童肝胆疾病具有积极作用。酪酸梭菌活菌散为酪酸梭菌活菌(芽孢)制剂,能促进双歧杆菌等肠道有益菌生长,抑制痢疾志贺菌等肠道有害菌生长,恢复肠道菌群平衡、肠免疫功能和正常的生理功能。其说明书中示:儿童口服每次1袋(0.5 g),每日2～3次,用温开水冲服。

(二) 药学监护

1. 利胆药的药学监护

熊去氧胆酸常见不良反应为稀便或腹泻,可进行补充液体和电解质等对症治疗;偶见严重的右上腹疼痛、胆结石钙化、过敏反应等,使用时应密切监测。治疗后每3个月应检查一下AST、ALT、GGT等肝功能指标,可鉴别是否应答,也可早期检查出潜在的肝功能恶化。

丁二磺酸腺苷蛋氨酸最常见的不良反应是恶心、腹痛和腹泻;其次是头痛、焦虑、失眠、皮肤瘙痒等。抑郁患儿使用本品时出现自伤和自杀的风险增高,应加强观察和监护。

2. 保肝药的药学监护

甘草酸单铵半胱氨酸常见不良反应为食欲不振、恶心、呕吐、腹胀,皮肤瘙痒、荨麻疹、口干、浮肿、头痛、头晕、心悸及血压增高等,一般较轻,不影响治疗。

还可出现低血钾症,血压上升,钠及体液潴留、浮肿、尿量减少、体重增加等假性醛固酮增多症状,在治疗过程中应定期监测血压、血清钾、钠浓度,如出现高血压、水钠潴留、低血钾等异常情况时应适当减量或停药。

3. 脂溶性维生素的药学监护

应警惕脂溶性维生素的不良反应,如维生素 A 的肝毒性、高钙血症;维生素 D_3 的高钙血症、肾钙质沉着症;维生素 E 可加剧维生素 K 缺乏的凝血功能障碍;维生素 K 偶有轻度一过性恶心或上腹部不适。

4. 益生菌的药学监护

益生菌常见不良反应为皮疹、恶心、产气、腹胀和便秘等。

四 用药指导

(1) 熊去氧胆酸胶囊(每粒 250 mg):口服,每次 1/4 粒,用少量水送服,每日 2 次,持续服用 2 周。若在服药期间患儿出现腹泻并加重,需服用蒙脱石散等能与本品结合的药物时,两药服用时间应间隔 2 h 以上。

(2) 复方甘草酸苷片:饭后口服,每次 1/2 片,每日 3 次,持续服用 2 周。服药时须将片剂从铝箔包装中取出后再服用,以免导致食道黏膜损伤,甚至穿孔。

(3) 酪酸梭菌活菌散(0.5 g/袋):温水送服,每次 1 袋,每日 3 次,服用 2 周。本品为活菌制剂,切勿将本品置于高温处,溶解时水温不得高于 40℃。为避免药粉溶解结块,应先将温开水倒入容器中,再将药粉倒入水中搅拌溶解。因抗菌药物可直接杀灭活菌,降低本品疗效,不应同时服用,两药应间隔 2~3 h 服用。

(4) 维生素 D 滴剂(400 U):1 粒/次,每日 1 次,长期口服。若出现食欲减退,甚至厌食、烦躁哭闹、多汗、恶心、呕吐、腹泻或便秘,烦渴、尿频、夜尿多,头痛等应及时就医。

第二节 肝 损 害

儿童肝损害是指各种原因引起肝脏血清学指标异常或肝功能障碍的一种常见疾病。病因多见于病毒感染、细菌感染、支原体感染、弓形虫感染、药物性损害、胆源性、遗传代谢性疾病等。轻者仅表现为肝功能轻度改变,重者则可发生肝衰竭,严重影响儿童的身体健康和生长发育。

一 病例介绍

患儿,男,1岁1个月,11.5 kg。

主诉:肝功异常9日。

现病史:患儿11日前因发热伴咳嗽于当地医院住院治疗7日,9日前查肝功示 ALT 102 U/L,AST 114 U/L,给予"抗感染,口服复方甘草酸苷片"等对症治疗后,咳嗽好转,肝功异常无好转,2日前复查,ALT 193 U/L,AST 152 U/L。为进一步系统诊治,我院以"肝损害"收住院,患儿病后精神、饮食、睡眠可,大、小便正常。

既往史:健康。

家族史:无特殊。

个人史:无特殊。

【查体】体温36.7℃;心率130次/min;呼吸29次/min;血压82/52 mmHg。一般情况及精神可,双肺呼吸音粗。余未见异常。

【辅助检查】

1. 入院前9日

肝肾功:ALT 102 U/L,AST 114 U/L。

2. 入院前2日

ALT 193 U/L,AST 152 U/L。

【入院诊断】肝损害。

二 治疗经过

患儿初始治疗方案如表6-2。

表6-2 患儿初始治疗方案

药品名称	溶媒	用量	给药途径	给药频次
甘草酸单铵半胱氨酸氯化钠注射液	/	100 mL	静脉滴注	每日1次

续 表

药品名称	溶媒	用量	给药途径	给药频次
脂溶性维生素(Ⅰ)	5%葡萄糖注射液50 mL	1支	静脉滴注	每日1次
酪酸梭菌活菌散	/	0.5 g	口服	每日3次

入院治疗第2日，患儿无发热，无皮肤黄染。精神、饮食可，大小便正常。ALT 173 U/L，GGT 30 U/L，AST 149 U/L；血浆氨测定：31.0 μmol/L；凝血筛选试验Ⅱ纤维蛋白原(stago)：1.66 g/L。维持原有治疗方案。

入院治疗第3日，患儿偶有咳嗽，每日2～3次，2～3声/次。EB病毒测定：EB病毒衣壳抗原IgG抗体阳性(+)，EB病毒衣壳抗原IgM抗体阳性(+)，EB病毒衣壳抗原IgG抗体(低亲和力)阳性(+)；新型冠状病毒核酸阳性；巨细胞病毒抗体IgM弱阳性(±)。患儿偶有咳嗽，予加布地奈德(雾化吸入，每次1 mg，每日2次)、乙酰半胱氨酸(雾化吸入，每次0.3 g，每日2次)雾化止咳祛痰，口服氨溴特罗口服液(口服，每次5 mL，每日2次)止咳，余维持原有治疗方案。

入院治疗第4日，患儿EB病毒核酸及抗体阳性，考虑本次肝损害可能由感染和药物引起，加用注射用阿昔洛韦(静脉滴注，每次0.11 g，每日3次)抗病毒，余维持原有治疗方案。

入院治疗第8日，患儿阵发性咳嗽较前明显减少，自诉咳嗽时痰响较前减少。

入院治疗第10日，患儿偶有咳嗽，无鼻阻、流涕，精神、饮食可，大小便正常。丙氨酸氨基转移酶：45 U/L，直接胆红素：4.0 μmol/L；余项正常。现病情明显好转，准予以出院。

【出院诊断】① 肝损害。② EB病毒感染。③ 巨细胞病毒感染。

三 治疗方案分析及药学监护

(一)治疗药物分析

儿童肝损害的治疗主要以针对原发病进行抗病毒、抗感染、退黄、调节免疫力等和保肝治疗及对症治疗,以促进肝损害尽早恢复,防止肝损害的重症化或慢性化,降低全因或肝脏相关死亡风险。

1. 保肝药

患儿入院时的肝功能检查显示,ALT>5×正常值上限(ULN)、天冬氨酸氨基转移酶>2×ULN,需行降酶保肝治疗。甘草酸制剂是当前肝病领域中用于抗炎保肝治疗的一线药物之一,其中,甘草酸单铵半胱氨酸是由甘草酸单铵和盐酸半胱氨酸组成的复方制剂,具有抗肝中毒,降低丙氨酸氨基转移酶、恢复肝细胞功能的作用。根据甘草酸单铵半胱氨酸氯化钠注射液在儿童中的真实世界研究显示,>1~3岁儿童,单次用药剂量为50~100 mL的治疗总有效率约为90%。该患儿为1岁1个月,医嘱给予每次100 mL,每日1次,疗程9日,9日后肝酶显著下降,治疗有效。

2. 脂溶性维生素

脂溶性维生素在体内吸收后主要贮存在肝脏,当肝脏受损时易引起机体缺乏。多种脂溶性维生素可促进肝细胞的修复与再生,在促进肝功能的恢复、延缓肝硬化进展方面发挥着重要作用。维生素D与自身免疫性疾病、炎症、抗肝脏纤维化有关;维生素A、E可减轻肝损害、促进肝功能恢复;维生素K可调节免疫功能、促进肝脏再生、保护肝脏。注射用脂溶性维生素(Ⅰ)为复方制剂,内含维生素A、维生素D_2、维生素E、维生素K_1,在肝损害患儿中进行补充,一方面可预防脂溶性维生素缺乏引起的相关症状,另一方面可辅助治疗肝损害。

3. 益生菌

肠道菌群与肝病密切相关,肝病患者普遍存在肠道菌群紊乱、有益菌数量减少的现象,及时改善或调整肠道菌群有助于控制肝病的进程,促进肝功能恢复。酪酸梭菌活菌散为酪酸梭菌活菌(芽孢)制剂,能恢复肠道菌群平衡、免疫功能和正常的生理功能。其说明书示儿童口服每次1袋(0.5 g),每日2~3次,用温开水冲服。

4. 抗病毒药物

病毒感染是引起肝损害的主要原因之一,其中巨细胞病毒、EB病毒感染较常见。治疗原发疾病对肝损害的治疗非常关键,患儿入院后病原学检查显示存在巨细胞病毒、EB病毒感染,需行抗病毒治疗。阿昔洛韦为抗DNA病毒药物,可抑制被EB病毒、巨细胞病毒感染的细胞DNA合成,临床上主要用于巨细胞病毒感染、单纯疱疹病毒感染等的治疗,根据《抗病毒药物在儿童病毒感染性呼吸道疾病中的合理应用指南》,小儿剂量为 10 mg/kg,每日 3 次。该患儿 11.5 kg,医嘱给予静脉滴注每次 0.11 g,每日 3 次,用药合理。

(二) 药学监护

1. 保肝药的药学监护

甘草酸单铵半胱氨酸常见不良反应为食欲不振、恶心、呕吐、腹胀,皮肤瘙痒、荨麻疹、口干、水肿、头痛、头晕、心悸及血压增高等,一般较轻,不影响治疗。可出现低血钾症,血压上升,钠及体液潴留、浮肿、尿量减少、体重增加等假性醛固酮增多症状,在治疗过程中应定期监测血压、血清钾、钠浓度,如出现高血压、水钠潴留、低血钾等异常情况时应适当减量或停药。

2. 脂溶性维生素药学监护

注射脂溶性维生素(Ⅰ):本药内含维生素 K_1,有对抗香豆素类抗凝血剂的作用,故不宜合用。用前 1 h 配制,24 h 内用完。可能会发生严重的过敏反应,使用时应加强监护。使用中若出现呼吸困难、呼吸急促、胸闷、心慌、心率加快等,应马上停用,并采取相应的治疗措施。脂溶性维生素对人体有潜在毒性,因此在补充过程中应积极监测血清维生素水平和凝血酶原时间,根据患儿病情适当调整剂量,及时处理可能的不良反应。

3. 抗病毒药物的药学监护

阿昔洛韦可引起急性肾功能衰竭。肾损害患者接受阿昔洛韦治疗时,可造成死亡。应用时,需仔细观测有无肾功能衰竭征兆和症状(如少尿、无尿、血尿、腰痛、腹胀、恶心、呕吐等),并监测尿常规和肾功能变化,一旦出现异常应立即停药。应避免剂量过大、滴注速度过快、浓度过高,否则可引起急性肾功能衰竭。用药期间应摄入充足的水分,防止药物沉积于肾小管内。儿童应慎用或在密切监测下使用。其余常见不良反应为注射部位炎症或静脉炎、皮肤瘙痒或荨麻疹、皮疹、消化道症状、蛋白尿等。

四 用药指导

维生素 D 滴剂(400 U),每次 1 粒,每日 1 次,长期口服。若出现食欲减退,甚至厌食、烦躁哭闹,多汗、恶心、呕吐、腹泻或便秘,烦渴、尿频、夜尿多,头痛等应及时就医。

第三节 幼儿腹泻

幼儿腹泻是一组由多种病原体、多因素引起的以大便次数增多和性状改变为特点的消化系统疾病,是导致儿童患病和死亡的主要原因之一,也是儿童营养不良的重要原因。

一、病例介绍

患儿,男,1岁1个月,9.3 kg。

主诉:腹泻4日,呕吐2日。

现病史:4日前患儿出现腹泻,为黄绿色稀水样便,每日2~11次,每次量中等,可见黏液,无未消化物,未见明显脓血及果酱样便,2日前出现呕吐,呕吐物为胃内容物,量不等,非喷射性,无胆汁及咖啡渣样物,无腹胀,无嗳气、反酸等,病后于当地县医院住院治疗2日,完善相关检查,诊断为"① 幼儿腹泻。② 代谢性酸中毒并呼吸性碱中毒失代偿期。③ 乳酸性酸中毒。④ 急性支气管炎"等,给予对症治疗,具体不详。患儿病情无明显好转,仍有腹泻。2日前至门诊就诊,考虑为"腹泻病,脱水,酸中毒",给予"西咪替丁、补液、蒙脱石散、秋泻灵、酪酸梭菌三联活菌散、口服补液盐"等对症支持治疗,今日复诊,为系统诊治,门诊以"幼儿腹泻"收住院。患儿病后精神、睡眠、饮食欠佳,小便正常。体重无明显变化。

既往史:无特殊。否认肝炎、结核、伤寒等传染病接触史,否认遗传病史,否认食物及药物过敏史。

家族史:无特殊。家中无类似本病者。

个人史:无特殊。

【查体】体温:36.5℃;心率:122次/min;呼吸:27次/min;血压:89/54 mmHg。一般情况及精神欠佳,急性病容。查体时烦哭,哭时泪少。皮肤弹性欠佳,颜面部见散在少许红色皮疹,部分高出皮面。口唇稍干,舌津液稍少。腹软,不胀,肠鸣音活跃,6~8次/min。

【辅助检查】入院前3日血常规+CRP:白细胞计数:16.11×10^9/L,中性粒细胞百分率:52.3%,淋巴细胞百分率:38.7%,红细胞计数:4.51×10^{12}/L,

血红蛋白:126 g/L,血小板计数:408×10^9/L,CRP:2.8 mg/L。血气分析:pH 7.323;PO$_2$ 77 mmHg;PCO$_2$ 33.3 mmHg,HCO$_3$ 18.3 mmol/L。大便常规:未见异常;隐血(±);铁蛋白,48 ng/mL。诺如、轮状病毒筛查:未见异常。

【入院诊断】① 幼儿腹泻(重型)。② 失代偿性代谢性酸中毒。③ 轻度脱水。

二 治疗经过

患儿初始治疗方案如表6-3。

表6-3 患儿初始治疗方案

药品名称	溶媒	用量	给药途径	给药频次
蒙脱石散	兑水25 mL	1.5 g	口服(空腹)	每日3次
消旋卡多曲颗粒	/	20 mg	口服	每日3次
口服补液盐Ⅲ	1袋兑水100 mL	1袋	口服(分次)	每日1次
赖氨葡锌颗粒	/	2袋	口服	每日2次
布拉氏酵母散剂	/	0.25 g	口服	每日1次
2:3:1	/	200 mL	静脉滴注	每日1次
10%氯化钾注射液		0.5 g	静脉滴注	每日1次

入院治疗第2日,腹泻4次,为黄绿色稀水样便。皮肤弹性欠佳。眼窝无凹陷,舌津液可。咽稍充血,颈软,双肺呼吸音粗。血气分析:酸碱度:7.307,二氧化碳分压:39.6,氧分压:37.5,碳酸氢根:19.2,标准碳酸氢根:18.9,乳酸浓度:4.4;粪便隐血:阳性(+)。

入院治疗第3日,患儿前1日至今腹泻4次,为黄绿色稀糊样便,含水量减少,精神、睡眠、饮食欠佳,小便正常。肥达反应:伤寒杆菌阴性(−);彩超腹腔阑尾:肠腔内容物多,肠腔胀气明显声像图。

入院治疗第4日,患儿前1日解黄色糊状大便3次。粪便培养:未检出沙门菌、志贺菌;未见酵母菌过度生长;未检出铜绿假单胞菌。

入院治疗第 5 日,患儿前 1 日解黄色糊便 2 次,无恶心、呕吐,无腹胀,精神、睡眠、饮食尚可,小便正常。现患儿腹泻好转,一般情况可,予当日出院。

【出院诊断】① 幼儿腹泻(重型)。② 失代偿性代谢性酸中毒。③ 轻度等渗性脱水。

三 治疗方案分析及药学监护

(一) 治疗药物分析

幼儿腹泻的治疗主要是预防和纠正脱水、电解质紊乱、酸碱失衡和对症支持治疗,以维持水、电解质、酸碱平衡和缓解症状。

1. 补液

(1) 口服补液

口服补液是预防和治疗轻、中度脱水的首选方法。目前推荐选择低渗口服补液盐(ORS Ⅲ)或米汤加盐。自患儿腹泻开始就应口服足够的液体以预防脱水,直至腹泻停止。《中西医结合防治小儿腹泻专家共识》和《儿童急性感染性腹泻病诊疗规范(2020 年)》推荐预防脱水的口服补液用量为:每次稀便后,<6 个月患儿每次 50 mL,6 个月至 2 岁患儿每次 100 mL,2～10 岁患儿每次 150 mL,10 岁以上儿童按需随意饮用,对于轻、中度脱水者,口服补液用量(mL)=体质量(kg)×(50～70) mL,4 h 内分次服完后再次评估脱水情况,调整补液方案。该患儿 1 岁 1 个月,医嘱给予口服补液盐Ⅲ,1 袋兑水 100 mL 分次服用,合理。

(2) 静脉补液

静脉补液适用于重度脱水或不能耐受口服补液的中度脱水者。《中西医结合防治小儿腹泻专家共识》建议根据脱水的程度和性质选择等渗性(2∶3∶1 液)或低渗性(4∶3∶2 液)补液方案,患儿有尿时即补充钾,浓度大多为 0.2%,不超过 0.3%。患儿入院前腹泻病程长,腹泻次数多,呈脱水样,伴呕吐,医嘱给予 2∶3∶1 200 mL 静脉补液,10%氯化钾注射液 0.5 g 补钾,以维持水、电解质、酸碱平衡。

2. 止泻药

(1) 蒙脱石散

蒙脱石散为天然蒙脱石微粒粉剂,不仅对消化道内的病毒、病菌及其毒素、气体等有极强的固定、抑制作用,使其失去致病作用,而且对消化道黏膜还具有很强的覆盖保护能力,具有平衡正常菌群和局部止痛作用。常用于儿童急、慢性腹泻。说明书中建议 1～2 岁儿童每日 1～2 袋(每袋 0.3 g),分 3 次服,服用时将蒙脱石散倒入约 50 mL 温开水中混匀快速服完。患儿 1 岁 1 个月,医嘱给予每次 0.15 g 兑水 25 mL,每日 3 次,用法用量合理。

(2) 消旋卡多曲颗粒

消旋卡多曲是一种抑制肠道分泌药物,可选择性、可逆性的抑制脑啡肽酶,从而保护内源性脑啡肽免受降解,延长消化道内源性脑啡肽的生理活性,减少水和电解质的过度分泌。适用于 1 个月以上婴儿和儿童的急性腹泻。说明书中建议 9～30 月龄(体重 9～13 kg)的患儿,每次 20 mg,每日 3 次。该患儿 1 岁 1 个月,9.3 kg,医嘱予每次 20 mg,每日 3 次,合理。

多项研究表明,消旋卡多曲联合蒙脱石散治疗小儿腹泻时,两者可取长补短,提高疗效,促进患儿症状改善,减轻腹泻严重程度。

3. 补锌

锌在肠道中可发挥多重作用,而腹泻可导致锌等微量元素大量丢失。国内外研究表明,补锌治疗可显著降低儿童急性腹泻的严重程度和持续时间、粪便的频率和数量等,有助于改善腹泻患儿临床预后,减少复发。世界卫生组织和联合国儿童基金会及多个指南共识中,也建议在腹泻患儿中进行补锌治疗,并推荐每天补充元素锌:<6 个月患儿,10 mg,>6 个月患儿,20 mg,疗程 10～14 日。该患儿 1 岁 1 个月,医嘱给予赖氨葡锌颗粒每次口服 2 袋(每袋含元素锌 5 mg),每日 2 次,相当于每日给予元素锌 20 mg,合理。

4. 益生菌

儿童腹泻病使用益生菌可以缩短腹泻病程,减少住院时间。《益生菌儿科临床应用循证指南》中推荐使用布拉酵母菌散(证据等级 A)、双歧杆菌三联活菌散(证据等级 A)等。布拉酵母菌散说明书中建议 3 岁以下儿童每次 1 袋,每日 1 次。医嘱予该患儿每次口服 0.25 g,每日 1 次,合理。

(二) 药学监护

1. 补液的药学监护

补液过程中注意监测血糖,避免低血糖;静脉补液时建议每 1～2 h 评估 1 次患儿脱水情况,一旦患儿可以口服,尽量改为口服补液。

2. 止泻药的药学监护

蒙脱石散不良反应有轻微便秘、大便干结。可能影响其他药物的吸收,若需联用应在服用蒙脱石散前 1 h 服用其他药物。

消旋卡多曲不良反应有恶心、皮疹、便秘、嗜睡等。禁用于肝肾功能不全等。可以和食物、水或母乳一起服用,请注意溶解混合均匀。连续服用本品 5 日后,腹泻症状仍持续者应进一步就诊或采用其他药物治疗方案。

3. 益生菌的药学监护

布拉氏酵母菌散是活菌制剂,若经手传播进入血液循环则会有引起全身性真菌感染的危险,故不得用于高危的中央静脉导管治疗的患者。国外个别报道在免疫功能受损或有基础疾病的患者可发生布拉酵母菌或枯草杆菌菌血症,因此,特殊人群使用时应引起重视。

四 用药指导

(1) 赖氨葡锌颗粒:每次 2 袋,每日 2 次,口服 2 周。本品内含金属元素锌,易刺激胃肠道引起呕吐,建议饭后服用以减少对胃肠道的刺激。

(2) 布拉酵母菌散:每次 1 袋,每日 1 次,口服 1 周。将本品倒入少量温水、甜味饮料、奶粉或食物中,混合均匀后服下。本品含活细胞,请勿与超过 50℃ 的热水或冰冻的、或含乙醇(酒精)的饮料及食物同服。为取得速效,最好不要在进食时服用。服药期间若出现发热、呕吐、血便或黏液便时请及时就医。本品应低温、避光保存。

第四节 急性上消化道出血

急性上消化道出血是一种主要表现为呕血、黑便或便血的临床常见的急重症,每年发病率和病死率均较高。由于急性上消化道出血多、发病急,如果止血不及时,则会导致休克,甚至死亡。

一 病例介绍

患儿,男,7 岁 5 个月,21 kg。

主诉:呕吐、腹痛 2 日。

现病史：患儿 2 日前无明显诱因出现阵发性腹痛，以脐周为主，常能自行缓解，疼痛发作无明显规律，多在白天发作，疼痛时伴呕吐，每日呕吐 20 余次，其中 10 余次少量咖啡渣样物质，现呕吐少许胃液，昨日给予"开塞露"通便后，解黑色大便 1 次，病后至当地县医院住院治疗，出院诊断：急性上消化道出血？因患儿仍有呕吐，某儿童医院急诊以"消化道出血？"给予"西咪替丁、维生素 C、维生素 B_6、酚磺乙胺"等输液治疗后，以"消化道出血？"收住院，患儿精神、饮食、睡眠欠佳，大便未解，小便正常。

既往史：3 个月前诊断为"① 食管贲门黏膜撕裂综合征伴出血。② 非萎缩性胃炎伴糜烂。③ 十二指肠炎。④ 轻度营养不良"。否认乙肝结核慢性传染性疾病史，否认药物及针水过敏，否认输血、外伤、手术史。

家族史：否认家族类似疾病史。

个人史：出生时有窒息，生后住院治疗 8 日好转出院。

【查体】体温：36.4℃；心率：90 次/min；呼吸：20 次/min；血压：96/64 mmHg。一般情况及精神欠佳。腹软，脐周有压痛，无反跳痛，胆囊点、麦氏点无压痛，双肾区无叩痛，未扪及包块，未见胃肠型及蠕动波，肠鸣音正常。

【辅助检查】入院前 1 天血常规+CRP：中性粒细胞百分率：75.7%，淋巴细胞百分率：20.2%，余正常。心肌标志物：肌红蛋白，<21 ng/mL；高敏肌钙蛋白，<3 pg/mL。肝肾功+心肌酶+电解质：总胆红素，19.6 μmpl/L；直接胆红素，5.8 μmol/L。凝血筛查：活化部分凝血活酶时间 26.2 s。血气分析：酸碱度，7.402 2；二氧化碳分压，37.658 mmHg；钙离子浓度，1.146 9 mol/L；氯离子浓度，108.33 mol/L。腹部 B 超：① 肠腔胀气，阑尾显示部分粗约 0.40 cm；② 肝、胆、胰、脾、双肾声像图未见明显异常；③ 腹片：腹部未见异常。

【入院诊断】① 上消化道出血。② 腹痛、呕吐原因待查。

二 治疗经过

患儿初始治疗方案如表 6-4。

表 6-4 患儿初始治疗方案

药品名称	溶媒	用量	给药途径	给药频次	备注
维生素 B_6 注射液	5%葡萄糖注射液 250 mL	0.1 g	静脉滴注	立即	
10%氯化钠(浓)		7.5 mL	静脉滴注	立即	
10%氯化钾注射液		0.5 g	静脉滴注	立即	
0.9%氯化钠	/	5 mL	静脉注射	每日1次	冲管
酚磺乙胺注射液	5%葡萄糖注射液 100 mL	0.25 g	静脉滴注	每日1次	
注射用奥美拉唑钠	0.9%氯化钠注射液 100 mL	20 mg	静脉滴注	立即	
小儿复方氨基酸注射液(18AA-I)	/	100 mL	静脉滴注	立即	
熊去氧胆酸胶囊	/	250 mg	口服	每日1次	

入院治疗第2日,患儿前1日时有恶心、呕吐,次数较前明显减少,呕吐物时有少许咖啡渣样物,偶有腹痛,不剧,精神、饮食、睡眠欠佳,大便未解,小便正常。胃十二指肠检查(电子镜):反流性食管炎,胆汁反流性胃炎伴糜烂;肥达反应:阴性。胃镜检查考虑胆汁反流性胃炎伴糜烂,给予口服熊去氧胆酸利胆,患儿现呕吐次数减少,余继续予奥美拉唑抑酸护胃,酚磺乙胺止血,氨基酸营养支持,适当补液等对症支持治疗。

入院治疗第3日,患儿未诉恶心、呕吐,腹痛缓解,精神、饮食、睡眠稍好转。粪便常规+粪便隐血:正常。

入院治疗第4日,患儿腹痛缓解。^{13}C 尿素呼气试验:阴性;动态胃电图:餐前,整体胃胃电节律餐前异常,慢波比为58%,胃窦胃电节律餐前异常,慢波比为56%;餐后,整体胃胃电节律餐后异常,慢波比为50%,胃窦胃电节律餐后异常,慢波比为44%;整体胃餐后/餐前胃电主功率比(PR)>1.0正常,临床主要表现为餐后动力增加,表现为正常。

入院治疗第6日,患儿昨日呕吐胃内容物2次,非喷射性,无咖啡渣样及胆汁样物。

入院治疗第 7 日,患儿未诉恶心、呕吐及腹痛,无腹胀、腹泻,无反酸、嗳气,无鼻衄、皮下出血、牙龈出血,无血尿、血便,无明显盗汗,无抽搐及昏迷、视物模糊等症状,精神、饮食、睡眠可,大小便正常。经治疗患儿腹痛好转,无呕血、呕吐等不适,病情好转,准予出院。

【出院诊断】① 上消化道出血。② 胆汁反流性胃炎伴糜烂。③ 反流性食管炎。

三 治疗方案分析及药学监护

一般性急性上消化道出血量少,生命体征平稳,预后良好。其治疗原则是密切观察病情变化,给予抑酸、止血等对症处理,择期进行病因诊断和治疗。药物治疗仍是急性上消化道出血的首选治疗手段。

(一) 治疗药物分析

1. 抑酸药

抑酸药物能提高胃内 pH,还可促进血小板聚集和纤维蛋白凝块的形成,避免血凝块过早溶解,有利于止血和预防再出血,同时治疗消化性溃疡。《儿童质子泵抑制剂合理使用专家共识(2019 年)》中建议:在明确病因前,静脉使用质子泵抑制剂进行经验治疗。奥美拉唑是有效的抑酸止血药物之一。该共识推荐治疗儿童消化道出血时,奥美拉唑 1~4 mg/(kg·日)(最大不得超过 40 mg/日),间隔 12 h 分次静脉给予,连续 3~5 日,无活动性出血后序贯口服标准剂量 PPIs 直至溃疡愈合。因进食可激活质子泵,一般推荐餐前 30~60 min 给药。该患儿 21 kg,医嘱予注射用奥美拉唑钠 20 mg/次,每日 1 次,合理。

2. 止血药

酚磺乙胺能增强毛细血管抵抗力,降低毛细血管通透性,增强血小板聚集性和粘附性,促进血小板释放凝血活性物质,缩短凝血时间。可用于呕血、尿血等。说明书中推荐儿童剂量为:每次 10 mg/kg。该患儿 21 kg,医嘱给予每次 0.25 g,每日 1 次,合理。

研究显示,奥美拉唑联合酚磺乙胺应用于上消化道出血患者治疗时,可进一步保障治疗效果,加快患者恢复速度,尽快止血,降低再出血率,改善患者凝血功能,提升其免疫功能,同时不良反应发生率低。

3. 利胆药

急性上消化道出血者在行抑酸、止血等对症处理后,应及时治疗原发疾病。该患儿胃镜示胆汁反流性胃炎伴糜烂,而胆汁反流性胃炎的主要症状包括腹痛、恶心、呕吐、胃出血等。因此,该患儿应积极治疗胆汁反流性胃炎。熊去氧胆酸的适应证包括胆汁反流性胃炎,其可使胆汁酸从疏水性转变为亲水性,增加亲水性胆酸的浓度,拮抗疏水性胆酸的细胞毒性,减轻胆汁反流对胃黏膜的损伤,从而发挥治疗胆汁反流性胃炎的作用。

(二) 药学监护

1. 抑酸药的药学监护

肝肾功能减退时,需要考虑PPIs的选用及剂量调整。PPI临床常见不良反应包括头痛、胃肠道症状(腹泻、恶心、胃肠胀气、腹痛、便秘)、口干、关节痛、肌痛、肌无力、间质性肾炎、视力模糊、过敏症、全血细胞减少、血小板减少、粒细胞缺乏症、肝功能障碍等。长期使用PPIs(6个月以上)应警惕可能相关的潜在不良影响,包括肾脏疾病、骨折、心肌梗死、小肠细菌过度生长、自发性细菌性腹膜炎、萎缩性胃炎、低镁血症、艰难梭状芽孢杆菌感染、肺炎、维生素B_{12}和铁吸收不良、肿瘤等。注射用PPIs应使用终端过滤器进行注射给药,使用全程中需密切观察外观,一旦出现颜色明显变化应及时停用。

2. 止血药的药学监护

酚磺乙胺可能会出现头痛、恶心、呕吐、皮疹、短暂性低血压等不适症状,偶有发生过敏性休克的报道。有血栓形成史的慎用,切忌在使用前应用高分子量血浆扩充剂。可与维生素K注射液混合使用,但不可与氨基己酸注射液混合使用。右旋糖酐抑制血小板聚集,延长出血时间,与本品拮抗。

3. 利胆药的药学监护

熊去氧胆酸常见不良反应为稀便或腹泻,可进行补充液体和电解质等对症治疗;偶见严重的右上腹疼痛、胆结石钙化、过敏反应等。

4. 维生素B_6的药学监护

维生素B_6用于维生素B_6缺乏的预防和治疗,防治异烟肼中毒;也可用于妊娠、放射病及抗癌药所致的呕吐。使用时应特别注意它的配伍禁忌,如与奥美拉唑配伍时可发生明显的外观颜色变化,由浅黄褐色逐渐变为深黑褐色。因此,在输注时应合理安排输液顺序,并行冲管处理,输液过程密切观察患儿情况。

四 用药指导

(1) 熊去氧胆酸胶囊:每次1粒,每晚1次,服用8天。晚上睡前用水吞服,必须定期服用。若在服药期间患儿出现腹泻并加重,需服用蒙脱石散等能与熊去氧胆酸结合的药物时,两药应间隔2 h以上服用。

(2) 奥美拉唑肠溶片(每片10 mg):每次2粒,晨起顿服,服用2周。本品为肠溶片,不可咀嚼或压碎,会破坏药片结构,影响疗效,应整片吞服或将其分散于水或果汁等微酸液体中30 min内服用。

第七章

免疫性和免疫相关性疾病的药物治疗

第一节 川 崎 病

川崎病(Kawasakidisease,KD)又称皮肤黏膜淋巴结综合征,1967年日本kawasaki首次报道。是一种以全身性中、小动脉炎性病变为主要病理改变的急性发热出疹性疾病。以发热伴皮疹、指/趾红肿和脱屑、口腔黏膜和眼结膜充血及颈淋巴结肿大为临床特征,部分患儿可出现冠状动脉瘤或冠状动脉扩张,是儿童时期一种急性自限性血管炎。

诊断标准:发热≥5日,且4条主要临床特征:① 多形性皮疹;② 手足硬肿或指/趾端膜状脱皮;③ 双侧非渗出性无痛性球结膜充血;④ 颈部淋巴结肿大,直径≥1.5 cm;⑤ 口唇潮红皲裂、草莓舌,口腔黏膜弥漫性发红。

一 病例介绍

患儿,男,2岁3个月,12 kg。

主诉:发热5日,耳后、颈部淋巴结肿大4日,皮疹2日。

现病史:5日前,患儿无明显诱因出现发热,热峰为40.6℃,给予口服"布洛芬、退热栓"体温难降,发热时伴畏寒、寒战,无抽搐、嗜睡及昏迷。4日前患儿开始出现左侧耳后、颈部淋巴结肿大,伴双眼发红,3日前出现双侧上眼睑水肿,2日前面部及全身出现多形样红色皮疹,部分高出皮面,压之褪色,皮疹逐渐增多,无抓痕,1日前右足稍肿,无咳嗽,无气促、喘息及呼吸困难,无腹痛、腹泻。后至医院就诊,诊断为"① 急性颈淋巴结炎;② 急性扁桃体炎",给予"炎琥宁、红霉素、头孢呋辛"等治疗2日,患儿病情无缓解,仍反复发热,为进一步诊治,以"川崎病"收入院。病后患儿精神、饮食、睡眠差,小便量稍减少,具体量不详,大便稍稀。

既往史:患儿出生时因① 新生儿吸入性肺炎;② 新生儿高胆红素血症;③ 肾功能异常;④ 新生儿头皮水肿;⑤ 动脉导管未闭(管型);⑥ 房间隔缺损(二孔)住院治疗。

家族史:无特殊。

个人史:出生时有窒息。

过敏史:无特殊。

【查体】体温40.4℃,心率128次/min,呼吸34次/min,血压102/68 mmHg,体重12 kg。一般情况欠佳,下颌、躯干、四肢见充血性斑丘疹,疹间皮肤正常,双侧耳后、颈部可及肿大的淋巴结,大者约1 cm×1 cm,质软,无粘连,表面皮肤正常,颈抵抗(-),双眼结膜充血,眼部无分泌物,口唇无充血、皲裂,杨梅舌(±),咽充血,双侧扁桃体Ⅰ度肿大,无渗出,费柯斑(-),双肺呼吸音粗,未闻及啰音,心律齐,未闻及明显杂音。腹部软,肝、脾未触及,肠鸣音存在,右足轻度硬肿,肛周无脱屑,肢端无发绀及脱屑,卡痕无红肿。

【辅助检查】白细胞计数$10.37×10^9$/L,中性粒细胞百分率75.7%,红细胞计数$4.38×10^9$/L,血红蛋白120 g/L,血小板计数$115×10^9$/L,C反应蛋白104.65 g/L;红细胞沉降率38 mm/H;降钙素原11.44 ng/mL;高敏肌钙蛋白T 18.74 pg/mL;肌红蛋白<21.00 ng/mL;凝血酶原时间(stago) 15.6 s,活化部分凝血活酶时间(stago) 49.9 s。

【入院诊断】黏膜皮肤淋巴结综合征(川崎病)。

二 治疗经过

初始治疗方案见表7-1。

表 7-1 患儿初始治疗方案

药品名称	溶媒	用量	给药途径	给药频次
静注人免疫球蛋白	/	24 g	静脉滴注	每日 1 次
阿司匹林肠溶片	/	0.2 g	口服	每日 3 次

入院第 2 日,患儿仍有发热,热峰 38.6℃,躯干、四肢红色皮疹部分消退。白细胞计数 $5.23×10^9$/L,C 反应蛋白 59.26 mg/L,淋巴细胞百分率 55.60%,中性粒细胞百分率 40.40%,血红蛋白 92.00 g/L,血小板计数 $149.00×10^9$/L;总胆固醇 2.86 mmol/L,甘油三酯 2.42 mmol/L,载脂蛋白 A 0.41 g/L,免疫球蛋白 G 20.97 g/L,免疫球蛋白 M(血清)0.46 g/L。G6PD:2 285 U/L;铁蛋白 751.0 μg/L,白细胞介素-6 38.74 pg/mL;心脏彩超:左冠状动脉主干测值高值,内膜光滑,右冠状动脉显示段未见扩张,内膜光滑。卵圆孔未闭,大小约 2.0 mm,左向右分流,二尖瓣、三尖瓣轻度反流,左室假腱索。彩超体表肿物:① 左侧颈部 Ⅱ 区淋巴结肿大声像图(左侧大者约 2.1 cm×0.7 cm)。② 右侧颈部淋巴结声像图。患儿按照川崎病标准初始治疗结束后 36 h,体温仍高于 38℃,铁蛋白明显升高,血小板计数较前下降,三酰甘油升高,需考虑 IVIG 无应答,警惕川崎病合并巨噬细胞活化、无菌性脑膜炎等疾病。目前继续使用阿司匹林肠溶片 0.2 g,口服,每日 3 次,抗凝、预防血栓形成,加用注射用甲泼尼龙琥珀酸钠 12 mg,静脉滴注,每日 2 次,抗炎。

入院第 3 日,躯干、四肢皮疹消退,查体左侧耳后、颈部淋巴结肿大较前缩小。前 1 日加用甲泼尼龙后患儿未再发热,当日继续予注射用甲泼尼龙琥珀酸钠 12 mg,静脉滴注,每日 2 次,抗炎,阿司匹林肠溶片 0.2 g,口服,每日 3 次,抗凝、预防血栓形成。

入院第 4 日,前 1 日至当日患儿体温稳定,左侧耳后、颈部淋巴结肿大明显缩小。白细胞计数 $4.66×10^9$/L,C 反应蛋白 21.01 mg/L,淋巴细胞百分率 39.50%,中性粒细胞百分率 57.50%,血红蛋白 108.00 g/L,血小板计数 $260.00×10^9$/L;D 二聚体(stago)2.37 μg/mL,纤维蛋白原降解产物(stago)5.86 μg/mL;铁蛋白 426.7 μg/L。血红蛋白、血小板较前上升,铁蛋白较前下降,暂不考虑巨噬细胞活化,病情好转,治疗上继续给予注射用甲泼尼龙琥珀酸钠 12 mg,静脉滴注,每日 2 次,抗炎,阿司匹林肠溶片 0.2 g,口服,每日 3 次,抗凝、预防血栓形成。

入院第 5 日,患儿现体温稳定,左侧耳后、颈部淋巴结肿大明显缩小,皮疹消退,辅助检查无明显异常,一般情况可,达出院标准,当日出院,门诊随诊。出院医嘱:阿司匹林肠溶片(100 mg/片):0.1 g,口服,每日 1 次;醋酸泼尼松片(每片 5 mg):12.5 mg,口服,每日 2 次,口服 1 周后减为 12.5 mg,口服,每日 1 次,再口服 1 周。

【出院诊断】黏膜皮肤淋巴结综合征(川崎病)。

三 治疗方案分析及药学监护

(一) 治疗药物分析

川崎病治疗包括急性期治疗和合并冠脉瘤患儿的恢复期治疗。急性期治疗主要是控制炎症,包括阿司匹林、免疫球蛋白、糖皮质激素等。恢复期治疗主要是抗凝治疗。

1. 阿司匹林

阿司匹林又称乙酰水杨酸,是一种非甾体抗炎药,阻止花生四烯酸的转化,并抑制组胺等炎性物质的释放,有镇痛、抗炎、解热的效果,并能抑制血小板和环氧化酶的结合位点,进而阻止血栓的形成。目前国内外很多研究表明阿司匹林治疗川崎病具有较好的安全性、依从性及良好疗效。根据《阿司匹林在川崎病治疗中的儿科专家共识(2022 年)》推荐:急性期使用阿司匹林 30~50 mg/(kg·日),分 2~3 次口服,至热退 48~72 h 或发病 14 日后改为 3~5 mg/(kg·日),顿服维持。持续口服 6~8 周,发生冠状动脉病变则需口服至冠状动脉正常。

该患儿确诊后,急性期按照阿司匹林肠溶片 0.2 g,口服,每日 3 次,进行抗炎,热退 72 h 后减量至 3~5 mg/kg 顿服抗凝治疗。患儿选药品种、剂量、给药间隔及疗程适宜。

2. 免疫球蛋白

静注人免疫球蛋白可以影响 T 细胞活性并减少引起川崎病的抗体和细胞因子的合成,尽早使用静注人免疫球蛋白减少冠状动脉病变发生率,可将巨大动脉瘤的风险降低到 1%,将冠状动脉瘤的风险从 25% 降低到 5% 以下。根据《川崎病诊断和急性期治疗专家共识(2022 年)》推荐：川崎病明确诊断后,应尽早采用大剂量免疫球蛋白 2 g/kg,静脉输注时间控制在 10～12 h,大体重患儿(如＞20 kg)可采用每日 1 g/kg 的剂量,连续用药 2 日。

该患儿确诊后,及时按照静注人免疫球蛋白 2 g/kg 的单剂量进行治疗,患儿选药品种、剂量、给药间隔及疗程适宜。

3. 糖皮质激素

糖皮质激素一般不作为治疗川崎病的首选药物。因可促进血栓形成,增加发生冠状动脉病变及冠状动脉瘤的风险,影响冠脉病变修复,也不宜单独应用。针对静脉注射人免疫球蛋白治疗无效或存在静脉注射人免疫球蛋白耐药风险的患儿,可考虑早期使用糖皮质激素,并与阿司匹林和双嘧达莫联用。《川崎病诊断和急性期治疗专家共识(2022 年)》推荐糖皮质激素用于川崎病免疫球蛋白无应答的挽救治疗：甲泼尼龙 2 mg/(kg·日),分 2 次静脉滴注,炎性指标正常时逐渐减停；或大剂量甲泼尼龙 10～30 mg/(kg·日)静脉滴注冲击治疗,最大剂量每日 1 g,连用 3～5 日,继之以泼尼松 2 mg/(kg·日)口服,并逐渐减停。

该患儿川崎病标准初始治疗后,考虑免疫球蛋白无应答,警惕川崎病合并巨噬细胞活化等疾病,及时加用注射用甲泼尼龙琥珀酸钠 1 mg/kg,静脉滴注,每日 2 次。该患儿选药品种、剂量、给药间隔及疗程适宜。

(二) 药学监护

1. 免疫球蛋白药学监护

(1) 静注人免疫球蛋白输注过程中会出现一过性头痛、心慌、恶心等不良反应,可能与输注速度或个体差异有关。

(2)《静脉输注免疫球蛋白在儿童川崎病中应用的专家共识(2021 年)》推荐：单剂量静脉注射人免疫球蛋白 2 g/kg 通常在 12～24 h 内静脉滴注给药。初始输注速率为 0.01 mL/(kg·min) 5%静注人免疫球蛋白 30 mg/(kg·h)维持 15～30 min,然后增加至 0.02 mL/(kg·min),若耐受性良好,可调整至 0.04 mL/(kg·min),最后调整至最大速度 0.08 mL/(kg·min)。输注时,应注意输注速度。

(3) 静注人免疫球蛋白中的特异性抗病毒抗体可能会感染活病毒疫苗的免疫应答延迟,因此,使用静注人免疫球蛋白 11 个月内不宜接种麻疹、腮腺炎、风疹和水痘疫苗。

2. 阿司匹林肠溶片药学监护及用药指导

（1）饭前用适量的水送服，必须整片吞服，不得碾碎或溶解后服用。

（2）用药后可能出现：① 胃肠道反应恶心、呕吐、上腹部不适或疼痛，停药后多可消失。长期或大剂量服用可有胃肠道出血或溃疡，用药期间，应注意观察大便的颜色，定期进行大便潜血检验；② 过敏反应：表现为哮喘、荨麻疹、血管神经性水肿或休克，如用药后感觉不适，应及时就诊。

（3）需及时在患儿退热 48～72 h 后，将阿司匹林的剂量降低为 3～5 mg/(kg·日)，顿服维持，停药后，定期复查超声心动图。另外，建议长期服用阿司匹林的儿童接种流感疫苗，以防止患上 Reye 综合征。

3. 糖皮质激素

（1）在儿童川崎病使用糖皮质激素的治疗过程中，应特别注意预防库欣综合征、感染、血栓、骨质疏松、股骨头无菌性坏死、糖尿病、高血压、激素性青光眼、白内障、心动过缓、继发性肾上腺皮质功能不全及生长迟缓等。

（2）对于骨质疏松的防治，建议在应用糖皮质激素治疗期间，每日补充维生素 D 600～800 U 和钙剂 1 000～1 200 mg。

四 用药指导

醋酸泼尼松片：每次 12.5 mg，每日 2 次，口服 1 周后减为每日 12.5 mg，再口服 1 周。在餐前、餐中、餐后立即服用，或与食物或牛奶一起服用，可减轻药物对胃的刺激。用药后可能出现骨质疏松、消化道出血、血压增高、反复呼吸道的感染、眼底发生病变、骨质疏松、股骨头坏死、生长抑制等。如用药后感觉不适，应及时就诊。

出院后注意休息、保暖、适当锻炼，提高机体免疫力，按时服药，不可自行停药减量，如服用以上药物后感觉不适，请及时就诊。出院后 1 周返院复诊，复查血生化、凝血功能、铁蛋白、血常规、心脏彩超等检查，定期复查心脏彩超（出院后 1 个月、2 个月、3 个月、6 个月、1 年、5 年每年各复查 1 次，有冠状动脉瘤者终身复查）。使用丙种球蛋白后 11 个月内不宜接种麻疹、风疹、腮腺炎等疫苗。

第二节 系统性红斑狼疮

系统性红斑狼疮(systemiclupuserythematosus,SLE)是一种系统性自身免疫病,以全身多系统多脏器受累、反复复发与缓解、体内存在以抗核抗体为代表的多种自身抗体为主要临床特点。临床表现多样,除发热、皮疹等共同表现外,因受累脏器不同而表现不同。通常先后或同时累及泌尿、神经、心血管、血液、呼吸等多个系统。中国 SLE 的患病率为 30/10 万～70/10 万,儿童 SLE 占所有 SLE 的 10%～20%。

一、病例介绍

患儿,女,13 岁 7 个月,42 kg。

主诉:发热 8 日,双颊皮疹 1 日。

现病史:患儿 8 日前出现发热,热峰 40.0℃,无寒战、抽搐,无嗜睡、皮疹。伴有右手拇指近端指间关节疼痛,活动稍受限,其他指间关节无疼痛,无瘙痒,局部皮肤无红肿、破溃、皮温升高。诊断"发热待查:川崎病? 系统性红斑狼疮? 噬血细胞综合征? stills病?"予"头孢哌酮钠舒巴坦钠、氨溴索"等治疗,患儿仍有反复发热,且 1 日前无明显诱因出现双颊红色皮疹,似痤疮,压之褪色,部分尖端发白,以"系统性红斑狼疮"收入院,患儿起病后精神、饮食、稍差,大便正常,尿量尿色尚可,无明显泡沫。

既往史:既往常上感、干呕、饮食差;常有双膝关节疼痛病史,可耐受,可自行缓解,未重视;患儿目前为乙肝小三阳。

家族史:无特殊。

个人史:无特殊。

过敏史:无。

【查体】体温 37.6℃,心率 133 次/min,呼吸 23 次/min,血压 104/65 mmHg,体重 40 kg。一般情况欠佳,神清,口唇、面色无发绀,皮肤、巩膜无黄染。双颊可见散在红色皮疹,似痤疮,压之褪色,部分尖端发白,四肢可见散在多形性片状红色皮疹,压之褪色。浅表淋巴结未触及肿大,咽充血,扁桃体Ⅰ度肿大,无渗出。双瞳孔等大等圆,对光反射灵敏。无颈抵抗,三凹征(一),双肺呼吸音粗,未闻及啰音。心律齐,心音有力,未闻及杂音。腹软,无压痛、反跳痛及肌紧张,肝脾右肋下未及,肠鸣音存。神经系统:(一),双膝关节无肿胀,无压痛,活动不受限。

【辅助检查】白细胞计数 $5.33×10^9/L$,C 反应蛋白 24.49 mg/L,淋巴细胞百分率 32.60%,中性粒细胞百分率 59.10%,红细胞计数 $4.17×10^{12}/L$,血红蛋白 84.00 g/L,血小板计数 $367.00×10^9/L$;乙肝病毒表面抗体阳性(+);抗核抗体(ANA)阳性(+),天然 SSA 抗体阳性(+++),重组 Ro-52-抗体阳性(+++),SSB 抗体阳性(+++),抗核抗体滴度 1:1 000;Coomb's 试验:直接抗人球蛋白试验阳性(+),抗-IgG 阳性(+);彩超髋关节、膝关节:双侧膝关节髌上囊滑膜增厚,右侧膝关节髌上囊少量积液声像图。SLEDAI 评分 25 分,提示疾病重度活动。

【入院诊断】系统性红斑狼疮。

二 治疗经过

初始治疗方案见表 7-2。

表 7-2 患儿初始治疗方案

药品名称	溶媒	用量	给药途径	给药频次
醋酸泼尼松片	/	30 mg	口服	每日 2 次
硫酸羟氯喹片	/	100 mg	口服	每日 2 次
维 D_2 磷葡钙片	/	2 粒	口服	每日 2 次

入院第 2 日,右手拇指近端指间关节无明显疼痛、活动受限,双颊可见散在红色皮疹较前稍消退,四肢皮疹基本消退。患儿诊断明确,疾病活动度高,需警惕炎症风暴,会诊建议治疗方案:① 给予大剂量甲泼尼龙琥珀酸钠冲击治疗;② 大剂量激素冲击治疗结束改醋酸泼尼松为 60 mg,每日 1 次,诱导缓解治疗;③ 患儿有头痛、视物不清,考虑神经精神性狼疮,给予环磷酰胺冲击治疗;④ 选

用生物制剂贝利尤单抗/泰它西普治疗原发病。当日开始给予大剂量甲泼尼龙琥珀酸钠(0.5 g)冲击治疗,激素冲击治疗期间停口服醋酸泼尼松,并给予奥美拉唑护胃减轻激素所致消化道不良反应,余治疗继续给予硫酸羟氯喹片100 mg,口服,每日2次,控制皮损、维D_2磷葡钙片2粒,口服,每日2次,预防骨质疏松等对症治疗。

入院第5日,一般情况尚可,患儿大剂量激素冲击治疗后未诉不适。患儿病情平稳,前1日甲泼尼龙琥珀酸钠(0.5 g 3日)冲击治疗结束,当日按序给予环磷酰胺(400 mg)冲击治疗,输液前、后给予碳酸氢钠碱化尿液治疗;余治疗方案不变。

入院第7日,患儿目前大剂量甲泼尼龙琥珀酸钠、环磷酰胺冲击治疗结束,肾脏未累积,现SLEDAI评分25分,提示疾病重度活动,当日按方案予第1剂泰它西普160 mg皮下注射治疗,密观患儿用药后情况,余治疗方案不变。

入院第8日,现患儿本次治疗结束,一般情况尚可,目前未诉特殊不适,生命征平稳,病情好转,准予出院。

出院医嘱:每周1次泰它西普160 mg皮下注射治疗,2周后返院评估行大剂量甲泼尼龙琥珀酸钠冲击治疗。

【出院诊断】系统性红斑狼疮。

三 治疗方案分析及药学监护

(一) 治疗药物分析

儿童系统性红斑狼疮治疗原则为早期、规范、个体化治疗,最大限度改善和延缓脏器损伤,减少药物不良反应,加强随访,改善预后。其治疗包括诱导缓解和维持治疗2个阶段,诱导缓解主要在开始治疗的前6个月,如果治疗顺利,患儿将进入维持治疗阶段。目前,儿童系统性红斑狼疮的治疗药物包括糖皮质激素(简称激素)、抗疟药、免疫抑制剂和生物制剂等。

1. 抗疟药物

抗疟药物是治疗系统性红斑狼疮患儿免疫治疗方案的基础用药。羟氯喹是经典的抗疟药,对控制皮肤损害、光敏感及关节症状有较好的效果,如与激素同时应用,有助于激素减量。《中国儿童系统性红斑狼疮诊断与治疗指南(2021

年)》：若无禁忌，所有患儿需加用羟氯喹全程治疗，剂量为 5 mg/(kg·日)，可 1 次或分 2 次服用。该患儿入院确诊后，及时口服硫酸羟氯喹片 100 mg，每天 2 次，控制皮损。该患儿药品选用、剂量、间隔和疗程等均适宜。

2. 糖皮质激素

糖皮质激素是儿童系统性红斑狼疮的主要药物。《中国儿童系统性红斑狼疮诊断与治疗指南》建议：对于重度活动的系统性红斑狼疮患儿，建议使用激素[≥1.0 mg/(kg·日)]泼尼松或等效剂量的其他激素，最大剂量不超过每日 60 mg 联合免疫抑制剂或生物制剂进行治疗，病情严重者可采用激素冲击治疗。患儿入院后确诊系统性红斑狼疮，且为重度活动，及时用醋酸泼尼松片 60 mg(口服，每日 2 次)进行诱导缓解，入院第 2 日，结合患儿有头痛、视物不清，考虑神经精神性狼疮，且重度活动，需警惕炎症风暴，予以大剂量甲泼尼龙琥珀酸钠(0.5 g)冲击治疗(期间停用口服醋酸泼尼松片)，大剂量激素冲击治疗结束改醋酸泼尼松为 60 mg(口服，每日 2 次)。诱导缓解治疗，激素治疗期间予维 D_2 磷葡钙片 2 粒(口服，每日 2 次)。预防激素诱发的骨质疏松，奥美拉唑护胃减轻激素所致消化道不良反应。该患儿药品选用、剂量、间隔和疗程等均适宜。

3. 免疫抑制剂

免疫抑制剂对系统性红斑狼疮的活动控制不如糖皮质激素迅速，因此，不提倡作为治疗系统性红斑狼疮的单一或首选药物。常用免疫制剂为环磷酰胺、霉酚酸酯、钙调磷酸酶抑制剂(他克莫司、环孢素)和甲氨蝶呤等，其选取应依据患儿的脏器受累情况、疾病活动度以及药物安全性等因素进行综合考虑。《中国儿童系统性红斑狼疮诊断与治疗指南(2021 年)》推荐：对于重度神经精神系统性红斑狼疮患儿，建议诱导缓解期使用激素冲击联合环磷酰胺，环磷酰胺常用剂量为 8~12 mg/(kg·日)，每 2 周连用 2 日为 1 个疗程，6 个疗程。患儿神经精神系统性红斑狼疮，重度活动，故在诱导缓解期使用激素冲击联合环磷酰胺，使用方法为静脉滴注环磷酰胺 400 mg 每日 1 次，连续使用 2 日，输液前、后给予碳酸氢钠碱化尿液治疗。该患儿药品选用、剂量、间隔和疗程等均适宜。

4. 生物制剂

近年来，生物制剂也为儿童系统性红斑狼疮的治疗带来了新突破，《中国儿童系统性红斑狼疮诊断与治疗指南(2021 年)》推荐：对于中重度或难治性系统性红斑狼疮患儿，可考虑在激素和(或)免疫抑制剂的基础上联合生物制剂进行治疗,可能有益于改善患儿生活质量,降低复发率和远期死亡率。

目前,常用的药物有贝利尤单抗、利妥昔单抗、泰它西普等。贝利尤单抗已批准用于5岁及以上系统性红斑狼疮患儿,通常用于中度活动性患儿;利妥昔单抗是一种人鼠嵌合的抗CD20单克隆抗体,可用于肾脏、血液及神经系统受累者,也可用于重度或难治性系统性红斑狼疮患儿的治疗;泰它西普是中国自主研制的新一代系统性红斑狼疮双靶点生物制剂,国家药监局批准上市,成为全球首个拥有系统性红斑狼疮适应证的"双靶点"生物制剂,适用于在常规治疗上仍有高疾病活动性、自身免疫抗体阳性的系统性红斑狼疮患者,其给药方便,短期不良反应少,可以降低疾病活动并助减激素。我国复旦大学附属儿科医院在国内外首次报道了泰它西普在9~17岁活动性、难治性儿童系统性红斑狼疮中的使用,结果发现,在15例难治性儿童系统性红斑狼疮患者中,使用泰它西普(160 mg/80 mg皮下注射,每周1次)后疾病活动性可在较短时间内得到改善或控制,激素可以较快进行减量,或避免激素再加量,所有15例系统性红斑狼疮患者观察期间的药物留存率为100%,无一例由于药物不良反应或给药困难所导致的自行停药。

结合该患儿情况,给予泰它西普160 mg皮下注射,每周1次治疗,首次治疗后患儿无不适症状。该患儿药品选用、剂量、间隔和疗程等均适宜。

(二)药学监护

1. 抗疟药物药学监护及用药教育

(1)硫酸羟氯喹片用药1~2个月疗效达到高峰。由于本药有蓄积作用,可沉积于视网膜的色素上皮细胞,引起视网膜变性而造成失明,因此,开始服用及此后每4~6个月,需要进行全面眼科检查。

(2)用药期间不能自行增加或减少本药的剂量、停药。每次服药应同时进餐或饮用牛奶。用药后可能出现视野缺损、光晕、视物模糊、畏光、皮疹、瘙痒、皮肤黏膜变色等不良反应。如用药后感觉不适,应及时就诊。

2. 糖皮质激素药学监护及用药建议

(1)注射用甲泼尼龙琥珀酸钠:不良反应随着用药剂量增加而增多,短期不良反应主要包括呕吐、行为改变和睡眠障碍,长期可导致患儿代谢紊乱、眼部(包括青光眼、白内障等)和肌肉骨骼系统(包括骨质疏松、股骨头坏死、生长抑制等)损伤,继发感染风险增加。用药期间,应尽早开始骨质疏松的监测评估,及时补充维生素 D 及钙剂以预防激素骨质疏松,并常规使用胃黏膜保护剂或抑酸药以预防消化性溃疡的发生,同时,需注意监测血压、白细胞计数、肝肾功能、血电解质、血糖和凝血功能等指标及定期到眼科检查。

(2) 醋酸泼尼松片:口服,每次 60 mg,每日 1 次。在餐前、餐中、餐后立即服用,或与食物或牛奶一起服用,可减轻药物对胃的刺激。用药后可能出现骨质疏松、消化道出血、血压增高、反复呼吸道的感染、眼底发生病变、骨质疏松、股骨头坏死、生长抑制等。如用药后感觉不适,应及时就诊。

3. 免疫抑制剂药学监护

(1) 环磷酰胺主要不良反应:胃肠道不适,如恶心、呕吐等,部分患儿可发生感染、肝肾功能损伤、骨髓抑制、性腺抑制、出血性膀胱炎等。

(2) 使用环磷酰胺过程中需密切监测血白细胞数量和尿常规,第 1 个月时每周 1 次,第 2~3 个月时每 2 周 1 次,之后每月 1 次。尤其需注意监测血尿。出现低蛋白血症后应减少环磷酰胺剂量。

(3) 环磷酰胺与多种药物间存在相互作用,使用期间,应尽量避免接种疫苗。

4. 生物制剂药学监护

(1) 泰它西普每周给药一次。最常见不良反应为上呼吸道感染、注射部位各种反应(瘙痒、肿胀、皮疹、疼痛、红斑等)。

(2) 用药期间,出现以下情况患儿需停止用药:① ALT≥3X 正常值上限(ULN)且胆红素≥2XULN;② ALT≥8XULN;③ ALT≥5XULN 且<8XULN,持续时间≥2 周;④ ALT≥3XULN,如果伴有肝炎或过敏反应症状的出现或加重,如乏力、恶心、呕吐、上腹痛、发热、皮疹或嗜酸性细胞增多等;⑤ 严重的感染(由医生判定的严重感染);⑥ 连续 2 次中性粒细胞计数$<1\times10^9$/L;⑦ 连续 2 次血小板计数$< 50\times10^9$/L;⑧ 连续 2 次血红蛋白值≤8.0 g/dL。

四 用药指导

维 D_2 磷葡钙片(60 粒/瓶):每次 2 粒,每日 2 次,嚼后服用,用药后可能会出现便秘、腹泻、持续性头痛、食欲减退、口内有金属味、恶心呕吐、口渴、疲乏、无力。如持续不能缓解,应及时就诊。

出院后需按时服药,用药期间严禁私自减药或停药;均衡饮食,避免芹菜等感光食物;养成良好的作息习惯,日常生活注意防晒。如服用以上药物后感觉不适,请及时就诊。2周后复查,不适随诊。

第三节 幼年特发性关节炎

幼年特发性关节炎(juvenile idiopathic arthritis,JIA)是儿童时期常见的结缔组织病,以慢性关节滑膜炎为主要特征的一种全身性疾病。2001年国际风湿病学会联盟将16岁以下不明原因持续6周及以上的关节肿胀、疼痛、活动受限,除外其他已知病因疾病的一类疾病归为JIA。除外标准:① 银屑病或一级亲属患银屑病;② 男孩6岁以上起病,HLA-B27阳性;③ 强直性脊柱炎、肌腱附着点炎症、炎症性肠病性关节炎、Reiter综合征、急性前色素膜炎,或一级亲属患以上任一疾病;④ 类风湿因子IgM 2次阳性,间隔3个月以上;⑤ 全身型JIA表现。

一 病例介绍

患儿,男,10岁9个月,29.5 kg。

主诉:反复右踝及左膝关节肿痛1年余,再发半个月余。

现病史:患儿3个月前无明显诱因出现右侧踝关节肿痛,未予重视,2周后左膝关节液出现肿痛,当地医院行X线片检查未见异常,后自行回家服用双氯芬酸钠止痛治疗好转。后反复出现右侧踝关节和左膝关节肿痛,诊所输液治疗5日稍好转。1个月前患肢肿胀、疼痛明显加重,无发热、无咳嗽、咳痰,无恶心、呕吐、腹泻等,就诊于当地医院,完善右踝关节和左膝关节MRI提示:右踝关节积液,周围软组织高信号;左膝部前交叉韧带损伤,髌上囊积液,滑膜组织高信号等,考虑炎性病变及损伤,以"右踝关节和左膝关节肿痛查因"收入院。

既往史:无特殊。

家族史:无特殊。

个人史:无特殊。

【查体】 体温36.6℃,心率97次/min,呼吸22次/min,体重29.5 kg。患儿脊柱未见异常,双下肢不能负重,右侧踝关节明显肿胀,无开放性伤口,局部皮肤无青紫,触痛明显,内侧为重,右踝关节屈伸活动障碍,足趾活动正常,末梢循环好,感觉正常,足背动脉搏动可扪及;左膝关节稍肿胀,无开放性伤口,局部皮肤无青紫,髌骨上极触痛明显,膝关节屈伸活动障碍,末梢循环好,感觉正常,足背动脉搏动可扪及;其余肢体及关节无红肿、压痛及畸形,运动功能正常,关节活动无受限。四肢肌张力正常,肌力正常。无杵状指,无手镯征,甲床正常。

【辅助检查】B超提示右踝关节积液,周围组织增厚;左膝关节髌上囊积液,周围组织增厚。

【入院诊断】① 右踝关节肿痛。② 左膝关节肿痛。

二 治疗经过

该患儿入院后完善相关检查,双下肢不能负重,右侧踝关节明显肿胀,触痛明显,内侧为重,右踝关节屈伸活动障碍;抗核抗体(样本:血清):抗核抗体(ANA):弱阳性(±);CT:右侧胫骨近端内缘局部骨皮质缺损,性质待定,左侧膝关节、踝关节周围软组织肿胀,关节腔积液征象,右膝关节关节腔少量积液可能;左膝关节 MRI 平扫:右足多发异常信号,以第 2 跖骨为著,炎症所致可能,右侧踝关节腔、左侧髌上囊少量积液。追诉患儿病史达 3 个月余,磁共振提示左侧膝关节、踝关节、右膝关节、右踝关节及左手第 4 掌骨均有炎症信号,受累关节>4 个,现诊断:幼年型特发性关节炎(多关节型)。

入院第 1 日,予加用布洛芬口服止痛。

入院第 2 日,患儿关节疼痛明显,布洛芬止痛效果欠佳,调整为双氯芬酸钠肠溶片口服止痛。患儿目前诊断明确:幼年型特发性关节炎(多关节型),予以双氯芬酸钠肠溶片联合甲氨蝶呤片口服治疗。经治疗,该患儿右踝及左膝关节疼痛仍明显,活动仍受限,加用生物制剂阿达木单抗皮下注射治疗。治疗方案见表 7-3。

表 7-3 患儿入院期间治疗药物

药品名称	溶媒	用量	给药途径	给药频次
双氯芬酸钠肠溶片	/	25 mg	口服	每日 2 次
甲氨蝶呤片	/	12.5 mg	口服	每周 1 次

续　表

药品名称	溶媒	用量	给药途径	给药频次
叶酸片	/	5 mg	口服	每周1次
阿达木单抗	/	40 mg	皮下注射	每2 h 1次

出院后嘱家属相关出院注意事项,规律服药,定期随访。

【出院诊断】幼年型特发性关节炎(多关节型)。

三　治疗方案分析及药学监护

(一) 治疗药物分析

根据《中国幼年皮肌炎诊断与治疗指南(2022年)》,JIA的药物治疗包括非甾体抗炎药(non-steroidal antiinflammatory drugs,NSAIDs)、改善病情抗风湿药(disease-modif-ying anti-rheumatic drugs,NMARDs)、生物制剂。

1. NSAIDs

NSAIDs是减轻所有JIA患儿关节炎症的首选药物,可缓解急性症状和体征,如疼痛、炎症、肿胀和关节挛缩,多用于疾病初期或复发时(表7-4)。

表7-4　儿童常用NSAIDs

药品名称	开始年龄	剂量[mg/(kg·日)]	用法	最大量(mg/日)
布洛芬	6个月	30~40	3~4次/日	1 200
双氯芬酸钠	6个月	1~3	3次/日	150
萘普生	2岁	10~15	2次/日	400
塞来昔布	2岁	6~12	2次/日	400

对于NSAIDs的选择因人而异,每个个体对NSAIDs的疗效反应并不一致,如果用药无效时,可换用另一种NSAIDs可能会有效,但避免2种NSAIDs同时应用,以免增加其不良反应。布洛芬为最常用的NSAIDs,胃肠道不良反应轻

微,轻易耐受。

该患儿首选布洛芬口服止痛,经治疗后关节疼痛仍明显,布洛芬止痛效果欠佳,调整为双氯芬酸钠肠溶片口服止痛。药物选择以及用法和用量适宜。

2. NMARDs

NMARDs 的合理选择及应用是治疗 JIA 的关键。常用 NMARDs 包括:甲氨蝶呤($10\sim15$ mg/m^2,口服,每周 1 次,24 h 后服用叶酸 5 mg)、环孢素 A($2\sim3$ mg/kg,分 2 次服用,可单用或与甲氨蝶呤配合使用)、来氟米特(体重<20 kg:10 mg,口服,隔日 1 次;体重 $20\sim40$ kg:10 mg,口服,每日 1 次;体重>40 kg:$10\sim20$ mg,口服,每日 1 次)。甲氨蝶呤是治疗 JIA 的首选药物。该患儿选用甲氨蝶呤联合双氯芬酸钠肠溶片治疗,药物选择、用法用量适宜。

3. 生物制剂

生物制剂用于 NMARDs 不能缓解病情或药物不耐受的 JIA 患儿,可单用或与 NMARDs 联合治疗。用于治疗 JIA 的生物制剂包括白介素(interleukin,IL)-1 受体拮抗剂、IL-6 受体拮抗剂、肿瘤坏死因子(tumor necrosis factor,TNF)-α 拮抗剂等,目前国内 IL-1 受体拮抗剂在开展临床试验,已投入临床使用的 TNF-α 拮抗剂包括:阿达木单抗(体重 $10\sim30$ kg:20 mg 皮下注射每 2 周 1 次;体重>30 kg:40 mg 皮下注射每 2 周 1 次)、英夫利昔单抗(每次 $3\sim6$ mg/kg,静脉滴注 0、2、6 周及以后每隔 8 周使用,总疗程 $6\sim12$ 个月);IL-6 受体拮抗剂:托珠单抗[$8\sim12$ mg/(kg·次),静脉滴注,每 4 周 1 次]。上述生物制剂使用后仍高度活动,或有预后不良因素,可试用利妥昔单抗治疗,375 mg/(m^2·次),每 4 周 1 次。常选用 TNF-α 拮抗剂,如果 TNF-α 拮抗剂未取得预期疗效,可转换使用其他生物制剂。生物制剂治疗 JIA 患儿应至少持续至临床缓解后 2 年。

该患儿经甲氨蝶呤联合双氯芬酸钠肠溶片治疗后,评估疗效右踝及左膝关节疼痛仍明显,活动仍受限,加用生物制剂阿达木单抗皮下注射治疗,药物选择、用法用量适宜。

每 3 个月评估一次疗效,作为调整治疗方案的依据。

(二)药学监护及用药教育

1. 双氯芬酸钠肠溶片的药学监护及用药教育

(1) 本药应整片吞服、不可分割或嚼碎,空腹服用,食物可影响胃酸分泌,加快肠溶片的溶解,增加药物对胃黏膜的刺激。

(2) 不良反应:恶心、腹泻、腹痛、头晕、头痛、皮疹;还可能影响肝肾功能和血液系统功能、诱发或加重高血压。用药期间需定期监测肝肾功能、血细胞计数、血压。

(3) 与糖皮质激素、来氟米特、甲氨蝶呤合用可加重胃肠道不良反应。

2. 甲氨蝶呤片的药学监护及用药教育

(1) 空腹口服(餐前至少 1 h 或餐后 2 h),每周一次,不要与富含牛奶的食物一起服用。

(2) 不良反应:不同程度胃肠道反应、一过性氨基转移酶升高、胃炎和口腔溃疡、贫血、粒细胞减少等。长期使用增加发生肿瘤的风险。小剂量叶酸可预防甲氨蝶呤的胃肠道反应和肝功能损害等不良反应,但应在甲氨蝶呤用药 24 h 后口服叶酸片 5 mg。

(3) 用药期间需监测血细胞计数、肝肾功能、血清尿素氮、血清肌酸酐等。

3. 阿达木单抗的药学监护

(1) 皮下注射:药物注射应于大腿前部或下腹部注射,不得在疼痛、瘀斑、发红、硬结、有瘢痕的皮肤区域注射;注射前于室温放置 15~30 min。

(2) 不良反应:普通感染(鼻咽炎、上呼吸道感染和鼻窦炎)、注射部位反应(红斑、瘙痒、出血、疼痛或红肿)、头痛和骨骼肌肉疼痛,偶见结核及机会致病菌感染。

(3) 治疗前和治疗期间应评估患儿是否有活动性结核和潜伏性感染、监测血细胞计数、肝功能等。

第四节 过敏性紫癜

过敏性紫癜是儿童时期最常见的血管炎之一,是一种侵犯皮肤和其他器官细小动脉和毛细血管的过敏性血管炎,以非血小板减少性紫癜、关节炎或关节痛、腹痛、胃肠道出血及肾脏损害为主要临床表现。本病多发生于学龄期儿童,研究表明,约 90% 的过敏性紫癜患者年龄在 10 岁以下,平均发病年龄为 6 岁,1 岁以内婴儿少见。秋冬季节多发,有家族及种族倾向,亚洲发病率较高。诊断标准(国际抗风湿病联盟和儿童风湿病国际研究组织及欧洲儿科风湿病学会制定);可触性紫癜(必要条件)+以下任1条:① 急性弥漫性腹痛;② 任何部位活检示 IgA 沉积;③ 急性关节炎或关节痛;④ 肾脏受累表现[血尿和(或)蛋白尿]。

一 病例介绍

患儿,男,14岁1个月,50 kg。

主诉:反复四肢皮疹1个月余,加重伴腹痛1日。

现病史:患儿因"反复四肢皮疹20余日,加重伴腹痛1日"住院治疗7日,给予"甲泼尼龙琥珀酸钠、奥美拉唑、维生素C、肝素钠"等治疗后患儿皮疹基本消退,未诉腹痛,准予办理出院。患儿诉出院当天长时间乘车后双下肢皮疹反复,逐渐增多,压之不褪色,无疼痛,后皮疹渐变为暗红色斑丘疹,高出皮面,融合成片,病后住院治疗7日(具体不详),患儿皮疹无明显减少,住院期间出现腹痛1次,程度较重,难耐受,无呕血、黑便,为系统诊治,以"过敏性紫癜"收治入院。病来无发热、咳嗽,胃纳精神尚可,二便正常。

既往史:患儿近三年均因"双下肢反复皮疹"住院治疗,诊断均考虑过敏性紫癜。

家族史:无特殊。

个人史:无特殊。

过敏史:无特殊。

【查体】体温 36.1℃,心率 87 次/min,呼吸 21 次/min,血压 107/62 mmHg,体重50 kg。臀部及四肢见密集对称暗红色斑丘疹,压之不褪色,融合成片。未及肿大的浅表淋巴结,咽无充血,扁桃体无肿大,双瞳孔等大等圆,对光反射灵敏。无颈亢;三凹征(一),两肺呼吸音粗,无啰音。心律齐,心音有力,无杂音。腹软,无压痛,无反跳痛及肌紧张,肝脏右肋下未及,肠鸣音存。神经系统:(一),双膝关节无肿胀、压痛,双踝关节无肿痛,活动无受限。

【辅助检查】白细胞计数 $14.06 \times 10^9/L$,中性粒细胞百分率 60.0%,血红蛋白 163 g/L,血小板计数 $192 \times 10^9/L$,C反应蛋白 1.29 mg/L。尿常规:潜血

2+,蛋白弱阳性,尿红细胞 0～3 个/HPF,尿白细胞 0～3 个/HFE。

【入院诊断】腹型过敏性紫癜。

二 治疗经过

初始治疗方案见表 7-5。

表 7-5 患儿初始治疗方案

药品名称	溶　媒	用　量	给药途径	给药频次
注射用甲泼尼龙琥珀酸钠	5%葡萄糖注射液	50 mg	静脉滴注	每日 2 次
西咪替丁注射液	5%葡萄糖注射液	0.2 g	静脉滴注	每日 1 次
维生素 C 注射液	5%葡萄糖注射液	2 g	静脉滴注	每日 1 次
肝素钠注射液	0.9%氯化钠注射液	0.25 万 U	静脉滴注	每日 1 次

入院第 2 日,无腹痛,无关节肿痛,四肢及臀部皮疹较前无新增,无肉眼血尿、泡沫尿,大便正常。目前诊断明确:腹型过敏性紫癜。患儿入院治疗后,病情较前好转,今继续甲泼尼龙琥珀酸钠 50 mg,静脉滴注,每日 2 次抗炎,西咪替丁抑酸抗过敏,维生素 C 改善血管通透性,肝素钠 25 U/kg,静脉滴注,每日 1 次抗凝对症治疗。

入院第 4 日,无腹痛,无关节肿痛,四肢及臀部皮疹无新增,皮疹颜色较前变淡,治疗上当日予以甲泼尼龙琥珀酸钠 50 mg,静脉滴注,每日 1 次减量,余治疗方案不变。

入院第 7 日,患儿左上肢新增皮疹进行性增多,无关节肿痛,无腹痛,原有皮疹大部消退,治疗上予以停用甲泼尼龙琥珀酸钠、肝素钠抗凝(疗程已足),余治疗方案不变。

入院第 12 日,患儿现皮疹基本消退,病情较前好转,予以出院。

出院医嘱:双嘧达莫片每次 50 mg(2 片),每日 3 次。

【出院诊断】腹型过敏性紫癜。

三 治疗方案分析及药学监护

（一）治疗药物分析

过敏性紫癜具有自限性，单纯皮疹通常不需要治疗干预。治疗包括控制患儿急性症状和影响预后的因素，如急性关节痛、腹痛及肾损害。

1. 糖皮质激素

糖皮质激素可用于过敏性紫癜胃肠道症状、关节炎、血管神经性水肿、肾损害较重及表现为其他器官的急性血管炎患儿。早期应用糖皮质激素能有效缓解腹部及关节症状，明显减轻腹痛，提高 24 h 内的腹痛缓解率，可能减少肠套叠、肠出血的发生风险。《诸福堂实用儿科学（第八版）》推荐：有严重消化道病变，如消化道出血时，可短期使用泼尼松 1～2 mg/(kg·日)，分次口服，或用地塞米松、甲泼尼龙静脉滴注，症状缓解后即可停用。该患儿入院后腹痛缓解，予注射用甲泼尼龙琥珀酸钠 50 mg，静脉滴注，每日 2 次进行抗炎，症状缓解减量为注射用甲泼尼龙琥珀酸钠 50 mg，静脉滴注，每日 1 次，并逐渐停用。患儿药品选用、剂量、给药间隔、疗程均适宜。

2. H_2 受体阻滞剂（对症治疗）

对皮疹、血管神经性水肿、腹痛等症状应用抗组胺药物及钙剂治疗。西咪替丁能阻断 T 细胞表面的 H_2 受体，切断免疫抑制的中间环节，发挥其免疫调节作用，且西咪替丁有效抑制组胺活性，下调小血管内 H_2 受体活性，降低小血管通透性，减轻皮下组织黏膜、内脏器官水肿出血和疼痛，改善消化道受累表现。

3. 阻止血小板聚集和血栓形成的药物

过敏性紫癜患者血管壁内胶原纤维、红细胞以及内皮细胞出现肿胀，容易使血黏度增加形成血栓。因此，过敏性紫癜患者需要遵医嘱使用阿司匹林肠溶片、双嘧达莫等药物，有助于减少血小板聚集和预防血栓形成。根据《诸福堂实用儿科学（第八版）》推荐：双嘧达莫片 3～5 mg/(kg·日)，分次服用。本病可有纤维蛋白原沉积、血小板沉积及血管内凝血的表现，故近年来有使用肝素的报道。

4. 改善血管通透性药物（对症治疗）

改善血管通透性药物有维生素 C、曲克芦丁等。维生素 C 只是辅助治疗，有助于血管胶原蛋白的合成，降低毛细血管的通透性，并能减轻血小板的聚集，使血流畅通、减少渗出。

(二) 药学监护

1. 糖皮质激素药学监护

糖皮质激素不良反应随着用药剂量增加而增多,短期不良反应主要包括呕吐、行为改变和睡眠障碍,长期可导致患儿代谢紊乱、眼部(包括青光眼、白内障等)和肌肉骨骼系统(包括骨质疏松、股骨头坏死、生长抑制等)损伤,继发感染风险增加。用药期间,应尽早开始骨质疏松的监测评估,必要时补充维生素 D 及钙剂以预防激素骨质疏松,同时,需注意监测血压、白细胞计数、肝肾功能、血电解质、血糖和凝血功能等指标及定期到眼科检查。

2. H_2 受体阻滞剂药学监护

西咪替丁不良反应较常见是腹泻、腹胀、口干、血清氨基转移酶轻度升高。偶见严重肝炎、肝坏、肝脂肪性变等,有引起急性间质肾炎致衰竭的报道,但此种毒性应是可逆的。用药期间应注意检查肾功能和血常规。

3. 阻止血小板聚集和血栓形成的药物

肝素钠注射毒性较低,主要不良反应是用药过多可致自发性出血,故每次注射前应测定凝血时间。如注射后引起严重出血,可静注硫酸鱼精蛋白进行急救(1 mg 硫酸鱼精蛋白可中和 150 U 肝素)。偶可引起过敏反应及血小板减少,常发生在用药初 5~9 日,故开始治疗 1 个月内应定期监测血小板计数。

双嘧达莫片能用于抗血小板凝集,预防血栓。其口服吸收迅速,平均达峰浓度时间约 75 min,血浆半衰期为 2~3 h。与血浆蛋白结合率高。在肝内代谢,与葡糖醛酸结合,从胆汁排泄。常见的不良反应有头痛、眩晕、恶心、呕吐、腹泻等,一般停药后消失。

4. 改善血管通透性药物药学监护

美国食品药品监督管理局(FDA)药品说明书提示维生素 C 注射液滴注不能过快,滴速过快可能引起暂时性昏厥或恶心、嗜睡、脸红、头晕和头痛。因此静脉滴注维生素 C 注射液时一定要放慢滴速。

四 用药指导

双嘧达莫片(每片 25 mg):口服,每次 50 mg,每日 3 次,饭前用温开水送服。用药后可能会出现头痛、眩晕、恶心、呕吐、腹泻,一般停药后消失。

出院后按时服药,日常应劳逸结合,确保睡眠充足,增强自身免疫力,注意饮食卫生,保持个人清洁,避免发生感染,并避免接触可能发生过敏的物品,如药物、花粉、食物等,降低疾病复发率,及时复查,若出现不适,及时就诊。

第五节 幼年皮肌炎

幼年皮肌炎(juvenile dermatomyositis,JDM)是一种免疫介导的,以横纹肌和皮肤急慢性非化脓性炎症为特征的多系统受累的疾病。主要特点为广泛性小血管炎,以特征性皮疹和对称性近端肌无力为主要临床特征,可并发心肺、胃肠道及神经等多系统受累。临床表现:对称性进行性近端肌无力、肌痛、向阳疹、戈登征,消化道、肺等也可受累。部分患儿可有肺间质纤维化、心肌炎等。血清激酶活性增高是皮肌炎的特征之一。标记性抗体为抗 Mi-2 抗体。女孩略多于男孩,多于 5~14 岁起病。

一 病例介绍

患儿,女,1 岁 9 个月,11 kg。

主诉:发现皮疹 3 个月,四肢无力 2 个月余。

现病史:3 个月前无诱因患儿双手指关节处出现红斑,现已色素脱失。2 个月余前出现四肢无力,呈进行性加重,现患儿不能自己翻身,腰部僵硬、平躺后不能自行坐起,独坐困难,只能独走 2、3 步,有时会跌倒,不能上下楼梯,不能下蹲,双手拿重物困难,双上肢屈曲困难,1 个月前腹部、双侧大腿出现散在紫纹,无意识障碍,无声音嘶哑、饮水呛咳、吞咽困难,无眼球活动障碍,无口角歪斜,无呕吐,无四肢抖动,无发热、咳嗽,无腹胀、腹泻等。

既往史:有荨麻疹病史。

家族史:无特殊。

个人史:无特殊。

【查体】体温 36.4℃,心率 114 次/min,呼吸 26 次/min,体重 11 kg。眉毛

色黄,面部皮肤发红,皮肤稍硬肿,手足非凹陷性肿胀,双手指端皮肤色素脱失,前躯干、双侧下肢见散在紫纹,浅表淋巴结无肿大,甲状腺无明显肿大,咽无充血,扁桃体不大,双肺呼吸音粗,未闻及啰音,心律齐,心音有力,未闻及杂音。腹平软,无压痛,肝脾未触及,肠鸣音正常;肢端暖。双侧眼球活动正常,双侧瞳孔等大等圆,直径约 2 mm,对光反射灵敏,口角无歪斜,咽反射正常引出,四肢肌容积、肌张力尚可,四肢近端肌力Ⅱ级,双上肢肌力Ⅲ~Ⅳ级,双下肢肌力Ⅲ级;共济查体不配合,翻身、坐、立行动困难,腹壁反射未引出,膝反射(++),Babinski 征(—),Oppenheim 征(—),Gordon 征(—),Chaddock 征(—),颈亢(—),Kernig 征(—),Brudzinski 征(—)。

【辅助检查】肌酸激酶 502 U/L;乳酸脱氢酶 619 U/L,α-羟丁酸 459 U/L。心肌标志物:肌红蛋白 276.0 ng/mL,高敏肌钙蛋白 T97.93 pg/mL。

【入院诊断】心肌酶升高原因待查。

二 治疗经过

该患儿入院后完善相关检查,四肢无力呈进展性、皮肤紫纹,乳酸脱氢酶 494 U/L、肌酸激酶 502 U/L 升高,自身抗体定量检测 44 项:HMGCR、Ro52、SmB 阳性,诊断:特发性炎症性肌病。首予激素一线药物治疗。

入院第 3 日,给予甲泼尼龙琥珀酸钠(0.16 g 静脉滴注,每日 1 次)调节免疫治疗,同时给予奥美拉唑抑酸护胃,维 D_2 磷葡钙片补钙预防骨质疏松。由于患儿肌炎抗体谱检测提示 3 个抗体阳性,给予静注人免疫丙种球蛋白(5 g 静脉滴注,每日 1 次)封闭抗体。

入院第 6 日,患儿甲泼尼龙琥珀酸钠已用足量 3 天,调整为醋酸泼尼松片(每天 20 mg)调节免疫治疗,同时给予麦滋林护胃,维 D_2 磷葡钙片补钙预防骨质疏松。

入院第 8 日,患儿免疫球蛋白已用 5 天足量。

入院第 10 日,目前患儿躯干皮疹消散,四肢无力有所改善,能翻身、靠坐,下蹲仍困难,考虑幼年皮肌炎,给予加用甲氨蝶呤片调节免疫。

【出院诊断】幼年型皮肌炎。

三 治疗方案分析及药学监护

(一) 治疗药物分析

根据《中国幼年皮肌炎诊断与治疗指南(2022年)》,JDM的药物治疗主要采用糖皮质激素(简称"激素")联合免疫抑制剂的治疗方案:初始治疗使用泼尼松或甲泼尼龙和甲氨蝶呤等;对于重症或存在高危病症的患儿以及难治性、对甲氨蝶呤反应不佳、初始治疗疗效不好的低龄患儿或有不良反应者可采用激素联合丙种球蛋白、环孢素A或硫唑嘌呤、环磷酰胺、霉酚酸酯等药物治疗,病情仍难控制者可联合应用沙利度胺、生物制剂(利妥昔单抗、托珠单抗、英夫利昔单抗)等。

1. 激素

激素是目前治疗JDM的首选药物,能消除炎症,缓解疼痛及肌肉肿胀。早期足量使用激素是治疗JDM的关键。一般初始剂量为泼尼松 $1\sim 2$ mg/(kg·日),最大剂量每日60 mg。

病情进展迅速或有呼吸困难、吞咽困难、心肌损伤及消化道血管炎者,可采用大剂量甲泼尼龙琥珀酸钠静脉冲击治疗,剂量为 $10\sim 30$ mg/(kg·日)(最大剂量每日1 g)冲击3日,随后口服泼尼松 $1\sim 2$ mg/(kg·日)治疗,口服应用足量激素4周后逐渐开始减量,减至低剂量维持,如果病情控制不佳,隔 $3\sim 5$ 日后可再予3日甲泼尼龙静脉冲击治疗。

该患儿大剂量甲泼尼龙琥珀酸钠静脉冲击治疗3日后口服泼尼松治疗,药物选择、用法用量均适宜。

2. 静注人免疫球蛋白

适用于起病时较重或疾病进展迅速的患儿、激素无效或同时联合免疫抑制剂治疗效果欠佳者,联合人免疫球蛋白有助于改善皮肤肌肉症状及降低整体疾病活动度,协助激素减量。剂量为400 mg/(kg·日),最大剂量为每日15 g,可连用 $3\sim 5$ 日,必要时每月应用1次,连续应用 $3\sim 6$ 个月或更长时间对肌力和皮疹均有明显改善效果。

该患儿联合用静注人免疫球蛋白,连用5日,药物用法和用量适宜。

3. 免疫抑制剂

激素与免疫抑制剂的联用可提高疗效,减少激素用量,避免不良反应。首选甲氨蝶呤(15 mg/m², 口服, 每周 1 次)。其他免疫抑制剂, 如环孢素 A、硫唑嘌呤、环磷酰胺、他克莫司等, 用于甲氨蝶呤反应不佳者。

该患儿症状未完全改善, 加用免疫抑制剂甲氨蝶呤片联合激素治疗, 药物选择、用法用量均适宜。

(二) 药学监护及用药教育

1. 糖皮质激素的药学监护及用药教育

(1) 甲泼尼龙琥珀酸钠冲击治疗。① 不良反应: 糖皮质激素冲击治疗会诱发糖尿病、骨质疏松、股骨头坏死、肌无力、高血压、胃溃疡出血、严重的继发感染、库欣综合征等。大剂量甲泼尼龙可致高血压和心律失常, 因此用药需要监测血压和心率。② 用药期间监测眼压、血糖、肝肾功、电解质、凝血功能及胃肠道反应, 预防感染, 预防骨质疏松、保护胃黏膜。减少钠的摄入, 补充钙剂和钾。

该患儿在冲击治疗时, 予质子泵抑制剂保护胃黏膜损伤, 同时予以维 D_2 磷葡钙片补钙预防骨质疏松。

(2) 泼尼松片。① 不良反应: 泼尼松可引起食欲过盛和体重增加、情绪变化、低血钾、高血糖、高血压、高眼压、糖尿病、骨质疏松、肌痛、免疫力低下等。② 在应用期间应注意监测血压、眼压、电解质; 限制水钠的摄入并补充富含钾、优质蛋白质食物, 补充钙剂、维生素 D 预防骨质疏松, 应用抗酸药预防消化道溃疡。

2. 静注人免疫球蛋白的药学监护

(1) 溶媒: 单独输注, 或 5% 葡萄糖溶液稀释 1～2 倍。严禁含氯化钠的溶液稀释。

(2) 静脉滴注: 开始滴注速度为 1.0 mL/min(每分钟约 20 滴)持续 15 min 后若无不良反应, 可逐渐加快速度, 最快滴注速度不得超过 3.0 mL/min(每分钟约 60 滴)。

(3) 不良反应: ① 头痛、心慌、恶心是常见的不良反应, 通常在输注过程中或输注后 2～3 日内发生, 轻者可予非甾体抗炎药止痛, 严重者可用糖皮质激素治疗或预防, 故在输注过程中密切关注患儿的一般情况和生命体征, 必要时减慢或暂停输注。② IVIG 治疗后出现的一过性无症状中性粒细胞减少, 通常在输注后 2～4 日发生, 2 周内恢复, 一般无需治疗, 可通过糖皮质激素预防。③ 偶见严重过敏反应、急性肾衰竭、血栓栓塞事件和无菌性脑膜炎。

(4) IVIg 慎用于 IgA 缺乏患者、糖尿病患者和肾功能不全患者。应用期间监测肝肾功能、血糖等相关指标。

3. 甲氨蝶呤片药学监护及用药教育

（1）空腹口服（餐前至少 1 h 或餐后 2 h），每周 1 次，不要与富含牛奶的食物一起服用。

（2）主要不良反应：用药后可导致口腔炎、口唇溃疡、咽喉炎、恶心、呕吐、腹痛、腹泻、肝肾功能受损（表现为乏力、嗜睡、厌食、黄疸）等。甲氨蝶呤具有骨髓抑制，肝、肺、肾毒性，口腔炎等。可导致严重不良反应：肺部疾病（干咳、呼吸困难）、肿瘤溶解综合征、严重胃肠道反应（出血性肠炎、肠穿孔）、严重致死的感染和严重皮肤反应，一旦出现立即就诊。

（3）用药期间可同步服用叶酸避免口腔炎发生，应定期监测肝肾功能和血常规、肺功能、血尿素氮、血清肌酸酐。

第六节 噬血细胞综合征

噬血细胞综合征（hemophagocytic syndrome，HPS），又称为噬血细胞性淋巴组织细胞增多症（hemophagocytic lymphohistiocytosis，HLH），是一种遗传性或获得性免疫调节功能异常导致的严重炎症反应综合征，儿童和婴儿期高发。由于细胞因子风暴引起的淋巴细胞、巨噬细胞增生和活化，伴随吞噬血细胞现象。依据病因又分为原发性 HLH（primary HLH，pHLH）和继发性 HLH（secondary HLH，sHLH）两种类型。pHLH 为常染色体或 X 连锁隐性遗传，伴有相关基因异常；sHLH 可继发于各种病毒（如 EBV）、细菌、寄生虫所引起的感染、风湿免疫性疾病、代谢性疾病及肿瘤等。HLH 诊断标准见表 7-6。

表 7-6 HLH 的诊断标准

分子生物学诊断 以下任一基因的病理性突变	临床诊断 以下 8 条满足 5 条及以上
PRF1 UNC13D STX11 STXBP2 Rab27a	1）发热≥38.5℃ 2）脾肿大 3）血细胞减少（外周血至少 2 系细胞减少，血红蛋白<90 g/L，新生儿血红蛋白<100 g/L，血小板<100×10^9/L，中性粒细胞<1×10^9/L）

续　表

分子生物学诊断 以下任一基因的病理性突变	临床诊断 以下 8 条满足 5 条及以上
SH2D1A BIRC4	4) 高甘油三酯血症(空腹＞265 mg/dL 或 3 mmol/L)和(或)低纤维蛋白原血症(＜1.5 g/L) 5) 噬血现象(骨髓、脾脏、淋巴结或肝脏) 6) NK 细胞活性低 7) 铁蛋白＞500 μg/L 8) SCD 25(可溶性 IL - 2R 的 α 链)升高(＞2 400 U/L 或＞均数±2SD)

一　病例介绍

患儿,男,4 岁 5 个月,19 kg。

主诉:反复发热 8 日,发现血象异常 5 日。

现病史:患儿于 8 日前出现反复发热,热峰 40℃,每日发热 3～4 次,伴有咳嗽、咳痰,无头痛,无头晕,无皮疹,无呕吐,无腹痛腹泻,血常规提示三系异常,给予抗感染治疗,患儿病情未见好转,血象进行性下降,现为进一步系统治疗,门诊以"全血细胞减少"收住入院,近期患儿仍有反复发热、高热为主,有咳嗽、咳痰,无气促、喘息,无腹痛、呕吐,未诉四肢关节疼痛,精神饮食尚可,睡眠可,小便正常。

既往史:无特殊。

家族史:无特殊。

个人史:无特殊。

【查体】体温 36.5℃,心率 102 次/min,呼吸 22 次/min,体重 19 kg。一般情况差,神志清楚,面色苍白,皮肤无出血点,浅表淋巴结无肿大,双瞳孔等大等圆,对光反射存在,颈软,口腔黏膜无破溃,咽稍充血,双肺呼吸音粗,未闻及啰音,心音有力、律齐,腹部平软,肝脏肋下 3 cm 触及,脾肋下 3 cm 未触及,四肢肌力、肌张力无异常,巴氏征(—)。

【辅助检查】白细胞计数 $0.68×10^9$/L,C 反应蛋白 41.77 mg/L,淋巴细胞百分率 19.10%,中性粒细胞百分率 51.50%,红细胞计数 $3.77×10^{12}$/L,血红蛋白 93.00 g/L，血小板计数 48.00×10⁹/L，幼稚细胞未检出，淋巴细胞计数 0.13×10⁹/L。

【入院诊断】① 全血细胞减少。② 感染性发热。③ EB 病毒感染。

二 治疗经过

该患儿入院后完善相关检查，患儿仍反复发热，热峰 39.5℃；白细胞计数 0.45×10⁹/L，C 反应蛋白 53.78 mg/L 中性粒细胞计数 0.25×10⁹/L，血红蛋白 95.00 g/L，血小板计数 36.00×10⁹/L；EB 病毒测定：EB 病毒衣壳抗原 IgG 抗体阳性（＋），EB 病毒衣壳抗原 IgG 抗体（高亲和力）阳性（＋），EB 病毒衣壳抗原 IgM 抗体阳性（＋），EB 病毒早期抗原 IgG 抗体阳性（＋）；查体颌下可触及肿大淋巴结，肝脾触及肿大；骨髓细胞病理学检查及诊断：① 巨核系增生伴成熟障碍，易见噬血细胞；② 粒系旺盛伴成熟不良，红系增生减低；③ 骨髓检出不典型淋巴细胞占 14%；铁蛋白 3 100 μg/L；纤维蛋白原 1.24 g/L<1.5 g/L；白细胞介素- 10 4 478.88 pg/mL，γ 干扰素 4 032.55 pg/mL。结合患儿病史、体征及辅助检查，患儿反复发热、全血细胞减少、肝脾肿大、淋巴结肿大、患儿细胞因子γ干扰素及白介素- 10 升高明显，铁蛋白明显升高，血脂明显升高，纤维蛋白原降低，考虑 EB 病毒感染继发噬血细胞综合征，目前诊断为：噬血细胞综合征（EB 病毒）。给予噬血细胞综合征一线诱导治疗（HLH - 1994 方案），如表 7 - 7 所示。

表 7-7 患儿诱导治疗方案

药品名称	溶媒	用量	给药途径	给药频次	备注
依托泊苷注射液	0.9%氯化钠注射液	0.06 g	静脉滴注	1次	2次/周×2周
地塞米松磷酸钠注射液	0.9%氯化钠注射液	7.6 mg	静脉滴注	每日1次	2周
		4 mg	静脉滴注	每日1次	2周

患儿初始诱导治疗后 2 周应进行疗效评估，血常规：白细胞计数 1.15×10⁹/L，中性粒细胞计数 0.37×10⁹/L，血小板计数 41.00×10⁹/L；EB 病毒核酸

检测 2.96E+05 IU/mL；铁蛋白 3 000 μg/L；未能达到部分应答（partial response,PR）及以上疗效，接受挽救治疗，加用磷酸芦可替尼片（2.5 mg，口服，每日 2 次）抑制骨髓纤维化。

服药 2 周后，动态监测血象、血生化、铁蛋白、EB-DNA 协助评估疗效。EB 病毒核酸检测 0.00E+00 IU/mL；白细胞计数 5.80×10^9/L，中性粒细胞计数 4.06×10^9/L，血红蛋白 87.00 g/L；铁蛋白 74.4 μg/L；患儿病情好转，准予出院。

【出院诊断】噬血细胞综合征。

三 治疗方案分析及药学监护

（一）治疗药物分析

根据《中国噬血细胞综合征诊断与治疗指南（2022 年）》《儿童噬血细胞综合征诊疗规范（2019 年）》，HLH 的治疗主要分为 2 个阶段：首先，诱导缓解治疗主要针对过度的炎症状态以控制 HLH 活化进展；然后，病因治疗主要纠正潜在的免疫缺陷和控制原发病以防止 HLH 复发。由于 HLH 是一种进展迅速的高致死性疾病，及时启动恰当的治疗方案是改善预后的关键。

1. 一线治疗

HLH-1994 方案为首选诱导方案，该方案包括地塞米松、依托泊苷。依托泊苷为细胞毒性类药物，对单核-巨噬细胞系统细胞的选择性作用强，主要通过促进上述细胞凋亡发挥作用。糖皮质激素可以杀伤淋巴细胞，抑制细胞因子产生，诱导抗原递呈细胞。依托泊苷：100 mg/m^2，1 周 2 次，第 1～2 周。地塞米松：10 mg/m^2，第 1～2 周；5 mg/m^2，第 3～4 周；2.5 mg/m^2，第 5～6 周；1.25 mg/m^2，第 7～8 周。

2. 治疗疗程

诱导治疗并不意味着必须给予 8 周的治疗。大部分继发性 HLH 患者应根据患者的具体情况评估病情，在达到完全的临床应答后做出是否停止 HLH 治疗的决策，以及原发病明确后即时转入原发病治疗。

3. 疗效评估

诱导治疗期间，建议每 2 周评估一次疗效。疗效评价指标包括血清 sCD25、铁蛋白、血细胞计数、三酰甘油、噬血现象和意识水平(有 CNS-HLH 者)。

(1) CR：上述指标均恢复正常范围。

(2) PR：≥2 项症状/实验室指标改善 25% 以上，个别指标需达到以下标准：① sCD25 水平下降 1/3 以上；② 铁蛋白和三酰甘油下降 25% 以上；③ 不输血情况下：中性粒细胞<0.5×10^9/L 者需上升 100% 并>0.5×10^9/L，中性粒细胞$(0.5\sim2.0)\times10^9$/L 者需上升 100% 并恢复正常；④ 丙氨酸氨基转移酶>400 U/L 者，需下降 50% 以上。

(3) 无效(no response，NR)：未达到上述标准。

4. 挽救治疗

初始诱导治疗后 2 周应进行疗效评估，未能达到部分应答(partial response，PR)及以上疗效的难治性 HLH 患者建议尽早接受挽救治疗。复发性 HLH 指治疗后达到 PR 及以上疗效的患者再次出现 HLH 活动，可以采用原方案重复或采用与初始诱导治疗不同的挽救治疗方案。

芦可替尼(ruxolitinib)：一种 JAK1/2 抑制剂。单药治疗推荐用量为：14 岁以下，根据体重(≤10 kg、≤20 kg 或>20 kg)，剂量分别为 2.5 mg、5 mg 或 10 mg，每日 2 次；14 岁及以上，剂量为 10 mg，每日 2 次。芦可替尼联合糖皮质激素、芦可替尼联合 HLH-1994 方案或芦可替尼联合 DEP 方案可能进一步提高疗效。

该患儿根据 HLH-1994 诱导方案诱导治疗 2 周后，进行疗效评估，未能达到 PR，予以芦可替尼联合糖皮质激素挽救治疗。治疗方案、药物的选择、用法用量适宜。

(二) 药学监护及用药教育

1. 地塞米松的药学监护及用药教育

(1) 静脉滴注：5%GS 稀释。

(2) 不良反应：长期使用会出现库欣综合征，血压、血糖及血脂升高，继发感染，促使结核复发，股骨头坏死，儿童生长发育受抑等。用药期间监测患儿是否出现低钾血症、骨质疏松、无菌性骨坏死、白内障、体重增加、水钠潴留等症状。

(3) 用药期间密切监测血压、血糖、肝肾功、电解质、凝血功能及胃肠道反应，预防感染，预防骨质疏松、保护胃黏膜。减少钠的摄入，补充钙剂和钾。

(4) 用药教育：告知患儿及家长长期使用激素，会影响患儿的生长发育及免疫力，注意维持营养均衡，且避免骤停激素，若减量也需缓慢进行。

2. 依托泊苷的药学监护及用药教育

（1）静脉滴注：0.9% NaCl 稀释，稀释后终浓度不超过 0.25 mg/mL。滴注时间不少于 30 min。

（2）不良反应：用药后可能出现血液系统毒性（骨髓抑制、白细胞或血小板明显减少），严重心、肝、肾功能障碍，胃肠道反应（食欲差、恶心、呕吐、便秘等），口腔炎，脱发，皮肤色素沉着，神经毒性（手足麻木、头痛），输液相关不良反应（滴速过快可能出现低血压、喉痉挛等症状）等。

（3）用药期间密切监测血常规、肝肾功、血压等。

3. 磷酸芦可替尼的药学监护及用药教育

（1）口服给药，可与食物同服或不与食物同服；漏服时，不应该补服，按原定给药方案服用下次药物。

（2）不良反应：用药后可能出现血液系统毒性（血小板减少、贫血、中性粒细胞减少）、头晕、头痛、便秘、高血压、血脂升高、尿路感染等。用药期间密切监测血常规、肝肾功能、血脂。

（3）药物相互作用：与强效 CYP3A4 抑制剂（如伏立康唑、泊沙康唑、伊曲康唑、利托那韦、克拉霉素）或 CYP2C9 和 CYP3A4 酶双重抑制剂（如氟康唑）合用，芦可替尼每日总剂量应当减少约 50%，每日给药 2 次，或无法达到时将给药频率减少为对应的每日 1 次剂量。

第八章

变态反应性疾病的药物治疗

第一节 过敏性休克

儿童发生严重过敏反应发病率逐年升高,严重过敏反应是一种主要由 IgE 介导的,临床表现为速发、危及生命、可累及全身多系统的超敏反应,多伴有皮肤黏膜系统表现,少数可仅表现为单一呼吸系统或心血管系统症状、体征,过敏性休克是危重症的表现,患儿临床症状表现与程度因机体反应性、抗原进入量及途径等有很大差别。通常突然发生且剧烈,若不及时处理,常可危及生命。治疗关键是维持呼吸道通畅和保持有效血液循环,肾上腺素是一线治疗药物,其他治疗药物包括糖皮质激素、抗组胺药物等。

一 病例介绍

患儿,男,8 岁 4 个月,23 kg。

主诉:发热 1 日,气促 20 min。

现病史:患儿 1 日前无明显诱因出现发热,热峰 38.9℃,伴畏寒、寒战,无抽搐,口服布洛芬体温不易降至正常,且易反复,病后家长给予患儿口服"头孢克洛及其他药物"数次(具体不详),病情无好转,遂至医院就诊,诊断为"感染性发热、急性化脓性扁桃体炎",给予输注"头孢曲松"治疗,输注 10~15 min 左右,患儿出现剧烈咳嗽,无咳痰,伴气促,面色潮红,右下肢出现散在红色皮疹,无大汗淋漓,无意识障碍,无呕吐,无大小便失禁等,诊断:皮疹、呼吸困难原因待查:过敏性休克? 立即给予"肾上腺素 0.23 mg 肌内注射、生理盐水 250 mL 扩容、雾化、吸氧"等处理后收住院,患儿近 1 周诉恶心、腹痛,以脐周为主,无腹泻,伴头痛,具体性质叙述不清,可自行缓解。病后精神、饮食差,大小便正常。

既往史:无特殊。

家族史:无特殊。

个人史:无特殊。

过敏史:平素皮肤易过敏,表现为皮疹、瘙痒;口服头孢克洛过敏,口服后出现皮肤瘙痒。

【查体】体温 38.5℃,心率 128 次/min,呼吸 41 次/min,血压 115/68 mmHg,SPO_2 95%(面罩吸氧)下,体重 23 kg,一般情况差,面罩吸氧下口唇无发绀,面色潮红,右下肢可见散在红色皮疹,压之褪色。双眼睑及颜面部浮肿,双眼睑结膜稍充血,双侧瞳孔等大等圆,直径约 2 mm,对光反射存在。双侧颈部可触及散在淋巴结,质中,活动度可,无压痛,大小约 1 cm×2 cm,咽充血,双侧扁桃体Ⅱ度肿大、充血,见少许白色渗出,颈抵抗(一),呼吸促,三凹征(±),双肺呼吸音粗,未闻及干、湿啰音;心音有力,节律齐,各瓣膜听诊区未闻及明显杂音;全腹软,无腹胀,肝脾肋下未触及,肠鸣音正常。四肢肌力、肌张力正常;双侧巴氏征阴性;四肢端稍凉,足跟 CRT 3~4 s;双下肢皮肤苍白,可见少许网状花斑,足背动脉搏动稍弱。

【辅助检查】血常规:WBC $12.16×10^9$/L,N 39.9%,LC 20.2%,HB 127 g/L,PLT $277×10^9$/L,CRP 0.7 mg/L。粪便常规+轮状病毒+诺如病毒:均阴性。

【入院诊断】① 过敏性休克。② 脓毒症。③ 急性化脓性扁桃体炎。

二 治疗经过

保持呼吸道通畅,面罩吸氧(5 L/min),评估患儿休克未纠正,继续给予生理盐水 230 mL 扩容。

初始治疗方案如表 8-1。

表 8-1 患儿初始治疗方案

药品名称	溶媒	用量	给药途径	给药频次
盐酸肾上腺素	/	0.23 mg	肌内注射	立即
盐酸肾上腺素	5%葡萄糖注射液 25 mL	1 mg	静脉滴注	立即
甲泼尼龙琥珀酸钠	5%葡萄糖注射液 30 mL	23 mg	静脉滴注	每日 2 次
吸入用布地奈德混悬液	0.9%氯化钠注射液 2 mL	1 mg	雾化吸入	每日 2 次
维生素 C 注射液	5%葡萄糖注射液 100 mL	2 g	静脉滴注	每日 1 次
葡萄糖酸钙注射液	10%葡萄糖注射液 30 mL	1 g	静脉滴注	每日 1 次
克林霉素磷酸酯注射液	0.9%氯化钠注射液 50 mL	0.23 g	静脉滴注	每日 2 次
盐酸左西替利嗪口服溶液	/	5 mL	口服	每日 1 次

入院第 2 日,患儿仍有气促,改为无创呼吸机辅助通气(氧浓度 0.5,流速 15 L/min),面色潮红,右下肢可见散在红色皮疹,压之褪色。双眼睑及颜面部浮肿,双眼睑结膜稍充血,双侧颈部可触及散在淋巴结,咽充血,双侧扁桃体Ⅱ度肿大、充血,见少许白色渗出,颈抵抗(一),呼吸促,三凹征(±),四肢端稍凉,足跟 CRT 3~4 s;双下肢皮肤苍白,可见少许网状花斑,足背动脉搏动稍弱。血常规:白细胞计数 15.79×10^9/L,C 反应蛋白 23.10 mg/L,中性粒细胞计数 10.98×10^9/L,淋巴细胞百分率 21.50%,血红蛋白 116.00 g/L,血小板计数 232.00×10^9/L。

入院第 3 日,患儿气促较前缓解,偶有单声咳嗽,无咳痰,吸氧下面色、口唇无发绀,皮疹消退,全身无水肿,双侧颈部可触及散在淋巴结,咽充血,双侧扁桃体Ⅰ度肿大、充血,无渗出,四肢端暖,足跟 CRT 1 s;双下肢皮肤未见网状花斑,足背动脉搏动可。过敏原(样本:血清):质控带 5,尘螨组合(屋尘螨 1/粉尘螨 5),屋尘 3,猫毛 5;其余均为 0;呼吸道病毒核酸六重联检定性测定:均为阴性。

入院第 4 日,患儿气促好转,停无创呼吸机改面罩吸氧(5 L/min)。

入院第 5 日,患儿无发热,偶有单声咳嗽,自诉有咽痛,无气促及呼吸困难,全身皮疹消退,复查感染指标正常,予以出院。出院医嘱:复方氨酚甲麻口服液 9 mL,口服,每日 3 次。

【出院诊断】① 过敏性休克。② 脓毒症。③ 急性化脓性扁桃体炎。

三 治疗方案分析及药学监护

(一) 治疗药物分析

1. 一线用药

肾上腺素具有兴奋心肌、升高血压、松弛支气管等作用,是严重过敏反应的首选急救药物,在紧急治疗危及生命的过敏性休克时,使用肾上腺素没有绝对禁忌证。

注射剂量根据患儿体质量计算,1∶1 000 肾上腺素 0.01 mg/kg 或者按体质量 7.5~25.0 kg:0.15 mg;体质量≥25 kg:0.30 mg。在发生严重过敏反应时,皮下组织血循环量不足,不利于药物吸收,所以肾上腺素首选用药途径为大腿外侧肌注,不推荐皮下注射。如果注射 1 次效果不佳,5~15 min 后可重复注射,最多注射 3 次。对于Ⅱ、Ⅲ级反应患者,肌内注射肾上腺素 2~3 次后,已建立静脉通路并得到监护后,循环功能障碍必要时静脉滴注肾上腺素,静脉滴注肾上腺素的剂量为 3~20 μg/(kg·h)。

2. 二线用药

(1) 抗组胺药

抗组胺药的主要功能是抑制组胺受体活性,阻断组胺引发的过敏效应,但不能直接阻止肥大细胞脱颗粒,可用于缓解瘙痒、荨麻疹、水肿,但无法治疗低血压或气道阻塞症状,因此抗组胺药只能作为治疗严重过敏反应的辅助药物。

二代抗组胺药组胺受体特异性强,较少有一代药物的不良反应,且对中枢抑制作用小。因此,儿童首选二代抗组胺药,如氯雷他定、西替利嗪、左西替利嗪、地氯雷他定、枸地氯雷他定等。左西替利嗪是西替利嗪活性对应异构体,为选择性组胺 H_1 受体拮抗剂,除拮抗组胺外,左西替利嗪还可以抑制嗜酸粒细胞的游走、活化,左西替利嗪口服液对于 6~11 岁儿童,用法用量为:每晚 1 次,每次 2.5 mg(5 mL,1/2 支)。

(2) 糖皮质激素

糖皮质激素因起效缓慢,起不到急救作用,主要用于严重过敏反应的辅助治疗,口服或静脉注射糖皮质激素可能减少住院时间和(或)双相过敏反应的风险。若患儿出现持续的支气管痉挛,可考虑雾化吸入或静脉给予糖皮质激素。患儿门诊输注头孢曲松 10~15 min,出现剧烈咳嗽,伴气促,面色潮红,右下肢出现散在红色皮疹,故给予小剂量甲泼尼龙琥珀酸钠 1 mg/(kg·次),每日 2 次,抗炎。

糖皮质激素是目前最强的气道局部抗炎药物,通过对炎症反应中的一系列细胞和分子产生影响而发挥抗炎作用。雾化吸入给药后,约 10% 药物沉积在呼吸道内,被吞咽的药物可通过胃肠道进入体内,与全身给药相比,雾化吸入治疗药物的不良反应相对较小。患儿呼吸困难给予布地奈德雾化吸入治疗,缓解喉头水肿、支气管痉挛等症状。儿童常用剂量为一次 0.5~1 mg,每日 2 次。

(3) 急救治疗

评估循环、气道、呼吸、皮肤症状等,患儿严重过敏伴有循环功能障碍,应仰卧位、抬高下肢,给予高流量面罩吸氧,建立静脉通道,晶体液扩容 10~20 mL/kg,10~20 min 内输完。

3. 抗菌药物

急性扁桃体炎的病原菌为 A、C、G 群溶血性链球菌,白喉杆菌,溶血性棒状杆菌,肺炎支原体等,抗感染治疗首选青霉素,其他药物可选第一、二代头孢、大环内酯类抗菌药物等。考虑患儿输注头孢曲松发生严重过敏反应,对其他 β 内酰胺类抗菌药物可能存在交叉过敏。因此,选用克林霉素磷酸酯抗感染治疗。对于轻、中度感染,儿童常用剂量一日按体重 15~25 mg/kg,分 2~4 次给药,患儿药物选用、剂量、给药频次均适宜。

(二) 药学监护

1. 肾上腺素静脉输注的剂量应该是 3~30 μg/(kg·h)。制备方法是将 1 mg/mL(1∶1 000) 的溶液稀释为 0.1~0.004 mg/mL(1∶10 000 至 1∶250 000),即将现有 1 mL∶1 mg 规格的肾上腺素注射液稀释 10~250 倍。

肾上腺素的常见不良反应是心悸、苍白、出汗、恶心、呕吐、虚弱、头晕、头痛、颤抖、焦虑和呼吸困难,严重的不良反应包括室性心律失常、急性高血压、脑梗、脑血栓等,在给药期间应持续监测心电图、血压、呼吸、氧饱和度。不适当的肾上腺素剂量或浓度可能会导致毁灭性的后果,因此,应特别注意肾上腺素的剂量、浓度和给药速度。若发生肾上腺素局部不良反应时,可以使用酚妥拉明进行局部浸润注射。

2. 左西替利嗪空腹或餐中或餐后均可服用,最常见的不良反应为嗜睡、鼻咽炎、疲劳、口干和咽炎,多数程度为轻到中度。

3. 若患儿涂有油性面膏,需清除后再进行雾化治疗,并嘱患儿勿让药液或气溶胶进入眼中以减少刺激,雾化结束后及时洗脸和漱口,以减少药物在脸部、口腔和咽部沉积,预防念珠菌感染。

4. 克林霉素磷酸酯常见不良反应有胃肠道系统,如恶心、呕吐、腹痛、腹泻等;严重者有腹部绞痛、腹部压痛、严重腹泻(水样或脓血样),伴发热、异常口渴和疲乏(假膜性肠炎);血液系统:偶可发生白细胞减少、中性粒细胞减少、嗜酸性粒细胞增多和血小板减少等;过敏反应:可见皮疹、瘙痒等,偶见荨麻疹、血管性水肿和血清病反应等,肝、肾功能异常:如血清氨基转移酶升高、黄疸等。儿童使用克林霉素磷酸酯过程中,应注意肝肾功能监测。

四 用药指导

1. 患儿应当严格避免使用曾引起严重过敏反应的药物,也应避免使用有交叉过敏的药物,可选择结构不同的另一类药物替代。

2. 复方氨酚甲麻口服液,口服,每次 9 mL,每日 3 次。本品为复方制剂,服用过程不建议与其他含有相同成分的抗感冒药合用。偶见皮疹、皮肤发红、恶心、呕吐、便秘、食欲不振、排尿困难、眩晕等。

出院后注意休息、保暖、适当锻炼,提高机体免疫力,按时服药,如有不适,随时就诊。

第二节 球菌烫伤样皮肤综合征

葡萄球菌性烫伤样皮肤综合征,是由金黄色葡萄球菌引起的一种急性感染性皮肤病,主要是由凝固酶阳性、噬菌体Ⅱ组71型金黄色葡萄球菌所产生的表皮剥脱毒素导致的,以全身泛发红斑、松弛性烫伤样大疱及大片表皮剥脱为特征。幼儿多见,尤其是新生儿、婴儿,起病急,进展迅速,病情变化快,死亡率较高。目前主要采用药物治疗,包括局部药物治疗和全身药物治疗。

一 病例介绍

患儿,女,2岁5个月,12 kg。

主诉:全身多处皮疹10日,脱屑3日。

现病史:患儿于10日前无明显诱因出现面部皮疹,为红色丘疹,后皮疹逐渐扩散至躯干、双侧腹股沟以及会阴,无发热,无呕吐,无抽搐,遂到当地医院就诊,具体治疗不详,患儿皮疹无明显好转,3日前患儿面部躯干皮疹开始脱屑,为求进一步治疗,遂至门诊就诊,门诊见患儿皮疹位于面颈部、双腋下、躯干、双侧腹股沟、会阴,为红色斑丘疹,压之褪色,双眼睑红肿,局部脱屑,面部及口周皮疹干燥,伴有皮肤破损及脱屑。门诊以"金黄色葡萄球菌烫伤样综合征可能"收住院,患儿病后,精神食欲尚可,偶有流涕,大小便正常,无腹胀腹泻。

既往史:无特殊。

家族史:无特殊。

个人史:无特殊。

过敏史:无特殊。

【查体】体温36.5℃,心率123次/min,呼吸23次/min,体重12 kg,一般情况欠佳,神志清楚,安静,检查配合。肢端温暖,末梢循环好,见患儿皮疹位于面颈部、双腋下、躯干、双侧腹股沟、会阴,为红色斑丘疹,压之褪色,双眼睑红肿,局部脱屑,面部及口周皮疹干燥,伴有皮肤破损及脱屑。头颅外形正常,双侧瞳孔等大等圆,对光反射存在,咽充血,双侧扁桃体Ⅱ度肿大,可见少许渗出,头面部轻度肿胀;双肺呼吸音清,未闻及干、湿啰音;心律齐,各瓣膜听诊区未闻及病理性杂音;腹软,无压痛反跳痛肌紧张,肝脾肋下未触及,肠鸣音正常,4次/min;脊柱四肢外形正常,肌力、肌张力正常。生理反射存在,病理反射未引出。

【辅助检查】无。

【入院诊断】葡萄球菌性烫伤样皮肤综合征。

二、治疗经过

完善血常规、电解质、肝肾功能、降钙素、免疫、血型等相关检查,创面行分泌物培养,根据药敏结果选用抗菌药物。暂选用对金黄色葡萄球菌敏感的氟氯西林抗感染,甲泼尼龙抗内毒素。创面外用莫匹罗星乳膏抗金黄色葡萄球菌感染,每日面部、前胸、后背、左右上肢、下肢共7个部位外擦药物治疗,每日3次。

初始治疗方案如表8-2。

表8-2 患儿初始治疗方案

药品名称	溶媒	用量	给药途径	给药频次
氟氯西林钠	0.9%氯化钠注射液 50 mL	0.125 g	静脉滴注	每日4次
甲泼尼龙琥珀酸钠	5%葡萄糖注射液 50 mL	12 mg	静脉滴注	每日1次
小牛血清去蛋白注射液	/	0.4 g	静脉注射	每日1次
莫匹罗星软膏	/	适量	外用	每日3次

入院第2日,患儿入院后无发热,精神反应欠佳,见患儿皮疹位于面颈部、双腋下、躯干、双侧腹股沟、会阴,为红色斑丘疹,压之褪色,双眼睑红肿,局部脱屑,面部及口周皮疹干燥,伴有皮肤破损及脱屑。考虑葡萄球菌性烫伤样皮肤综合征,继续给予氟氯西林抗感染,余治疗不变。血细胞分析:白细胞计数 9.52×10^9/L,中性粒细胞计数 3.63×10^9/L,淋巴细胞百分率 51.60%,中性粒细胞百分率 38.10%,红细胞计数 4.56×10^{12}/L,血红蛋白 135.00 g/L,血小板计数 384.00×10^9/L;降钙素原检测(定量):降钙素原 <0.25 ng/mL;肝肾功、心肌酶、电解质未见明显异常。凝血筛选试验Ⅱ:活化部分凝血活酶时间(stago) 45.9 s,纤维蛋白原(stago) 1.69 g/L,凝血酶时间(stago) 23.1 s。

入院第3日,精神反应有所好转,仍有纳差,咽充血,双侧扁桃体Ⅱ度肿大,可见少许渗出,头面部轻度肿胀;患儿全身见皮损,以面颈部、双腋下、躯干、双侧腹股沟、会阴为剧,基底红润,局部结痂,伴有脱屑,已无明显渗出。

入院第4日,精神反应可,食欲好无恶心、呕吐,大小便正常。患儿病情明显好转,停用甲泼尼龙,余治疗不变。分泌物培养(一);血培养(一)。

入院第6日,精神反应可,咽充血,双侧扁桃体Ⅱ度肿大,未见渗出,头面部肿胀消退;患儿全身皮损大部分愈合,残余少量创面结痂,全身皮肤脱屑。

入院第8日,患儿现病情基本痊愈,全身皮损基本愈合,大量脱屑,无明显疼痛,予以出院。

【出院诊断】葡萄球菌性烫伤样皮肤综合征。

三 治疗方案分析及药学监护

(一) 治疗药物分析

1. 全身治疗

该患儿分泌物及血培养均为阴性,是由于葡萄球菌性烫伤样皮肤综合征的皮肤损伤是细菌产生的表皮松解毒素所致,而非细菌本身,因此分泌物的金黄色葡萄球菌培养常为阴性,血培养亦为阴性,但根据患儿发病过程及典型的皮疹表现确诊为4S。

早期使用足量有效的抗菌药物,以清除存在体内的金葡菌感染灶,终止细菌毒素产生。目前主张在培养结果回报之前经验性静脉应用抗葡萄球菌治疗,一般可选择耐β内酰胺酶半合成青霉素,或头孢菌素(如二代或三代头孢菌素),若患儿对青霉素过敏,可选用红霉素、克拉霉素等。对于耐甲氧西林金黄色葡萄球菌的感染风险高的推荐使用万古霉素。

氟氯西林钠为半合成耐青霉素酶青霉素,与细菌细胞膜上青霉素结合蛋白结合,抑制细菌细胞壁的生物合成,导致菌体肿胀破裂死亡,从而发挥杀菌作用,儿童参考用量为,2岁以下按成人剂量的1/4给药,2~10岁按成人剂量的1/2给药,该患儿2岁5个月,给予每次125 mg,每日4次,用量适宜。

关于激素的应用意见不一,有主张在早期应用抗生素的同时加入适量的糖皮质激素,减轻细菌的毒素,从而减少全身毒副作用。给予患儿小剂量甲泼尼龙琥珀酸钠1 mg/(kg·日),皮损好转后停药。

2. 局部治疗

完整的皮肤黏膜屏障是人体最大的防御体系,因此对于皮损局部护理尤为关键,外用药物以抗菌、保护为原则,患儿皮肤创面应保持清洁干燥,依据创面情况,局部治疗可使用无刺激性并有收敛、消炎和杀菌的药物,如莫匹罗星可起到消杀灭菌的效果,加快皮肤愈合,对于已经剥脱的皮肤,禁止手撕,以生理盐水浸润,使用无菌剪刀剪去。

(二) 药学监护

(1) 氟氯西林钠不良反应少见,并且大多反应轻微、短暂。较常见的过敏反应有皮疹。少数患者用药后可出现氨基转移酶暂时性升高,但当中断治疗后可逆转。也有致急性肝脏胆汁淤积黄疸的报道。偶有致急性间质性肾炎的报道。少数患者可出现恶心、呕吐、腹胀、腹泻、食欲减退等胃肠道症状,偶见假膜性结肠炎神经紊乱,可发生中性粒细胞减少症和血小板减少症。

(2) 糖皮质激素可能导致免疫抑制,且具有较多不良反应,可能加重病情,使用时须监测血常规、电解质、血糖等重要指标。

第九章

心血管系统疾病的药物治疗

第一节 心 肌 炎

心肌炎是由多种病因引起的心肌炎症性疾病。心肌炎的病因多种多样,包括感染性、中毒性和自身免疫性病因。感染性病因,尤其是病毒感染,在儿童中最为常见。病毒性心肌炎最常见的病因是肠道病毒(柯萨奇B组病毒)、腺病毒、细小病毒B19、EB病毒、巨细胞病毒和人类疱疹病毒6型。少数情况下,儿童心肌炎可能与自身免疫性疾病和药物过敏有关。心肌炎在儿童中罕见,估计年发病率为$1\sim2/100\,000$。大多数研究显示,发病年龄呈双峰分布,高峰段是在婴儿期和青少年期。然而,这些数据很可能低估了儿童心肌炎的真实发病率,因为部分患病儿童可能为亚临床疾病。此外,鉴于心肌炎的症状无特异性,而且缺乏足够敏感和特异的诊断性检查,诊断可能较为困难。

一、病例介绍

患儿,男,5岁3个月。

主诉:咳嗽、乏力1个月余,呕吐10余日,浮肿3日。

现病史:患儿1个月余前无明显诱因出现咳嗽,1~2声/次,晨起干咳为主,给予"甘草片、克感敏、连花清瘟胶囊、头孢"等口服,仍有反复咳嗽,病初有发热3日,热峰38℃(具体不详),予布洛芬口服后体温可降至正常,后出现乏力,伴有阵发性腹痛,具体疼痛部位、疼痛性质描述不清,偶诉胸痛,其间伴有腹泻2日,每日2~3次,稀水样,给予口服药物(具体不详)治疗后腹泻好转,10日前患儿出现呕吐,多为进食后呕吐,呕吐物均为胃内容物,非喷射性,无咖啡渣样物,3日前,发现患儿出现水肿,颜面部及双下肢为主,遂就诊,予口服"阿莫西林胶囊、颠茄片、甲硝唑片、参苓健脾胃颗粒"治疗,无明显好转,遂于上级医院住院治疗,完善相关检查,考虑"① 扩张型心肌病。② 慢性心力衰竭。③ 肾小球肾炎?④ 肺炎支原体性肺炎。⑤ 多浆膜腔积液。⑥ 急性肠系膜淋巴结炎",给予头孢噻肟抗感染、呋塞米利尿、西咪替丁护胃、去乙酰毛花苷强心、多巴胺改善循环等治疗,患儿病情无好转,遂至我院急诊就诊,考虑患儿年龄小,病情危重,急诊以"心力衰竭"收住院。病程中患儿无抽搐及意识丧失,小便失禁,无四肢无力,发病来患儿精神、饮食欠佳,大便2日未解,小便量少。

既往史:患儿近1年来出现跑步后易疲劳,偶有口周发绀。

家族史:父母有乙肝病史,具体不详。

个人史:患儿2岁时摔伤额头,未予特殊处理。

过敏史:否认食物及药物过敏史。

【查体】体温36.7℃,心率169次/min,呼吸31次/min,体重20 kg,血压104/80 mmHg,SPO_2 93%,一般情况差,面罩吸氧下面色无发绀,神志清楚。双眼睑、脸颊、双下肢浮肿,全身无皮疹。双瞳孔等大等圆,直径3 mm,对光反射灵敏。咽充血,颈抵抗(一),三凹征(一),双肺呼吸音粗,未闻及干、湿啰音。心音有力,律齐,各瓣膜听诊区未闻及病理性杂音。全腹软,肝右肋下2 cm可触及,剑突下未触及,质软,边缘锐,脾未及;肠鸣音正常。四肢肌张力正常,四肢肌力正常。双膝反射存在。双侧病理征(一)。腹壁、提睾反射可引出。四肢端尚暖,足跟CRT 2 s。双下肢未见皮肤发绀及网状花斑。臀部皮肤无充血,无破溃。

【辅助检查】

(1) 腹部B超:① 肠系膜淋巴结稍大。② 目前未见明显肠套及阑尾包块超声表现。

(2) 腹腔B超:① 腹腔积液。② 右侧胸膜腔少量积液。③ 肝静脉内径增宽(原因待查)。④ 胆囊壁毛躁增厚声像。

(3) 心脏超声:全心增大,三尖瓣重度反流、二尖瓣中度反流,肺动脉瓣轻度反流;左室舒张功能减低,左室收缩功能测值减低;射血分数22%。

(4) 血生化:ALT 39 U/L,AST 78 U/L,GGT 21 U/L,TP 60.1 g/L,GLO

25.2 g/L,ALB 34.9 g/L,TBIL 13.7 μmol/L,DBIL 3.4 μmol/L,IBIL 10.3 μmol/L;肾功 BUN 12.18 mmol/L,UA 628 μmol/L,总胆固醇 3.01 mmol/L,三酰甘油 0.8 mmol/L;心肌酶谱 LDH 386 U/L,HBDH 258 U/L,CK 185 U/L,CK-MB 28 U/L。

(5) 抗 O:283 IU/mL。

(6) 细胞免疫:补体 C3 0.75 g/L,余项未见异常。

(7) 小便常规:白细胞 14.6 个/μL,细菌 19.1 个/μL,尿蛋白 2+,尿比重 1.032,余项未见明显异常。

(8) 呼吸道感染 9 项:肺炎支原体抗体 IgM 阳性,余均为阴性;凝血功能:PT 15.2 s INR 1.33,余项未见异常。

(9) 血常规:白细胞计数 12.78×10^9/L,中性粒细胞百分率 66.9%,淋巴细胞百分率 24.4%,血红蛋白 123 g/L,血小板计数 378×10^9/L,CRP 7.1 mg/L。

(10) 腹部常规彩超:下腹部肠间少量积液,肝、胆囊、胰、脾未见明显异常声像。

(11) 胸部 CT:双肺支气管肺炎征象,心脏体积增大,请结合临床及相关检查,右侧胸腔积液。

【入院诊断】① 心脏扩大原因待查(扩张型心肌病?心肌炎?)。② 心力衰竭。③ 链球菌感染。④ 支气管肺炎。

二 治疗经过

治疗方案见表 9-1。

表 9-1 心肌炎治疗方案

药 物	溶 媒	剂 量	途 径	频 次
维生素 C 注射液	5%葡萄糖注射液 40 mL	2 g	静脉滴注	每日 2 次
注射用磷酸肌酸钠	5%葡萄糖注射液 50 mL	1 g	静脉滴注	每日 1 次
注射用甲泼尼龙琥珀酸钠	0.9%氯化钠注射液 30 mL	20 mg	静脉滴注	每日 2 次

续 表

药　物	溶　媒	剂　量	途　径	频　次
注射用哌拉西林他唑巴坦	5%葡萄糖注射液40 mL	1 g	静脉滴注	每日3次
注射用奥美拉唑	0.9%氯化钠注射液30 mL	20 mg	静脉滴注	每日1次
地高辛片	/	0.075 mg	口服	每日2次
静注人免疫球蛋白	/	3瓶	静脉滴注	1次
阿奇霉素干混悬剂	/	0.2 g	口服	每日1次
醋酸泼尼松片	/	10 mg	口服	每日3次
呋塞米注射液	灭菌注射用水2 mL	15 mg	静脉注射	1次
米力农注射液	5%葡萄糖注射液35 mL	15 mg	静脉滴注	1次
去乙酰毛花苷注射	灭菌注射用水2 mL	0.15 mg	静脉注射	每8 h 1次
多巴酚丁胺注射液	5%葡萄糖注射液14 mL	80 mg	静脉滴注	1次

入院第1日，予去乙酰毛花苷0.15 mg，每8 h 1次，强心，予呋塞米15 mg利尿，多巴酚丁胺3 μg/(kg·min)扩血管；积极抗感染治疗：暂选哌拉西林舒巴坦50 mg/kg，每8 h 1次，抗感染；对症：予甲泼尼龙琥珀酸钠1 mg/kg，每12 h 1次，抗炎，磷酸肌酸1 g，每日1次，营养心肌，维生素C 2 g，每12 h 1次，营养脏器、保护重要脏器功能。

入院第2日，接床旁心脏彩超危急值，左心室增大/左室收缩功能明显减低下腔静脉内径增宽，立即查看患儿，患儿面罩吸氧下氧饱和度维持，无面色、口唇青紫，无气促，自觉乏力，查体：心率170次/min，考虑与原发病相关，加用米力农15 mg强心、扩血管治疗，继续关注患儿病情变化，动态复查心脏彩超，及时处理。当日凌晨04:00去乙酰毛花苷已饱和，16:00给予地高辛每次0.075 mg，每日2次，维持强心；米力农0.5 μg/(kg·min)强心、减轻心脏后负荷改善循环；限液同时，根据出入量给予呋塞米利尿减轻心脏负荷。结合心脏彩超结果，给予甲泼尼龙琥珀酸钠 10 mg/(kg·日)冲击治疗,同时加用 IVIG 400 mg/(kg·日)加强抗感染。患儿外院呼吸道病原学提示肺炎支原体感染,给予加用阿奇霉素干混悬剂 0.2 g/次,每日 1 次,对症。

入院第 3 日,限液;患儿前 1 日入量明显大于出量,前 1 日已予呋塞米每次 10 mg、20 mg 共 2 次利尿,当日继续关注出入量,需警惕容量负荷过重导致心衰,必要时再次加用速尿。加用奥美拉唑 18 mg 保护胃肠黏膜、预防消化道出血。

入院第 4 日,限液;因患儿心功能差、射血分数明显降低、心率快,同时当日加用胺碘酮 5 μg/(kg·min)持续泵入改善心律;当日继续关注出入量,需警惕容量负荷过重导致心衰,必要时再次加用速尿。

入院第 5 日,患儿今晨心率降至 81～92 次/min,故停用地高辛及胺碘酮;将米力农减为 0.3 μg/(kg·min)强心、减轻心脏后负荷改善循环。

入院第 6 日,患儿前 1 日心率降至 55～92 次/min,前 1 日停用地高辛及胺碘酮,当日停用米力农;因现患儿心率慢,加用多巴酚丁胺 3 μg/(kg·min)强心。

入院第 7 日,当日将甲泼尼龙减为每日 160 mg,停用 IVIG。

入院第 9 日,患儿面罩吸氧下(flow 3～5 L/min)经皮测氧饱维持可,无发热,无抽搐,前 1 日心率波动在 53～109 次/min,血压维持可,偶有咳嗽,无咳痰,无喘息、气促,无呕吐、腹胀。

入院第 10 日,继续予哌拉西林钠他唑巴坦抗感染,磷酸肌酸 1 g,每日 1 次,营养心肌,维生素 C 1 g,每日 1 次,营养脏器、保护重要脏器功能,当日甲泼尼龙减量为 1 mg/kg,每日 2 次抗炎。

入院第 15 日,停用哌拉西林他唑巴坦,继续予维生素 C 保护重要脏器功能,甲泼尼龙琥珀酸钠抗炎。

入院第 16 日,继续予维生素 C 保护重要脏器功能,甲泼尼龙更换为醋酸泼尼松抗炎。

入院第 22 日,患儿经积极对症治疗后病情好转,办理出院,出院后继续口服药物治疗,注意休息,避免剧烈活动及参加竞技性运动。

【出院医嘱】① 果糖二磷酸钠口服液:每次 10 mL(1 支),每日 2 次×2 周;② 葡醛内酯片:每次 50 mg,每日 3 次×2 周;③ 醋酸泼尼松片:每次 5 mg(1 片),每日 3 次×1 周;每次 5 mg(1 片),每日 2 次×1 周;④ 螺内酯片:每次 10 mg(半片),每日 1 次×2 周。

三 治疗方案分析及药学监护

(一) 治疗方案分析

1. 急性期治疗

由于急性炎症期发生心律失常和血流动力学损害的风险较高,心肌炎患儿如果出现严重心室功能不全或心律异常,应收入儿科重症监护病房治疗。所有患儿均需连续监测心肺功能,因为即使患儿的心功能最初正常,其血流动力学状态也可能迅速恶化。其治疗包括:

(1) 支持治疗,以维持血流动力学稳定和充足的全身灌注:心肌炎患儿就诊时通常存在心力衰竭的症状和体征。支持性治疗干预取决于症状的严重程度:① 初始支持性治疗包括辅助供氧和液体复苏;② 如果患儿的症状较轻微,一般可采用口服利尿剂和减轻心脏后负荷的药物治疗(如 ACEI);③ 如果患儿的症状较严重(即失代偿性心力衰竭或心源性休克),可能需要静脉给予正性肌力支持、机械通气,甚至机械循环支持,心力衰竭的强化治疗包括静脉用利尿剂和正性肌力药(如米力农、多巴胺和多巴酚丁胺)。该病例在初始入院期间予去乙酰毛花苷强心,呋塞米利尿,多巴酚丁胺扩血管治疗。

(2) 发现并治疗心律失常:由于大多数抗心律失常药物有负性肌力作用,可能导致急性血流动力学不稳定,所以只有预计利大于弊时才应使用这些药物。

(3) 免疫调节治疗:关于 IVIG 或糖皮质激素能否改善心肌炎儿童的结局,目前的数据较少且并不明确。尽管如此,由于心肌炎导致死亡和并发症的风险很高,而相比之下 IVIG 相关风险一般较低,所以通常还是会使用 IVIG。在 2005—2015 年期间,美国的多中心观察性研究显示,大约 70% 的心肌炎患儿接受了 IVIG 治疗,20%～30% 接受了糖皮质激素治疗。一项日本的全国研究报道了相近的使用率。本病例也使用了 IVIG 和糖皮质激素。

(4) 抗病毒治疗:尽管儿童心肌炎最常见的病因是病毒感染,但抗病毒治疗对心肌炎的疗效尚不明确。因此,儿童心肌炎的治疗并不包含常规抗病毒治疗。

2. 慢性期治疗

对于从急性心肌炎进展为慢性心力衰竭的患儿,利尿剂、ACEI、地高辛、β 受体阻滞剂和醛固酮抑制剂(即螺内酯)都是被广泛接受的慢性期治疗的疗法。

有些患儿可能在首次发作后复发,有时是在很多年后复发。复发的治疗与初次发作的治疗相似。

3. 其他治疗

本病例中还进行了抗感染治疗、PPI 治疗、营养心肌、保护重要脏器治疗,其中抗感染治疗为该患儿血常规提示有细菌感染指征,外院呼吸道病原学提示肺炎支原体感染;营养心肌及保护重要脏器为治疗心肌炎辅助治疗手段;PPI 治疗为预防消化道出血治疗。以上治疗均为针对该患儿对症治疗,不具有针对心肌炎治疗的代表性。

(二) 药学监护

(1) 利尿剂:通过促进尿钠排泄而降低前负荷,并可缓解肺水肿及外周性水肿等容量超负荷的症状。① 袢利尿剂可抑制 Henle 袢升支粗段对钠和氯的重吸收,最常采用呋塞米。一项纳入 62 例合并液体过剩的 HF 住院患儿的研究显示,呋塞米治疗有效且安全。布美他尼和托拉塞米效果更强,使用较少,仅用于更严重或呋塞米无效的液体过剩。袢利尿剂的不良反应包括:电解质紊乱(低钠血症、低氯血症和低钾血症)、代谢性碱中毒和肾功能不全。长期袢利尿剂治疗可导致肾钙沉着症和耳毒性。这些并发症最常见于长期大剂量静脉治疗者。也有骨折风险增加的报道。② 噻嗪类利尿剂可抑制肾脏远曲小管对钠和氯离子的重吸收,一般作为二线药物使用,常与袢利尿剂合用。常用的噻嗪类利尿剂为氯噻嗪、氢氯噻嗪及美托拉宗。

(2) 正性肌力药:用于低心输出量时改善心输出量,以及用于稳定等待心脏移植患儿的病情。这些药物的作用机制是保持较高的细胞内环磷酸腺苷(cyclic adenylate monophosphate,cAMP)水平,通过增加 cAMP 的生成(儿茶酚胺)或减少降解(抑制磷酸二酯酶Ⅲ)实现。① 儿茶酚胺类药物的拟交感神经刺激可改善心肌收缩性,可能对外周血管床也有益处。多巴胺是优选的药物,通常联合静脉用米力农。多巴酚丁胺有进一步降低后负荷的作用。低剂量肾上腺素用于难治性低血压和(或)终末器官灌注不良时。② 米力农可增加心肌收缩性,并降低后负荷,而不会显著增加心肌耗氧量。一项关于儿科心脏术后患儿的随机双盲安慰剂对照试验表明,输注大剂量米力农 $0.75\ \mu g/(kg \cdot min)$ 患儿发生低心排出量综合征(low cardiac output syndrome,LCOS)的风险比安慰剂组低(12% vs 26%)。为了避免低血压,米力农起始剂量为 $0.25\ \mu g/(kg \cdot min)$ 静脉输注(输注前无需快速推注),随后按需逐渐缓慢增加剂量,最大剂量为 1 μg/(kg·min)。

(3) IVIG:根据现有的少量资料,可以使用 IVIG 治疗急性心肌炎儿童(基于临床表现、心脏 MRI 或心内膜心肌活检诊断)。鉴于心肌炎引起死亡和并发症的风险较高,这种情况下使用 IVIG 可能出现的不良反应是可以接受的。若患儿的病情不严重,可以不使用 IVIG 治疗。IVIG 的给药方案为 2 g/kg,在 8~24 h 内单次输注。应根据理想体重来计算肥胖患儿的剂量。对于存在明显心脏功能障碍的患儿,如果担心患儿单次输注时不能耐受全剂量的容量负荷,可在 2 日内分次给药。其不良反应可参考"吉兰巴雷综合征"部分。

(4) 糖皮质激素:糖皮质激素治疗急性心肌炎通常仅用于以下患儿:IVIG 治疗无效的患儿,以及心肌炎合并全身性自身免疫或炎性疾病的患儿。关于糖皮质激素治疗对心肌炎患儿是否有益,现有证据尚无结论。一篇 Meta 分析纳入了关于儿童和成人的试验,结果显示,类固醇治疗组与对照组的死亡率相近(RR 0.93,95%CI 0.70~1.24)。随访 1~3 个月时,类固醇治疗组的 LVEF 更高(均数差值为 7.4%,95%CI 4.9~9.8)。然而,它所纳入的研究的异质性很大。一项关于儿童患儿($n=200$)的亚组分析显示,类固醇治疗对 LVEF 的改善程度大于总体队列的改善程度(均数差值为 9%,95%CI 7.5~10.5)。糖皮质激素的不良反应与剂量和用药持续时间均有关。糖皮质激素可造成多个器官系统的不良反应,不良反应可能不一定严重但令患儿苦恼,如类库欣表现,也可危及生命,如严重感染。有些不良反应,例如,骨密度下降加快或早发白内障,在出现需要就医的较晚期表现(如急性椎体压缩,需要手术摘除的白内障)之前可能基本上无症状。以下器官系统可以受到全身性应用糖皮质激素的不同程度影响:① 皮肤效应和外观;② 眼部效应;③ 心血管效应;④ 胃肠道效应;⑤ 骨骼和肌肉效应;⑥ 神经精神效应;⑦ 代谢和内分泌效应;⑧ 免疫系统效应;⑨ 血液系统效应。

四 用药指导

(1) 出院用药开具了糖皮质激素、利尿药、营养心肌药物,按照出院医嘱剂量规范,按时用药,用药时间不超过 2 周,2 周后到院复查调整用药。其中糖皮质激素口服通常与早餐或其他餐食同服,以免药物造成胃部不适,短期用药的轻度不良反应包括胃部不适、食欲增加和睡眠障碍,如有发生请到医院就医。逐渐减量的目标是采取合适的减量速度,既防止基础疾病的复发活动,又防止 HPA 持续抑制引起皮质醇缺乏的症状。通常的目标是相对稳定地每次减少 10%~20%,同时根据便利性和各患儿的反应进行调整。

(2) 运动:尽管资料有限,但对于心肌炎完全恢复的患儿,在发作后的至少 6 个月内应限制体育活动。重新开始竞技运动之前应事先接受筛查。这可能需要在心肌炎急性期过后对患儿进行运动试验。

(3) 免疫接种:对于近期接受过 IVIG 治疗的儿童,接种活病毒疫苗的免疫原性可能会下降。基于美国儿科学会的推荐,建议对于因心肌炎而接受了 IVIG 治疗的儿童,活疫苗接种应推迟 11 个月。

第二节 高 血 压

高血压是一种以体循环动脉压升高为主要特点的临床综合征。高血压是最常见的慢性病,也是心脑血管病最主要的危险因素,脑卒中、心肌梗死、心力衰竭及慢性肾脏病等主要并发症。有效控制高血压有助于降低疾病治疗费用,提高患者生存质量。以往认为高血压属于中老年常见病,但当今由于生活水平的提高,生活方式的改变造成了该疾病在青少年中的发病率逐年上升。高血压的治疗和管理方式包括生活方式改变和药物治疗。血压管理的目标是控制血压水平、降低靶器官损害和降低成年后高血压及其相关心血管疾病的风险。

一 病例介绍

患儿,男,10 岁 11 个月。

主诉:发现血压升高 1 个月余。

现病史:患儿 1 个多月前外院检查时发现血压升高(收缩压最高 140 mmHg),无头晕、头痛,无视物模糊,无意识障碍,平素患儿无口唇青紫,活动耐力可,活动时心悸、气促不明显,近 5 日患儿出现咳嗽,不剧,夜间为主,咳时有痰,伴咽痛,有腹泻,伴腹痛、里急后重,无腹胀、呕吐,近 2 日腹泻有好转。患儿病后外院就诊,给予"口服硝苯地平 10 mg/次,每日 2 次"治疗后,血压未降至正常(收缩压维持在 130～140 mmHg),7 日前家属自行予减量为每日 1 次口服,前 1 日至当日未服用,为明确病因就诊,门诊以"血压升高待查"收住院,发病来患儿精神、饮食可,大便同前诉,小便稍少,睡眠可。

既往史：健康,否认肝炎、结核等传染病接触史。

家族史：患儿母亲有高血压病。

个人史：第 2 胎、第 2 产,足月,剖宫产,出生体重 3.9 kg,出生时否认窒息。

过敏史：青霉素过敏。

【查体】体温 36.8℃,心率 85 次/min,呼吸 20 次/min,体重 75 kg,一般情况可,神清,口唇、肢端无发绀,全身无皮疹、瘀点瘀斑,浅表淋巴结无肿大,双瞳孔等大等圆、对光反射灵敏,咽充血,扁桃体Ⅱ度肿大,有充血,无渗出,颈软无抵抗,颈静脉无充盈,双肺呼吸音粗,未闻及啰音,心前区无隆起、心尖搏动范围正常、抬举感(-)、L3～4 区未触及震颤、心界正常、心音正常、各瓣膜区未闻及心脏杂音,肺动脉瓣区第二心音增强,腹平软,无压痛,肝脾未及,肠鸣音活跃,双下肢、皮温、肤色对称、不肿,双足背动脉搏动好,无杵状指、趾,周围血管征(-)。

【辅助检查】心电图：显著窦性心律不齐,T 波异常,右束支传导阻滞。

【入院诊断】① 血压升高原因待查。② 呼吸道感染。

二 治疗经过

治疗方案见表 9-2。

表 9-2　高血压治疗方案

药　物	剂　量	溶　媒	途　径	频　次
硝苯地平片	10 mg	/	口服	每日 2 次
卡托普利片	12.5 mg	/	口服	每日 2 次

入院第 2 日：患儿入院后无头晕、头痛,无视物模糊,无意识障碍,无口唇青紫,活动耐力可,活动时心悸、气促不明显,偶有咳嗽,不剧,精神、饮食、睡眠可,大小便正常。血常规：白细胞计数 $8.88×10^9$/L,C 反应蛋白 15.13 mg/L,淋巴

细胞百分率 33.3%,中性粒细胞百分率 54.7%,红细胞计数 5.10×10^{12}/L,血红蛋白 141.00 g/L,血小板计数 301.00×10^9/L。心脏彩超:心内结构未见明显异常。患儿现高血压原因不明,现无头晕、头痛等,规律监测血压,嘱低盐饮食,治疗上予口服硝苯地平片 10 mg,每日 2 次,降压治疗,继观患儿病情变化。

入院第 4 日:患儿前 1 日无头晕、头痛,无视物模糊,无意识障碍,无口唇青紫,活动耐力可,活动时心悸、气促不明显,偶有咳嗽,不剧,精神、饮食、睡眠可,大小便正常。24 h 动态血压:受检者 24 h 平均血压 131/76 mmHg;血压负荷值全天收缩压及夜间舒张压增高;昼夜节律呈非勺型改变;24 h 变异系数白天增大、夜间减小。动态心电图:① 窦性心律不齐:监测动态心电图 22 h 23 min。平均心率 92 次/min,最慢心率 49 次/min,最快心率 136 次/min,共分析心搏总数 124 088 次。偶见显著窦性心律不齐。② 房性早搏有 1 个。③ 室性早搏有 2 个。④ 心电图未见明显异常。患儿现高血压原因不明,规律服用硝苯地平片降压效果不显,当日予加用卡托普利片 12.5 mg,口服,每日 2 次,联合控制血压,继观患儿病情变化。

入院第 6 日:患儿血压 130/79 mmHg,无头晕、头痛,无视物模糊,无意识障碍,无口唇青紫,活动耐力可,活动时心悸、气促不明显,精神、饮食、睡眠可,大小便正常。患儿现服用硝苯地平联合卡托普利控制血压,患儿血压控制欠佳,当日给予调整卡托普利片 12.5 mg,口服,每日 3 次,控制血压,余治疗不变,继观患儿血压控制情况。

入院第 8 日:患儿血压 122/80 mmHg,无头晕、头痛,无视物模糊,无意识障碍,无口唇青紫,活动耐力可,活动时心悸、气促不明显,精神、饮食、睡眠可,大小便正常。患儿目前血压控制尚可,无头晕、头痛等症状,病情好转,当日予以出院。出院医嘱:硝苯地平片 10 mg,口服,每日 2 次;卡托普利片 12.5 mg,口服,每日 3 次。

【出院诊断】① 高血压。② 呼吸道感染。

三 治疗方案分析及药学监护

(一) 治疗方案分析

儿童高血压多是继发性高血压,因此首先强调病因治疗。对于原因未明的原发性高血压应首先采用减轻体重和改变生活方式等非药物治疗方法控制血压。而对于非药物治疗无效、症状性高血压、严重高血压和伴随靶器官损害的高血压，则应考虑药物治疗。

对于无合并症以及无靶器官损害的原发性高血压儿童，血压控制目标是降低到同性别、年龄和身高儿童血压的第95百分位以下。但是对于有肾脏疾病、糖尿病或者高血压靶器官损害的儿童，血压控制目标是降低到第90百分位以下。

高血压儿童如果合并下述1种及以上情况，则需要开始药物治疗：出现高血压临床症状，继发性高血压，出现高血压靶器官的损害，糖尿病，非药物治疗6个月后无效者。儿童、青少年的抗高血压药治疗方案的选择依据与现有指南相仿，轻度高血压宜从单药起步，小剂量单药初始治疗是可行的。治疗8周后血压未明显下降，可增加药量。仍然无效，或出现明显不良反应时，应考虑换药。中重度高血压单药治疗效果不佳，可考虑联合给药。

高血压药物应从单药、低剂量开始，根据血压监测结果，每2~4周增加一次剂量，直至达到血压得到控制。儿童一般选择血管紧张素转换酶抑制剂（angiotensin-converting enzyme inhibitor，ACEI）、血管紧张素受体拮抗剂（angiotensin receptor blocker，ARB）、钙通道阻滞剂（calcium channel blocker，CCB）、利尿剂和β受体阻滞剂（β receptor blocker，βRB）。应根据药物作用部位和作用机制选择药物，存在肾素—血管紧张素—醛固酮系统（renninangiotensin-aldosterone system，RAAS）过度激活的高血压患儿，可选择ACEI、ARB、醛固酮受体拮抗剂（如螺内酯）或βRB；糖尿病和微量蛋白尿或蛋白尿的高血压患儿，可选择ACEI或ARB；偏头痛的患儿可选择βRB或CCB。

初始治疗推荐选择ACEI、ARB和CCB类药物。由于不良反应相对较多且缺乏改善预后的证据，因此不推荐βRB作为儿童高血压初始治疗的选择。患儿应用单药最大剂量或可耐受剂量仍不能控制血压至目标水平，应考虑联合用药。一般采用不同作用机制的药物联用，较为推荐的配伍包括噻嗪类利尿剂联合ACEI/ARB/CCB，CCB联合ACEI/ARB等。由于增加肾功能损害和低血压的风险，一般不建议作用于RAAS的药物联用，如ACEI联合ARB。噻嗪类利尿剂联合βRB有增加新发糖尿病的风险，不建议联用。

患儿诊断高血压，入院前单用硝苯地平治疗，血压控制不佳，结合患儿情况，根据高血压相关诊疗规范,给予硝苯地平联合卡托普利降压治疗。硝苯地平属于 CCB 类药物,此类药物通过阻滞钙离子进入细胞内,使血管平滑肌松弛,达到扩张血管、降低血压的作用。用于儿童高血压的多为二氢吡啶类 CCB,可作为单药治疗,也可联合其他药物。卡托普利属于 ACEI 类药物,此类药物通过抑制 RAAS,使血管舒张产生降压作用,还可通过抑制缓激肽降解,从而扩张血管,降低血压,减轻心脏后负荷。此外还具有增加肾血流量等作用。ACEI 类药物可作为初始治疗药物,尤其适用于合并糖尿病、CKD、心力衰竭、微量蛋白尿和肥胖相关的高血压等。单药控制不佳时可与 CCB 类、利尿剂等联用。

(二) 药学监护

血管紧张素转化酶抑制剂应用时应排除血管神经性水肿、孤立肾、双侧肾动脉狭窄而肾功能减退、肾衰竭(未经透析等肾替代治疗)的绝对禁忌证以及严重系统性红斑狼疮等自身免疫性疾病、骨髓抑制、脑动脉或冠状动脉供血不足、血钾过高、肾功能障碍、主动脉瓣狭窄等相对禁忌证。使用过程中需要注意监护以下不良反应:① 低血压、心动过缓、胸痛、心悸、咳嗽、支气管痉挛、高钾血症、低钠血症、发热等;② 常见有皮疹、荨麻疹、斑丘疹、血管神经性水肿等;③ 可出现中性粒细胞减少、嗜酸性粒细胞增多等;④ 血尿、蛋白尿、肾功能减退、肾小球肾炎、肾病综合征和急性肾衰竭。

钙拮抗剂使用时应排除低血压、重度主动脉瓣狭窄等禁忌证,该类药物宜从小剂量开始,以防诱发或加重低血压、增加心绞痛、心力衰竭甚至心肌梗死的发生率。其用药过程中需要监护以下不良反应:① 常见外周水肿、头晕、头痛、恶心、乏力和面部潮红、一过性低血压等;② 个别患儿可发生心绞痛、心悸、鼻塞、胸闷、气短、便秘、腹泻、骨骼肌炎症、关节僵硬、肌肉痉挛、精神紧张、睡眠紊乱、视物模糊、平衡失调等;③ 少见贫血、白细胞减少、血小板减少、紫癜、过敏性肝炎、牙龈增生、抑郁、偏执、血药浓度峰值时瞬间失明、红斑性肢痛、抗核抗体阳性关节炎等;④ 可能产生心肌梗死和充血性心力衰竭、肺水肿、心律失常和传导阻滞;⑤ 过敏者可出现过敏性肝炎、药物疹甚至剥脱性皮炎等。

四 用药指导

(1) 硝苯地平片:口服,每次 10 mg,每日 2 次。① 长期用药过程中需要注意药物剂量、剂型的精确性。供成人使用的控释剂、缓释剂（如硝苯地平控释片）不能分劈、碾碎，因此不适合于儿童小剂量使用。儿童剂量调整应选用普通片剂用分药器刀片精确切割，或者将药片碾压成粉末后置于折纸上，按照药粉长度均匀分量。② 钙拮抗剂降压的作用较强，服药期间需监测血压、心率，尤其在合用其他降压药时。③ 肝功能损害者，应从小剂量开始，并监测肝功能，重度肝功能损害者慎用。④ 与弱效或中效 CYP3A4 抑制剂，如氟西汀、西米替丁、丙戊酸等合用时可能增加此类药物的血药浓度，应从低剂量开始，并密切监测血压水平。与 CYP3A4 强抑制剂，如酮康唑、伊曲康唑、红霉素等应避免合用。服药期间应避免服用葡萄柚汁。⑤ 合用时可升高地高辛、他克莫司、环孢素等的血药浓度，应密切监测上述药物的血药浓度及药物中毒的症状，并及时调整剂量。

（2）卡托普利片：口服，每次 12.5 mg，每日 3 次。① 该药多为普通平片，可以分劈、碾碎，儿童剂量调整应选用普通片剂用分药器刀片精确切割，或者将药片碾压成粉末后置于折纸上，按照药粉长度均匀分量。该类药物对心脑血管、肾脏有较好的保护作用，使用期间需日常监测血压和电解质、肝肾功能，并注意是否有干咳现象，如发生干咳应及时和医生联系调整用药方案。② 用药期间监测电解质水平，合用保钾利尿剂、补钾药、含钾盐制剂或其他可能导致血钾升高的药物时可能增加高钾血症的风险，应谨慎合用。③ 该药与其他扩血管药同用时应从小剂量开始，服药期间避免高钾饮食，不要盲目购买所谓的低钠盐，这是因为低钠盐中钾离子含量偏高。④ 用药期间如发现皮肤潮红、瘙痒、灼热感、结膜炎、荨麻疹、斑丘疹、扁平苔藓、多形性红斑、脱发、天疱疮、指甲剥离等神经性水肿表现时应及时与医生联系。

（3）尽量在每日的同一时间内服药，未经医生同意不可自行减量、增量或停药。如果忘记服用一次，应记起时立即使用，若在服下一剂药前 4 h 内记起，则不要再用，应重新按平常的规律用药，千万不要一次使用双倍的剂量。药物最好在室温 10~30℃保存，避光、防潮。

（4）患儿应保证每周至少 3~5 次中高强度体育活动，每次 30~60 min 以帮助降低血压。

（5）控制体重，改变饮食习惯，减少过量的糖、饮料、饱和脂肪和盐的摄入，多摄入新鲜蔬菜、水果、豆类和谷物等食物。

第三节 肺动脉高压

肺动脉高压(pulmonary hypertension,PH)是指由多种异源性疾病(病因)和不同发病机制所致肺血管结构或功能改变,引起肺血管阻力和肺动脉压力升高的临床和病理生理综合征,继而发展成右心衰竭甚至死亡。儿童 PH 可出现在从新生儿到成人的任何一个年龄段,但不同年龄段的病因与疾病谱不尽相同。儿童 PH 在病因及病理生理机制等方面与成人有很多相似之处,但儿童也有其自身特点。儿童 PH 患儿的肺血管结构、功能、临床病程、右心室适应性改变以及靶向治疗反应性等方面均与成人患者存在差异,更易受到遗传性与发育性因素的影响。早期识别 PH 的易感因素,并采取干预措施,部分患儿的 PH 病变可得到有效逆转。目前,大部分关于儿童 PH 的临床实践缺乏足够循证医学依据,儿童 PH 的诊断和治疗策略往往参考成人。随着 PH 基础和临床研究深入,近年来 PH 药物治疗有了新进展,改善了预后。

一 病例介绍

患儿,男,1岁2个月。

主诉:发现肺动脉高压 20 日余。

现病史:患儿 20 余日前无明显诱因出现咳嗽,伴喉中痰响明显,病初无喘息、气促,伴颜面、四肢稍水肿,无面色青紫及呼吸困难,无犬吠样咳及鸡鸣样尾声,遂至当地医院住院治疗 1 周(具体治疗过程不详),住院期间完善相关检查,发现肺动脉高压,患儿病情好转,未再咳嗽,水肿消退后出院。当地医院建议至上级医院进一步完善诊疗,遂至某儿童医院门诊,完善心脏彩超提示肺动脉高压,为进一步治疗收住院,现患儿未吸氧下口唇发绀,无发热,全身无皮疹,无恶心、呕吐,无腹胀、腹泻,无尿频、尿急、尿痛及肉眼血尿。精神、饮食、睡眠可,大、小便正常。

既往史:常腹泻,否认肝炎、结核等传染病接触史。

家族史:否认家族遗传病史。

个人史:第 4 胎、第 4 产,足月,顺产,出生体重 3.6 kg,出生时否认窒息。

过敏史：否认食物及药物过敏史。

【查体】体温 36.9℃，心率 126 次/min，呼吸 28 次/min，体重 9 kg，一般情况稍差，口唇及面色无发绀，神志清楚。全身无水肿，无皮疹，双瞳孔等大等圆，对光反射灵敏，咽稍充血，颈抵抗（－），三凹征（－），双肺呼吸音粗，两肺未闻及明显啰音，心音有力，律齐，各瓣膜听诊区未闻及病理性杂音。全腹软不胀，肝脾肋下未扪及，肠鸣音正常。四肢肌张力正常，四肢肌力正常。脊柱侧弯，双膝反射存在。双侧病理征（－）。四肢端暖，足跟 CRT 2 s。

【辅助检查】心脏彩超：① 估测肺动脉收缩压为 83 mmHg；多考虑原发性肺动脉高压。② 右房、右室增大，重度三闭，右室肥厚。③ 主肺动脉内径增宽。

【入院诊断】① 重度肺动脉高压。② 心脏扩大（右心房、右心室）。

二 治疗经过

治疗方案见表 9-3。

表 9-3 肺动脉高压治疗方案

药　物	剂　量	溶　媒	途　径	频　次
氢氯噻嗪片	9 mg	/	口服	每日 2 次
螺内酯片	9 mg	/	口服	每日 2 次
注射用磷酸肌酸钠	0.5 g	5%葡萄糖注射液	静脉滴注	每日 1 次
波生坦分散片	8 mg	/	口服	每日 2 次

入院第 2 日：患儿目前无乏力、气促，无青紫、心悸、胸闷，无阵发性呼吸困难，无活动时蹲踞、口唇发绀，无多汗症状，精神、睡眠、饮食尚可，大小便正常。心脏彩超：右心房、右心室明显增大，右室壁增厚；重度肺动脉高压/三尖瓣重度反流，估测 PASP 84.0 mmHg/肺动脉瓣轻度反流，估测 PAMP 60 mmHg。结合患儿临床症状及心脏彩超结果，患儿目前诊断：① 重度肺动脉高压。② 心脏扩大（右心房、右心室）。治疗上给予氢氯噻嗪片 9 mg，口服，每日 2 次；联合螺内酯片 9 mg，口服，每日 2 次，利尿；磷酸肌酸钠 0.5 g，静脉滴注，每日 1 次，营

养心肌治疗。

入院第 4 日：患儿无乏力、气促，无青紫、心悸、胸闷，无阵发性呼吸困难，无活动时蹲踞、口唇发绀，无多汗症状，精神、睡眠、饮食稍差，大小便正常。动态心电图：① 窦性心律不齐：监测动态心电图 22 h 27 min。平均心率 90 次/min，最慢心率 58 次/min，最快心率 168 次/min。共分析心搏总数 126 454 次。② 房性早搏有 6 个，占总心搏小于 1%。③ ST-T 改变：全程可见 T 波倒置；ST 段压低 0.1~0.4 mV。④ Q-T 间期延长：全程可见 Q-T 间期延长或达高值，最长 0.48 s。⑤ 心房异常。B 型钠尿肽 1 640 pg/mL。患儿存在重度肺动脉高压，排外相关禁忌证后，加用波生坦分散片 8 mg，口服，每日 2 次，降肺动脉压。

入院第 8 日：患儿无乏力、气促，无青紫、心悸、胸闷，无阵发性呼吸困难，无活动时蹲踞，无多汗症状，无呕吐、腹泻，精神、睡眠、饮食好转，大小便正常。心脏彩超检查：右心房、右心室明显增大，右室壁增厚肺动脉高压/三尖瓣中-重度反流，估测 PASP 63.0 mmHg，患儿复查心脏彩超提示肺动脉高压较前下降，病情平稳，当日予以出院。出院医嘱：波生坦分散片 8 mg，口服，每日 2 次；氢氯噻嗪片 9 mg，口服，每日 2 次；螺内酯片 9 mg，口服，每日 2 次。

【出院诊断】① 重度肺动脉高压。② 心脏扩大（右心房、右心室）。

三 治疗方案分析及药学监护

（一）治疗方案分析

肺动脉高压治疗靶目标是达到低危状态，治疗的最终目标是提高患儿存活率，促进患儿不受限制地正常活动。不同类型的儿童 PH 治疗策略不同，建议确诊为 PH 的患儿转诊到专科医疗机构接受规范治疗。在强心、利尿和吸氧等一般治疗的基础上，在无明确禁忌证的前提下先行 RHC 和必要的急性血管反应试验。

由于针对儿童 PH 治疗的循证医学证据有限，主要参照成人 PH 的治疗策略。靶向药物缺乏儿童专用剂型，儿童 PH 需按照千克体重给药。对于年龄>1 岁并且急性血管反应试验阳性的 PAH 患儿，可选用 CCBs，在服用 CCBs 后临床改善并持续阳性者，可以继续应用 CCBs；如果出现临床恶化，则需要再次进行评估并调整治疗方案。对于急性血管反应试验阴性以及 CCBs 治疗效果不好者，则需要根据 PH 危险分层制定相应的治疗方案：对于低危患儿,可首选内皮素受体拮抗剂(ERA)或 PDE5 抑制剂单药治疗,2011 年欧洲药监局批准西地那非应用于 1～17 岁的儿童 PH,推荐剂量为：年龄＜1 岁,0.5～1 mg/kg,每日 3 次；体重＜20 kg,10 mg,每日 3 次；体重＞20 kg,20 mg,每日 3 次。2009 年欧洲批准波生坦用于≥2 岁儿童 PH 的治疗,推荐剂量为 2 mg/kg,后将年龄放宽至 1 岁。2019 年我国批准波生坦用于≥3 岁 PH 患儿。单药治疗后临床恶化者需要考虑早期联合靶向药物治疗。高危 PH 患儿静脉滴注依前列醇或曲前列尼尔为首选治疗方案,也可考虑皮下注射曲前列尼尔或早期联合靶向药物治疗。在最大限度的药物治疗后病情仍然恶化的患儿,则考虑房间隔造口术或肺/心肺移植术。

1. 利尿剂

肺动脉高压患儿出现失代偿性右心衰竭时导致液体潴留、中心静脉压升高、肝瘀血、多浆膜腔积液等,利尿剂可改善上述状况,但目前尚没有应用利尿剂的随机对照研究。常用利尿剂包括利尿剂、醛固酮拮抗剂。

（1）氢氯噻嗪：主要作用于远端肾曲管,抑制钠再吸收,钠与钾交换,促进钾排出。氢氯噻嗪较袢利尿剂弱,仅适用于有轻度液体潴留、伴高血压而肾功能正常的心衰患儿。在肾功能减退患儿中,噻嗪类利尿剂作用减弱,不建议使用,但在顽固性水肿患儿中,噻嗪类利尿剂可与袢利尿剂联用。每日 1～2 mg/kg,分 1～2 次服用,并按疗效调整剂量,小儿 6 个月的婴儿剂量可达每日 3 mg/kg。

（2）螺内酯：作用于远曲小管和集合管,抑制钠离子重吸收,减少钾离子分泌,利尿作用弱,一般与其他利尿剂联合使用。螺内酯属于醛固酮受体拮抗剂,具有保钾利尿作用,临床上主要应用非利尿作用的低剂量醛固酮受体拮抗剂,以改善心肌重构。醛固酮拮抗剂能降低某些成人收缩期心衰的病死率,但儿童则缺乏相应证据。醛固酮拮抗剂适用于儿童慢性收缩期心衰,有肾衰竭及高钾血症是禁忌证。每日 1～3 mg/kg,分 2～4 次服用,连服 5 日后酌情调整剂量。

2. 内皮素受体拮抗剂(ERA)

内皮素在 PH 发病中起重要作用。内皮素-1 可通过与肺血管平滑肌细胞中的内皮素受体 A 和 B 结合,引起血管收缩,促进有丝分裂,参与 PH 的发生发展。ERA 可以通过干预内皮素途径治疗 PH。波生坦是第一个合成的 ERA 类药物,可以改善 PH 患儿运动耐量、心功能分级、血流动力学参数以及临床恶化时间,延展研究显示波生坦治疗组 3 年存活率好于传统治疗。波生坦为内皮素受体 A、B 双重拮抗剂,可降低肺血管和全身血管阻力,从而在不增加心率的情况下增加心脏输出量。

3. 磷酸肌酸钠

为改善患儿肺动脉高压导致的心功能异常,选用磷酸肌酸钠营养心肌治疗。磷酸肌酸在肌肉收缩的能量代谢中发挥重要作用。它是心肌和骨骼肌的化学能量储备,并用于 ATP 的再合成,ATP 的水解为肌动球蛋白收缩过程提供能量。

(二) 药学监护

(1) 利尿剂常见的不良反应与水、电解质紊乱有关,尤其是大剂量或长期应用时,如低钾血症、低钠血症、体位性低血压、休克、低氯血症、低氯性碱中毒、低钙血症以及与此有关的口渴、乏力、肌肉酸痛、心律失常等。耳鸣、眩晕、耳聋等大多发生在药物剂量较大及肾功能不全者。长期使用噻嗪类可导致空腹血糖、糖化血红蛋白和胰岛素轻度升高,对胰岛素的敏感性降低。噻嗪类还可导致血清总胆固醇、LDL、VLDL 轻度升高,三酰甘油可增高或不变,也可致可逆性白细胞和血小板减少。螺内酯可能发生的不良反应包括男性乳腺发育,需要换用依普利酮。与 ACEIs 合用时要监测肾功能及血钾水平。

(2) 波生坦常见的不良反应有头痛、水肿/体液潴留、肝功能异常、贫血/血红蛋白减少等。中度或重度肝功能损伤患儿和(或)肝脏氨基转移酶即天冬氨酸氨基转移酶(AST)和(或)丙氨酸氨基转移酶(ALT)的基线值高于正常值上限 3 倍,尤其是总胆红素增加超过正常值上限 2 倍的患儿禁用。合并使用环孢素 A 者;合并使用格列本脲者禁用;不建议波生坦与可能的 CYP3A4 同工酶抑制剂(如酮康唑、伊曲康唑和利托那韦)和 CYP2C9 同工酶抑制剂(如伏立康唑)合用;建议避免与他克莫司或西罗莫司联合应用;不建议与奈韦拉平联用。

(3) 磷酸肌酸钠的不良反应有过敏样反应、过敏性休克、寒战发热、疼痛、畏寒、乏力等。可能出现头晕、头痛,烦躁;可能出现胃肠道反应,如恶心、呕吐、腹痛、腹泻;静脉给药可能出现注射部位疼痛、静脉炎等。

四 用药指导

(1) 波生坦分散片:口服,每次 8 mg,每日 2 次;常见的不良反应有头痛、水肿/体液潴留、肝功能异常、贫血/血红蛋白减少等。用药期间应监测血常规及肝肾功能，中度或重度肝功能损伤患儿(或)肝脏氨基转移酶即天冬氨酸氨基转移酶(AST)和(或)丙氨酸氨基转移酶(ALT)的基线值高于正常值上限 3 倍，尤其是总胆红素增加超过正常值上限 2 倍的患儿应停药。

（2）氢氯噻嗪片：口服，每次 9 mg，每日 2 次。对磺胺类、噻嗪类利尿药过敏者禁用；用药期间限制钠盐的摄入，注意监测电解质、血糖、血尿酸、尿素氮、血压等；与洋地黄类联合使用时注意防止出现低血钾，出现低钾血症及低镁血症时可加用醛固酮受体拮抗剂、补钾、补镁；应注意区别缺钠性低钠血症和稀释性低钠血症，后者按利尿剂抵抗处理。若低钠血症合并容量不足时，可考虑停用利尿剂。

（3）螺内酯片：口服，每次 9 mg，每日 2 次。高钾血症，严重肾功能减退禁用；以下情况慎用：少尿或无尿，肾功能不全，肝能不全，低钠血症，酸中毒，糖尿病。乳房增大或月经失调者应慎用醛固酮受体拮抗剂螺内酯；用药应个体化，从最小有小剂量开始使用，以减少电解质紊乱等不良反应的发生；用药前应了解血钾浓度，服药期间如发生高钾血症，应立即停药，并作相应处理。长期应用应定期查血钾、钠、氯水平；应于进食时或餐后服药，以减少胃肠道反应。

（4）尽量在每日的同一时间内服药，未经医生同意不可自行减量、增量或停药。如果忘记服用一次，应记起时立即使用，若在服下一剂药前 4 h 内记起，则不要再用，应重新按平常的规律用药，千万不要一次使用双倍的剂量。药物最好在室温 10～30℃保存，避光、防潮。

（5）注意饮食，选择低盐、低脂、低热量、高纤维素饮食，忌刺激性食物，避免饱餐，保持大便通畅。

（6）注意避免各种诱发因素，如过度劳累、情绪激动、寒冷刺激、饱餐、用力排便等。

（7）出院后应注意休息、保暖、避免感染、适量锻炼、提高机体免疫力，并且按时服药，定期复查，如出现心悸、气促、水肿等，或服药期间发现疗效不理想和出现异常者应立即就诊。

第四节　心　律　失　常

正常心脏冲动起源于窦房结，以一定的频率发出激动，并按顺序激动心房、房室交接区、房室结、房室束、左右房室束、浦肯野纤维,最后到达心室肌使心室去极化。如心激动的频率、起搏点或传导不正常,都可构成心律失常。儿童心律失常可能是先天性和获得性的,主要危害在于产生的严重心动过缓或心动过速,可导致心排出量降低,导致晕厥或猝死,亦可持续累及心脏而致其衰竭。

一 病例介绍

患儿,女,6岁7个月。

主诉:发现心律失常3日。

现病史:患儿3日前因腹痛当地医院就诊,行心电图提示频发室早、频发房早,偶诉心悸,无胸闷、胸痛,无大汗淋漓及晕厥,无乏力、气促及呼吸困难。无呕吐,无四肢无力、晕厥、头晕、头痛,无气促及呼吸困难,无视物模糊及眩晕,无面色苍白。近期无发热咳嗽、流涕、鼻阻。为进一步诊治到某儿童医院就诊,门诊以"心律失常"收住院。患儿病后精神、饮食欠佳,大小便正常,睡眠可。

既往史:健康,否认肝炎、结核等传染病接触史。

家族史:否认家族遗传病史。

个人史:第2胎、第2产,孕足月,顺产,出生体重2.4 kg,出生时否认窒息。

过敏史:否认食物及药物过敏史。

【查体】体温36.4℃,心率88次/min,呼吸22次/min,体重22 kg,一般情况及反应尚可,神清,面色欠佳,口唇无发绀,颜面无青灰及发绀,全身无皮疹,浅表淋巴结无肿大。双瞳孔等大等圆,对光反射灵敏。咽微充血,双侧扁桃体无肿大。颈无抵抗,颈静脉无怒张,肝颈反流征(一),颈动脉搏动可及。胸廓对称无畸形,三凹征(一),呼吸节律正常,无异常呼吸,双肺呼吸音清,未闻及干、湿啰音。心率88次/min,震颤(一),心前区抬举感(一),心音有力,节律不齐,未闻及明显心脏杂音。腹软,不胀,肝脾未触及肿大,肠鸣音正常。四肢无水肿,指、趾端无发绀,肢端暖,足跟CRT 2 s。毛细血管搏动征(一),无杵状指趾。

【辅助检查】

(1) 动态心电图:① 窦性心律,总心搏123 787,平均心率103次/min,最快心率147次/min,最慢心率55次/min。② 频发室性早搏:总数38 240,成对室早数458个,二联律;三联律;短阵室性心动过速。③ 频发房性早搏:总数804,

成对房早数 26 个。④ ST-T 未见异常。

(2) 心脏彩超：心脏结构，房室大小，瓣膜活动及血流信号未见明显异常。

【入院诊断】心律失常：① 频发室性早搏。② 频发房性早搏。

二 治疗经过

治疗方案见表 9-4。

表 9-4 心律失常治疗方案

药　物	剂　量	溶　媒	途　径	频　次
磷酸肌酸钠	1 g	5%葡萄糖注射液 100 mL	静脉滴注	每日 1 次
果糖二磷酸钠口溶液	10 mL	/	口服	每日 2 次
盐酸普罗帕酮片	100 mg	/	口服	每日 3 次

入院第 2 日：患儿前 1 日入院后无心悸，无胸闷、胸痛，无大汗淋漓及晕厥，无乏力、气促及呼吸困难，精神、饮食、睡眠欠佳，大小便正常。患儿查体可闻及早搏，结合相关辅助检查，目前诊断：① 频发室性早搏。② 频发房性早搏。治疗上予磷酸肌酸钠 1 g，静脉滴注，每天 1 次；果糖二磷酸钠口服液 10 mL，口服，每日 2 次，营养心肌治疗。

入院第 5 日：患儿无心悸，无胸闷、胸痛，无大汗淋漓及晕厥，无乏力、气促及呼吸困难，精神、饮食、睡眠较前好转，大小便正常。动态心电图：① 窦性心律不齐：监测动态心电图 22 h 51 min。平均心率 91 次/min，最慢心率 60 次/min，最快心率 145 次/min。共分析心搏总数 125 482 次。有时可见显著窦性心律不齐。② 房性早搏有 257 个，占总心搏小于 1%，最多房性早搏发生于 21 时，为 58 个。③ 室性早搏有 48 238 个，占总心搏 38.4%（每 h 2 111 次），有时可见室性融合波，最多室性早搏发生于 18 时为 2 595 个，有 137 次连发室性早搏，有 2 233 次成对室性早搏，有 4 460 次室性早搏二联律，有 569 次室性早搏三联律。④ 心电图未见明显异常。患儿前 1 日未诉特殊不适，结合动态心电图检查结果，当日加用普罗帕酮片 100 mg,口服,每日 2 次,抗心律失常治疗。

入院第 7 日:患儿无心悸,无胸闷、胸痛,无大汗淋漓及晕厥,无乏力、气促及呼吸困难,精神、饮食、睡眠可,大小便正常。经过治疗患儿病情好转,今日出院。出院医嘱:盐酸普罗帕酮片 100 mg,口服,每日 3 次;果糖二磷酸钠口服液 10 mL,口服,每日 2 次。

【出院诊断】心律失常:① 频发室性早搏。② 频发房性早搏。

三 治疗方案分析及药学监护

(一) 治疗方案分析

心律失常的发生和发展受许多因素影响。心律失常的处理不能仅着眼于心律失常本身,还需考虑基础疾病及纠正诱发因素。通过纠正或控制心律失常,达到稳定血液动力学状态、改善症状的目的。心律失常紧急处理需遵循以下总体原则。

(1) 识别和纠正血液动力学障碍心律失常急性期应根据血液动力学状态来决定处理原则。血液动力学状态不稳定包括进行性低血压、休克、急性心力衰竭、进行性缺血性胸痛、晕厥、意识障碍等。在血液动力学不稳定时不应苛求完美的诊断流程,而应追求抢救治疗的效率。严重血液动力学障碍者,需立即纠正心律失常。对快速心律失常应采用电复律,见效快又安全。电复律不能纠正或纠正后复发,需兼用药物。心动过缓者需使用提高心率的药物或置入临时起搏治疗。血液动力学相对稳定者,根据临床症状,心律失常性质,选用适当治疗策略,必要时可观察。所选药物以安全为主,即使不起效,也不要加重病情或使病情复杂化。

(2) 基础疾病和诱因的纠正与处理基础疾病和心功能状态与心律失常,尤其是室性心律失常的发生关系密切。心脏的基础状态不同,心律失常的处理策略也有所不同。心律失常病因明确者,在紧急纠正心律失常的同时应兼顾基础疾病治疗,如由急性冠状动脉综合征引起者需重建冠状动脉血运,心力衰竭者尽快改善心功能,药物过量或低血钾引起者要尽快消除诱因。有关基础疾病的急性处理,应根据相应指南进行。基础疾病和心律失常可互为因果,紧急救治中孰先孰后,取决于何者为当时的主要矛盾。心律失常病因不明者或无明显基础疾病者,也应改善患儿的整体状况,消除患儿紧张情绪。应用抗心律失常药物要注意安全性,警惕促心律失常作用的发生。

(3) 衡量获益与风险 对危及生命的心律失常应采取积极措施加以控制,追求抗心律失常治疗的有效性,挽救生命;对非威胁生命的心律失常,需要更多考虑治疗措施的安全性,过度治疗反而可导致新的风险。在心律失常紧急处理时经常遇到治疗矛盾,应首先顾及对患儿危害较大的方面,而对危害较小的方面处理需谨慎,甚至可观察,采取不使病情复杂化的治疗。如室上性心动过速发作但既往有缓慢性心律失常,既要终止心动过速,又要防止心脏停搏,可选食管心房调搏。

(4) 治疗与预防兼顾 心律失常易复发,在纠正后应采取预防措施,尽力减少复发。根本措施是加强基础疾病的治疗,控制诱发因素。要结合患儿的病情确定是否采用抗心律失常药物治疗。恶性室性心律失常终止后一般都要使用药物预防发作。在紧急处理后应对心律失常远期治疗有所考虑和建议,某些患儿可能需应用口服抗心律失常药物,如有适应证,建议射频消融或起搏治疗。

(5) 对心律失常本身的处理:① 询问简要病史,包括是否有心脏病史,心律失常是初发还是复发,家族内是否有相似病例,过去服药史,最近用药,此次发病是否接受过治疗。由此可大致了解心律失常可能的原因。② 血液动力学允许的情况下快速完成心电图记录,了解心率快慢,心律是否规整,QRS 波时限宽窄,QRS 波群形态是单形还是多形,Q—T 间期是否延长,P 波、QRS 波是否相关。以此可大致确定心律失常的种类。③ 终止心律失常:若心律失常本身造成严重的血液动力学障碍,终止心律失常是首要任务。有些心律失常可造成患儿不可耐受的症状,也需采取终止措施,如室上性心动过速、症状明显的心房颤动等。④ 改善症状:有些心律失常不容易立刻终止,但快速心室率会使血液动力学状态恶化或伴有明显症状,如伴有快速心室率的心房颤动、心房扑动。减慢心室率可稳定病情,缓解症状。

(6) 抗心律失常药物的治疗原则:① 明确心律失常的治疗目的,首先评估药物治疗的必要性。无器质性心脏病或无明显症状、不影响预后的心律失常,多不需治疗。确定需要治疗者,药物治疗可改善预后的证据较少,如作为综合治疗的一部分,早期节律控制可改善部分心房颤动(房颤)患儿的预后;合并器质性心脏病的患儿,部分药物甚至可能恶化预后。因此,治疗的目的主要是缓解症状或减少心律失常对心功能和心肌缺血等的影响,不应都以消灭或减少心律失常为主要目标，且应重视药物的安全性。对危及生命的心律失常，治疗的主要目的则是控制心律失常。② 兼顾基础心脏疾病的治疗，心律失常多与其他疾病伴发。除危及生命的心律失常外，多数情况下，基础心脏病、心功能或心肌缺血是决定预后的因素。心律失常的治疗需在基础疾病已有的治疗证据和指南基础上，权衡心律失常治疗的重要性和紧迫性；要着重考虑可改善预后的综合治疗措施，如房颤时的抗凝治疗等。③ 正确选择抗心律失常药物，依据药物的抗心律失常谱，当多种药物存在相似作用时，需考虑器质性心脏病及其严重程度和药物不良反应。对于急性及血流动力学不稳定的心律失常，重点考虑药物的有效性，尽快终止或改善心律失常，必要时联合电复律；慢性心律失常的长期治疗多考虑抗心律失常药物的安全性以及与基础疾病药物治疗的协同性。避免影响或忽视基础疾病的治疗而过度使用抗心律失常药物或因顾虑药物不良反应而不用药或给药剂量不足。④ 协调药物治疗与非药物治疗，符合非药物治疗适应证者，应根据指南进行推荐，药物用于提高疗效或减少植入型心律转复除颤器（implantable cardioverter defibrillator，ICD）放电等；血流动力学不稳定时，主要考虑电转复/除颤或起搏等。无法或不能接受非药物治疗者，应根据疾病和药物的特点，使用有效且安全的药物。

该患儿心律失常诊断明确，选用普罗帕酮抗心律失常治疗。普罗帕酮系Ic类抗心律失常药。能抑制心肌和浦肯野纤维的快钠离子内流，减慢动作电位0相去极化速度。可延长所有心肌组织的传导，并减少心肌的自发兴奋性，延长心房及房室结的有效不应期，对房室旁路的前向和逆向传导有效不应期亦有延长作用，并可产生完全性阻滞。用于阵发性室性心动过速、阵发性室上性心动过速及预激综合征伴室上性心动过速、心房扑动或心房颤动的预防及各种期前收缩的治疗。静脉注射适用于阵发性室性心动过速及室上性心动过速（包括伴预激综合征者）。用法用量：150～300 mg/(m^2·日)或每次5～6 mg/kg，每6～8 h 1次，起效后逐渐降至维持剂量每次2～3 mg/kg，6～8 h 1次，口服。

为改善患儿心律失常导致的心功能异常和心肌缺血，选用磷酸肌酸钠、果糖二磷酸钠改善心肌缺血治疗。磷酸肌酸在肌肉收缩的能量代谢中发挥重要作用。它是心肌和骨骼肌的化学能量储备，并用于ATP的再合成，ATP的水解为肌动球蛋白收缩过程提供能量。果糖二磷酸钠有益于改善心肌能量代谢，减轻心肌细胞钙负荷并清除自由基，促进受损细胞修复。

（二）药学监护

1. 加强用药安全性监护

普罗帕酮的不良反应：① 口干、舌唇麻木等，可能与局麻作用有关；早期还可能出现头晕、头痛，后可能出现胃肠道反应，如恶心、呕吐、便秘等，一般可在停药或减量后消失。可能出现房室阻断症状。② 有关于胆汁淤积性肝损伤的报道，停药后 2~4 周恢复正常。③ 有关于房室传导阻滞，Q—T 间期延长，P—R 间期延长，QRS 时间延长等报道。

磷酸肌酸钠的不良反应：过敏样反应、过敏性休克、寒战发热、疼痛、畏寒、乏力等。可能出现头晕、头痛、烦躁；可能出现胃肠道反应，如恶心、呕吐、腹痛、腹泻；静脉给药可能出现注射部位疼痛、静脉炎等。

果糖二磷酸钠的不良反应：主要表现为消化系统的轻微症状，如腹胀、恶心、上腹烧灼感、稀便等，患儿一般可以耐受，不需停药。过敏反应及过敏性休克的报道很少，发生过敏反应立即停药，给予抗过敏治疗。

2. 用药宜个体化

有些患儿的心律失常集中在白天发作，有些则集中在夜间，大部分患儿昼夜均有。对于仅在白天发作的患儿，常常与交感张力增高有关，因此首选中效的 β 受体阻滞剂（如美托洛尔），晨起服用一次即可，避免选用长效的药物。而对于仅夜间发作的患儿应进行睡眠呼吸监测，以除外睡眠呼吸障碍导致的继发性心律失常，应用持续正压通气等治疗后心律失常会明显改善，如必须用抗心律失常药物，则可晚餐后或睡前服用一次抗心律失常药物即可。考虑到患儿服药的方便性和顺应性，减少药物对胃肠道的刺激，即便需要每 6 h 1 次的药物，也可选取三餐后及睡前服药即可。

由于抗心律失常药物有致心律失常作用，因此必须严格把握适应证及其不良反应，正确应用。首先应确定是否有必要使用抗心律失常药物，避免不合理使用。尽量选用疗效高而不良反应小的药物。用抗心律失常药物前，应留意纠正心肌缺血和心脏泵功能衰竭，纠正电解质紊乱，尤其是低钾血症。药物应从小剂量开始，无效时再逐渐增量，尽量减少联合用药。联合应用抗心律失常药物和其他药物时，应留意相互的不良作用及配伍禁忌。静脉应用抗心律失常药物时，应进行心电监护。长期用药，有条件者应监测血药浓度。一旦出现心律失常加重或新发心律失常，应立即停用致心律失常药物。

总之,心律失常的药物治疗,重点在于熟练把握每种抗心律失常药物的作用机制、疗效、不良反应和治疗原则,根据患儿的情况个体化使用。随着研究进展,各种新型抗心律失常药物被开发研制,其临床应用价值仍需验证,用好经典的抗心律失常药仍需临床医生掌握。只要对患儿进行认真评估、危险分层、个性化给药,加强监测,采取必要的防护措施,抗心律失常药物治疗还是安全有效的。

四 用药指导

(1) 果糖二磷酸钠口服液:口服,每次 10 mL,每日 2 次。该药有益于改善心肌能量代谢,减轻心肌细胞钙负荷并清除自由基,促进受损细胞修复。

(2) 盐酸普罗帕酮片:口服,每次 100 mg,每日 3 次。可与饮料或食物同时吞服,不能嚼碎。用于治疗快速心律失常,如室上性心动过速,不良反应较少,主要为口干、舌唇麻木,可能是由于其局部麻醉作用所致。此外,早期的不良反应还有头痛、头晕、闪腰,其后可出现胃肠道障碍如恶心、呕吐、便秘等,用药期间如出现心率过慢(<55 次/min)或血压过低,应及时就诊。

(3) 向患儿家属讲解心律失常的常见病因、诱因及防治知识。

(4) 积极治疗基础疾病,避免诱因。

(5) 宜低盐低脂饮食、多食新鲜蔬菜、水果,忌饱餐和刺激性食物。

(6) 保持生活规律,注意劳逸结合。心律失常的患儿,如果不伴严重疾病,可以照常学习生活;伴有严重器质性疾病或发生严重心律失常的患儿,应卧床休息,防止意外发生。

(7) 嘱患儿多食纤维素丰富的食物,保持大便通畅,心动过缓患儿避免排便时屏气,以免兴奋迷走神经而加重心动过缓。

(8) 遵医嘱继续服用抗心律失常药物,说明坚持治疗的重要性,不可自行减量或擅自换药,教会患儿家属观察药物疗效和不良反应,嘱咐出现异常情况及时就诊。

第五节 心 力 衰 竭

心力衰竭(简称心衰),即心脏的心肌收缩或舒张功能下降,心排血量绝对或相对不足,不能满足全身组织代谢需要的病理状态。心衰是一种由于心脏结构或功能异常引起的复杂临床综合征,心脏失去有效供血体循环和肺循环或接受足量静脉回流的功能,导致泵血频率和充盈压力发生变化而引起一系列症状,主要是由交感神经系统和肾素-血管紧张素-醛固酮(RAAS)系统过度激活引起的病理生理改变。不同于成人心衰常见的心肌缺血、高血压和瓣膜疾病,儿童心衰的病因和发病率存在地区、年龄和社会经济条件的差异。儿童心衰的发病原因可包括严重感染、严重贫血、心肌病、先天性心脏畸形、心律失常、传导阻滞和获得性心脏疾病,易并发心衰的获得性心脏疾病包括风湿性心脏病、心肌炎、感染性心内膜炎、川崎病、心内膜弹力纤维增生症等。

一 病例介绍

患儿,男,3岁6个月。

主诉:发现心脏扩大3个月余,颜面、双下肢浮肿伴神萎3日。

现病史:患儿3个月余前因呕吐、腹痛、双下肢水肿、无尿、精神差至当地医院就诊,完善心脏超声提示:① 左心扩大,室壁运动普遍性减弱(射血分数27)。② 左室收缩及舒张功能降低。③ 右室扩大,肺动脉内径稍增宽;心肌酶提示CK 630.0 U/L,CK-MB 19.20 ng/mL,BNP 2 790.0 pg/mL。诊断:① 病毒性心肌病。② 暴发性心肌炎,住院治疗病情好转后出院。2个月前至当地医院门诊复诊,完善心脏超声提示:① 左室扩大,室壁运动普遍性减弱(射血分数31)。② 左室收缩及舒张功能减低,为进一步诊治遂至某儿童医院就诊,门诊以"扩张型心肌病?心功能不全"收住院。入院后,给予呋塞米、口服氢氯噻嗪片联合螺内酯片利尿,磷酸肌酸钠营养心肌,米力农泵注改善心脏功能,地高辛片强心等治疗,好转后出院,出院后规律服用氢氯噻嗪片(每次18.75 mg,每日2次)、螺内酯片(每次20 mg,每日1次)、地高辛片(每次0.085 mg,每日2次)治疗至今。3天前患儿无明显诱因出现双下肢、颜面部水肿,伴神萎、纳差,近期偶有咳嗽,无发热,无气促、呼吸困难,无鼻阻、流涕、打喷嚏等不适,门诊以"心脏扩大、心力衰竭?"收入院,患儿近期精神、饮食、睡眠差,大便正常,小便量少。

既往史:患儿3个月大时患喘息性肺炎,否认肝炎、结核等传染病接触史。

家族史：否认家族遗传病史。

个人史：第1胎、第1产，足月，剖宫产，出生体重3.6 kg，出生时否认窒息。

过敏史：否认食物及药物过敏史。

【查体】体温36.5℃，心率125次/min，呼吸23次/min，体重15.5 kg，一般情况差，精神欠佳，未吸氧下唇、肢端无发绀，全身无皮疹，颜面部浮肿，浅表淋巴结无肿大，双瞳孔等大等圆，对光反射灵敏，咽无充血，扁桃体无肿大，颈静脉无充盈，双肺呼吸音粗，未闻及啰音，心前区无隆起，心尖搏动范围弥散，心界扩大，心音低钝，心律齐，各瓣膜区未闻及心脏杂音，腹部隆起，触诊软，无明显压痛，未触及包块，肝颈静脉征（－），肝肋下2.5 cm，脾未及，肠鸣音存在，双下肢轻度凹陷性水肿，皮温、肤色对称，双足背动脉搏动尚可，无杵状指趾，周围血管征（－）。四肢肌力、肌张力正常，双膝反射存在，病理征（－）。

【辅助检查】

(1) 心脏彩超：左心房增大，左心室呈"球形样"扩大/左室收缩功能明显减低（注意心肌疾患可能），二尖瓣轻-中度关闭不全。

(2) 心电图：① 窦性心动过速。② 部分导联T波改变。③ 心房异常。④ P—R间期延长。

【入院诊断】① 心力衰竭。② 扩张型心肌病。

二 治疗经过

治疗方案见表9-5。

表9-5 心力衰竭治疗方案

药 物	剂 量	溶 媒	途 径	频 次
呋塞米注射液	7.5 mg	0.9%氯化钠注射液2 mL	静脉注射	每日1次
多巴酚丁胺注射液	67 mg	5%葡萄糖注射液41 mL	静脉滴注	每日1次
氢氯噻嗪片	18.75 mg	—	口服	每日2次

续 表

药 物	剂 量	溶 媒	途 径	频 次
螺内酯片	20 mg	—	口服	每日1次
地高辛片	0.085 mg	—	口服	每日2次
卡托普利片	4.5 mg	—	口服	每日2次

入院第 2 日：患儿前 1 日入院后双下肢、颜面部浮肿稍有缓解，神萎较前好转，偶有咳嗽，精神、饮食、睡眠稍好转，大便正常，小便量少。心脏彩超：左心房增大，左心室呈"球形样"扩大/左室收缩功能明显减低（注意心肌疾患可能）肺动脉高压/三尖瓣轻-中度反流，估测 PASP 40 mmHg/肺动脉瓣轻-中度反流，估测 PAMP 26 mmHg 二尖瓣轻-中度反流左心室总体应变绝对值明显减低下腔静脉内径增宽，呼吸塌陷率<50%。患儿入院后神萎较前好转，双下肢、颜面仍浮肿，现继续完善相关辅助检查，治疗上予限水限盐，呋塞米注射液 7.5 mg，静脉注射，每日 1 次；氢氯噻嗪片 18.75 mg，口服，每日 2 次；螺内酯片 20 mg，口服，每日 1 次，利尿，多巴酚丁胺注射液 67 mg，静脉滴注，每日 1 次；地高辛片 0.085 mg，口服，每日 2 次，改善心脏功能治疗。

入院第 4 日：患儿前 1 日双下肢、颜面部浮肿缓解，入睡后出汗明显，精神、饮食、睡眠较前好转，大便正常，小便量少，24 h 出入量：总入量 973 mL，总出量 290 mL。血常规：白细胞计数 8.01×10^9/L，淋巴细胞百分率 54.3%，中性粒细胞百分率 36.5%，红细胞计数 5.10×10^{12}/L，血红蛋白 134.00 g/L，血小板计数 311.00×10^9/L。B 型钠尿肽 1 560 pg/mL。患儿目前诊断：① 心力衰竭。② 扩张型心肌病。治疗：患儿昨日尿量少，颜面、双下肢水肿较前无加重，当日将多巴酚丁胺注射液剂量上调至 4 μg/(kg·min)，余治疗不变。

入院第 6 日：患儿前 1 日双下肢、颜面部浮肿缓解，精神、饮食、睡眠欠佳，大便正常，小便量少，24 h 出入量：总入量 938 mL，总出量 430 mL。患儿颜面、双下肢浮肿较前无加重，前 1 日 24 h 出入量不平稳，出量少，考虑利尿效果欠佳，当日给予呋塞米片口服利尿，停用氢氯噻嗪片、螺内酯片，多巴酚丁胺调整为 5 μg/(kg·min)改善循环。

入院第 8 日：患儿前 1 日双下肢、颜面部浮肿缓解，夜间入睡后心率波动在

105~120次/min之间,精神、饮食、睡眠欠佳,大便正常,小便量少。心脏彩超:左心房增大,左心室呈"球形样"扩大/左室收缩功能明显减低/左心室总体应变绝对值明显减低(注意心肌疾患可能)肺动脉高压/三尖瓣轻反流,估测PASP 33 mmHg/肺动脉瓣轻度反流,估测PAMP 20 mmHg 二尖瓣轻-中度反流。B型钠尿肽 972 pg/mL。患儿颜面、双下肢水肿较前无加重,尿量仍偏少,今加用卡托普利片 4.5 mg,口服,每日3次,扩血管。

入院第10日:患儿颜面及双下肢无水肿,夜间入睡后心率波动在104~113次/min,精神、饮食、睡眠欠佳,大便正常,小便量较前增加,患儿颜面及双下肢无水肿,尿量尚可,病情平稳,今日予以出院。出院医嘱:地高辛片 0.085 mg,口服,每日2次;呋塞米片1片,口服,每日3次;卡托普利片 4.5 mg,口服,每日3次。

【出院诊断】① 心力衰竭。② 扩张型心肌病。

三 治疗方案分析及药学监护

(一) 治疗方案分析

1. 一般治疗

(1) 休息和饮食:卧床休息(必要时采取半卧位),烦躁不安者应使用镇静剂,如苯巴比妥、地西泮(安定)等。应吃含丰富维生素、易消化的食物,保持大便通畅,给予低盐饮食。严重心衰时应限制液体入量及食盐,大约每天摄入量为 1 200 mL/m² 体表面积,或 50~60 mL/kg。目前认为,限钠有助于控制NYHA分级心功能Ⅲ~Ⅳ级心衰患儿的淤血症状和体征,心衰急性发作伴容量负荷过重的患儿,要更加严格限制钠的摄入;一般不主张严格限制钠摄入和将限钠扩大到轻度或稳定期心衰患儿。

(2) 供氧:应供给氧气,尤其是严重心衰有肺水肿者。对依靠开放的动脉导管而生存的先天性心脏病新生儿,如主动脉弓离断、大动脉转位、肺动脉闭锁等,供给氧气可使血氧增高而促使动脉导管关闭,危及生命。

(3) 体位:年长儿宜取半卧位,小婴儿可抱起,使下肢下垂,减少静脉回流。

(4) 维持水电解质平衡:心衰时易并发肾功能不全,易发生水钠潴留、低血糖和低血钙。进食差易发生水电解质紊乱及酸碱失衡。长期低盐饮食和使用利尿剂更易发生低钾血症、低钠血症，必须及时纠正。如患儿有贫血，应予以纠正处理，可减轻心脏负担。

2. 病因治疗

病因对心衰的治疗非常重要，如有大量左向右分流的先心病，易合并肺炎、心衰，药物治疗不易奏效。上述患儿宜控制感染后，尽快手术治疗先心病。高血压和肺动脉高压所导致的心衰，也须及时治疗病因。感染性心内膜炎须正确使用抗菌药物以控制感染，对于急性风湿性心脏病或心包心肌炎患儿给予肾上腺皮质激素也十分重要。心衰患儿可合并心律失常、心源性休克、水电解质紊乱等，均须及时一一纠正。此外，心衰儿童的营养需求主张少量多餐以获得最好的耐受，对于遗传代谢疾病或线粒体疾病甚至需要补充营养物质（如肉碱、维生素等）。

3. 药物治疗

心衰药物治疗的目的包括减轻肺淤血、增加心排出量、改善器官灌注和延缓疾病进展。通常儿童心衰使用较多的药物包括利尿剂、醛固酮拮抗剂、洋地黄类正性肌力药、非洋地黄类正性肌力药、磷酸二酯酶抑制剂、血管紧张素转换酶抑制剂（ACEIs）及血管紧张素Ⅱ受体拮抗剂（ARB）、β受体阻滞剂等。处于研究中的其他药物包括脑利钠肽、血管紧张素拮抗剂、肾素抑制剂、内皮素拮抗剂，口服磷酸二酯酶抑制剂、抗炎分子、NO激活剂及神经肽酶拮抗剂等。

（1）利尿治疗

钠、水潴留为心衰的一个重要病理生理改变，故合理应用利尿剂为治疗心衰的一项重要措施，是急慢性心衰的基础性治疗措施，可减轻心脏前负荷，减轻脏器淤血，减轻体肺循环充血状态。对严重失代偿心衰可以连续静脉输注利尿剂。利尿剂作用于肾小管不同部位，抑制钠、水重吸收，从而发挥利尿作用，减轻肺水肿，降低血容量、回心血量及心室充盈压，减轻心室前负荷。利尿剂作为治疗心衰第一线药，长期应用利尿剂易产生耐药性。

① 呋塞米：主要作用于袢上升支，抑制钠和水再吸收，促进钠钾交换，故排钠、氯及钾。利尿作用强而迅速，用于急性心衰、肺水肿及难治性心衰。适用于大部分心衰患儿，特别适用于有明显液体潴留或伴肾功能受损的患儿。静脉治疗按 1～2 mg/kg 静脉注射，必要时每隔 2 h 追加 1 mg/kg，最大剂量可达每日 6 mg/kg，新生儿应延长用药间隔。口服治疗按 1～4 mg/kg，必要时每 4～6 h

追加 1~2 mg/kg,新生儿应延长用药间隔。

② 氢氯噻嗪:主要作用于远端肾曲管,抑制钠再吸收,钠与钾交换,促进钾排出。氢氯噻嗪较袢利尿剂弱,仅适用于有轻度液体潴留、伴高血压而肾功能正常的心衰患儿。在肾功能减退患儿中,噻嗪类利尿剂作用减弱,不建议使用,但在顽固性水肿患儿中,噻嗪类利尿剂可与袢利尿剂联用。每日 1~2 mg/kg,分 1~2 次服用,并按疗效调整剂量,小儿 6 个月的剂量可达每日 3 mg/kg。

③ 螺内酯:作用于远曲小管和集合管,抑制钠离子重吸收,减少钾离子分泌,利尿作用弱,一般与其他利尿剂联合使用。螺内酯属于醛固酮受体拮抗剂,具有保钾利尿作用,临床上主要应用非利尿作用的低剂量醛固酮受体拮抗剂,以改善心肌重构。醛固酮拮抗剂能降低某些成人收缩期心衰的病死率,但儿童则缺乏相应证据。醛固酮拮抗剂适用于儿童慢性收缩期心衰,有肾衰竭及高钾血症是禁忌证。每日 1~3 mg/kg,分 2~4 次服用,连服 5 日后酌情调整剂量。

(2) 洋地黄类正性肌力药

洋地黄是第一个用于治疗心衰的药物,具有增强心肌收缩、减慢心率、扩张血管和利尿的作用而减轻心衰,近年更认识到它对神经内分泌和压力感受器的影响,洋地黄能直接抑制过度的神经内分泌活性(主要抑制交感神经)。儿童常见心衰的原因与成人不同,有关洋地黄制剂的应用与成人存在一定差异和争议。地高辛仍是治疗心内膜弹力纤维增生症合并心衰的主要药物。当前争议的焦点是左向右分流型先心病合并心衰是否应使用地高辛。从临床实践及研究结果来看,地高辛及西地兰仍是治疗儿童急性心衰的一线药物,虽部分患儿疗效不显著,但不是使用禁忌证。但根据病情需要同时使用利尿剂和减轻心脏后负荷药物。洋地黄制剂不适用于原发性心室舒张功能障碍,如肥厚型心肌病、限制型心肌病、高血压、主动脉瓣狭窄等。

洋地黄类药物是 Na^+,K^+-ATP 酶抑制剂,其作用机制为:① 抑制衰竭心肌细胞膜 Na^+,K^+-ATP 酶,使细胞内 Na^+ 水平升高,促进 Na^+-Ca^{2+} 交换,提高细胞内 Ca^{2+} 水平,发挥正性肌力作用;② 抑制副交感传入神经的 Na^+,K^+-ATP 酶,增强副交感神经活性,降低交感神经兴奋性,延缓房室传导,降低房颤患儿的心室率;③ 抑制肾脏的 Na^+,K^+-ATP 酶,使肾脏分泌肾素减少。目前认为其有益作用可能通过抑制神经内分泌系统过度激活,发挥治疗心衰的作用。常用药有地高辛与毛花苷 C。

① 地高辛：口服给药，洋地黄化，饱和量总量，早产儿，每日 0.02～0.03 mg/kg；<1 个月新生儿，0.03～0.04 mg/kg；1 月至 2 岁每日 0.05～0.06 mg/kg；>2 岁，每日 0.03～0.05 mg/kg（总量不超过 1.5 mg）；以洋地黄化量 1/5 作为每日维持量，分 2 次。静脉给药，按口服的 1/3～1/2。

② 毛花苷 C：静脉给药，洋地黄化<2 岁，每日 0.03～0.04 mg/kg；>2 岁，每日 0.02～0.03 mg/kg。

对于洋地黄化，如果不能口服，可选用毛花苷 C 或地高辛静脉注射，首次给洋地黄化总量的 1/2，余量分 2 次，每隔 4～6 h 给予，多数患儿可于 8～12 h 内达到洋地黄化。能口服的则给予地高辛口服，首次给洋地黄化总量的 1/3 或 1/2，余量分 2 次，每隔 6～8 h 给予。慢性心衰也可以从口服地高辛维持量开始，5～7 日后血药浓度与使用负荷量后再用维持量的效果相似，而不易发生地高辛中毒。

对于维持量，洋地黄化后 12 h 可开始给予维持量，每次给负荷量的 1/8～1/10，每日 2 次，间隔 12 h。维持量的疗程根据病情而定，短期难以去除病因者，应注意随患儿体重增长及时调整剂量，以维持患儿血清中地高辛的有效浓度。

(3) 非洋地黄类正性肌力药

正性肌力药主要用于急性心衰或慢性心衰急性加重，特别是用于心室收缩功能降低的患儿。对左向右分流型先心病伴心功能不全而 EF 正常甚至增高时，使用正性肌力药应该慎重。虽缺少儿童急性心衰正性肌力药物应用的研究，但正性肌力药常是挽救急性心衰患儿生命的必要措施，如急性暴发性心肌炎。慢性心衰正性肌力药物的长期使用是不推荐的，除非作为心脏移植的过渡治疗。多巴胺和多巴酚丁胺在新生儿、婴儿和儿童循环衰竭中的应用疗效显著，多巴酚丁胺在增强心排出量的同时可降低后负荷，然而这类拟交感神经激动剂均可致心动过速，从而增加心肌耗氧。常用药物包括多巴胺与多巴酚丁胺。此外，磷酸二酯酶抑制剂（米力农），由于慢性心衰急性失代偿患儿长期应用 β 受体阻滞剂，不适合使用多巴酚丁胺和多巴胺，而磷酸二酯酶抑制剂的作用位点在 β_1 受体的下游，不受 β 受体阻滞剂的限制，从药理学的角度而言是一种合适的选择。

β 受体激动剂，又称之为儿茶酚胺类药物，主要包括多巴胺、多巴酚丁胺、肾上腺素等。β 受体激动剂通过与心肌细胞膜 β 受体结合，使细胞内 cAMP 增加，促进细胞内钙浓度增加，增强心肌收缩力，但对心率、周围血管及肾血管的作用则有不同。常用于低输出量性急性心衰及心脏术后低心排出量综合征。危重儿童最常用的磷酸二酯酶抑制剂(米力农),米力农同时有强心、扩血管和改善心室舒张功能的作用,用于低输出量性心衰、经常规治疗无效者,是中重度心衰合并器官灌注障碍的首选治疗。

① 多巴胺:治疗心衰开始剂量为 $2\sim5~\mu g/(kg\cdot min)$,如有严重低血压可增加为 $5\sim10~\mu g/(kg\cdot min)$。

② 多巴酚丁胺:初始量为 $2\sim3~\mu g/(kg\cdot min)$,可逐渐增加至 $20~\mu g/(kg\cdot min)$。

③ 米力农:静脉注射首剂负荷量 $50~\mu g/kg$,以后 $0.25\sim1.0~\mu g/(kg\cdot min)$ 静脉滴注。顽固性慢性心衰采用间歇用药,每周静脉滴注 1 次。

(4) 血管紧张素转换酶抑制剂

ACEIs 类药物是心衰或左心室收缩功能减退患儿的基础用药,可拮抗 RAAS 系统,从而逆转心室重构的重要作用。ACEIs 证实能降低成人心衰的病死率、改善症状。而儿童心衰尚无降低病死率的临床试验证据,ACEIs 儿童有症状的左心功能障碍常规使用药物,除非有禁忌证,也有临床试验证实能改善左向右分流型心脏病心衰症状。ARB 类药物用于不能耐受 ACEIs 者,通常用于心室收缩功能障碍者。在未使用 ACEIs 治疗的慢性心衰患儿中,其中包括不能耐受 ACEIs 的患儿,ARB 在降低心衰病死率和发病率方面的效果与 ACEIs 相同。儿童心衰使用 ACEIs 最多的是卡托普利和依那普利。

ACEI 逆转心室重构主要机制包括:降低心室前、后负荷;抑制 AngⅡ刺激心肌细胞生长、心肌间质细胞增生的作用;抑制醛固酮诱导的心脏肥厚、间质及血管周围纤维化;预防压力负荷过重引起的心肌细胞凋亡;逆转心肌重构,改善舒张功能。ARB 可阻断 AngⅡ与 AngⅡ的 1 型受体结合,从而阻断或改善因 AT1 过度兴奋导致的诸多不良作用。ARB 在血流动力学方面的作用与 ACEI 类似,可以降低肺毛细血管楔压及平均肺动脉压,减轻全身血管阻力,降低前负荷,增加心排血量。

① 卡托普利:口服从小剂量开始,7~10 日内逐渐增加至有效量。新生儿的用量为每次 $0.1\sim0.5~mg/kg$,每 8~12 h 1 次,最大剂量 $2~mg/(kg\cdot 日)$;>1 个月的患儿每次 $0.5\sim1~mg/kg$,每 8~12 h 1 次,最大剂量 $4~mg/(kg\cdot 日)$。

② 依那普利:口服从小剂量开始,于 1~2 周内逐渐加量。新生儿的用量为

每次 0.05～0.2 mg/kg,每 12～24 h 1 次,最大剂量 0.4 mg/(kg·日);>1 个月的患儿,每次 0.05～0.25 mg/kg,每 12～24 h 1 次,最大剂量 0.5 mg/(kg·日)。静脉注射的用量每次 5～10 μg/kg,每 8～24 h 1 次。

③ 贝那普利:口服用量从 0.1 mg/(kg·日)开始,于 1 周内逐渐增加至 0.3 mg/(kg·日),分 1～2 次服用。

该患儿在联合应用 ACEI＋醛固酮受体拮抗剂的基础上,综合采取利尿、强心、扩血管及对症支持治疗措施,选药合理、用法用量适当、疗程适当,治疗措施有效,疗效满意。

(二) 药学监护

(1) 利尿剂常见的不良反应与水、电解质紊乱有关,尤其是大剂量或长期应用时,如低钾血症、低钠血症、体位性低血压、休克、低氯血症、低氯性碱中毒、低钙血症以及与此有关的口渴、乏力、肌肉酸痛、心律失常等。耳鸣、眩晕、耳聋等大多发生在药物剂量较大及肾功能不全者。长期使用噻嗪类可导致空腹血糖、糖化血红蛋白和胰岛素轻度升高,对胰岛素的敏感性降低。噻嗪类还可导致血清总胆固醇、LDL、VLDL 轻度升高,三酰甘油可增高或不变,也可致可逆性白细胞和血小板减少。螺内酯可能发生的不良反应包括男性乳腺发育,需要换用依普利酮。与 ACEIs 合用时要监测肾功能及血钾水平。

(2) 地高辛不良反应有:① 心律失常:最常见为室性期前收缩,快速性房性心律失常伴传导阻滞是洋地黄中毒的特征性表现;② 胃肠道症状(厌食、恶心和呕吐);③ 神经精神症状(视觉异常、定向力障碍、昏睡及精神错乱)。不良反应常出现于血清地高辛药物浓度>2.0 ng/mL 时,也见于地高辛水平较低时,如低钾、低镁、心肌缺血、甲状腺功能减退。当血清地高辛药物浓度升高时,应了解血样采集的时间,采样时间在末次服药 6 h 内,检测值反映地高辛的分布相,该值升高未必提示地高辛中毒。如血样检测时间在末次服药 8 h 后,建议减少地高辛剂量。

(3) 多巴酚丁胺常见不良反应有心律失常、心动过速,偶尔可因加重心肌缺血而出现胸痛。多巴酚丁胺使用时应监测血压,对于重症心衰患儿,连续静脉应用会增加死亡风险。多巴酚丁胺和多巴胺通过兴奋心脏 β_1 受体产生正性肌力作用,故正在应用 β 受体阻滞剂的患儿不首先推荐应用多巴酚丁胺和多巴胺。

(4) 血管紧张素转化酶抑制剂应用时应排除血管神经性水肿、孤立肾、双侧肾动脉狭窄而肾功能减退、肾衰竭（未经透析等肾替代治疗）的绝对禁忌证以及严重系统性红斑狼疮等自身免疫病、骨髓抑制、脑动脉或冠状动脉供血不足、血钾过高、肾功能障碍、主动脉瓣狭窄等相对禁忌证。使用过程中需要注意监护以下不良反应：① 低血压、心动过缓、胸痛、心悸、咳嗽、支气管痉挛、高钾血症、低钠血症、发热等；② 常见有皮疹、荨麻疹、斑丘疹、血管神经性水肿等；③ 可出现中性粒细胞减少、嗜酸性粒细胞增多等；④ 血尿、蛋白尿、肾功能减退、肾小球肾炎、肾病综合征和急性肾衰竭。

四 用药指导

（1）地高辛片：口服，每次 0.085 mg，每日 2 次。由于地高辛的安全窗很窄，通常早产儿、肾功能衰竭及急性心肌炎患儿应避免应用，低钾及低镁应及时纠正以避免中毒和心律失常发生。通常地高辛不需要快速饱和而以维持量口服即可。应监测地高辛的血药浓度。在用药前应了解患儿在 2~3 周内的洋地黄使用情况，以防药物过量引起中毒。各种病因引起的心肌炎患儿对洋地黄耐受性差，一般按照常规剂量减去 1/3，且饱和时间不宜过快。未成熟儿和小于 2 周的新生儿因肝肾功能尚不完善，易引起中毒，洋地黄化剂量应偏小，可按婴儿剂量减少 1/3~1/2。与能抑制窦房结或房室结功能的药物（如胺碘酮、β受体阻滞剂）联用时须严密监测心率。与奎尼丁、维拉帕米、胺碘酮、普罗帕酮、克拉霉素、伊曲康唑、环孢霉素、红霉素等与地高辛联用时，可增加地高辛血药浓度，且增加药物中毒风险，此时地高辛宜减量。钙剂对洋地黄有协同作用，故使用洋地黄类药物时应避免用钙剂。此外，低血钾可促使洋地黄中毒。

（2）呋塞米片：口服，每次 1 片，每日 3 次。用药期间应注意监测电解质、血糖、血尿酸、尿素氮、血压等，与洋地黄类联合使用时注意防止出现低血钾。袢利尿剂剂量与效应呈线性关系，严重肾功能受损患儿需要增大剂量。无严重肾功能受损时，呋塞米注射液的利尿作用相当于口服剂型的 2 倍，液体潴留明显时，静脉剂型的作用更强。出现低钾血症及低镁血症时可增加 ACEI/ARB 用量、加用醛固酮受体拮抗剂、补钾、补镁。应注意区别缺钠性低钠血症和稀释性低钠血症，后者按利尿剂抵抗处理。若低钠血症合并容量不足时，可考虑停用利尿剂。低钠血症合并容量过多时应限制入量。

(3) 卡托普利片：口服，每次 4.5 mg，每日 2 次。该药多为普通平片，可以分劈、碾碎，儿童剂量调整应选用普通片剂用分药器刀片精确切割，或者将药片碾压成粉末后置于折纸上，按照药粉长度均匀分量。该类药物对心脑血管、肾脏有较好的保护作用，使用期间需日常监测血压和电解质、肝肾功能，并注意是否有干咳现象，如发生干咳应及时和医生联系调整用药方案。用药期间监测电解质水平，合用保钾利尿剂、补钾药、含钾盐制剂或其他可能导致血钾升高的药物时可能增加高钾血症的风险，应谨慎合用。该药与其他扩血管药同用时应从小剂量开始，服药期间避免高钾饮食，不要盲目购买所谓的低钠盐，这是因为低钠盐中钾离子含量偏高。用药期间如发现皮肤潮红、瘙痒、灼热感、结膜炎、荨麻疹、斑丘疹、扁平苔藓、多形性红斑、脱发、天疱疮、指甲剥离等神经性水肿表现时应及时与医生联系。

(4) 尽量在每日的同一时间内服药，未经医生同意不可自行减量、增量或停药。如果忘记服用一次，应记起时立即使用，若在服下一剂药前 4 h 内记起，则不要再用，应重新按平常的规律用药，千万不要一次使用双倍的剂量。药物最好在室温 10～30℃保存，避光、防潮。

(5) 注意饮食，选择低盐、低脂、低热量、高纤维素饮食，忌刺激性食物，避免饱餐，保持大便通畅。

(6) 注意避免各种诱发因素，如过度劳累、情绪激动、寒冷刺激、饱餐、用力排便等。不宜在饱餐或饥饿时洗澡，水温不要过冷或过热，时间不宜过长，以防发生意外。

(7) 定期复查，如出现心悸、气促、水肿等，或服药期间发现疗效不理想和出现异常者应立即就诊。

第六节　感染性心内膜炎

感染性心内膜炎(infective endocarditis, IE)是指由细菌、病毒、真菌等病原微生物感染产生的心脏瓣膜和(或)心脏内膜炎症，伴赘生物形成。赘生物为形状不一、大小不等的血小板和纤维素团块，内含大量的微生物和少量炎症细胞。瓣膜为最常受累部位，也可以发生在间隔缺损部位、腱索或心壁内膜。临床表现主要有发热、贫血、赘生物脱落所致的脑栓塞和肢体栓塞、瓣膜及其支持结构的损伤所致血流动力学变化和心力衰竭,最终威胁患儿生命。根据病程、有无全身中毒症状和其他临床表现常将感染性心内膜炎分为急性和亚急性。急性感染性心内膜炎多发生于正常的心脏,病原菌通常是高毒力的细菌,如金黄色葡萄球菌。亚急性感染性心内膜炎多数起病缓慢,病程数周至数月,病原体以草绿色链球菌多见。

一 病例介绍

患儿,女,4岁1个月。

主诉:发热8日。

现病史:患儿8日前因"咳嗽数天"后出现发热,热初体温最高38.6℃,服用布洛芬后体温可降至正常,无畏寒、寒战,无易惊、抽搐、昏迷,无流涕、鼻塞,无咳嗽、喘息、气促,无呕吐、腹痛、腹泻等。次日仍反复发热,前往当地诊所给予降温治疗,仍反复发热,6日前前往当地市人民医院住院治疗,先后给予"头孢曲松、炎琥宁、头孢哌酮舒巴坦"治疗6日,现患儿仍有反复发热,热峰较病初有所升高,病程中患儿精神差,发热时伴有畏寒,无皮疹、惊厥、咳嗽、咳痰等症状。为进一步治疗,遂至某儿童医院,门诊以"感染性心内膜炎"收住院。患儿病后精神、饮食、睡眠差,大小便正常。

既往史:健康,否认肝炎、结核等传染病接触史。

家族史:否认家族遗传病史。

个人史:第1胎、第1产,足月,顺产,出生体重2.7 kg,出生时否认窒息。

过敏史:否认食物及药物过敏史。

【查体】体温37.6℃,心率115次/min,呼吸23次/min,体重12.5 kg,一般情况及反应可,发育正常,神志清楚,呼吸平稳,全身无出血点、瘀点、瘀癜。面色可,口周无发绀,咽无充血。颈静脉无充盈,颈软,漏斗胸(一),三凹征(一),双肺呼吸音粗,未闻及啰音,心前区无震颤,心率115次/min,心音有力,节律齐,P2稍亢进。腹平软,肝脾未触及明显肿大,肠鸣音正常。四肢肌力、肌张力正常。肢端暖,足跟CRT 2 s,指趾端无发绀,毛细血管征阴性,枪击音(一),水冲脉(一)。

【辅助检查】① 血沉:49 mm/h。② 心脏彩超提示:三尖瓣前瓣近瓣根处异常回声团,肺动脉高压/三尖瓣轻度反流,估测 PASP 45~50 mmHg。

【入院诊断】① 感染性心内膜炎。② 肺动脉高压。

二 治疗经过

治疗方案见表 9-6。

表 9-6 感染性心内膜炎治疗方案

药　物	剂　量	溶　媒	途　径	频　次
万古霉素	166 mg	5%葡萄糖注射液 40 mL	静脉滴注	每日 3 次
头孢哌酮钠舒巴坦钠	0.6 g	5%葡萄糖注射液 50 mL	静脉滴注	每日 2 次
布洛芬混悬液	4 mL	/	口服	1 次

入院第 2 日:患儿入院后发热 2 次,热峰 39.2℃,给予口服布洛芬后可降至正常,无畏寒、寒战,无易惊、抽搐、昏迷,无流涕、鼻塞,无咳嗽、喘息、气促,无呕吐、腹痛、腹泻,精神、饮食、睡眠欠佳,大小便正常。血常规:白细胞计数 15.73×10^9/L,超敏 C 反应蛋白 105.95 mg/L,淋巴细胞百分率 19.3%,中性粒细胞百分率 72.6%,红细胞计数 3.44×10^{12}/L,血红蛋白 91.00 g/L,血小板计数 432.00×10^9/L。血沉:106 mm/h。结合患儿临床症状及辅助检查考虑,目前诊断为:① 感染性心内膜炎。② 肺动脉高压。治疗上给予万古霉素 166 mg,静脉滴注,每日 3 次,抗感染。

入院第 4 日:患儿前 1 日发热 2 次,热峰 39.4℃,给予口服布洛芬后可降至正常,无畏寒、寒战,无易惊、抽搐、昏迷,无流涕、鼻塞,无咳嗽、喘息、气促,无呕吐、腹痛、腹泻,精神、饮食、睡眠欠佳,大小便正常。呼吸系统感染性病原体基因检测:流感嗜血杆菌检测阳性;肺炎链球菌检测阳性。患儿目前仍有反复发热,发热次数较前减少,提示抗感染治疗有效,继续予万古霉素抗感染治疗。

入院第 7 日:患儿前 1 日体温正常,无畏寒、寒战,无易惊、抽搐、昏迷,无流涕、鼻塞,无咳嗽、喘息、气促,无呕吐、腹痛、腹泻,精神、饮食、睡眠尚可,大小便正常。血常规：白细胞计数 12.20×10^9/L，超敏 C 反应蛋白 18.12 mg/L，淋巴细胞百分率 33.3%，中性粒细胞百分率 55.70%，红细胞计数 4.29×10^{12}/L，血红蛋白 109.00 g/L，血小板计数 790.00×10^9/L。血沉：97 mm/h。心脏彩超：三尖瓣前瓣近瓣根处异常回声团（瓣环局部组织回声增强？占位病变？赘生物？性质待定！）左冠状动脉前降支、回旋支及右冠状动脉显示段未见扩张，内膜光滑心包积液（微量）。患儿前 1 日体温恢复正常，复查感染指标较前好转，提示抗感染治疗有效，当日继续予万古霉素抗感染治疗。

入院第 12 日：患儿前 1 日有低热 1 次，热峰 37.7℃，可自行降至正常，无畏寒、寒战，无易惊、抽搐、昏迷，无流涕、鼻塞，无咳嗽、喘息、气促，无呕吐、腹痛、腹泻，精神、饮食、睡眠尚可，大小便正常。血常规：白细胞计数 6.50×10^9/L，超敏 C 反应蛋白 1.63 mg/L，淋巴细胞百分率 51.8%，中性粒细胞百分率 35.00%，红细胞计数 4.73×10^{12}/L，血红蛋白 124.00 g/L，血小板计数 345.00×10^9/L。血沉：66 mm/h。患儿前 1 日有发热 1 次，可自行降至正常，其余无明显不适。

入院第 16 日：患儿前 1 日体温正常，无畏寒、寒战，无易惊、抽搐、昏迷，无流涕、鼻塞，无咳嗽、喘息、气促，无呕吐、腹痛、腹泻，精神、饮食、睡眠尚可，大小便正常。心脏彩超：三尖瓣前瓣近瓣根处异常回声团（瓣环局部组织回声增强？占位病变？赘生物？性质待定！）左冠状动脉前降支、回旋支及右冠状动脉显示段未见扩张，内膜光滑。

入院第 22 日：患儿无发热，无胸痛、胸闷，无咳嗽、喘息、气促，无呕吐、腹痛、腹泻，精神、饮食、睡眠尚可，大小便正常。患儿已使用万古霉素治疗 3 周，无发热等不适，复查血常规等感染指标好转，当日停用万古霉素，改用头孢哌酮钠舒巴坦钠 0.6 g，静脉滴注，每日 2 次，抗感染治疗，警惕患儿三尖瓣赘生物脱落，密观患儿病情变化。

入院第 26 日：患儿无特殊不适，无发热，无心悸、胸痛、胸闷，无咳嗽、无呕吐、腹泻，精神、饮食、睡眠可，大小便正常。血常规：白细胞计数 6.43×10^9/L，超敏 C 反应蛋白 0.50 mg/L，淋巴细胞百分率 51.8%，中性粒细胞百分率 36.60%，红细胞计数 5.16×10^{12}/L，血红蛋白 132.00 g/L，血小板计数 354.00×10^9/L。心脏彩超：三尖瓣前瓣近瓣根处异常增强回声团（结合既往超声检查，多考虑三尖瓣环局部组织回声增强，不排外占位）左冠状动脉前降支、回旋支及右冠状动脉显示段未见扩张,内膜光滑。复查血常规、CRP无明显异常,血生化较前好转,当日予以出院。出院医嘱:夫西地酸口服混悬液125 mg,口服,每日2次。

【出院诊断】① 感染性心内膜炎。② 肺动脉高压。

三 治疗方案分析及药学监护

(一) 治疗方案分析

感染性心内膜炎(IE)治愈的关键在于清除赘生物中的病原微生物。抗感染治疗基本要求是:① 应用杀菌剂。② 联合应用2种具有协同作用的抗菌药物。③ 大剂量,需高于一般常用量,使感染部位达到有效浓度。④ 静脉给药。⑤ 长疗程,一般为4~6周,人工瓣膜心内膜炎需6~8周或更长,以降低复发率。抗菌药物应根据药代动力学给药,大剂量应用青霉素等药物时,宜分次静脉滴注,避免高剂量给药后可能引起的中枢神经系统毒性反应,如青霉素脑病等。部分患儿需外科手术,移除已感染材料或脓肿引流,以清除感染灶。

该患儿入院后给予经验治疗方案,在血培养获得阳性结果之前采用,适用于疑似IE、病情较重且不稳定的患儿。经验治疗方案应根据感染严重程度,受累心瓣膜的类型、有无少见或耐药菌感染危险因素等制订,治疗应覆盖最常见的病原体。根据感染性心内膜炎相关指南共识经验治疗推荐的治疗方案,结合患儿既往无基础疾病,感染部位位于心瓣膜、血液,尤其三尖瓣赘生物形成,给予患儿万古霉素抗感染治疗。万古霉素是一种糖肽类窄谱抗菌药物,主要用于治疗对甲氧西林耐药的葡萄球菌引起的感染,对青霉素过敏的患儿及不能使用其他抗菌药物包括青霉素、头孢菌素类,或使用后治疗无效的葡萄球菌、肠球菌和棒状杆菌、类白喉杆菌属等感染患儿,如心内膜炎、骨髓炎、败血症或软组织感染。静脉注射后可广泛分布至全身大多数组织和体液内,在血清、胸腔液、心包液、腹水、滑膜液、尿液、腹膜透析液和心房组织中可达到有效杀菌浓度。该患儿选用静脉注射制剂,符合感染性心内膜炎抗感染治疗主张静脉用药的要求,药物剂型选择合理。患儿使用万古霉素治疗3周后病情好转,为避免长时间使用万古霉素导致不良反应发生,给予调整为头孢哌酮舒巴坦抗感染治疗,继续巩固疗程。头孢哌酮为第三代头孢菌素,对革兰阳性菌的作用相对较弱,仅对溶血性链球菌和肺炎链球菌较为敏感,对肠球菌无效。舒巴坦对不动杆菌有较好的抗菌活性,对鲍曼不动杆菌等引起的感染,通常选择头孢哌酮舒巴坦;对嗜麦芽窄食单胞菌的活性较强。头孢哌酮和舒巴坦均能较好地分布到各组织和体液,包括胆汁、胆囊、皮肤、阑尾、输卵管、卵巢、子宫和其他组织及体液中。患儿经过足疗程的抗感染治疗,病情好转,临床效果好,治疗方案适宜。

(二) 药学监护

(1) 万古霉素的不良反应较多且严重,主要有休克、静脉炎、寒战、药物热、嗜酸性细胞增多和中性粒细胞减少(可逆)、血小板减少、过敏样症状、肾毒性、耳毒性、肝功损害等。肾毒性发生的危险因素有:基础肾损害、合用肾毒性药物、脱水。不可解释的血肌酐水平较基线值升高≥50%或0.5 mg/dL提示可能存在万古霉素肾损害,一旦出现此情况应立即停药,且常常肾损害是可逆的。延长或大剂量治疗可增加药物引起粒细胞减少的风险(治疗>1周或总剂量超过25 g),及时监测评估血常规,一旦发现可疑粒细胞减少可予以停药,一般此不良反应为可逆。耳毒性常常发生在药物过量、基础听力损害、合用其他耳毒性药物如氨基糖苷类时;听力损害可以是短暂的也可能是永久的。长期用药还可诱发艰难梭菌感染。

用药期间需注意监测:肝肾功能(尤其是血药浓度较高时)、血、尿常规、合并肾毒性和耳毒性药物使用情况、提倡TDM监测。需要浓度监测通常在第4次给药前30 min采集血样测定谷浓度,并控制谷浓度在10~20 mg/L,复杂性感染应维持谷浓度在15~20 mg/L之间。静脉万古霉素有刺激性,能导致血栓性静脉炎,一旦药液外渗可能出现疼痛、组织坏死,所以应减慢输注速度,将药物稀释至5 mg/mL浓度以下。静脉滴注时间应>1 h,快速静脉给药可导致低血压、荨麻疹、瘙痒,这些反应在停止输注后缓解。

(2) 头孢哌酮舒巴坦的常见不良反应有中性粒细胞、血小板减少,血红蛋白下降,肝酶升高等。另外,需要注意的,与其他β内酰胺类抗生素不同,头孢哌酮可能会导致凝血功能障碍甚至诱发严重的出血,特别是与抗凝和抑制血小板的药物联合使用时。

广谱抗菌药物引起凝血功能障碍的原因在于抑制了肠道菌群,从而导致维生素K缺乏;而头孢哌酮由于主要通过胆道排泄,这种情况更易发生。此外,头孢哌酮结构中具有N-甲基硫代四唑(MTT)基团,MTT基团在体内代谢会消耗维生素 K,这也是头孢哌酮易于导致出血的另一重要原因。对于出血风险较高的人群,使用时需监测凝血功能,必要时补充维生素 K。

四 用药指导

(1) 夫西地酸口服混悬液:口服,125 mg,每日 2 次,口服后最常见的不良反应为胃肠道反应,如胃部不适和胃疼、腹泻、消化不良、恶心和呕吐。餐后服药可减轻此反应。一些病人大剂量(>1.5 g/日)服用夫西地酸后会增加可逆性黄疸的风险,当停用夫西地酸以后,患者的血清胆红素会恢复到正常水平。也有过敏性休克的报道,出现不良反应可根据临床酌情减量或停药或密切监护观察。

(2) 尽量在每日的同一时间内服药,未经医生同意不可自行减量、增量或停药。如果忘记服用一次,应记起时立即使用,若在服下一剂药前 4 h 内记起,则不要再用,应重新按平常的规律用药,千万不要一次使用双倍的剂量。药物最好在室温 10~30℃保存,避光、防潮。

(3) 出院后应注意休息、保暖、避免感染、加强锻炼、提高机体免疫力,并且按时服药,不适随诊。

第十章

神经系统疾病的药物治疗

第一节 癫 痫

癫痫是小儿神经系统常见的症状,是脑部的一种慢性疾患,其特点是大脑神经元反复发作性异常放电引起相应的突发性和一过性脑功能障碍。癫痫发作大多短暂并有自限性,由于异常放电所累及的脑功能区不同,临床可有多种发作表现,包括局灶性或全身性的运动、感觉异常,或是行为认知、自主神经功能障碍。全身性发作和涉及一些较大范围皮质功能障碍的局灶性发作,往往伴有程度不同的意识障碍。早期合理的治疗,能使90%以上患儿的癫痫发作得到完全或大部分控制。合理使用抗癫痫药物是当前治疗癫痫的主要手段。

一 病例介绍

患儿,男,7岁7个月。

主诉:诊断癫痫3年,抽搐加重1日。

现病史:3年前无明显诱因首次出现抽搐,为无热发作,表现为突然双手展开,肌阵挛样抖动一下后跌倒,持续数秒后好转,诊断为"癫痫",给予丙戊酸钠口服液口服抗癫痫治疗,口服1年后患儿上述抽搐表现消失,但出现新的发作形式,表现为睡眠中突然双眼上翻,呼唤无应答,四肢抽动,牙关紧闭,持续1~2 min后自行缓解,缓解后昏睡0.5~1 h不等,醒后精神活动、如常,约3、4日至

1个月发作一次,1个月前住院调整药物为丙戊酸钠口服液6 mL每日2次,左乙拉西坦片0.25 g每日2次,上述发作减轻,出院后共发作2次。当日患儿在学校时突发抽搐1次,具体不详,家长到校见到患儿时抽搐已停止,送院过程中出现持续眉毛跳动、双手抖动,可独走路,持物稳,无吞咽困难及呛咳,无呼吸困难,无胡言乱语,无嗜睡昏迷,无言语障碍,为进一步治疗至某儿童医院就诊,急诊予"苯巴比妥钠,咪达唑仑,甘露醇"治疗后,患儿眉毛、双手无抽动,以"惊厥持续状态"收住院,护送至住院部途中又出现抽搐1次,表现同前,昏睡。患儿自起病,稍有智力下降,学习差;精神、饮食可,睡眠、大小便正常,近来无咳嗽、无发热、无呕吐腹泻。

既往史:健康,否认肝炎、结核等传染病接触史。

家族史:否认家族遗传病史。

个人史:无特殊。

过敏史:否认食物及药物过敏史。

【查体】体温36.3℃,呼吸20次/min,心率80次/min。体重22 kg,镇静后,昏睡中,皮肤无色素脱失及咖啡色色素沉着斑,无出血点及瘀斑。巩膜无黄染。咽充血,双肺呼吸音粗,无啰音,心音有力、律齐、各瓣膜听诊区未闻及病理性杂音。腹部平软,肝脾未触及。神经系统检查:双瞳孔等大等圆,对光反射存在,面纹对称、伸舌不合作,无口角歪斜,四肢肌力不配合,肌张力无异常,腹壁反射(++)、膝反射(+++~++++)、巴氏征(±)、颈抵抗(—)。

【辅助检查】① 血常规:白细胞计数 4.25×10^9/L,超敏CRP 6.99 mg/L,淋巴细胞百分率34.80%,中性粒细胞百分率52.50%,红细胞计数 4.38×10^9/L,血红蛋白122.00 g/L,血小板计数 131.00×10^9/L;② 清醒+睡眠脑电图:全程监测睡眠期全脑可见同步/不同步不规则尖波、(多)棘慢波发放。

【入院诊断】癫痫。

二 治疗经过

治疗方案见表10-1。

表 10-1 癫痫治疗方案

药　物	剂量	溶　媒	途　径	频　次
脑苷肌肽注射液	4 mL	5%葡萄糖注射液 100 mL	静脉滴注	每日 1 次
丙戊酸钠口服液	6 mL	—	口服	每日 2 次
左乙拉西坦片	0.25 g	—	口服	每日 2 次
氯硝西泮片	0.125 mg	—	口服	每日 2 次

入院第 2 日：患儿前 1 日入院后无发热，偶有抽搐，无呕吐、腹泻，自起病，精神、饮食、睡眠欠佳，大小便正常。血氨 48.7 μmol/L；螺旋 CT 颅脑平扫，胸部螺旋 CT 平扫：① 颅脑 CT 扫描未见明显异常。② 左肺下叶少量炎变。治疗上给予脑苷肌肽营注射液 4 mL，静脉滴注，每日 1 次，营养神经；丙戊酸钠口服液 6 mL，口服，每日 2 次；左乙拉西坦片 0.25 g，口服，每日 2 次，抗癫痫治疗。

入院第 4 日：患儿无发热，前 1 日抽搐 3 次，无呕吐、腹泻，自起病，精神、饮食、睡眠欠佳，大小便正常。患儿目前诊断癫痫明确，已口服抗癫痫药物治疗，抽搐发作控制不佳，患儿已服用两种抗癫痫药物仍然控制不佳考虑难治性癫痫，加用氯硝西泮片 0.125 mg，口服，每日 2 次，口服抗癫痫治疗。

入院第 6 日：患儿无发热，前 1 日抽搐 2 次，无呕吐、腹泻，自起病，精神、饮食、睡眠欠佳，大小便正常。血药浓度：丙戊酸钠 55.0 μg/mL，左乙拉西坦 3.85 μg/mL。患儿目前抽搐未完全控制，左乙拉西坦血药浓度结果提示未在有效浓度范围内，左乙拉西坦片加量为 0.5 g，口服，每日 2 次，丙戊酸钠血药浓度已在有效浓度范围内，不予调整，继续氯硝西泮口服。

入院第 8 日：患儿无发热，无抽搐，无呕吐、腹泻，精神、饮食、睡眠欠佳，大小便正常。患儿目前诊断癫痫，抽搐得到控制，继续服用抗癫痫药物。

入院第 9 日：患儿无抽搐，无发热，无呕吐、腹泻，精神、饮食、睡眠欠佳，大小便正常。目前病情好转予出院。出院医嘱：丙戊酸钠口服液 6 mL，口服，每日 2 次；左乙拉西坦片 2 片，口服，每日 2 次；氯硝西泮片 1/2 片，口服，每日 2 次。

【出院诊断】癫痫。

三 治疗方案分析及药学监护

(一) 治疗方案分析

1. 抗癫痫药物

目前癫痫的治疗仍以药物为主。药物治疗的目标是在无明显不良反应的情况下，完全控制临床发作，使患儿保持或恢复其原有的生理、心理状态和生活工作能力。

一般抗癫痫治疗应遵循以下基本原则。

（1）正确选择用药时间：传统认为癫痫首次发作不需要用药，第二次发作以后才开始用药。但自从国际抗癫痫联盟提出癫痫新定义以来，学者主张癫痫诊断一旦明确，除一些良性的癫痫综合征以外，都应该立即开始治疗。发作次数稀少者，如半年以上发作1次者，可在告知抗癫痫药可能的不良反应和不治疗可能后果情况下，根据患儿及家属意愿，酌情选择用或不用抗癫痫药。

（2）如何选药：根据发作类型和综合征分类选择药物是癫痫治疗的基本原则。同时，还需要考虑以下因素：禁忌证、可能的不良反应、达到治疗剂量的时间、服药次数及恰当的剂型、特殊治疗人群（如育龄妇女、儿童、老人等）的需要、药物之间的相互作用及药物来源和费用等。

（3）如何确定药物的剂量：从小剂量开始，逐渐增加，以达到既能有效控制发作，又没有明显不良反应为止。可以采取血药浓度监测的方法指导用药，以减少用药过程中的盲目性。

（4）单用或联合用药：单一药物治疗是应遵守的基本原则，如治疗无效，可换用另一种单药，但换药期间应有5～10日的过渡期。如果一种一线药物已达最大耐受剂量仍然不能控制发作，可加用另一种一线或二线药物，至发作控制或最大耐受剂量后逐渐减掉原有的药物，转换为单药。如果两次单药治疗无效，再选第三种单药治疗获益的可能性很小，预示属于难治性癫痫的可能性较大，可以考虑合理的多药治疗。多药治疗的药物种类越多相互作用越复杂，对于不良反应的判断越困难。因此，建议最多不要超过3种抗癫痫药物联合使用。

（5）用药疗程：疗程要长，停药要慢，一般在停止发作之后继续服药2～4年，复查动态脑电图已正常，然后再经过6～12个月逐渐减量而后停药。不同发作类型疗程也不同。

理想的抗癫痫药物应具有以下特征：生物利用度完全且稳定；半衰期较长，每日服药次数少；一级药动学特征，即剂量与血药浓度成比例变化；蛋白结合率低，并且呈饱和性；无肝酶诱导作用；无活性代谢产物。

丙戊酸钠是一线广谱抗癫痫药物，它能增加 GABA 的合成和减少 GABA 的降解，从而升高抑制性神经递质 γ-氨基丁酸（GABA）的浓度，降低神经元的兴奋性而抑制发作。主要用于单纯或复杂失神发作、肌阵挛发作，大发作的单药或合并用药治疗，对复杂部分性发作也有一定疗效。丙戊酸钠药动学存在明显的个体差异，剂量与血药浓度之间缺乏稳定的相关性。对规律服用丙戊酸钠的患儿常规进行血药浓度监测，其有效血药浓度为 50～100 μg/mL。丙戊酸钠口服液生物利用度高，起始剂量为 20 mg/(kg·日)，患儿癫痫诊断明确，选用丙戊酸钠治疗，在使用期间药师建议监测血药浓度，如血药浓度 120 μg/mL 以上则不良反应增多，如嗜睡、共济失调、易激惹等，减量后可以消失；通过监测血药浓度，丙戊酸钠血药浓度为 55.0 μg/mL，在有效浓度范围内。

左乙拉西坦为吡咯烷酮衍生物，是一种新型抗癫痫药，很少与其他药物产生相互作用，适合与其他药物合用，并且呈线性代谢，个体差异小。目前已被证实左乙拉西坦可用于多种类型癫痫发作的添加用药、辅助用药或单药治疗。左乙拉西坦具有全新的抗癫痫机制，其作用靶点是中枢神经的突触囊泡蛋白 2。具有起效迅速的抗癫痫活性，疗效持续时间长，绝对生物利用度接近 100%，不易与血浆蛋白结合（<10%）。最常见的不良反应有嗜睡、无力和头晕，常发生在治疗的初始阶段。左乙拉西坦是广谱的抗癫痫药物，对部分性发作和全面性发作均有效，可作为发作分类不确定时的选择。患儿癫痫频繁发作，给予左乙拉西坦联合丙戊酸钠抗癫痫治疗。

氯硝西泮为苯二氮䓬类镇静催眠药，除镇静、催眠作用外，对阵挛性发作癫痫作用较好。该药既抑制癫痫病灶的发作性放电，也抑制放电活动向周围组织的扩散，作用于中枢神经系统的苯二氮䓬受体，加强中枢抑制性神经递质 GABA 与 GABAA 受体的结合，促进氯通道开放，细胞过极化，增强 GABA 能神经元所介导的突触抑制，使神经元兴奋性降低，该药主要不良反应是呼吸道分泌物增多和嗜睡，其可能引起依赖性。

2. 神经营养药物

神经节苷脂是由鞘氨醇、脂肪酸及含唾液酸的糖链三部分组成的糖神经鞘脂,存在于哺乳类动物细胞膜上,在神经系统特别是大脑皮层中含量尤其丰富,是神经细胞膜的重要组成成分。神经节苷脂种类繁多,其中脑苷肌肽中的主要成分单唾液酸四己糖神经节苷脂,是神经节苷脂类物质中最为重要的一种。神经节苷脂可减少自由基对神经细胞的损害;遏制细胞凋亡,提高细胞存活率;促进受损神经细胞的能量代谢;增加内源性神经营养因子的神经活性作用。该药能促进由于各种原因引起的中枢神经系统损伤的功能恢复。通过改善细胞膜酶的活性减轻神经细胞水肿。患儿抽搐频繁,大脑持续放电,存在神经损伤,给予神经节苷脂促进神经修复。

(二) 药学监护

1. 抗癫痫药物

(1) 丙戊酸钠:有肝功能损害和致畸危险,还有震颤和嗜睡、单纯纤维蛋白原减少或出血时间延长等不良反应。用药前后和用药时,应监测全血细胞(包括血小板)计数、凝血功能、肝肾功能。停药时应逐渐减量,突然停药可诱发癫痫持续状态或增加癫痫发作频率。用药期间观察患儿是否出现震颤、昏迷、嗜睡、恶心、上腹痛、腹泻等症状。

(2) 左乙拉西坦:常见的不良反应有嗜睡、乏力和头晕,常发生在治疗的开始阶段。神经系统常见健忘、共济失调、惊厥、运动过度和震颤。精神心理见行为异常、攻击性、易怒、焦虑、错乱、幻觉、易激动、精神异常、自杀意念和自杀企图。停药时应逐渐减量,以免出现停药反应。

(3) 氯硝西泮:常见的不良反应有嗜睡、头昏、共济失调、行为紊乱异常兴奋、神经过敏易激惹(反常反应)、肌力减退。较少发生的有行为障碍、思维不能集中、易暴怒(儿童多见)、精神错乱、幻觉、精神抑郁;皮疹或过敏、咽痛、发热或出血异常、瘀斑或极度疲乏、乏力(血细胞减少)。需注意的有行动不灵活、行走不稳、嗜睡,开始严重,会逐渐消失,视物模糊、便秘、腹泻、眩晕或头晕、头痛、气管分泌物增多、恶心、排尿障碍、语言不清。避免长期大量使用而成瘾,如长期使用应逐渐减量,不宜骤停,癫痫患儿突然停药可引起癫痫持续状态。

2. 神经营养药物

脑苷肌肽常见不良反应有皮疹、瘙痒、寒战发热、胸部不适、发冷、头晕、烦躁等,嘱护士滴速需缓慢,每次滴注时间>1 h。

四 用药指导

1. 丙戊酸钠口服液

口服,每次 6 mL,每日 2 次,用药期间应监测全血细胞计数、凝血时间、肝肾功能,肝功能在最初半年内宜每 1～2 个月复查 1 次,半年后复查间隔酌情延长;必要时监测血浆丙戊酸钠浓度和血氨。服用时患儿出现腹痛、恶心、呕吐时应及时检查血清淀粉酶。用药期间禁止饮酒,停药时应逐渐减量。

2. 左乙拉西坦片

口服,每次 2 片,每日 2 次,需以适量的水吞服,服用不受进食影响。最常见的不良反应有嗜睡、乏力和头晕,常发生在治疗的开始阶段,随时间的推移,中枢神经系统相关的不良反应发生率和严重程度会随之降低。停药需在医生的指导下逐渐停药,不能突然停药。

3. 氯硝西泮片

口服,每次半片,每日 2 次,避免长期大量使用而成瘾,如长期使用应逐渐减量,不宜骤停,突然停药可引起癫痫持续状态。

4. 在生活教育方面

(1) 作息时间规律,避免劳累、兴奋、缺氧,避免声光的刺激。

(2) 饮食应尽量选择清淡食物,避免刺激性的食物。

(3) 乙醇对癫痫患儿是不适宜的,应尽量远离含有乙醇的药物和食物。

(4) 查找生活中诱发癫痫发作的原因,尽量避免,减少癫痫发作。

(5) 服药期间不能达到疗效,不能控制发作时需及时就诊。

第二节 婴儿痉挛症

婴儿痉挛症(infantile spasm, IS),又称 West 综合征。多在 1 岁内起病,4～8 个月为高峰。主要临床特征为频繁的痉挛发作;特异性高峰失律 EEG;精神运动发育迟滞或倒退。痉挛多成串发作,每串连续数次或数十次,可伴有婴儿哭叫,多在思睡和苏醒期出现。发作形式为屈曲型、伸展型和混合型,以屈曲型和混合型居多。屈曲型痉挛发作时,婴儿前臂前举内收,头和躯干前屈呈点头状。伸展型发作时婴儿头后仰,双臂向后伸展。发作间期 EEG 高度失律图形对本病诊断有价值。该病常见病因包括传代谢病(如丙酮尿症)、脑发育异常、神经皮肤综合征(如结节性硬化)或围生期脑损伤等。该病大多数属于难治性癫痫,预后不良惊厥难以控制,80%～90%的患儿遗留智力和运动发育落后。

一 病例介绍

患儿,男,5 个月 26 日。

主诉:反复发作性点头样动作 20 日。

现病史:患儿于 20 日前无明显诱因出现发作性点头、双上肢上抬,快入睡时或睡醒时出现,发作时双眼凝视,无意识丧失、面色改变、口唇青紫、大小便失禁等,间隔 1～2 日发作 1 次,成串样发作,每次持续 30 s 左右,每次发作 3～4 下,可自行缓解,缓解后精神活动如常,无意识障碍,无饮水呛咳,吞咽困难,无肢体活动障碍,未予特殊治疗。2 日前患儿发作性点头、双上肢上抬样动作逐渐频繁,每日 3～4 次,每次持续 1～2 min,连续发作 10 余下,未予治疗;为求进一步诊治遂至某儿童医院门诊,门诊以"反复发作性点头原因待查"收住院。患儿 3 日前出现一过性发热,未测体温,给予物理降温后体温降至正常;现无发热,偶咳不剧,有打喷嚏、流涕,无咳痰;无呕吐、腹泻;精神、饮食、睡眠尚可,大小便正常。

既往史:健康,否认肝炎、结核等传染病接触史。

家族史:否认家族遗传病史。

个人史:第 1 胎、第 1 产,孕 40 周,剖宫产(顺转剖),出生体重 3.2 kg,出生时否认窒息。

过敏史:否认食物及药物过敏史。

【查体】体温 36.3℃,心率 122 次/min,呼吸 28 次/min,体重 8 kg,精神反应尚可,皮肤无色素脱失及咖啡色色素沉着斑无出血点及瘀斑。浅表淋巴结无肿大,甲状腺无明显肿大,全身无皮疹;咽充血,扁桃体不大;双肺呼吸音粗,未闻及啰音;心律齐,心音有力,未闻及杂音;腹平软,无压痛,肝脾未触及,肠鸣音正常;肢端暖;神经系统查体:前囟平软,约 0.5 cm×0.5 cm,与人有对视,可追光追视,能逗笑;双侧瞳孔等大等圆,直径约 2 mm,对光反射灵敏,咽反射正常;四肢肌容积、肌张力正常,肌力检查不配合;竖头稳,不能独坐,可扶坐;双侧腹壁反射未引出,双侧膝反射(++),双侧巴宾斯基征阳性,双侧戈登征、奥苯海姆、霍夫曼征阴性;颈抵抗阴性。

【辅助检查】① 血常规:白细胞计数 5.71×10^9/L,超敏 CRP 2.76 mg/L,淋巴细胞百分率 71.7%,中性粒细胞百分率 18.7%,红细胞计数 4.41×10^{12}/L,血红蛋白 112.00 g/L,血小板计数 350.00×10^9/L。② 胸部 CT:双肺胸膜下少许渗出。

【入院诊断】反复发作性点头原因待查[婴儿痉挛症(West 综合征)?]。

二 治疗经过

治疗方案见表 10-2。

表 10-2 婴儿痉挛症治疗方案

药 物	剂 量	溶 媒	途 径	频 次
维生素 B_6 注射液	0.1 g	5%葡萄糖注射液 100 mL	静脉滴注	每日 1 次
注射用促皮质素	8 U	5%葡萄糖注射液 100 mL	静脉滴注	每日 1 次
托吡酯片	6.25 mg	/	口服	每日 2 次

入院第 2 日,患儿入院后有入睡前点头、双上肢上抬动作发作 1 次,持续 30 s 左右,成串发作 2~3 下,发作时双眼凝视、无意识丧失、面色改变、口唇青紫、大小便失禁等;无发热,偶咳不剧,打喷嚏、流涕较前有好转,无咳痰;无呕吐、腹泻;精神、饮食、睡眠尚可,大小便正常。予继续完善颅脑 MRI、腰椎穿刺、视频脑电图、血尿遗传代谢筛查等检查协助诊断,治疗上予维生素 B_6 注射液 0.1 g,静脉滴注,每日 1 次营养神经治疗。

入院第 4 日,患儿前 1 日有点头、双上肢上抬动作发作 2 次,持续 30 s 至 1 min,成串发作 3~6 下,为入睡前及睡醒后出现,发作时双眼凝视,无意识丧失、面色改变、口唇青紫、大小便失禁等;精神、饮食、睡眠尚可,大小便正常。颅脑 MRI 平扫+弥散：① 双侧大脑半球局部脑沟稍加深；② 双侧额颞部脑外间隙增宽,左侧额颞部少量硬膜下积液；③ 舌根部小囊性灶,小囊肿可能；④ 双侧上颌窦、筛窦黏膜稍增厚。完善颅脑 MRI 未见明显结构改变,完善视频脑电图检查明确诊断,维持原有治疗方案。

入院第 5 日,患儿前 1 日有点头、双上肢上抬动作发作 2 次,每次持续 30 s 左右,成串发作 5~10 下,为入睡前及睡醒后出现,发作时双眼凝视,无意识丧失、面色改变、口唇青紫、大小便失禁等；精神、饮食、睡眠尚可,大小便正常。长程视频脑电图：① 发作间期高度失律。② 发作期呈痉挛样发作。患儿月龄小,抽搐呈痉挛发作,具有快入睡或睡醒时发作特点,脑电图提示发作间期高度失律,发作期呈痉挛样发作,故婴儿痉挛症诊断明确；与家长沟通经家长同意后于当日开始加用促皮质素 8 U,静脉滴注,每日 1 次联合托吡酯片 6.25 mg,口服,每日 2 次抗癫痫治疗,余治疗不变。

入院第 7 日,患儿前 1 日有点头、双上肢上抬动作发作 3 次,每次持续 3~6 min,成串发作 30 余下,为入睡前及睡醒后出现,发作时偶有双眼凝视,无意识丧失、面色改变、口唇青紫、大小便失禁等；精神、饮食、睡眠尚可,大小便正常。患儿前 1 日仍有点头、双手上抬样动作发作,但发作时表现较前有好转,偶有双眼凝视出现,无意识丧失,呼唤可看人。今调整促皮质素为 16 U,静脉滴注,每日 1 次；余治疗不变。

入院第 9 日,患儿前 1 日无点头、双上肢上抬动作发作,有呕吐 2 次,为胃内容物,无胆汁及咖啡渣样物质,量少；无发热,无咳嗽,无流涕,无咳痰；无腹泻；精神、饮食、睡眠尚可,大小便正常。患儿前 1 日无点头、双手上抬样动作发作,无明显感染症状,维持原有治疗方案。

入院第 13 日,患儿前 1 日无点头、双上肢上抬动作发作,无呕吐,无发热,无咳嗽,无流涕,无咳痰；精神、饮食、睡眠尚可,大小便正常。当日调整托吡酯为早 6.25 mg,晚 12.5 mg,口服抗癫痫治疗。

入院第 16 日,患儿无点头、双上肢上抬动作发作,无呕吐,无发热,无咳嗽,无流涕,无咳痰；无腹泻；精神、饮食、睡眠尚可,小便正常,大便稍稀。继续促皮质素联合托吡酯抗癫痫治疗。

入院第 18 日,患儿无点头、双上肢上抬动作发作,无发热,无咳嗽,无流涕,无咳痰；无呕吐、腹泻；精神、饮食、睡眠可,大小便正常。患儿视频脑电图提示高度失律,结合患儿病史、症状体征,婴儿痉挛症诊断明确,现患儿无点头、双上肢上抬动作发作,促皮质素疗程足 2 周,病情好转,当日出院。出院医嘱:托吡酯片 12.5 mg,口服,每日 2 次;醋酸泼尼松片 15 mg,口服,每日 1 次。

【出院诊断】婴儿痉挛症。

三 治疗方案分析及药学监护

(一) 治疗方案分析

IS 治疗目标包括临床发作终止和脑电图高度失节律样图形消失。改善预后需要早期诊断,短期的一线治疗,及时复查脑电图评估疗效,并及时调整治疗,早期治疗可改善预后。IS 疗效评估不是分级评估,而是有效或无效。治疗有效是指临床发作终止,脑电图高度失节律样图形消失,这与良好认知和发育相关,而部分改善对发育的影响并不明确。一线治疗失败,可选择生酮饮食。对于有局灶性结构异常的 IS,经过谨慎的术前评估,外科手术是可以考虑的方案。近年来随着神经调控技术的发展,迷走神经刺激偶有应用于 IS 治疗,但疗效尚需观察。

目前药物治疗是 IS 首要和主要的治疗措施,根据药物作用机制的不同,可以分为抗癫痫发作药物(anti-seizure medicine,ASM)、疾病修正治疗药物(disease modify treatment,DMT),DMT 类药物可以改变 IS 的自然病程和最终结局,由于 IS 的病因和发病机制尚未明确,可能与遗传、先天性脑发育异常以及围生期脑损伤等多种因素相关,因此,IS 治疗药物主要为 ASM,可以改变疾病自然病程及结局的经典 DMT 药物极其稀少,但 ASM 通过控制癫痫发作,减少进一步脑损伤,可以改变疾病最终的严重程度。根据药物种类的不同,IS 治疗药物又可分为皮质激素、ASM、其他治疗药物。另外,根据药物选择的优先顺序不同,IS 治疗药物分为一线治疗药物、二线治疗药物及三线治疗药物。患儿临床诊断明确给予皮质激素、ASM 以及其他治疗药物,临床发作得到控制。

1. 皮质激素治疗

皮质激素是 IS 治疗的首选和主要治疗药物,临床上使用的有促皮质素(adrenocorticotropic hormone,ACTH)、甲泼尼龙、泼尼松等。其中,使用历史最长、疗效最受公认的是 ACTH,但由于受各国、各地区产品供应的不同、医师的用药习惯等因素影响,患儿接受的首要治疗皮质激素的种类、剂量、疗程在各地区存在差异。尽量缩短皮质激素开始治疗的时间对于 IS 患儿的远期预后具有正面影响,一旦确诊应尽早开始治疗。皮质激素尤其 ACTH 治疗效果应于开始治疗 2～3 周进行评估,内容包括痉挛控制及脑电图高度失律改善等,效果不好时应及时添加其他治疗,积极控制发作。

ACTH 是由腺垂体分泌的多肽激素,受下丘脑促肾上腺皮质激素释放激素的调控。ACTH 属于促黑素细胞激素内源肽家族。促黑素细胞激素参与多种生理过程,包括抗炎、神经保护和血压调节。促黑素细胞激素受体广泛分布于脑内,ACTH 通过与促黑素细胞激素受体结合,抑制内源性致惊厥因子,还可阻碍细胞因子诱导的核转录因子向细胞核转移,减轻炎症反应,从而发挥神经保护作用,该机制能否解释激素的所有抗癫痫作用尚不明确。大量的文献报道及临床经验均证明其在目前 IS 治疗中的不可取代性,其能使 1/3～2/3 的 IS 患儿获得无发作,其中约 1/3 的患儿治疗后可能现痉挛复发,再次给予 ACTH 治疗部分患儿仍可受益。ACTH 在 IS 中的剂量和疗程国内外文献报道差异较大,甚至我国南北不同地区也存在差异。目前多主张小剂量,即 1～2 U/(kg·日),多采用 2 周的疗程,个别情况可延长到 4 周。在给药方式上,一般为静脉输注。ACTH 疗程结束后以泼尼松或泼尼松龙逐渐减量至减停,总疗程时间 3～6 个月,个别情况可以延长。

2. ASM 治疗

由于皮质激素使用的时间短以及部分患儿对于皮质激素的疗效反应不好,ASM 与皮质激素同时使用已成为常规选择的治疗方案。大部分 IS 患儿在皮质激素使用 1 周左右显效,建议在皮质激素使用 1～2 周后开始添加 ASM。IS 的 ASM 使用疗程同其他癫痫药物治疗疗程。目前常选择的药物有托吡酯、丙戊酸、左乙拉西坦、唑尼沙胺等。

患儿选择托吡酯抗癫痫治疗,托吡酯是一种新型抗癫痫药物,具有独特的三重作用机制:电压激活钠通道状态的依赖阻滞作用,通过阻滞钠离子通道,抑制持续重复放电;强 γ-氨基丁酸-A 受体处的 GABA 活性,增强氨基丁酸介导的神经抑制作用;阻断谷氨酸介导的神经兴奋作用。托吡酯在 IS 中的应用时间较长已经积累了丰富的经验,在对 IS 普通剂量治疗无效或疗效差时,更大剂量可以进一步获益,在普通抗癫痫剂量无效的情况下,可以增加剂量,甚至大大超过说明书剂量。托吡酯的常用起始剂量为 0.5~1 mg/(kg·日),4~7 天增加 1 次剂量,通常用 3~6 mg/(kg·日),少数需要用至 10~20 mg/(kg·日),甚至更高。

3. 其他治疗药物

维生素 B_6 曾经是 IS 治疗的三大法宝之一,与 ACTH、ASM 联合使用。维生素 B_6 的治疗机制尚不十分清楚,可能为提高大脑兴奋阈值,辅助控制发作。目前,在日本,使用大剂量维生素 B_6 治疗 IS 较为广泛,对于吡哆醇依赖症的患儿作为首选治疗。常用剂量为 20~30 mg/(kg·日),依据治疗反应和耐受情况 3~4 日后加量至 40~50 mg/(kg·日),疗程 1~2 周,并对治疗有效的患儿做进一步病因评估,随着精准诊断与治疗的发展,后续疗程及剂量可以根据基因检测结果进行调整。

(二) 药学监护

(1) 皮质激素:激素的不良反应较多有心脏节律异常、休克、水肿、高血压;精神抑郁、情感障碍、头痛、颅内压增高、失眠、惊厥;过敏皮炎、皮肤变薄;HPA 轴抑制、糖耐量降低、液体潴留、生长抑制、高脂血症、低钾;膀胱功能异常、胃肠道出血、胃肠穿孔;恶性赘生物;肝酶升高;过敏反应;感染加重;股骨头坏死、关节病、骨折、脂肪萎缩、跟腱断裂、肌病、青光眼;血栓等。

静脉输注时应缓慢输注,以减少面色苍白等输注反应,用药时注意监测电解质(水钠潴留、低血钾)、血压、血糖、血红蛋白、大便隐血、诱发溃疡情况。较大的风险是免疫抑制和高血压。免疫抑制可导致严重或有致命风险的感染,而高血压可导致充血性心力衰竭,故治疗过程中,必须避免感染并注意监测血压,必要时可预防性使用治疗肺孢子虫的药物。

(2) 托吡酯常见的不良反应大多数出现在快速加量期。托吡酯在治疗 IS 的过程中主要不良反应为:一过性嗜睡、疲劳、闭汗、体重不增和泌尿系统钙沉积等。不良反应多为轻度、可逆。

(3) 维生素 B_6 的不良反应较轻,主要为胃肠道症状、肝功能异常等,停药即可减轻。

四 用药指导

(1) 托吡酯片:口服,12.5 mg,每日 2 次。因药物代谢存在个体差异,用药应从小剂量开始,逐渐增加剂量,直至达有效血药浓度或最佳疗效时为止。通常服药后经 5 个半衰期的时间可达该药的稳态血浓度;坚持长期规则服药;每日给药次数视药物半衰期而定,合理用药能够使 60%～80%的患儿发作得到控制,再维持治疗 2～5 年或动态脑电图正常方可考虑减量,又经 6～12 个月的逐渐减量才能停药。不规则服药、停药过早、婴幼儿期发病、脑电图持续异常以及同时合并大脑功能障碍者,停药后复发率高;对发作不能得到理想控制者,需恰当地调节药物,治疗时间更长,甚至终身服药;定期复查:密切观察疗效与药物不良反应。除争取持续无临床发作外,至少每年应复查一次动态脑电图。针对药物的主要不良反应,应定期监测血、尿常规、肝、肾功能等,尤其在用药初期、联合用药、病情反复或更换新药时。

(2) 醋酸泼尼松片:口服,15 mg,每日 1 次。使用糖皮质激素一定程度上会影响患儿的生长发育及免疫力。激素药物可能改变患儿饮食习惯,应注意维持营养均衡,避免出现肥胖等并发症。嘱患儿家属要注意避免骤停激素,若需减量也需在医师指导下缓慢进行。用药时注意监测电解质(水钠潴留、低血钾)、血压、血糖、血红蛋白、大便隐血、诱发溃疡情况。

(3) 尽量在每日的同一时间内服药,未经医生同意不可自行减量、增量或停药。如果忘记服用一次,应记起时立即使用,若在服下一剂药前 4 h 内记起,则不要再用,应重新按平常的规律用药,千万不要一次使用双倍的剂量。药物最好在室温 10～30℃保存,避光、防潮。

(4) 因儿童神经系统发育不健全,大脑皮层易受到刺激产生过度异常放电而诱发癫痫。家属应避免患儿过度兴奋、紧张与刺激。

(5) 患儿应禁喝带有酒精的饮料;不能喝浓咖啡、浓茶等过于兴奋类的饮料。在饮食过程中,需要避免暴饮暴食,不要短时间内吃进大量的食物或喝进大量的水,因为胃急性扩张会造成反射性影响,可能会引起癫痫发作。

(6) 出院后应注意休息、保暖、避免感染、加强锻炼、提高机体免疫力,并且按时服药,不适随诊。

第三节 热性惊厥

热性惊厥是婴幼儿最常见的神经系统疾病,很可能与尚未发育完全的神经系统易受发热影响及潜在的遗传易感性有关,热性惊厥见于发热患儿,通常伴有全身性病毒或细菌感染。患儿通常为 6 个月龄至 5 岁,且无癫痫、中枢神经系统(CNS)感染和炎症,以及无惊厥发作的其他诱因。热性惊厥在 5 岁以下儿童中的发生率为 2‰~4‰,主要见于 12~18 个月龄的儿童,其具有年龄依赖性,除年龄外,最常见的危险因素包括:高热、病毒感染、近期免疫接种和热性惊厥家族史。5 岁以上的儿童也会发生热性惊厥,但在年龄较大的儿童中应作为排除诊断,因为与年龄较小的热性惊厥患儿相比,他们随后发生无热性癫痫发作的可能性更大。

一 病例介绍

患儿,男,4 岁 1 个月。

主诉:1 日内发热抽搐 1 次。

现病史:患儿 1 日前 17:00 左右无明显诱因出现发热,热峰 38.5℃,自行给予布洛芬混悬液 4 mL 退热处理,体温未降至正常;22:00 左右至某儿童医院门诊就诊,就诊过程中患儿出现抽搐发作 1 次,表现为呼之不应、头向左偏、双眼上翻、颜面及口唇青紫、口吐白沫、四肢强直抖动,无大小便失禁,门诊给予"咪达唑仑 5 mg 肌内注射",抽搐持续约 1~2 min 后缓解,测体温 39.4℃;缓解后精神反应差、思睡,约半小时后恢复如常;收住急诊留观,给予"头孢唑啉 1 g、地塞米松 2 mg、甘露醇 21 g、维生素 B_6 0.1 g"等输液治疗后,患儿未再发热,无抽搐,精神反应好转。患儿自发病以来无头晕、头痛,无肢体活动障碍,无饮水呛咳、吞咽困难,无咳嗽、喘息、气促及呼吸困难,无呕吐、腹胀、腹泻,精神、饮食、睡眠欠佳,大小便正常,体重无明显变化。

既往史:患儿近 2 年有发热抽搐病史 3 次,外院就诊后考虑"热性惊厥"(具体不详);无中毒病史,无脑外伤史及手术史,预防接种史:按卡接种。

家族史:患儿家庭成员无发热抽搐或癫痫病史,无家庭成员早夭病史。

个人史:患儿系 G1P1,出生时无窒息,长相正常无特殊;生长发育与同龄儿相似。

过敏史:否认药物过敏史。

【查体】体温 36.7℃,心率 98 次/min,呼吸 24 次/min,体重 20 kg,精神反

应欠佳,皮肤无色素脱失及咖啡色色素沉着斑,无出血点及瘀斑。浅表淋巴结无肿大,甲状腺无明显肿大,全身无皮疹;咽充血,扁桃体Ⅱ度肿大;双肺呼吸音粗,未闻及干、湿啰音;心律齐,心音有力,未闻及杂音;腹平软,无压痛,肝脾未触及肿大,肠鸣音正常;肢端暖,CRT<3 s;神经系统查体:神志清楚,构音正常,无声嘶,双侧眼裂等大,闭眼正常,双侧眼球活动无受限,无眼震,双瞳孔等大等圆,直径约3 mm,对光反射灵敏;咽反射正常;四肢肌容积正常、肌张力正常、肌力Ⅴ级,姿势与步态正常;腹壁反射(++),膝反射(++);双侧巴氏征(-)、戈登征(-)、查多克征(-);颈抵抗(-)、布氏征(-)、克氏征(-)。

【辅助检查】① 血常规:白细胞计数 12.95×10^9/L,中性粒细胞百分率73%,淋巴细胞百分率 19.9%,血红蛋白 124 g/L,血小板计数 408×10^9/L,CRP 1.26 mg/L。② 肝功Ⅱ+肾功+心肌酶+GLU+电解质:总蛋白58.7 g/L,尿酸 409.6 μmol/L,肌酸酶同工酶 9 U/L,钾 2.96 mmol/L。③ 心肌标志物:高敏肌钙蛋白 T 3.97 pg/mL,肌红蛋白<21.00 ng/mL。④ 降钙素原检测:降钙素原<0.25 ng/mL。

【入院诊断】发热抽搐原因待查(热性惊厥?颅内感染?癫痫?)。

二 治疗经过

治疗方案见表 10-3。

表 10-3 热性惊厥治疗方案

药 物	剂 量	溶 媒	途 径	频 次
维生素 B_6 注射液	0.1 g	5%葡萄糖注射液 100 mL	静脉滴注	每日1次
注射用阿昔洛韦	0.2 g	0.9%氯化钠注射液 100 mL	静脉滴注	每日3次
注射用头孢噻肟钠	1.0 g	0.9%氯化钠注射液 50 mL	静脉滴注	每日2次
维生素 D_2 磷葡钙片	1粒	/	口服	每日3次

续 表

药　物	剂　量	溶　媒	途　径	频　次
双氯芬酸钠贴片	50 mg	/	外用	每日 1 次
酪酸梭菌活菌散	0.5 g	/	口服	每日 3 次
布洛芬混悬液	6 mL	/	口服	必要时
地西泮片	1.5 片	/	口服	必要时

入院第 2 日，血常规提示白细胞明显增高，当日予加用头孢噻肟抗感染，患儿前 1 日维生素 D 不足，予加用维 D_2 磷葡钙片对症，余继续予阿昔洛韦抗病毒、维生素 B_6 营养神经等对症支持治疗。

入院第 3 日，EB 病毒测定：EB 病毒衣壳抗原 IgG 抗体阳性（＋），EB 病毒衣壳抗原 IgG 抗体（高亲和力）阳性（＋），EB 病毒核抗原 IgG 抗体阳性（＋），予加用酪酸梭菌活菌散对症，患儿诉腰痛头痛，予布洛芬口服、双氯芬酸钠贴对症，根据相关检查结果及时调整治疗。

入院第 4 日，癫痫评估 3D 薄层扫描：① 颅脑 3D 薄层 MRI 扫描未见明显异常；② 左侧横窦显示不清，乙状窦、显示颈内静脉纤细，考虑右优势；③ MRA 未见异常；④ 双侧筛窦、上颌窦、左侧蝶窦黏膜增厚。

入院第 6 日，脑脊液生化常规检查未见明显异常，颅脑 MRI 检查未见明显异常。

入院第 7 日，C 反应蛋白＋血细胞分析：白细胞计数 5.28×10^9/L，C 反应蛋白 3.24 mg/L，淋巴细胞百分率 30.70%，中性粒细胞百分率 60.90%，红细胞计数 4.98×10^{12}/L，血红蛋白 118.00 g/L，血小板计数 336.00×10^9/L，患儿昨日夜间仍有低热，考虑感染相关，需警惕患儿再次抽搐可能，注意监测体温，及时处理；患儿入院后血象增高，治疗后复查已经正常，治疗有效，继续目前治疗。

入院第 9 日，患儿目前诊断：热性惊厥，再发抽搐风险高，给予地西泮短程预防，交代用药注意事项。现患儿无发热、抽搐，精神可，予出院。出院医嘱：地西泮片（每片 2.5 mg×12 片）：发热时积极退热处理同时，口服 1 次 1.5 片，每 8 h 1 次，1 日内不超过 3 次。

三 治疗方案分析及药学监护

（一）治疗方案分析

（1）紧急挽救治疗到对患儿进行首次评估的时候，大部分热性惊厥已自行停止，并且患儿正迅速恢复至正常的基线水平。在这些情况下，不需要采用苯二氮䓬类药物进行积极治疗。应使用退热剂对发热进行对症处理。与非热性癫痫发作的处理一样，对于持续时间超过 5 min 的热性惊厥，应进行治疗。静脉给予苯二氮䓬类药物（地西泮 0.1～0.2 mg/kg 或劳拉西泮 0.05～0.1 mg/kg）可有效终止发作。若发作持续，可能需额外给予一剂。若没有静脉通路可用或无法建立静脉通路，经颊黏膜给予咪达唑仑是有效的替代选择；常用剂量为 0.2 mg/kg，最大剂量为 10 mg。一篇系统评价 Meta 分析纳入 18 项试验、共 2 199 例儿童，结果认为，治疗癫痫持续状态时经颊黏膜或鼻内给予抗癫痫发作药与静脉给予抗癫痫发作药同样有效，但对比咪达唑仑颊黏膜给药与地西泮直肠给药的证据质量较低。该病例在急诊科就诊中出现热性惊厥，给予肌内注射咪达唑仑，治疗抽搐。

（2）院内治疗：首先需进行鉴别诊断，包括非痫性事件或动作、脑膜炎或脑炎等 CNS 感染引起的癫痫发作。该病例通过查体、癫痫评估 3D 薄层扫描、脑脊液常规生化进行鉴别诊断，最终排除脑部器质性病变以及脑膜炎可能。

其次为针对患儿发热原因的对症治疗，① 退热治疗：退热剂通过使体温调定点恢复至正常来治疗发热。最常用于儿童和青少年的退热剂是对乙酰氨基酚和布洛芬。不应使用阿司匹林，因其与 Reye 综合征相关，本病例使用布洛芬进行退热治疗。② 抗感染治疗：结合血常规检查结果，通过选择合适的抗菌药物、抗病毒药物针对感染原因进行抗感染治疗，该病例使用阿昔洛韦、头孢噻肟钠进行抗感染治疗。③ 营养神经治疗：B 族维生素在神经系统的功能中起着重要作用，它们在神经递质合成、细胞代谢和神经系统发育中发挥关键作用，该病例使用维生素 B_6 进行营养神经治疗。④ 其余对症治疗：患儿诉腰痛头痛，予布洛芬口服、双氯芬酸钠贴对症。

（3）出院治疗：热性惊厥的患儿在儿童期早期再患病时会有热性惊厥复发的风险。总体的复发率为 30%～35%。然而，复发率随年龄而变化，在首次惊厥发作时不足 1 岁的患儿中复发率高达 50%～65%，而在年龄较大的患儿中可低至 20%。影响复发率的主要因素为，婴儿首次出现惊厥发作时的年龄。一项前瞻性队列研究纳入 428 例首次发生热性惊厥的患儿，明确了影响复发的其他因素和特征。大约有 1/3 的患儿至少有 1 次复发，17% 的患儿有 1 次复发，9% 的患儿有 2 次复发，约 6% 的患儿有至少 3 次复发。大多数（50%～75%）的复发见于首次惊厥发作后 1 年内，几乎所有的复发都是在首次惊厥发作后 2 年内。该前瞻性队列研究发现 4 种增加复发风险的因素：① 首次发作年龄小；② 一级亲属中有热性惊厥病史；③ 在急诊科时有低度发热；④ 发热开始后短时间内出现首次惊厥发作。具有上述所有 4 种因素的患儿出现热性惊厥复发的可能性远高于没有这些因素的患儿（≥70% vs ≤20%）。

针对有复发情况的家庭：① 可在家中备用苯二氮䓬类药物，以控制发作时抽搐症状，通常推荐使用地西泮直肠凝胶（0.5 mg/kg）或使用咪达唑仑鼻喷雾剂进行治疗，一项研究对一家癫痫寄托治疗中心采用的经鼻喷入咪达唑仑和经直肠给予地西泮溶液这两种疗法进行了比较，发现在控制发作加剧方面，咪达唑仑与地西泮疗效一样，应用这 2 种药物后嗜睡的发生率均超过 50%。② 预防性应用抗癫痫发作药可降低热性惊厥复发的风险，但考虑到大多数热性惊厥为良性，发生药物不良反应的风险往往会超过获益。③ 对出现过热性惊厥的儿童，在发热性疾病期间使用退热剂治疗可减轻不适、减少此次发热期间的热性惊厥复发。日本的一项非盲试验发现，对乙酰氨基酚可减少当次发热期间的热性惊厥复发。该试验纳入了 400 余例因热性惊厥就诊的儿童，并随机分配至对乙酰氨基酚治疗组（若体温持续＞38.0 ℃，予栓剂 10 mg/kg，6 h 1 次，直至热性惊厥发作后 24 h）或无退热剂治疗组，结果发现前一组在当次发热中热性惊厥复发率较低（9% 对 24%）。未见对乙酰氨基酚相关严重不良事件。不过，退热剂治疗似乎不会影响日后发热时热性惊厥的复发率。2013 年一篇系统评价和 Meta 分析纳入了 3 项随机对照试验共 540 例热性惊厥患儿，也发现，与安慰剂相比，退热剂（对乙酰氨基酚、布洛芬或双氯芬酸）并不能降低热性惊厥的复发率，在 1～2 年的随访期间，热性惊厥的复发风险在退热剂组为 23%，在安慰剂组为 24%。

该病例中出院开具在发热时积极处理退热的同时口服地西泮片，能降低患儿发生热性惊厥的可能。

(二) 药学监护

(1) 应用苯二氮䓬类药物无论何种途径给药，都应注意苯二氮䓬类药物呼吸抑制的不良反应，应仔细监测患儿的呼吸及循环状况，如果开始出现通气不足的情况，应进行高级气道干预（如气囊-面罩通气、喉罩通气、确定性人工气道）。如有条件可使用地西泮直肠凝胶给药，经直肠给予一次的剂量并不会导致呼吸抑制。

(2) 应用退热剂治疗：有基础医学问题的儿童，退热剂的选择可能受其基础疾病的影响（如肝衰竭的儿童避免使用对乙酰氨基酚），并且希望避免与长期使用的药物发生药物相互作用（如选择性5-羟色胺再摄取抑制剂可能增强布洛芬的抗血小板作用）也会影响退热剂的选择。

对于无基础医学问题的儿童，或基础医学问题不会影响退热剂选择的儿童，需要退热治疗时，建议以口服对乙酰氨基酚开始治疗。可用口服布洛芬替代对乙酰氨基酚，尤其是除退热外还需抗炎效果时。在随机试验中，对乙酰氨基酚和布洛芬比安慰剂降温更有效；而布洛芬与对乙酰氨基酚相比，有效性和作用持久时间均稍微增加。然而，由于治疗剂量的对乙酰氨基酚有长期安全追踪记录，可优选该药。

不建议联合或交替使用对乙酰氨基酚与布洛芬，因为可能会导致给药混乱、毒性增加以及促成发热恐惧症。尽管对乙酰氨基酚和布洛芬联合或交替使用可能比单用任意一种对退热更有效，但尚不明确这种降温是否具有临床意义。此外，关于联合或交替使用退热剂治疗的安全性及其缓解儿童不适的疗效信息很少，并且这种疗法在理论上有可能造成肝、肾损伤，尤其是对于容量不足的儿童。如果患儿应用对乙酰氨基酚或布洛芬后 3~4 h，体温仍较高，且不适感未改善，则可将对乙酰氨基酚更换为布洛芬，反之亦然。

(3) 营养神经治疗：B族维生素中维生素 B_6（吡哆醇）在肾功能正常时几乎无毒性反应，但有报道称长期大剂量（超过 250 mg/日）摄入可造成周围神经病变、皮肤病、光敏感、头晕和恶心；少数神经病变病例似乎是长期摄入 100~200 mg/日所致。急性中毒病例通常表现为感觉异常、广泛性感觉丧失和自主神经功能障碍，不伴无力。

(4) 其余对症治疗：依据患儿相应症状选择不同类型治疗药物，其使用过程中可能出现的不良反应及注意事项可参考相关章节。

四 用药指导

（1）对于发热的指导：① 发热不是一种疾病，而是一种生理反应。② 在其他方面健康的儿童中，如果发热的病因明确且体液丢失已补充，大多数发热是良性、自限性的；发热不会引起脑损伤。③ 没有证据表明发热会使病情更严重。④ 降低儿童体温的初始措施包括多补充液体和减少活动。⑤ 如果儿童感到不适（例如出现活动水平降低、液体摄入量减少等表现），可能需要使用退热剂治疗发热。⑥ 采用退热剂治疗后患儿体温降低并不能帮助确定其是细菌感染还是病毒感染。⑦ 正在接受发热治疗的儿童，并不需要特意唤醒儿童接受退热剂治疗。⑧ 正在接受退热药物的儿童不应该再应用咳嗽和感冒复方制剂，这些制剂常包含退热药物；同时给予复方制剂和退热药物可能会导致不慎的药物过量。⑨ 退热药物应根据体重来给药，而不是根据年龄。

对乙酰氨基酚的剂量为一次 $10\sim15$ mg/kg（最大单次剂量为 1 g），口服，每 $4\sim6$ h 1 次（24 h 内不超过 5 次）；最高日剂量为 75 mg/kg，最多 4 g/日（某些剂型建议的最高日剂量更低）。我们不推荐在常规临床治疗中使用对乙酰氨基酚的"负荷量"（如 30 mg/kg 的初始剂量），因为可能会增加给药混乱的风险。约 80% 的使用对乙酰氨基酚治疗的发热儿童体温能降低 $1\sim2$ ℃。对乙酰氨基酚在 $30\sim60$ min 内开始起效，$3\sim4$ h 内达到峰值效应，作用持续时间为 $4\sim6$ h。以适宜剂量给药时，对乙酰氨基酚极少出现不良反应。若患儿使用对乙酰氨基酚时发生皮肤病变，应停药，并立即就医。

布洛芬的剂量为一次 10 mg/kg（最大单次剂量 600 mg），口服，每 6 h 1 次，日最大剂量为 40 mg/kg，不超过 2.4 g/日。布洛芬在 60 min 内起效，$3\sim4$ h 达到峰值作用，即温度降低 $1\sim2$ ℃，作用持续时间为 $6\sim8$ h。一般不推荐对<3 月龄婴儿使用布洛芬，因为发热可能是其严重感染的唯一体征。布洛芬的不良反应可能包括胃炎和消化道出血，给药剂量适当并与食物同时服用时，布洛芬通常是安全的。然而，已有给予适宜剂量布洛芬后发生急性肾损伤的报道。

通常不建议对病前身体状况良好的发热婴儿和儿童采用体外降温来降低体温。比较温水擦拭联合退热剂治疗和单用退热剂治疗的随机试验显示，温水擦拭增加的降温获益是短暂的，并且温水擦拭会使不适增加。如果儿童需要比单独应用退热剂治疗获得更快速和更大程度的体温降低,体外降温可作为退热剂的辅助手段。在这些病例中,退热剂应至少在体外降温前 30min 给予。退热剂对于重置体温调定点是必要的,如不联合使用退热剂,体外降温将导致产热增加。需要物理降温治疗发热时,建议用舒适的温水或温热水擦拭,一般约为 30℃。擦拭比浸泡更有效,因为通过皮肤蒸发的热量会增加热损耗。虽然使用冷水可能更快降温,但是用冷水进行擦拭会让人感到更不舒适。不应使用乙醇(酒精)擦拭,因其挥发后会通过肺泡膜吸收,还可能通过皮肤吸收,导致中枢神经系统毒性。

(2)应用苯二氮䓬类药物在使用时应严格按照医嘱要求使用,不可超量、超时使用,使用后观察患儿呼吸情况,如有异常应及时就医,同时因该类药品为国家管制药品,故应加强药品管理,谨防药品丢失或流失。

(3)其他:① 如果儿童发生热性惊厥,家长应保持冷静,将儿童转移到安全的地方,确保他们不会受到伤害。侧卧位置有助于保持呼吸道通畅。② 寻求医疗评估:在出现热性惊厥后,儿童应尽快就医,以便医生评估情况、确定发热原因,并排除其他可能的疾病。③ 长期预防:对于频繁复发的热性惊厥,医生可能会考虑使用抗癫痫药物来预防发作。然而,是否需要药物预防需要根据每个个体的情况进行评估和决定。

第四节 重症肌无力

重症肌无力(myasthenia gravis,MG)是一种神经肌肉接头获得性自身免疫性疾病,特征是骨骼肌无力和易疲劳,表现为眼肌、延髓肌、四肢肌和(或)呼吸肌的波动性运动无力。在青春期或成年期出现肌无力的患儿大多有 IgG1 和 IgG3 自身抗体,这些抗体通过攻击乙酰胆碱受体(acetylcholine receptor,AChR)、固定补体及逐渐减少 AChR 数量而发挥重要的致病作用。目前认为,这些自身抗体源于胸腺的增生性生发中心,即表达 AChR 的肌样细胞聚集之处。没有抗 AChR 抗体的 MG 患儿大约一半以抗肌肉特异性受体酪氨酸激酶(muscle-specific receptor tyrosine kinase,MuSK)的 IgG4 抗体为主。MuSK 蛋白是神经肌肉接头突触后膜的跨膜成分。MG 的临床表现因人而异,轻者为轻度和局灶性无力,重者发生重度四肢轻瘫伴呼吸衰竭。个体患儿的症状在一日之中及整个病程期间也可能轻重不一,MG 有 2 种临床形式:① 眼肌型:无力仅限于眼睑和眼外肌;② 全身型:眼肌、延髓肌、四肢肌和呼吸肌无力的不同组合。眼肌型 MG 的病理生理学与全身型 MG 相同,但两者诊断性检查的敏感性和治疗可能有差异。许多眼肌型 MG 患儿最终进展为全身型 MG,但其他病例则病程较轻,仍只有眼部症状。MG 是一种相对少见的疾病,其年发病率为新发 7～23 例/100 万人。患病率为 70～320 例/100 万人。MG 可在任何年龄发病,但发病年龄和性别倾向呈双峰分布趋势:早期峰值在 10～30 岁(女性居多),晚期峰值在 50～80 岁(男性居多)。MG 通常在发病后数年内进展至最严重程度。MG 的预后因症状严重程度和治疗效果而异。相比症状轻微或无延髓肌症状患儿,症状严重或难治患儿(包括因肌无力危象住院治疗者)具有更高并发症风险。

一 病例介绍

患儿,女,1 岁 5 个月。

主诉:发现左眼睑下垂半个月。

现病史:患儿半月前无明显诱因晨起出现左眼睑下垂,呈晨轻暮重,无眼球活动障碍,无头昏、晕厥、乏力,无肌肉及关节活动障碍,无声音嘶哑,无构音障碍,无饮水呛咳、呼吸困难,无发热、咳嗽,无大小便障碍,遂到当地医院就诊,血常规示:白细胞计数 10.69×10^9/L,中性粒细胞百分比 39.8%,淋巴细胞百分比 53.7%,红细胞计数 4.8×10^{12}/L,血红蛋白 112 g/L,血小板计数 331×10^9/L,头颅 CT 未见明显异常。服中药(具体不详)治疗后症状缓解不明显,为进一步治疗至某儿童医院就诊,完善新斯的明试验示:(+),门诊以"重症肌无力,眼肌型"收住院,自患病以来,睡眠、饮食、精神可,大小便正常。

既往史:患儿 10 个月大时曾患"肺炎",当地医院治疗好转后出院(具体不详)。

家族史:否认家族类似疾病史,否认家族遗传史、传染病史。

个人史:出生无窒息史,发育同同龄儿童,否认外伤、输血史。

过敏史:否认食物药物过敏史。

【查体】体温 36.0℃,心率 116 次/min,呼吸 28 次/min,体重 9 kg,一般情况可,神清,语利,精神、反应稍差。皮肤无色素脱失及咖啡色色素沉着斑、无出血点及瘀斑。左侧眼睑下垂,遮盖角膜约上 2/3(2 点至 10 点),眼球运动、视力检查查体不合作,巩膜无黄染,双侧瞳孔等大等圆,对光反射存在,扁桃体不大,双肺呼吸音粗,未闻及啰音;心音有力、律齐、各瓣膜听诊区未闻及病理性杂音。腹部平软,肝脾未触及。神经系统检查:左侧眼睑下垂,遮盖角膜约上 2/3(2 点至 10 点),眼球运动、视力检查查体不合作,双瞳孔等大等圆,对光反射灵敏,四肢肌力、肌张力正常,腹壁反射存在,膝反射(++),巴氏征(一),颈无抵抗,布氏征(一),克氏征(一)。

【辅助检查】

1. 当地医院

① 血常规:白细胞计数 10.69×10^9/L,中性粒细胞百分比 39.8%,淋巴细胞百分比 53.7%,红细胞计数 4.8×10^{12}/L,血红蛋白 112 g/L,血小板计数 331×10^9/L;② 头颅 CT 检查:未见异常。

2. 转院后

新斯的明试验:阳性。

【入院诊断】重症肌无力(眼肌型)。

二 治疗经过

治疗方案见表 10-4。

表 10-4 重症肌无力治疗方案

药物	剂量	溶媒	途径	频次
维生素 B_6 注射液	1.8 mL	5%葡萄糖注射液 100 mL	静脉滴注	每日 1 次
溴吡斯的明片	7.5 mg	—	口服	每日 2 次
醋酸泼尼松片	15 mg	—	口服	每日 1 次

入院第 1 日,暂予维生素 B_6 营养神经等对症治疗。

入院第 3 日,① 患儿 DNA(EB)+DNA(hcmv)检查提示 EB 病毒感染,但患儿无明显症状,暂不需要治疗,观察;② 患儿胸部 CT 检查未见明显异常,门诊新斯的明试验阳性,当日加用溴吡斯的明片 7.5 mg,口服,每日 2 次治疗,余治疗不变。

入院第 4 日,患儿家属当日表示患儿无法配合面部神经传导检查,拒绝完善此项检查。

入院第 6 日,MRI 显示无器质性病变,目前患儿病情有所好转,哭闹后左眼睑下垂仍明显,当日加用醋酸泼尼松龙片(规格:每片 5 mg)每次 3 片,顿服 1.6 mg/(kg·日)封闭抗体治疗。

入院第 7 日,目前患儿病情好转,当日出院,出院医嘱:① 溴吡斯的明片,1/8 片,每日 2 次,一周后调整为:1/8 片,每日 3 次;② 醋酸泼尼龙片:3 片,顿服。

三 治疗方案分析及药学监护

(一) 治疗方案分析

重症肌无力的 4 种基本治疗如下:① 对症治疗(乙酰胆碱酯酶抑制剂),以增加神经肌肉接头处可利用的乙酰胆碱量:大多数轻至中度 MG 患儿的初始治疗采用口服乙酰胆碱酯酶抑制剂(即抗胆碱酯酶药),一般选择溴吡斯的明。新斯的明也有口服剂型,但不常用;② 长期免疫治疗(糖皮质激素和非甾体免疫抑制和免疫调节药物),以纠正基础免疫失调。如果使用溴吡斯的明后仍有明显症状,或溴吡斯的明短暂起效后再次出现症状,则需给予免疫治疗。最初通常使用糖皮质激素,许多全身型 MG 患儿需要加用非甾体类免疫治疗药物维持治疗,例如,硫唑嘌呤或吗替麦考酚酯,从而避免长期使用糖皮质激素的毒性;③ 快速短效免疫调节治疗[治疗性血浆置换和静脉用免疫球蛋白(intravenous immune globulin,IVIG)]:治疗性血浆置换和 IVIG 起效迅速(数日内),属于 MG 的"快速"免疫调节治疗,但效果持续时间较短(数周)。根据有限的直接对比结果,两者治疗 MG 的效果类似,这些快速治疗方案最常用于以下情况:a. 急性加重,包括肌无力危象;b. 胸腺切除术或其他手术前;c. 最好避免或尽量少用糖皮质激素时,用作起效较慢免疫治疗(例如硫唑嘌呤或吗替麦考酚酯)的"过渡"措施;④ 外科治疗(胸腺切除术)。

本病例为眼肌型重症肌无力(ocular myasthenia gravis,OMG),在乙酰胆碱酯酶抑制剂或免疫抑制治疗起效之前,可以使用辅助设备使下垂的眼睑保持抬高状态。这类设备包括上睑下垂支撑器或眼睑胶带,但由于会引起不适和角膜干燥,使用起来会有一些问题,并且很难找到支撑器。溴吡斯的明是肌无力对症治疗最常用的抗胆碱酯酶药。尚无随机试验研究过抗胆碱酯酶药对 OMG 的疗效。在临床经验中,单用溴吡斯的明治疗极少能缓解眼部症状,特别是复视。一项病例系列研究发现,单用溴吡斯的明治疗仅使 6.9% 的患儿第一眼位复视消退。该药最好用于病情很轻的 OMG 患儿,或作为中度或重度 OMG 的辅助性对症治疗。治疗 MG 最常用的免疫抑制剂是泼尼松,但 OMG 应用皮质类固醇有争议。在决定使用皮质类固醇治疗 OMG 前,医生和患儿必须权衡症状严重程度、非药物治疗(如使用胶带抬起下垂眼睑和佩戴眼罩消除复视)的效果与某些患儿停用泼尼松的难度及皮质类固醇治疗的相关不良反应。除改善症状外,一些研究提示,皮质类固醇治疗也许还能减少进展为全身型重症肌无力(generalized myasthenia gravis,GMG)的概率。

本病历属于较为轻症患儿,故在治疗中仅使用溴吡斯的明对症治疗,泼尼松免疫抑制治疗,同时增加营养神经治疗。

(二)药学监护

1. 溴吡斯的明

溴吡斯的明的疗效并不一致,一些患儿可获得显著改善,而一些患儿几乎没有改善。特别是大多数肌肉特异性酪氨酸激酶(muscle-specific tyrosine kinase,MuSK)阳性 MG 患儿采用抗胆碱酯酶药的疗效较差,其起效迅速(15~30 min),约 2 h 达到峰作用,效果持续 3~4 h,有时更长。尽管其作用持续时间较短,但部分患儿可通过每 6 h 1 次或一日 3 次用药达到相当好的疗效。其他患儿需要每 3 h 用药 1 次来维持症状获益,儿童和年龄较小青少年的初始剂量为 0.5~1 mg/kg,每 4~6 h 1 次,随餐服用。可根据疗效和不良反应缓慢增加剂量。最大每日剂量为 7 mg/kg,分 5~6 次给药。所用的给药剂量方案必须仔细地个体化以取得症状改善的获益,并限制不必要的胆碱能不良反应。这些胆碱能效应在许多患儿中可为剂量限制性。最麻烦的毒蕈碱样不良反应包括腹部绞痛及腹泻。其他还包括唾液和支气管分泌物增多、恶心、发汗和心动过缓。烟碱样不良反应也很常见,包括肌束颤动和肌痛性痉挛。抗胆碱酯酶药物过量的潜在主要不良反应为肌无力,其很难与 MG 加重相鉴别。抗胆碱酯酶药物所致的反常肌无力称为"胆碱能危象"。但若将溴吡斯的明剂量限制于每 3 h≤120 mg 或总剂量≤960 mg/日,则胆碱能危象很罕见。

2. 泼尼松

相比于 GMG 患儿,OMG 患儿更少在开始大剂量泼尼松后出现神经功能恶化。尽管如此,仍推荐以小剂量(10~15 mg/日)开始泼尼松治疗并在 3~4 周内逐渐加量,因为某些患儿可能有未被发现的 GMG。为维持疗效,常需使用不超过 0.5~1 mg/(kg·日)的泼尼松持续数周(偶尔持续数月)。由于长期使用皮质类固醇存在不良反应,所以在症状初始缓解并稳定后,必须逐渐减量至最低有效剂量。低维持剂量(隔日 5~10 mg)对 OMG 通常有效,但患儿的反应有很大差异。优选隔日给药方案。对于经泼尼松治疗无效或不耐受该药的患儿,硫唑嘌呤、吗替麦考酚酯、环孢素和利妥昔单抗为二线免疫抑制剂。这些药物也可与泼尼松联用,以便停用泼尼松。这些药物的不良反应通常会限制它们在 OMG 患儿中的应用,但它们可能有助于控制症状,如不出现严重不良反应可能是优选药物。

3. 其他药物

治疗的同时避免使用可能加重肌无力的药物,已明确某些药物会对神经肌肉传递产生不良影响。使用这些药物可进一步减弱 MG 患儿神经肌肉传递的效果,导致临床肌无力加重。病例报告称,许多其他药物也与肌无力加重有关。尽管大多数这些药物导致肌无力加重的原因及其效应尚未明确,但这些药物若用于 MG 患儿应慎重,如:① 氟喹诺酮类(如环丙沙星和左氧氟沙星)抗菌药物可能会加重部分 MG 患儿的肌无力;② 氨基糖苷类药物应避免使用,仅应在绝对必要且有严密监测下方可使用;③ 若干病例报告中已报道泰利霉素导致 MG 的出现或严重恶化,常在首剂后 2 h 内发生;④ 神经肌肉阻断药在麻醉或插管时可能必需,但可造成麻醉苏醒、肌力恢复和撤除机械通气的延迟,这些药物在使用时应该谨慎调整剂量;⑤ 对于平素体健的成人,静脉用局部麻醉剂(如利多卡因、普鲁卡因)不太可能引起显著神经肌肉无力,但在实验中会增强神经肌肉阻断药的作用。其机制还不明确,可能涉及突触前和突触后效应。但是,现代文献中还没有局部麻醉剂导致 MG 患儿出现肌无力或肌无力危象的病例报告。特别是局部用利多卡因或普鲁卡因作为局部麻醉剂时,MG 患儿的并发症风险似乎并不增加。如果 MG 患儿静脉用大剂量利多卡因或连续用药,最好提高警惕并监测有无肌无力,尤其是同时予以神经肌肉阻断时;⑥ 镁对 ACh 释放有明显抑制作用；⑦ 青霉胺可诱发 MG，不应用于 MG 患儿；⑧ 免疫检查点抑制剂（如纳武利尤单抗和帕博利珠单抗）用于某些癌症的免疫治疗，例如转移性黑素瘤和非小细胞肺癌。这些药物可增强免疫应答，据报道可触发自身免疫性 MG；⑨ 某些心脏药物（如所有 β 受体阻滞剂和普鲁卡因胺），可能加重 MG；⑩ 偶有报道称，羟甲基戊二酰辅酶 A（hydroxymethylglutaryl coenzyme A，HMG CoA）还原酶抑制剂（他汀类）会揭露或加重 MG。但 MG 患儿并不禁用他汀类药物，存在恰当心血管指征时应该使用。应该更密切监测 MG 患儿是否出现肌无力。

四 用药指导

（1）出院带药：本病例出院开具和院内相同药物治疗，服药期间勿自行减药、加药、停药，按照医嘱要求按时调整药物剂量和频次，用药 2~4 周后复诊。

（2）避免/慎用药物：奎宁、氨基糖苷类、大环内酯类及喹诺酮类抗生素、普鲁卡因胺等麻药、β 受体阻滞剂、青霉胺、他汀类、碘化放射对比剂等药物。

（3）MG 不止累及眼部的患儿如果发生流感或肺炎，可出现严重问题。因此，每年接种 1 次流感疫苗和终身接种至少 1 次肺炎疫苗尤其重要。

（4）某些药物可加重 MG，使用任何药物（包括非处方药）之前请先告知医护人员。如果医生开具了一种新的药物，应询问该药对 MG 患儿是否安全。

第五节 吉兰巴雷综合征

吉兰巴雷综合征（Guillain-Barre syndrome，GBS）是一种免疫介导的急性多发性神经病。该病通常在感染后出现，目前提出的一种 GBS 机制是，前驱感染引起免疫反应。然而，由于周围神经成分与前驱感染病原体组分具有相同的交叉反应性表位（分子模拟），所以机体免疫系统与周围神经成分发生交叉反应，最终引起急性多发性神经病。GBS 在全球 18 岁及以下人群中的年发病率为 0.34~1.34/100 000。尽管所有年龄段均可受累，但儿童中的发病率低于成人。10 岁以上人群中，年龄每增加 10 岁则发病率大约增加 20%。2 岁以下儿童很少发生 GBS，但该病甚至可发生于婴儿，也有病例报告显示受累母亲所产新生儿有先天性 GBS。

一、病例介绍

患儿,男,13岁6个月。

主诉:四肢乏力6日。

现病史:患儿6日前无明显诱因出现低热1日,热峰37.8℃,伴咽痛,时有咳嗽,不剧,轻微鼻阻、流涕,无喘息、气促、呼吸困难,无面色青紫,曾至当地诊所治疗,给予"阿莫西林抗感染"治疗1日,体温正常,咽痛有好转,随后患儿出现四肢乏力,手指不能伸直,行精细运动困难,下肢无明显活动障碍,行走稍跛行,有轻微咳嗽,无发热,无呕吐、腹泻,无皮疹,无大小便障碍,无饮水呛咳等,遂至某儿童医院急诊就诊,以"肢体乏力"收入急诊,给予"维生素C、维生素B_6、氨基酸补液"等对症支持治疗1日,患儿仍诉乏力,病情好转不明显,病因不明确。病后患儿饮食欠佳,精神、睡眠可,大便、小便量可。

既往史:健康,无中毒病史,无脑外伤史,无手术史。

家族史:家族成员无发热抽搐或癫痫病史,无家庭成员早夭病史。

个人史:出生史第1胎、第1产,孕足月,剖宫产,出生体重3.6 kg,出生时无窒息。

过敏史:否认药物过敏史。

【查体】体温36.9℃,心率82次/min,呼吸23次/min,体重52.5 kg。一般情况欠佳,神清,精神可,皮肤无色素脱失及咖啡色色素沉着斑无出血点及瘀斑。巩膜无黄染。咽充血,扁桃体Ⅰ度肿大、充血,无渗出,双肺呼吸音粗,心音有力、律齐、各瓣膜听诊区未闻及病理性杂音。腹部平软,肝脾未触及。神经系统检查:神志清,言语对答正常,脑神经征(一),双侧瞳孔等大等圆,对光反射灵敏,四肢无疼痛,无过节红肿及活动受限,肌张力正常,肌力Ⅳ级,腹壁反射(++)、双膝反射(++)、病理征(一)、颈抵抗(一)。

【辅助检查】① 罗氏血气分析:酸碱度7.417,二氧化碳分压30.8 mmHg,氧分压74.0 mmHg,标准血浆碳酸氢盐浓度21.2,血液过剩碱-3.94 mmol/L,乳酸浓度1.3 mg/L。② 微量血糖测定(POCT):葡萄糖POCT 6.0 mmol/L。③ C反应蛋白+血细胞分析:白细胞计数$6.26×10^9$/L,C反应蛋白0.50 mg/L,淋巴细胞百分率37.50%,中性粒细胞百分率55.10%,红细胞计数$4.99×10^{12}$/L,

血小板计数 314.00×10^9/L。④ 降钙素原<0.25 ng/mL。⑤ 心肌标志物：高敏肌钙蛋白 T 3.80 pg/mL,肌红蛋白 35.20 ng/mL。电解质＋肝功Ⅱ＋肾功＋心肌酶：尿素 7.22 mmol/L,尿酸 506.2 μmol/L,肌酐 76.31 μmol/L,镁 1.01 mmol/L,余未见异常。凝血筛选试验Ⅱ：未见异常。颅脑 CT：松果体区钙化灶,余脑实质未见明显异常。

【入院诊断】四肢乏力原因待查。

二 治疗经过

治疗方案见表 10-5。

表 10-5 吉兰巴雷综合征治疗方案

药　物	剂　量	溶　媒	途　径	频　次
维生素 B_6 注射液	2 mL	5%葡萄糖注射液 100 mL	静脉滴注	每日 1 次
静注人免疫球蛋白	21 g	/	静脉滴注	每日 1 次
维生素 B_1 片	10 mg	/	口服	每日 3 次
维生素 B_6 片	10 mg	/	口服	每日 3 次
甲钴胺片	500 μg	/	口服	每日 2 次

入院第 2 日,患儿入院后仍诉下肢乏力,但无肢体活动障碍,目前肌张力基本正常,生理反射可引出,无病理征。

入院第 4 日,彩超髋关节、膝关节：双侧髋关节滑膜少量积液声像图。神经传导速度测定＋神经电图：四肢广泛性周围神经运动传导功能异常(① 各受检神经 CMAP 波幅显著降低；② 双侧正中、尺神经 F 波未引出,双侧胫神经 F 波引出,F 波潜伏期延长、出波率降低。提示：广泛性周围神经轴突病变,病变仅累及运动神经纤维,近端神经根受累,上肢重于下肢,AMAN 可能)。通过神经传导及肌电图提示,患儿诊断 GBS。患儿目前四肢肌张力正常,下肢肌力Ⅳ级,生命体征相对平稳,但仍有四肢乏力表现,病情可能进行性进展,出现乏力加重,肌力进行性下降等,使用静注人免疫球蛋白封闭抗体缓解脱髓鞘症状,加用维生素 B_1、维生素 B_6、甲钴胺营养神经对症。

入院第 5 日,患儿仍诉下肢乏力,较前稍好转,继续给予静注人免疫球蛋白封闭抗体缓解脱髓鞘症状,维生素 B_1、维生素 B_6、甲钴胺营养神经对症。

入院第 6 日,当日静注人免疫球蛋白治疗第 3 日,患儿仍有下肢乏力,较前稍好转。

入院第 7 日,当日静注人免疫球蛋白治疗第 4 日,未诉不适,无皮疹,下肢乏力无进行性加重,无咳嗽等,治疗方案同前,患儿前 1 日有低热 1 次,体温 37.9℃,予复查血常规+CRP 了解有无感染,必要时调整治疗。

入院第 8 日,当日继续静注人免疫球蛋白治疗第 5 日,未诉不适,无发热,无皮疹,下肢乏力无进行性加重,患儿下肢乏力较前好转,下蹲后不能自行站立,治疗方案同前。

入院第 9 日,患儿目前病情平稳,静注人免疫球蛋白已用足 5 日,当日暂停使用,余治疗不变。

入院第 11 日,患儿现病情平稳,准予出院。建议出院后康复训练治疗,避免感染、受凉,注意休息。出院医嘱:① 甲钴胺片:1 片,口服,每日 2 次;② 维生素 B_1 片:1 片,口服,每日 3 次;③ 维生素 B_2 片:1 片,口服,每日 3 次;④ 维生素 B_6 片:1 片,口服,每日 3 次;⑤ 胞磷胆碱钠片:0.1 g,口服,每日 2 次。

三 治疗方案分析及药学监护

(一) 治疗方案分析

1. 免疫治疗

GBS 主要系一类免疫介导的急性炎性周围神经病,鉴于目前尚缺乏早期精准判断 GBS 病情进展风险和残疾程度的指标,建议尽早启动免疫治疗。IVIG (静注人免疫球蛋白)为治疗 GBS 的首选,对于急性重症的 GBS 患儿,在有条件的单位也可选择 PE(血浆置换)治疗,两者均有效且疗效无明显差异。但 IVIG 治疗后不建议再使用 PE 治疗,因后者会将近期输入的 IgG 清除。免疫治疗的启动,应兼顾多种因素综合考虑,包括患儿治疗时的病程、病情严重程度、疾病发展趋势、个人意愿等。针对儿童患儿目前尚无研究表明需要将儿童从标准成人治疗中独立出来,但 IVIG 和 PE 在儿童群体中的疗效依据有限,因 PE 只能在有经验的医疗中心完成,且在儿童中不良反应和并发症发生率均高于 IVIG,因此 IVIG 通常作为 GBS 患儿的一线治疗方案,推荐的 IVIG 治疗方案为 400 mg/(kg·日),每日 1 次,连续 3~5 日。

本病例中患儿诉下肢乏力,但无肢体活动障碍,肌张力肌力基本正常,为轻症,在通过神经传导检查确诊后,立即开展免疫治疗,选择 IVIG 方案治疗 5 日,患儿从发病到治疗开始未超过 2 周,该治疗符合指南推荐的免疫治疗方案。

2. 营养神经治疗

B 族维生素在神经系统的功能中起着重要作用,它们在神经递质合成、细胞代谢和神经系统发育中发挥关键作用。维生素 B_1:参与神经系统中的能量代谢,尤其是在神经细胞的能量产生过程中。它是辅酶硫胺素的组成部分,参与糖类(碳水化合物)代谢和神经递质合成。维生素 B_2:在神经系统中的作用主要与氧化还原反应有关。它是辅酶 FAD(核黄素腺嘌呤二核苷酸)的组成部分,参与能量代谢过程和抗氧化反应。维生素 B_6:在神经递质合成、脑神经传导和神经发育中起重要作用。它是许多酶的辅酶,参与氨基酸代谢和神经递质合成。甲钴胺(维生素 B_{12} 活化物):易向神经细胞内的细胞器转移,促进核酸和蛋白质的合成;促进轴索内物质的输送和轴索的再生;促进髓鞘的磷脂酰胆碱合成及受损神经组织的修复。该病在治疗和预后过程中,营养神经能减少或缓解疾病带来的相关神经症状。

该患儿入院时有四肢乏力,手指不能伸直,行精细运动困难,下肢无明显活动障碍,行走稍跛行的症状,故在确诊前暂给予维生素 B_6 营养神经对症支持治疗。确诊后即刻调整为维生素 B_1、维生素 B_6、甲钴胺口服治疗,用以营养神经治疗。

(二) 药学监护

1. 免疫治疗

使用 IVIG 方案进行免疫治疗,使用过程中应注意以下问题:① 在使用之前,应该进行血液检查,以确定是否有抗 IgA 或其他血浆蛋白的存在,以及是否有凝血功能异常或肾功能不全等。② 在使用之前,应该保证充分的水化,以防止血液黏稠度增加和肾脏负担加重。③ 在使用时,应该选择低速输注,并监测输注速度、血压、心率、体温和呼吸等生命体征。④ 在使用时,应该避免含有蔗糖的药品,以防止急性肾衰竭的发生。⑤ 在使用后,应该密切观察是否有不良反应的出现,并及时采取相应的处理措施。

其不良反应包括了立即发生型和延迟发生型两类。

(1) 立即发生型的不良反应有：① 轻微的"流感样反应"，如头痛、发热、面部潮红、血压变化、心动过速、肌肉痛、背痛、呼吸困难、恶心、呕吐和腹泻，这些反应不需要停止治疗，可以通过正确的水化、分割月剂量为较小的周剂量和使用非甾体抗炎药、抗组胺药和乙酰唑胺来预防，这些反应在输注后30 min内发生，发生率约为5%。② 严重的过敏反应，如过敏性休克和过敏样反应，与抗IgA和某些血浆蛋白的存在有关。这些反应需要立即停止治疗，并给予肾上腺素、氢化可的松和抗组胺药。这些反应在输注后30 min内发生，发生率约为0.01%。

(2) 延迟发生型的不良反应有：① 急性肾衰竭，与药品中的蔗糖含量有关。这种反应需要停止治疗，并给予透析或其他肾脏替代治疗。这种反应在输注后1～10日内发生，发生率约为0.1%。② 血栓栓塞并发症，如心肌梗死、卒中（中风）和肺栓塞，与药品中的黏稠度和凝血因子有关。这种反应需要停止治疗，并给予抗凝或溶栓治疗。这种反应在输注后1～30日内发生，发生率约为0.01%。③ 神经系统并发症，如无菌性脑膜炎、癫痫和头晕，与药品中的免疫球蛋白或其他可溶性物质有关。这种反应需要停止治疗，并给予对症治疗或其他神经系统药物。这种反应在输注后1～30日内发生，发生率约为0.01%。

使用PE方案进行治疗：每次血浆交换量为每千克体重30～50 mL，在1～2周内进行3～5次。血浆交换的禁忌证主要包括严重感染、心律失常、心功能不全、凝血系统疾病等。其不良反应为血液动力学改变，可能造成血压变化、心律失常，使用中心导管可引发气胸和出血以及可能合并败血症。

2. 营养神经治疗

B族维生素中，维生素B_1（硫胺素）由于肾脏可迅速清除几乎所有过剩的硫胺素，而且像大多数水溶性维生素一样，不会在体内蓄积，故目前认为不太可能发生中毒，但需要注意注射时偶见过敏反应，个别甚至可发生过敏性休克，故除急需补充的情况外很少采用注射给药。

维生素B_2（核黄素）尚无摄入高剂量后出现不良反应的报道，这可能是因为过量的核黄素通常不会被吸收，因其水溶性低，且人类胃肠道不能吸收有毒剂量的核黄素。

维生素B_6（吡哆醇）在肾功能正常时几乎无毒性反应，但有报道称，长期大剂量（超过250 mg/日）摄入可造成周围神经病变、皮肤病、光敏感、头晕和恶心；

少数神经病变病例似乎是长期摄入 100～200 mg/日所致。急性中毒病例通常表现为感觉异常、广泛性感觉丧失和自主神经功能障碍,不伴无力。

甲钴胺(维生素 B_{12} 活化物)维生素 B_{12} 是水溶性维生素,储备充足时会排出体外。偶见皮疹、头痛、发热感、出汗、肌内注射部位疼痛和硬结,可引起血压下降、呼吸困难等严重过敏反应。也有文献中报道了维生素 B_{12} 引起超敏反应或痤疮样皮疹的罕见病例,故在没有临床适应证时,最好不要补充显著超过推荐每日摄入量的维生素 B_{12}。

四 用药指导

(1) 甲钴胺片:口服,每次 1 片,每日 2 次,尽可能保持每日于相同时间服药,忘记服药时,只能服用下次的药,不可一次服用两次的药量,胃酸不足、胃肠道手术或药物,如胃酸抑制剂或抗抑郁药,可能会影响维生素 B_{12} 的吸收。

(2) 维生素 B_1 片:口服,每次 1 片,每日 3 次,随餐同服,酒精和咖啡因可能会减少维生素 B_1 的吸收,某些药物如抗痛风药物、利尿药和口服避孕药可能会降低维生素 B_1 的水平。

(3) 维生素 B_2 片:口服,每次 1 片,每日 3 次,空腹口服吸收不如进食时,宜在餐时或餐后立即服用,服用后尿会呈黄绿色为,不影响继续用药,但是可能会影响实验室检测值,在使用维生素 B_2 片期间,如果您的皮肤容易晒伤或出现过敏反应,请采取适当的防晒措施,如涂抹防晒霜或避免暴露在强烈的阳光下。酒精、咖啡因和烟草可能会减少维生素 B_2 的吸收,某些药物如口服避孕药、抗结核药和抗抑郁药物可能会降低维生素 B_2 的水平。

(4) 维生素 B_6 片:口服,每次 1 片,每日 3 次,用药 3 周后应停药或咨询医生,可能会使尿胆原试验呈假阳性,可能会引起感觉异常和嗜睡,避免和左旋多巴同时服用,长期饮酒、咖啡因和某些抗生素可能会降低维生素 B_6 的水平。

(5) 胞磷胆碱钠片:口服,每次 0.1 g,每日 2 次,如果您在使用期间出现皮疹、荨麻疹、呼吸困难或其他过敏症状,请停止使用并就医,抗凝血药、胆碱酯酶抑制剂、抗胆碱药物和抗精神病药物等可能会与胞磷胆碱片发生药物相互作用。

(6) 医生、护士和其他健康专家会向患儿展示增强肌肉和活动身体的方法进行康复治疗,如过程中有疑问及时到医院就医。

第十一章

泌尿系统疾病的药物治疗

第一节 肾病综合征

肾病综合征是由于肾小球滤过膜对血浆蛋白通透性增高、大量血浆蛋白自尿中丢失而导致一系列病理生理改变的一种临床综合征,是儿童最常见的肾小球疾病之一,主要是以大量蛋白尿(≥3.5 g/日)、低蛋白血症[人血白蛋白(ALB)<30 g/L]以及不同程度的水肿、高脂血症和其他代谢紊乱为特征。根据病因不同,可分为原发性、继发性和先天性 NS。肾病综合征的治疗主要包括对症治疗、抑制免疫与炎症反应及并发症防治等,具体治疗方案应根据患儿的临床表现、病理类型、肝肾功能、对药物敏感性、药物不良反应等个体化分析制定。

一 病例介绍

患儿,男,9 岁 8 个月,30 kg。

主诉:全身浮肿 6 日。

现病史:患儿 6 日前无明显诱因出现双眼睑浮肿,并逐渐下行性发展至阴囊及双下肢,质中,呈凹陷性,无尿量减少及尿色加深,无肉眼血尿、泡沫尿,无尿频尿急尿痛,无恶心、呕吐,无头昏、头痛,无心慌、心悸、胸痛,无肝区疼痛、皮肤黄染。家属否认皮疹史,腹部外伤史及前驱感染史,病后至当地县医院就诊,查看患儿后建议至上级医院进一步诊治,未予特殊处理,家属为求进一步治疗,急诊以"肾病综合征?"收住院,患儿病程中无发热,无咳嗽、咳痰,病后精神、睡眠、饮食尚可,大小便正常。

既往史:无特殊。

家族史:无特殊。

个人史:无特殊。

过敏史:无特殊。

【查体】体温 36.6℃,心率 115 次/min,呼吸 25 次/min,体重 30 kg,一般情况可,神志清楚,精神反应尚可,双眼睑及双下肢凹陷性水肿。浅表淋巴结无肿大,双瞳孔等大等圆,对光反射存在,颈软,无抵抗,咽充血,扁桃体Ⅰ度肿大,无渗出,双肺呼吸音清晰,未闻及啰音,心音有力、律齐。腹软不胀,脐周有轻压痛,无反跳痛及肌紧张,肝脾未触及。移动性浊音阴性。阴囊明显水肿,无坠痛,四肢肌力、肌张力正常,巴氏征(一)。

【辅助检查】血常规:白细胞计数 5.09×10^9/L,中性粒细胞百分率 41.6%,淋巴细胞百分率 48.5%,血红蛋白 155 g/L,血小板计数 349×10^9/L。肝肾功:ALT 23 U/L,总蛋白 42.1 g/L,白蛋白 16.0 g/L,尿素、尿酸、肌酐无异常。双肾、膀胱、输尿管彩超:① 双肾皮质回声稍增强声像图;② 膀胱声像图未见明显异常。腹腔、肝胆胰脾肾彩超:① 双肾皮质回声稍增强声像图。② 腹腔积液声像图。③ 肝、胆、胰、脾声像图未见明显异常;降钙素原检测:降钙素原<0.25 ng/mL;心肌标志物:高敏肌钙蛋白 T 5.14 pg/mL,肌红蛋白<21.00 ng/mL;凝血筛选试验Ⅱ:纤维蛋白原(stago) 5.51 g/L;尿液分析:潜血 1+,蛋白 3+,尿白细胞 0~1 个/HPF。

【入院诊断】双下肢肿胀待查。

二 治疗经过

患儿入院完善三大常规,尿蛋白定量,血脂,尿蛋白四项,尿肌酐测定,尿钙等相关检查,给予补液、利尿减轻水肿等对症支持治疗。

初始治疗方案如表 11-1。

表 11-1 患儿初始治疗方案

药品名称	溶媒	用量	给药途径	给药频次	备注
注射用托拉塞米	0.9%氯化钠注射液 20 mL	30 mg	静脉注射	1次	
10%氯化钠注射液	5%葡萄糖注射液 250 mL	8 mL	静脉滴注	1次	见尿补钾
10%氯化钾注射液		0.6 g			
螺内酯片	/	20 mg	口服	每日2次	
氢氯噻嗪片	/	25 mg	口服	每日2次	

入院第2日，患儿入院后无发热，无咳嗽、咳痰，双眼睑及双下肢凹陷性水肿，较前减轻。阴囊明显浮肿皮纹消失，无坠痛，尿量可，无尿色加深，无肉眼血尿、泡沫尿，无尿频尿急尿痛。全自动尿液分析：蛋白 4+(5)，潜血 1+(25)，尿红细胞 2~5 个/HPF；继续予补液、利尿减轻水肿等对症支持治疗。

入院第3日，患儿无发热，无咳嗽、咳痰，浮肿较前减轻，阴囊仍明显浮肿，皮纹消失。尿蛋白四项+尿肌酐+尿钙（样本：尿液）：尿微量白蛋白 1 251.2 mg/L，尿 IGG 125.5 mg/L，β_2 微球蛋白（尿液）0.22 mg/L；血脂+体液免疫（样本：血清）：总胆固醇 11.04 mmol/L，三酰甘油 2.96 mmol/L，载脂蛋白 A 1.80 g/L，载脂蛋白 B 2.05 g/L，免疫球蛋白 G 2.69 g/L，余未见明显异常；尿蛋白定量（化学法）：尿量 1 640 mL，尿蛋白（24 h）3.31 g/24 h；结合患儿体征、临床症状及实验室检查提示低蛋白血脂、大量蛋白尿、高脂血症，诊断为肾病综合征，患儿补体正常，血压正常，无血尿，无肾功能异常，目前未发现继发因素，考虑为原发性肾病综合征（单纯型）。

入院第4日，患儿无发热，无咳嗽、咳痰，浮肿较前渐减轻，尿量可，无尿色加深，阴囊仍浮肿，较前稍减轻，皮纹消失，无坠痛，γ干扰素释放试验：结核感染 T 细胞检测 QFT 结果不确定，余均阴性；EB 病毒测定：EB 病毒衣壳抗原 IgG 抗体阳性(+)，EB 病毒衣壳抗原 IgG 抗体（高亲和力）阳性(+)，EB 病毒核抗原 IgG 抗体阳性(+)，余均阴性；提示既往感染，现患儿无特殊不适，暂不予处理。因患儿阴囊仍水肿，继续予利尿减轻水肿，加用泼尼松 25 mg(5 片)，口服，每日 2 次改善病情，双嘧达莫片 1 片，口服，每日 3 次抗凝，卡托普利片 1 片，口服，每

第十一章 泌尿系统疾病的药物治疗

日2次改善肾灌注,补钙等对症支持治疗。

入院第5日,患儿无发热,水肿明显减轻,阴囊无明显水肿,无尿频、尿急、尿痛,无肉眼血尿、泡沫尿。全自动尿液分析:蛋白4+(5),余未见明显异常。

入院第6日,患儿无发热,患儿浮肿明显减轻,准予出院,嘱院外继续足量诱导治疗。出院医嘱:醋酸泼尼松片25 mg,口服,每日2次;维D_2磷葡钙片2粒,口服,每日两次;卡托普利片12.5 mg,口服,每日2次;双嘧达莫片25 mg,口服,每日3次。

【出院诊断】原发性肾病综合征(单纯型)。

三 治疗方案分析及药学监护

(一)治疗药物分析

1. 糖皮质激素

临床上≥85%肾病综合征的患儿肾脏病理改变为微小病变,对糖皮质激素治疗敏感,是目前公认的一线治疗方案。

糖皮质激素可降低肾病综合征的发病率和降低进行性肾功能丧失的风险,使用应遵循"足量、缓慢减量、长期维持"的原则,对于患有激素敏感型的患儿,最佳治疗策略旨在使用最低累积剂量的糖皮质激素来维持病情缓解,使用维生素D、钙剂、胃黏膜保护剂和进行适当的疫苗接种对降低发病率也很重要。

激素治疗可分为2个阶段:诱导缓解阶段和巩固维持阶段。目前常用的糖皮质激素为泼尼松,推荐给予口服糖皮质激素8周或口服糖皮质激素12周,具体剂量如下。①8周疗法:60 mg/m^2·日或2 mg/kg·日(最大剂量60 mg/日),持续4周,随后隔日40 mg/m^2·日或1.5 mg/kg·日(最大剂量50 mg/日),持续4周;②12周疗法:60 mg/m^2·日(最大剂量60 mg/日),持续6周,随后隔日40 mg/m^2·日或1.5 mg/kg·日(最大剂量50 mg/日),持续6周。有中等质量证据表明,短期(8~12周)糖皮质激素治疗具有同等临床预后和良好的安全性,有高质量证据表明,长期(超过12周)的糖皮质激素治疗会增加发生不良反应的风险,但不会进一步改善复发率方面的临床预后。可根据患儿病理类型选择8周或12周疗法,当减至20 mg左右时病情易复发,需要注意观察,并尽量避免感冒、劳累等诱因,若多次复发的患儿,可以延缓药物减量速度或加用免疫抑制剂。在完全缓解2周或完成8周大剂量疗程后开始逐渐减量,当减至低剂量时(0.4~0.5 mg/kg·日),可将2日剂量的激素隔日一次顿服,一般完全缓解后,至少维持治疗3~6个月。

患儿30 kg,初始糖皮质激素剂量在推荐范围内,适宜。长期使用激素可能导致患儿钙质流失,给予患儿维D_2磷葡钙片补充钙质。

2. 利尿消肿

肾病综合征出现水肿的机制可能为血浆胶体渗透压下降导致液体从血管内渗入组织间隙,产生水肿。常用的利尿剂包括袢利尿剂、噻嗪类利尿剂、保钾排钠利尿剂、渗透性利尿剂和提高血浆渗透压的白蛋白或血浆。轻中度水肿可加用噻嗪类和(或)保钾利尿剂(特别是在应用糖皮质激素后有低血钾者),重度水肿可选用袢利尿剂,该患儿双眼睑及双下肢凹陷性水肿,阴囊浮肿,故给予静脉、口服利尿对症治疗。呋塞米和托拉塞米都属于袢利尿剂,主要作用于肾单位髓袢升支粗段,特异性阻断Na^+,K^+-2Cl^-转运通道,从而抑制Na^+水的重吸收,排出接近于等渗的尿液。托拉塞米较呋塞米还具有抑制醛固酮分泌的作用,通过抑制远曲小管上皮细胞醛固酮与其受体结合,降低醛固酮活性,这一作用不仅增强了托拉塞米的利尿、利钠效果,还使其排钾作用明显弱于呋塞米,儿童常用剂量为1~2 mg/kg,最大剂量每日100 mg。托拉塞米与醛固酮拮抗剂或与保钾药物一起使用可防止低钾血症和代谢性碱中毒。螺内酯为排钠潴钾利尿剂,作用于远曲小管和集合管,阻断Na^+-K^+和Na^+-H^+交换,结果Na^+、Cl^-和水排泄增多,K^+、Mg^{2+}和H^+排泄减少,对Ca^{2+}和PO_4^{3-}的作用不定。由于本药仅作用于远曲小管和集合管,对肾小管其他各段无作用,故利尿作用较弱。因此单用此类弱效利尿剂效果较差,常与呋塞米等排钾利尿药联合使用。儿童治疗水肿性疾病,开始每日按体重1~3 mg/kg或按体表面积30~90 mg/m²,单次或分2~4次服用,连服5日后酌情调整剂量。最大剂量为每日3~9 mg/kg或90~270 mg/m²。氢氯噻嗪主要抑制远端小管前段和近端小管(作用较轻)对氯化钠的重吸收,从而增加远端小管和集合管的Na^+-K^+交换,K^+分泌增多。小儿常用量每日按体重1~2 mg/kg或按体表面积30~60 mg/m²,分1~2次服用,并按疗效调整剂量。

3. 减少蛋白尿治疗

肾病综合征患儿存在大量蛋白尿,持续的大量蛋白尿会导致肾小球高滤过、加重肾小管-间质损伤、促进肾小球硬化,影响预后,故需积极给予减少蛋白尿治疗,以防治和延缓肾功能恶化。血管紧张素转换酶抑制剂和血管紧张素Ⅱ受体拮抗剂除有降低血压的作用,还能通过扩张出球小动脉降低肾小球内压和直接影响肾小球基膜对大分子的通透性,减少尿蛋白和保护肾功能。卡托普利是血管紧张素转换酶抑制剂,可降低血管紧张素Ⅱ的水平,舒张小动脉,儿童常用剂量1～2 mg/kg·日,分3次,从小剂量开始,极限剂量为6 mg/kg·日。

4. 抗凝治疗

肾病综合征患者,当血浆白蛋白<20 g/L时有可能发生血栓,因此抗凝治疗作为肾病综合征的预防性治疗措施。常用药物包括肝素、华法林等。作为预防用药可首选口服药物,华法林治疗窗较窄,有潜在出血风险,服用期间需监测凝血功能,还需根据INR调整用药剂量。因此该患儿选择双嘧达莫作为抗血栓药物,其药理作用为抑制血小板活化、聚集,具有抗血栓作用。儿童口服剂量为0.5～2 mg/kg·次,每日3次,症状改善后改为1～2 mg/kg·次,分2次服用。

(二) 药学监护

(1) 糖皮质激素及免疫抑制剂使用前,必须注意排除患儿可能存在的活动性感染(特别是活动性肝炎、结核)、肿瘤等情况。糖皮质激素主要不良反应:诱发或加重感染、消化性溃疡、水钠潴留、高血压、精神症状、医源性皮质醇增多症、类固醇性糖尿病、骨质疏松、股骨头无菌性坏死等。

(2) 托拉塞米在治疗开始前必须纠正排尿障碍,最常见的不良反应为头痛、头昏、恶心、虚弱、呕吐、高血糖、排尿过多、抑郁、口干、直立性低血压、疲倦和消化不良等,且症状较轻,多为一过性。使用应定期检查电解质(特别是血钾)、血糖、尿酸、肌酐、血脂等。

螺内酯应于进食时或餐后服用,以减少胃肠道反应,并可能提高药物的生物利用度,建议正在服用螺内酯的患儿应避免同时服用钾补充剂或摄入钾含量较高的食物,包括盐代替品。用药期间如出现高钾血症,应马上停药。

氢氯噻嗪可能引起电解质紊乱(高尿酸血症、低钠血症、高钙血症)、便秘、腹泻、恶心、呕吐、感觉异常、肌肉痉挛、光敏感、皮疹等,在服药期间应保证充足的水分摄入。常与保钾利尿药合用。应从最小有效剂量开始用药,以减少不良反应的发生,减少反射性肾素和醛固酮分泌。

(3) 卡托普利对于肾功能严重减退及自身免疫缺陷者慎用,过敏体质者忌用。常见有皮疹、瘙痒、干咳、个别有蛋白尿、中性白细胞减少、粒细胞缺乏等,但减量或停药后可消失或避免。卡托普利可能增高血钾,与保钾利尿剂合用时尤应注意检查血钾。尿蛋白检查每月一次,若蛋白尿增多应暂停或减少用量。

(4) 双嘧达莫常见不良反应为眩晕、胃痛、头痛、皮疹、腹泻、呕吐、脸红(感觉热)、皮肤瘙痒,但一般都不严重。

四 用药指导

(1) 醋酸泼尼松片,口服,每次 25 mg,每日 2 次,为避免泼尼松对胃肠道有刺激作用,可与食物或牛奶一起服用。服用片剂请用适量清水送服,勿干吞、干咽。在激素治疗过程中,禁止擅自减药或停药,需遵嘱定期复查调整治疗方案。家长的依从性与疾病的预后有关。各种预防接种可能引起肾病综合征复发,要避免使用活疫苗。忌高蛋白质饮食,建议居家休息 2 周,长期服用激素的患儿需要定期随访骨密度及眼压。

(2) 卡托普利,口服,每次 12.5 mg,每日 2 次,胃中食物可使吸收减少 30%~40%,故宜在餐前 1 h 服用,服用卡托普利期间,若坐或躺后迅速起身,可能出现头晕或晕倒,需缓慢起身,爬楼梯时也需注意这种反应。用药期间需定期检查肾功能、白细胞计数及分类计数(初始用药 3 个月内每 2 周监测一次,随后定期监测)。如期间需服用抗酸药(如达喜、小苏打)可减少卡托普利的吸收,降低其疗效,如需合用,请间隔 2 h 服用。

(3) 双嘧达莫片,口服,每次 25 mg,每日 3 次,建议餐前 1 h 或餐后 2 h 服用,若出现肠胃不适或服药不方便也可饭后服用。可能会有姿势性低血压的不良反应,如果从躺卧或坐姿要起立时不要太快,避免眩晕。

(4) 维 D_2 磷葡钙片,口服,每次 2 粒,每日 2 次。大量饮用含咖啡因的饮料、进食富纤维素的食物(如糙米、全麦面包、豆类)均会抑制钙的吸收,应避免以上行为。

(5) 不可自行调整剂量或增加服药次数,若不慎忘记服药,请立即补药,但若已接近下一次服药时间,在下次用药时间服药即可,不可为了补吃而服用双倍剂量。

（6）定期复查尿常规，观尿蛋白转阴情况，4周后至门诊复诊，如有不适及时就诊。

第二节 非典型溶血尿毒综合征

溶血性尿毒症综合征是指临床表现为微血管病性溶血性贫血（贫血、外周破碎红细胞、LDH升高、Coombs试验阴性等）、血小板减少和急性肾损伤的一组临床综合征。由产志贺毒素的大肠埃希菌所致者，称为典型溶血性尿毒症综合征；其他病因所致者称为非典型溶血性尿毒症综合征（aHUS），其是由于机体补体系统过度反应攻击健康细胞，从而引发的补体介导的血栓性微血管病。aHUS起病急骤，儿童发病率高于成人，未经及时有效救治，约25%患儿在急性期死亡，且病情易反复，约50%患儿病程迁延进展为终末期肾病（ESKD）。治疗包括特异性治疗和综合治疗。特异性治疗包括阻断补体活化途径和血浆置换，综合治疗主要是对症治疗，如输注血小板、维持容量及电解质平衡、停用肾毒性药物或与aHUS发病相关的药物，适时予以透析支持和肾脏移植。

一 病例介绍

患儿，男，3岁7个月，12 kg。

主诉：排血尿伴浮肿半个月。

现病史：家长半月前发现患儿无明显诱因解肉眼血尿，时有阵发性腹痛，无尿频、尿急、尿痛，伴有全身浮肿，以颜面、四肢为主，无进行性加重，无尿量减少，无发热、咽痛、咳嗽，无气促、呼吸困难，无呕吐、腹泻，无呕血、便血，无皮肤黄染等，病后于当地医院就诊，考虑诊断：急性肾小球肾炎、先心病、多浆膜腔积等，院外住院期间发现血压偏高，无抽搐、嗜睡、昏迷等，予住院治疗10余日（具体不详）后，患儿全身水肿消退，但仍有肉眼血尿，近2日来患儿伴阵发性咳嗽，无明显呼吸困难，其间曾发热1次，热峰38.4℃，为进一步诊治至某儿童医院就诊，门诊以"血尿、蛋白尿原因待查"收住院，病程中患儿精神、睡眠、饮食欠佳，大便正常，小便同上，尿量可。

既往史：无特殊。

家族史：无特殊。

个人史：无特殊。

过敏史：无特殊。

【查体】体温36.4℃，心率124次/min，呼吸21次/min，体重12 kg，一般情况欠佳，神志清楚，全身无明显浮肿，浅表淋巴结无肿大，面色稍苍白，皮肤巩膜无黄染，双瞳孔等大等圆，对光反射存在，颈软，咽充血，双侧扁桃体无肿大，双肺呼吸音粗，未闻及干湿啰音，心音有力，律齐，无杂音，腹软，脐周轻压痛，肝脾触诊不满意，双下肢无水肿，四肢肌力、肌张力正常，神经系统检查（一）。左侧腹股沟区见约1 cm×2 cm大小包块，可自行回纳，四肢可见大小不一皮疹，局部破溃、结痂，部分脱屑。

【辅助检查】血常规示：白细胞计数 $13.8×10^9/L$，中性粒细胞百分率63.4%，淋巴细胞百分率22.2%，红细胞计数 $2.98×10^{12}/L$，血红蛋白78 g/L，血小板计数 $413×10^9/L$，CRP 37 mg/L；血生化：白蛋白27.6 g/L，尿素9.57 mmol/L，尿酸430 μmol/L，肌酐97.2 μmol/L；总胆固醇4.27 mmol/L，三酰甘油0.85 mmol/L，抗O 2 043 IU/mL，IgG 21.42 g/L，IgA 1.54 g/L，IgM 2.4 g/L，补体C4 0.13 g/L，补体C3 0.34 g/L；尿常规：潜血3+，蛋白3+，白细胞1 623.8/μL，尿红细胞1 766个/HPF，尿白细胞292个/HPF；

心脏彩超：左房、左室增大，主动脉瓣及二尖瓣轻度反流，心包腔少量积液。彩超示：① 双侧胸膜腔积液（右侧少量、左侧少许）。② 腹腔少量积液。上腹部CT平扫：腹部脏器未见异常CT征象，双侧胸腔积液。24 h尿量640 mL，尿蛋白1 872.1 mg/L，尿24 h蛋白定量1 198.1 mg。

【入院诊断】① 血尿、蛋白尿、水肿原因待查。② 左心扩大。③ 多浆膜腔积液。④ 急性肾损害。⑤ 链球菌感染。⑥ 中度贫血。⑦ 左侧腹股沟疝。

二 治疗经过

患儿外院血象高，阵发性咳嗽，曾发热1次，热峰38.4℃，不排外感染，暂予头孢曲松抗感染，适当补液、呋塞米利尿。

初始治疗方案如表11-2。

表 11-2 患儿初始治疗方案

药品名称	溶媒	用量	给药途径	给药频次
头孢曲松钠	0.9%氯化钠注射液 50 mL	0.95 g	静脉滴注	每日1次
呋塞米注射液	0.9%氯化钠注射液 20 mL	12 mg	静脉注射	1次

入院第 2 日,患儿小便仍为茶色,量少,偶诉腹痛,无尿频、尿急、尿痛,无腹泻、便血,无全身浮肿,无发热、咽痛,阵发性咳嗽明显,可闻及少许湿啰音。

入院第 3 日,患儿小便仍为茶色 170 mL,阵发性咳嗽明显,一般情况欠佳。血细胞分析:白细胞计数 5.30×10^9/L,C 反应蛋白 16.09 mg/L,淋巴细胞百分率 47.90%,中性粒细胞百分率 41.30%,红细胞计数 3.22×10^{12}/L,血红蛋白 83.00 g/L,血小板计数 280.00×10^9/L,网织红细胞百分比 0.90%,网织红细胞绝对值 $0.029\ 0 \times 10^{12}$/L,网织红细胞未成熟度 1.0%;GLU+电解质+肝功Ⅱ+肾功+心肌酶+体液免疫+血脂+RF+抗 O:碱性磷酸酶 121 U/L,白蛋白 34.9 g/L,球蛋白 42.60 g/L,尿素 17.29 mmol/L,尿酸 760 μmol/L,肌酐 112 μmol/L,肌酸酶同工酶 8 U/L,免疫球蛋白 G 19.98 g/L,免疫球蛋白 M(血清) 2.72 g/L,补体 C3 0.39 g/L,抗 O 1 575 IU/mL,镁 1.11 mmol/L,天门冬氨酸氨基转氨酶 46 U/L;红细胞沉降率测定:105 mm/H;全自动尿液分析:尿白细胞 +个/HPF,比重 1.013,pH 5,蛋白 3+(1.5),潜血 5+,白细胞 1+(25),尿红细胞 ++++个/HPF;凝血 7 项:D 二聚体(stago) 0.88 μg/mL,纤维蛋白原(stago) 4.10 g/L,余无异常;ANCA:阴性;G6PD:葡萄糖-6-磷酸脱氢酶 244 U/L;抗核抗体:抗核抗体(ANA) 弱阳性(±),抗核抗体滴度 1∶100;骨标志物:甲状旁腺素 13.27 pmol/L,25-羟维生素 D(VITD-T) 75.12 nmol/L;尿钙+尿肌酐+尿蛋白四项:尿微量白蛋白 461.3 mg/L,α 微球蛋白(尿液) 40.3 mg/L,尿钙 0.16 mmol/L,尿 IGG 62.3 mg/L,尿肌酐 6795 μmol/L,$β_2$ 微球蛋白(尿液) 0.70 mg/L;Coomb's 试验(紫管):直接抗人球蛋白试验阳性(+),间接抗人球蛋白试验阴性,抗-C3 阴性,抗-IgG 阳性(+),自身对照阴性;甲状腺功能 5 项+铁蛋白+贫血类测定:铁蛋白 371.8 μg/L,游离三碘甲状腺原氨酸 2.80 pmol/L,三碘甲状原氨酸 1.16 nmol/L,余无异常;淋巴细胞亚群测定：CD3+51.81%，CD3+CD8+18.21%，CD3+CD4+28.07%，CD4/CD8 1.54%，CD16+CD56+24.90%，CD19+22.61%，CD3+CD4+CD8+0.05%；病因未确诊，完善检查，补液利尿抗感染治疗。

入院第 5 日，患儿咳嗽较前减少，小便颜色偏黄，无明显肉眼血尿，诊断仍不排除不典型溶血尿毒综合征等可能，治疗上给予输注血浆 100 mL 对症支持、置换血液免疫复合物，抗心磷脂抗体谱：抗心磷脂抗体 Ig(GAM)阳性，余阴性。

入院第 7 日，一般情况可，神志清楚，小便颜色偏黄，全身无明显水肿。ADAMTS13 活性：93.5%。继续予输注血浆 100 mL 对症支持、置换血液免疫复合物，补液、利尿、抗感染治疗。

入院第 9 日，患儿咳嗽较前明显减少，无发热、无全身水肿，小便颜色偏黄，C 反应蛋白+网织+血细胞分析：白细胞计数 19.00×10^9/L，C 反应蛋白 0.50 mg/L，中性粒细胞计数 13.91×10^9/L，淋巴细胞百分率 20.10%，中性粒细胞百分率 73.20%，红细胞计数 3.45×10^{12}/L，血红蛋白 93.00 g/L，血小板计数 766.00×10^9/L，网织红细胞百分比 3.69%，网织红细胞绝对值 $0.127\,3 \times 10^{12}$/L；电解质+肝功Ⅱ+肾功+心肌酶+体液免疫+抗 O：磷 1.23 mmol/L，碱性磷酸酶 93 U/L，尿素 10.17 mmol/L，肌酸酶同工酶 8 U/L，免疫球蛋白 G 16.13 g/L，免疫球蛋白 M(血清) 2.45 g/L，补体 C3 0.57 g/L，抗 O 1 150 IU/mL，钾 5.6 mmol/L，余无异常；全自动尿液分析：尿白细胞 2～5 个/HPF，蛋白 2+(0.75)，潜血 4+(250)，葡萄糖 1+(3)，尿红细胞 ++++个/HPF；尿钙+尿肌酐+尿蛋白 4 项：尿微量白蛋白 349.6 mg/L，α 微球蛋白(尿液) 44.9 mg/L，尿钙 0.91 mmol/L，尿 IGG 35.6 mg/L，尿肌酐 4 400 μmol/L，β_2 微球蛋白(尿液) 0.40 mg/L；溶血全套试验：葡萄糖 6 磷酸脱氢酶 215 U/L，Hb 电泳(pH8.6)未见异常区带，抗碱 HbF 测定 0.32%，异丙醇试验阴性。停用头孢曲松，复查肾功较前有所好转，目前治疗有效。

入院第 10 日，患儿偶有单声咳嗽，无发热、皮疹，无全身浮肿，小便颜色偏黄，无肉眼血尿，人补体因子 H 浓度：1 107.71 ng/mL，人补体因子 H 抗体：1 579.67 ng/mL，人补体因子 I：748.41 ng/mL。患儿 H 因子异常，支持非典型溶血尿毒综合征诊断，给予静脉滴注环磷酰胺 260 mg，口服泼尼松 12 mg 治疗，碳酸氢钠碱化尿液减轻泌尿道毒性。

入院第 14 日，病情好转，予办理出院，出院后继续口服药物治疗，2 周后返院维持治疗。出院医嘱：醋酸泼尼松片1瓶,口服,1次;维D_2磷葡钙片1瓶,口服,1次。

【出院诊断】① 非典型溶血尿毒综合征。② 抗心磷脂抗体综合征？③ 肺炎。④ 中度贫血。⑤ 急性肾功能损害。⑥ 链球菌感染。⑦ EB病毒感染。⑧ 副流感病毒感染。⑨ 葡萄糖-6-磷酸酶缺乏。⑩ 左侧腹股沟疝。

三 治疗方案分析及药学监护

（一）治疗药物分析

治疗aHUS的治疗策略是纠正补体系统的失调。在进一步完善相关实验室检查的同时,应针对补体蛋白基因突变引起的aHUS,治疗应首选血浆置换或输注血浆治疗;抗H因子抗体阳性aHUS可选择血浆置换、糖皮质激素和免疫抑制剂治疗。

1. 血浆疗法

血浆疗法包括血浆输注和血浆置换(PE),可以补充补体的调控因子,PE可相对快速地清除补体H因子(CFH)自身抗体及有缺陷的突变补体蛋白。

(1) 血浆置换：血浆置换对抗H因子抗体相关aHUS有一定的疗效,诊断aHUS后应尽早在24 h内应用新鲜冰冻血浆进行PE。每次PE置换液剂量为1.5倍血浆容量,即60～75 mL/kg。建议每天置换1次,连续5日;之后每周5次,连续2周;继之每周3次,连续2周。

(2) 血浆输注：血浆输注补充功能蛋白缺失的补体成分和调节因子,输注时应严密监测患儿的生命体征,尤其是血压、呼吸和出入量。需要注意的是与PE等量置换不同,短期内输注大量血浆会加重容量负荷,导致肺水肿甚至呼吸衰竭,建议每次按10～20 mL/kg输注,单次最大量：婴儿≤100 mL;幼儿≤200 mL;儿童≤400 mL。输注血浆后给予利尿剂减轻容量负荷,防止肺水肿的发生。

2. 糖皮质激素及免疫抑制剂

糖皮质激素及免疫抑制剂是抗H因子抗体aHUS相关治疗方案中重要的组成部分,可有效抑制抗体的产生,降低抗体滴度,抑制组织过度炎症反应,改善患儿预后。针对抗H因子抗体相关aHUS患儿,依库珠单抗并不能降低H因子抗体的滴度,需要加用糖皮质激素和免疫抑制剂治疗。可供选择的免疫抑制药物包括糖皮质激素、环磷酰胺、利妥昔单抗和吗替麦考酚酯。免疫抑制治疗分为起始治疗和维持治疗2个阶段,泼尼松在抗体相关aHUS确诊后立即使用,剂量为1 mg/kg·日,持续4周,然后隔天逐渐减量。环磷酰胺500 mg/m² 静脉注射,每4周1次,共3~5次,或利妥昔单抗375 mg/m²,每周1次,共2次,2周内输入,以达到完全B细胞耗竭。完成治疗后,如果患儿评估肾小球滤过率(GFR)>30 mL/(min·1.73 m²),则进入免疫抑制维持治疗阶段,一般是在病程3个月左右开始,此阶段泼尼松逐渐减停,疗程9~12个月。如果患儿评估肾小球滤过率(GFR)<30 mL/(min·1.73 m²),不再应用免疫抑制剂治疗。患儿12 kg,本次住院期间根据体表面积计算予环磷酰胺260 mg静脉注射,口服泼尼松12 mg,每日一次的治疗。

(二) 药学监护

1. 血浆治疗的疗效因受累补体成分而异,CHF基因突变或CHF抗体介导的aHUS效果较好,C3和THBD基因突变患者也可能获益,而CFI基因突变、CD46缺陷患者疗效较差。血浆置换的并发症包括低血压、导管相关性感染以及对血浆的全身性过敏反应等。

2. 环磷酰胺用药后可能出现骨髓抑制、尿道或肾毒性,用药期间应定期监测白细胞计数、血小板计数和血红蛋白、尿沉渣计数、尿素氮、血肌酸酐和电解质等。大剂量用药时,可能出现出血性膀胱炎(可表现为膀胱刺激症状、少尿、血尿、蛋白尿等)。用药期间使用葡萄柚(西柚),可能减弱环磷酰胺的疗效。因此,用药期间请避免食用葡萄柚(西柚)及其制品,如杨枝甘露。环磷酰胺的代谢物对膀胱有刺激性,用药期间多饮水。使用环磷酰胺期间,接种疫苗(如甲肝减毒活疫苗、流感减毒活疫苗、轮状病毒活疫苗)的效果可能降低,还可能会增加疫苗引起感染的风险,因此用药期间需推迟接种活疫苗。

3. 泼尼松具有抗炎、抗过敏、抑制免疫等作用,用药后可能诱发感染,儿童长期用药可能抑制生长发育,还可能增加发生骨质疏松症、股骨头缺血性坏死、青光眼、白内障的风险。大剂量用药还可能引起糖尿病、消化道溃疡、库欣综合征(可表现为向心性肥胖、皮肤紫纹或瘀斑、皮肤油腻、骨质疏松、高血压等)。

四 用药指导

1. 醋酸泼尼松片,每次 12 mg,每日 1 次。为避免泼尼松对胃肠道有刺激作用,可与食物或牛奶一起服用,每天用药 1 次,请在早晨服用。长期或大剂量用药后,突然停药或减量过快,可能引起不适或病情加重,因此须遵嘱规律服药,定期复诊,不私自减药或停药。

2. 维 D_2 磷葡钙片,每次 1 粒,每日 2 次。请将药物咀嚼后服用。

3. 定期返院予环磷酰胺冲击治疗,患儿预后日常生活中应多注意饮食和生活习惯,饮食需以清淡为主,多食用富含 B 族维生素、维生素 C、维生素 D 的水果、蔬菜,适当运动与休息。

第三节　横纹肌溶解症

横纹肌溶解症(RM)发生于所有年龄和性别组,是肌肉组织的分解和坏死以及细胞内物质释放到血流中引起的。其系统性影响包括从无症状的血液中肌肉酶的升高到威胁生命的急性肾损伤和电解质异常。导致横纹肌溶解的原因可能为创伤、劳累、缺氧损伤、感染、药物等后天因素,也可能为遗传原因。治疗肌肉损伤的潜在原因是横纹肌溶解治疗的首要组成部分,其中常见的原因包括创伤或压迫、血管阻塞、高热、代谢性肌病、药物和毒素以及感染。采取预防肌红蛋白性急性肾损伤(AKI)和相关代谢异常的措施同样重要。

一 病例介绍

患儿,男,13 岁 5 个月,35 kg。

主诉:剧烈运动后四肢疼痛、小便异常半天。

现病史:患儿自诉半天前体育课运动(具体运动不详)后出现双下肢肌肉疼痛,后逐渐累积双上肢,呈持续性酸痛,靠墙站立可稍缓解,伴步态不稳,运动后小便呈棕红色(具体次数不详),量无明显减少,无尿频、尿急、尿痛,无泡沫尿,伴鼻阻,无流涕,无发热,无抽搐、昏迷,无明显咳嗽,无喘息、气促,偶感腹痛,无呕吐,大便至今未解,否认外伤史,否认进食特殊食物及药物,全身无浮肿及皮疹,无眼睑下垂及眼球活动障碍,无吞咽困难、饮水呛咳及呼吸困难,病后立即于当地医院就诊,完善小便常规提示"葡萄糖+,潜血+++,蛋白质++++,尿胆原+,胆红素++,酮体±",当地医院未予特殊诊治,建议转至上级医院进一步就诊,遂当日转院就诊,急诊给予"甲泼尼龙65 mg,维生素C 2 g,小儿电解质注射液,碳酸氢钠"输液治疗1次,完善肌酶示:ALT 723 U/L,AST 3 150 U/L,LDH 12 456 U/L,乳酸脱氢酶同工酶135 U/L,CK 105 150 U/L,CK-MB 7 920 U/L,α-羟丁酸4 545 U/L,遂以"横纹肌溶解症"收住院。患儿起病后精神、进食、睡眠欠佳,大便至今未解,小便为棕红色,量无明显减少。

既往史:患儿母亲诉既往多次生病就医发现患儿肌酶升高,但未予重视,未特殊处理,后未定期复查。

家族史:无特殊。

个人史:无特殊。

过敏史:无特殊。

【查体】体温37.6℃,心率105次/min,呼吸24次/min,血压:126/82 mmHg,SPO_2 96%(鼻导管),体重35 kg,一般情况差,鼻导管吸氧下无面色青紫及口周发绀,神清,语利、对答切题。全身无皮疹,全身无水肿。双瞳孔等大等圆,直径2 mm,对光反射存在。咽充血,扁桃体无肿大,无渗出,颈抵抗(一),三凹征(一),双肺呼吸音粗,未闻及明显干、湿啰音。心音正常,律齐,各瓣膜听诊区未闻及病理性杂音。全腹软,无腹胀,全腹轻压痛,无反跳痛及肌紧张,肝、脾未及;肠鸣音正常。前胸壁、四肢肌肉有压痛,无活动受限。四肢肌张力正常,双上肢肌力Ⅴ级,双下肢肌力Ⅵ~Ⅴ级,双膝反射活跃,巴氏征(一)。四肢端尚暖,足跟CRT 2 s。双下肢未见皮肤发绀及网状花斑。

【辅助检查】血常规:白细胞计数 13.53×10^9/L,中性粒细胞百分率81.1%,淋巴细胞百分率15.7%,血红蛋白159 g/L,血小板计数 272×10^9/L,CRP 3.88 mg/L;生化:K^+ 4.25 mmol/L,Na^+ 137.3 mmol/L,CL^- 100.8 mmol/L,Ca^{2+} 2.52 mmol/L,ALT 723 U/L,AST 3 150 U/L,TP 77.3 g/L,白蛋白 50.5 g/L,GLB 26.8 g/L,BUN 3.9 mmol/L,UA 390.2 μmol/L,Cr 44.08 μmol/L,LDH 12 456 U/L,乳酸脱氢酶同工酶 135 U/L,CK 105 150 U/L,CKMB 7 920 U/L,α-羟丁酸4 545 U/L,补体C3 0.89 g/L,补体C4 0.89 g/L;心肌标志物:肌红蛋

白>3 000 ng/mL,高敏肌钙蛋白 T 31.9 pg/mL。小便常规:蛋白 2+,潜血 3+,红细胞(高倍视野)5.9 个/HPF,尿红细胞 32.5 /μL。

【入院诊断】① 横纹肌溶解症。② 肝损害。③ 上呼吸道感染。

二 治疗经过

保持呼吸道通畅,鼻导管吸氧(1~3 L/min)纠正缺氧,持续心电、血氧饱和度监测。

初始治疗方案如表 11-3。

表 11-3 患儿初始治疗方案

药品名称	溶 媒	用 量	给药途径	给药频次	备 注
甲泼尼龙琥珀酸钠	5%葡萄糖注射液 100 mL	0.46 g	静脉滴注	每日 1 次	
碳酸氢钠注射液	5%葡萄糖注射液 175 mL	70 mL	静脉滴注	1 次	
维生素 C 注射液	5%葡萄糖注射液 100 mL	3 g	静脉滴注	每日 1 次	
注射用奥美拉唑钠	0.9%氯化钠注射液 100 mL	20 mg	静脉滴注	每日 1 次	
注射用谷胱甘肽	0.9%氯化钠注射液 100 mL	1.2 g	静脉滴注	每日 1 次	
10% 氯化钾注射液	5%葡萄糖注射液 500 mL	1 g	静脉滴注	每日 2 次	补液
10% 氯化钠注射液		12 mL			
呋塞米注射液	灭菌注射用水 2 mL	20 mg	静脉注射	1 次	补液后使用

入院第 2 日,患儿有四肢酸痛,无明显腰背酸痛,偶有零星咳嗽、流涕,无喘息及气促,无尿频、尿急、尿痛,全身无明显水肿,关注患儿出入量。复查肝功Ⅱ+肾功+心肌酶+电解质:丙氨酸氨基转氨酶 696 U/L,天门冬氨酸氨基转

氨酶 1 599 U/L；直接胆红素 3.6 μmol/L，乳酸脱氢酶 2 892 U/L，肌酸激酶 45 740 U/L，肌酸酶同工酶 14 673 U/L。

入院第 3 日，患儿四肢酸痛明显缓解，无腰背痛，尿色较前变淡呈淡黄色，尿常规提示肌红蛋白尿好转，暂停碳酸氢钠碱化尿液，关注患儿出入量。电解质＋肾功Ⅰ＋肝功Ⅱ＋心肌酶谱：丙氨酸氨基转移酶 651 U/L，肌酸激酶 29 886 U/L，肌酸酶同工酶 528 U/L，乳酸脱氢酶 1 663 U/L，钠 133.2 mmol/L，氯 97.4 mmol/L，天冬氨酸氨基转氨酶 1 001 U/L；心肌标志物：高敏肌钙蛋白 T 9.75 pg/mL，肌红蛋白 98.92 ng/mL。

入院第 4 日，患儿四肢酸痛明显缓解，无腰背痛，尿色清，咳嗽不明显，全身无明显浮肿，关注患儿出入量。心肌标志物：高敏肌钙蛋白 T 9.59 pg/mL，肌红蛋白 124.9 ng/mL；复查肌红蛋白较入院时已明显降低，病情好转，甲泼尼龙琥珀酸钠已冲击治疗 3 天，减量为约 7.5 mg/kg 诱导治疗。

入院第 6 日，患儿未诉四肢无酸痛，无腰背痛，尿色清，无咳嗽，小便正常，关注患儿出入量。无肉眼血尿，复查尿常规正常，继续减量甲泼尼龙为 80 mg，每日 2 次。

入院第 8 日，患儿无特殊不适，继续减量甲泼尼龙 40 mg，每日 1 次，诱导治疗。复查：肌酸激酶较前明显降低电解质＋肝功Ⅱ＋肾功 ＋心肌酶：白蛋白 38.5 g/L，直接胆红素 3.7 μmol/L，总胆汁酸 10.1 μmol/L，肌酸激酶 541 U/L，丙氨酸氨基转移酶 196 U/L，γ 谷氨酰基转肽酶 23 U/L，总蛋白 62.9 g/L，余未见明显异常。

入院第 12 日，病情好转，予出院。出院医嘱：醋酸泼尼松片 75 片，口服，1 次；复方甘草酸苷片 1 盒，口服，1 次。

【出院诊断】① 横纹肌溶解症。② 肝损害。③ EB 病毒感染。④ 上呼吸道感染。

三 治疗方案分析及药学监护

（一）治疗药物分析

AKI 的防治

（1）容量置换：早期积极的液体置换是预防和治疗横纹肌溶解症所致 AKI

的基础。补液的目的是恢复肾脏灌注,从而减少缺血性损伤,并增加肾小球滤过和尿流量,从而限制肾小管管型的形成,预防 AKI 的总体目标是充分水化和防治肾小管内管型的形成。正常情况下,水化需一直持续至横纹肌溶解症消失或血浆 CK 水平降至<5 000 U/L。连续 CK 测量有助于调整治疗水合参数,评估容量状态并监测尿量。

(2) 碱化尿液:酸性尿液中 Tamm-Horsfall 蛋白-肌红蛋白复合物沉淀增加,因此碱化可防止肾小管内色素性管型的形成,碱性尿可抑制肌红蛋白的氧化还原循环和脂质过氧化,从而减轻肾小管损伤,一般来说,对于患有严重横纹肌溶解症的患者,如血清 CK>5 000 U/L 或有严重肌肉损伤临床证据且血清 CK 升高的患者,均应输注碳酸氢盐。碳酸氢钠盐一般静脉应用 5% 碳酸氢钠碱化尿液。碱化尿液的治疗目标是使尿液 pH 达到 6.5 以上,血清 pH 在 7.40~7.45 之间。

(3) 利尿:利尿药可能具有肾脏保护作用,可能能预防 AKI,加速肾脏恢复。目前最常用的防治 AKI 的利尿药是渗透性利尿药和袢利尿药。袢利尿药呋塞米可促进肾内扩张血管的前列腺素合成,增加肾脏血流量,改变肾皮质内血流分布。呋塞米小儿用量 1~2 mg/kg·次,每日 1~2 次。

(4) 糖皮质激素:生理剂量和药理剂量的糖皮质激素具有不同作用,按照不同治疗目的选择剂量。一般给药剂量可分为冲击剂量、大剂量、中等剂量、小剂量和长期维持剂量,冲击治疗适用于危重患儿的抢救,甲泼尼龙 7.5~30 mg/kg·日,静脉滴注,连用 3 日为 1 个疗程(连用天数应<5 日)。激素使用期间必须配合其他有效治疗措施。

(二) 药学监护

(1) 过多输注 0.9% 氯化钠可出现高氯性代谢性酸中毒,可输注林格液避免高氯性代谢性酸中毒,若出现急性肾衰,保守治疗无效时应及早进行血液透析。

(2) 碱化的主要缺点是游离钙减少,会加剧横纹肌溶解症初始低钙血症阶段的症状。调整速率使尿液 pH>6.5,输注过程中,应每 2 h 监测一次动脉 pH 和血钙,如出现以下任何情况,应停止碳酸氢钠盐输注,并继续使用等张盐水补充容量:① 3~4 h 后尿液 pH 未超过 6.5;② 出现症状性低钙血症;③ 动脉 pH 超过 7.5;④ 血清碳酸氢盐超过 30 mEq/L。

(3) 呋塞米常见不良反应者与水、电解质紊乱有关,尤其是大剂量或长期应用时,如体位性低血压、休克、低钾血症、低氯血症、低氯性碱中毒、低钠血症、低钙血症以及与此有关的口渴、乏力、肌肉酸痛、心律失常等。使用利尿治疗时应注意监测电解质变化,尤其是血钾水平,避免在患儿有效血容量不足的情况下利尿,可能因过快过度利尿导致急性肾损伤和增加血栓的风险。

(4) 甲泼尼龙琥珀酸钠用药后可能出现感染、内分泌异常(如类库欣综合征)、代谢和营养异常(如低钾性碱中毒、液体潴留、食欲增加)、精神异常(如情绪不稳定、自杀意念、失眠)、神经系统异常(如惊厥、健忘、头晕、头痛)、眼部异常(如视网膜病变)、心脏异常(如心律失常、心力衰竭)、血管异常(如高血压、低血压)、胃肠道异常(如腹胀、腹痛、腹泻、恶心)、皮肤和皮下组织异常(如多毛、瘀斑、皮疹、多汗)、肌肉骨骼和结缔组织异常(如骨坏死、生长迟缓、骨质疏松)、月经失调、愈合不良、水肿、疲乏等不良反应。

四 用药指导

(1) 醋酸泼尼松片,每次 8 片(40 mg),每日 1 次,口服 5 日后减量为 4 片/次(20 mg),每日 1 次,口服 5 日后减量为 2 片(10 mg)/次,每日 1 次,口服 5 日后停药。长期或大剂量用药后,突然停药或减量过快,可能引起不适或病情加重,此时需逐渐减量,切勿自行调整药物剂量及频次,泼尼松具有抑制免疫的作用,用药期间更容易感染,请经常洗手、远离感染人群,如果出现感染症状,如发热、寒战、严重咽喉痛、耳痛、咳嗽、小便疼痛、口疮或伤口不愈合,请立即就诊。

(2) 复方甘草酸苷片,饭后口服,每次 1 片,每日 3 次,口服 1 周。用药后可能引起严重不良反应,如假性醛固酮症(可表现为低血钾、血压升高、水肿、尿量减少、体重增加等)、横纹肌溶解症(可表现为无力、肌肉痛、四肢痉挛、麻痹等)。如出现以上症状,请立即就诊。出院 1 周后复查肝肾功能、心肌酶。

第十二章

血液与生殖系统疾病的药物治疗

第一节 急性淋巴细胞白血病

急性淋巴细胞白血病(acute lymphoblastic leukemia,ALL)是儿童最常见的恶性肿瘤,约占儿童恶性肿瘤的26%,占儿童白血病的75%~80%,主要起源于B系或T系淋巴祖细胞,白血病细胞在骨髓异常增生和聚集并抑制正常造血,导致贫血、血小板减少和中性粒细胞减少;白血病细胞也可侵及髓外组织引起相应病变。近年来采用多药联合强化、二代测序技术、新型靶向药物、新型免疫治疗等诊疗手段,目前儿童ALL患者治愈率可达80%以上、5年总生存率已超过90%。

一、病例介绍

患儿,男,3岁,15.8 kg。

主诉:面色苍白半月余,发现白细胞升高1日。

现病史:患儿半月前发热1次,不伴寒战,热峰具体不详,给予布洛芬后热退,后出现精神差、思睡,伴乏力、面色苍白,无抽搐、昏迷,症状逐渐加重,前1日遂至当地医院就诊,行血常规示:WBC 95.62×10^9/L,Hb 51 g/L,考虑血液系统疾病,予碱化对症处理后建议上级医院进一步就诊,为求进一步系统治疗,以"白血病?"收住院。患儿病程期间无盗汗,无鼻出血、牙龈出血,无血尿、血便,无呕吐等,无咳嗽、胸闷,无胸痛及呼吸困难,无腹痛、腹泻等,精神、饮食、睡眠差,大小便正常,体重无明显变化。

既往史：无特殊。

家族史：无特殊。

个人史：无特殊。

【查体】体温 36.3℃，心率 135 次/min，呼吸 23 次/min，体重 15.8 kg。一般情况差，神志清楚，面色苍白。腮腺肿胀，双侧颈部、腹股沟、腋窝可触及数枚肿大淋巴结，大者约 1 cm×1 cm 肿大淋巴结，质软，边界清楚、无融合，无触痛，活动可。颈软，颈抵抗（－），咽无充血，扁桃体无肿大，无渗出。胸廓无畸形，双侧肺呼吸音清，未闻及啰音。心前区无隆起、凹陷，心音有力，心率 135 次/min，心律齐，心前区未闻及杂音。腹平软，全腹部无压痛、反跳痛，未扪及包块，肝脏肋下约 5 cm 可触及，质中，边缘锐，脾脏肋下 6 cm 可及。双下肢不肿，四肢肌力、肌张力正常。双膝反射引出，巴氏征（－），克氏征（－），布氏征（－）。

【辅助检查】血常规：白细胞计数 114.43×10^9/L，中性粒细胞计数 2.28×10^9/L，红细胞计数 1.62×10^{12}/L，血红蛋白 38.00 g/L，血小板计数 32×10^9/L。骨髓涂片：急性淋巴细胞白血病可能。骨髓流式细胞结果：符合急性 B 细胞白血病/淋巴母细胞瘤免疫表型。有核细胞占 90.9%，MRD 筛查无标记。肝肾功能正常。脑脊液常规检查（CSF）+脑脊液生化检验：正常。FISH：MYC、JAK2、MLL、BCR/ABL1、E2A 阴性，未见 21 号染色体扩增，TEL-AML1(ETV6-RUNX1)阴性。

【入院诊断】急性淋巴细胞白血病。

二 治疗经过

患儿入院后完善相关检查，排外相关禁忌，按儿童急性淋巴细胞白血病 CCLG-ALL-2018 方案治疗，此次予以 VDLP 诱导方案诱导缓解治疗，严观患儿病情及药物不良反应，追踪血象。患儿治疗方案如表 12-1。

表 12-1 患儿治疗方案

药品名称	溶媒	用量	给药途径	给药频次	备注
醋酸泼尼松片	/	40 mg	口服	每日 3 次	第 1~28 日
	/	20 mg	口服	每日 2 次	第 29~31 日
	/	5 mg	口服	每日 2 次	第 32~35 日

续 表

药品名称	溶媒	用量	给药途径	给药频次	备注
注射用甲氨蝶呤	0.9%氯化钠注射液	12 mg	鞘内注射	1次	第1、8、26、33日
注射用阿糖胞苷	0.9%氯化钠注射液	36 mg	鞘内注射	1次	第8、26、33日
地塞米松磷酸钠注射液	0.9%氯化钠注射液	4 mg	鞘内注射	1次	第8、26、33日
注射用硫酸长春新碱	0.9%氯化钠注射液	0.9 mg	静脉滴注	1次	第8、15、22、29日
柔红霉素	0.9%氯化钠注射液	18 mg	静脉滴注	1次	第8、15、22、29日
注射用右雷佐生	0.9%氯化钠注射液	360 mg	静脉滴注	1次	第8、15、22、29日（柔红霉素输注前30 min）
昂丹司琼注射液	0.9%氯化钠注射液	3 mg	静脉注射	1次	第8、15、22、29日
培门冬酶注射液	/	1 632 IU	肌内注射	1次	第9、16、23日

患儿泼尼松诱导治疗第 8 日，白细胞计数 $1.12\times10^9/L$，较诱导前（白细胞计数 $114.43\times10^9/L$）下降明显，提示泼尼松敏感，继续按序治疗，动态监测血象、血生化、凝血功能等，观察病情变化，及时处理。

患儿诱导治疗第 15 日，骨髓象示：幼稚淋巴细胞占 0.5%；MRD<0.01%，暂定中危，继续按序诱导化疗。

患儿诱导治疗第 33 日，骨髓象示：未见原幼淋巴细胞；MRD<0.01%，提示患儿诱导缓解治疗 33 日达完全缓解，预后良好。

【出院诊断】急性 B 淋巴细胞白血病。

三 治疗方案分析及药学监护

（一）治疗药物分析

儿童 ALL 的治疗是以化疗为主的整体综合治疗模式，还包括支持治疗、放疗、造血干细胞移植，确诊后应根据危险程度分组进行分层治疗以取得最佳治疗效果。

ALL治疗模式：按不同危险程度分型选择治疗方案；采用早期化疗，后期弱化疗，加强髓外白血病的预防；分阶段、长期规范治疗；治疗程序：诱导治疗、早期强化治疗、巩固治疗、延迟强化治疗、维持治疗，总疗程2~2.5年。CCLG-ALL-2008方案见表12-2。

表12-2 CCLG-ALL-2018方案

治疗方案	低危	中危	高危
诱导阶段治疗	VDLD(DNR×2)	VDLD(DNR×4)	VDLD(DNR×4)
早期强化治疗	CAM	CAM×2	CAM×2
巩固治疗	HD-MTX 2 g/m²	HD-MTX 5 g/m²	(HR-1,hR-2,hR-3)×2
延迟强化治疗Ⅰ	VDLD→CAM	VDLD→CAM	VDLD→CAM
中间维持治疗		6MP+MTX	
延迟强化治疗Ⅱ		VDLD→CAM	
维持治疗	6MP+MTX/VD+IT	6MP+MTX/VD+TIT	6MP+MTX/CA/VD+TIT

注：CCLG,中国儿童白血病协作组；VLDL,长春新碱(vincristine,VCR)-柔红霉素(Daunorubicin,DNR)-培门冬酶(Pegasparaginase,PEG-ASP)-泼尼松(prednisone,PDN)；CAM,环磷酰胺(cyclophosphamide,CTX)-阿糖胞苷(cytarabine,Ara-C)-6-巯基嘌呤(6-mercaptopurine,6-MP)；HD-MTX,大剂量甲氨蝶呤(high doses of methotraxate,HD-MTX)；VD,VCR-DeX；CA,CTX-Ara-C；IT,鞘内注射(intrathecal injections,IT)甲氨蝶呤(methotraxate,MTX)；TIT,三联鞘注(triple-in-trathecal injections,TIT)——MTX+Ara-C+DeX；HR-1,Dex-VCR-HD-MTX 5 g/m²-Ara-C-PEG-ASP-TIT；HR-2,Dex-HD-MTX 5 g/m²-PEG-ASP-长春地辛(vinderine,VDS)-异环磷酰胺(ifosfamide,IFO)-DNR-TIT；HR-3,Dex-PEG-ASP-Ara-C-依托泊苷(etoposide,VP16)。

根据儿童ALL的临床危险度分型，初诊该患儿危险度为中度危险组，采用VDLP方案和TIT进行诱导缓解治疗。

1. 诱导缓解治疗——VDLP方案(表12-3)

表12-3 VDLP诱导方案

药物	给药计划	注意事项
泼尼松	60 mg/(m²·日)口服 第1~7日：泼尼松试验 第8~28日：继续PDN 第9~35日：减停	肿瘤负荷大的患者可减低起始剂量[0.2~0.5 mg/(kg·日)]，以免发生肿瘤溶解综合征，第8日评估。外周血白细胞计数$>1.0×10^9$/L为PDN不敏感。

续 表

药　物	给　药　计　划	注　意　事　项
长春新碱（VCR）	1.5 mg/(m^2·次),静脉注射每周1次,共4次（第8、15、22、29日）	每次最大剂量不超过2 mg,无VCR可用VDS 3 mg/(m^2·次)代替
柔红霉素（DNR）	30 mg/(m^2·次),静脉注射每周1次,共2~4次（第8、15、22、29日）	注意心脏相关评估和不良反应
培门冬酶（PEG-ASP）	2 500 U/(m^2·次),肌内注射,1~2次/周	每次最大量不超过3 750 U
三联鞘注（TIT）	见表12-4	

表12-4　按年龄三联鞘内注射的药物剂量

年龄(岁)	MTX(mg)	Ara-C(mg)	Dex(mg)
<1	6	18	2
1~2	8	24	2.5
2~3	10	30	3
≥3	12	36	4

2. 早期治疗反应评估

诱导治疗后,第15日、第33日进行评估（表12-5）。

表12-5　治疗反应的骨髓评估标准

评估指标	标　准	
骨髓细胞学	M1	骨髓涂片幼稚淋巴细胞<5%
	M2	5%≤骨髓涂片幼稚淋巴细胞<20%
	M3	骨髓涂片幼稚淋巴细胞≥20%
骨髓MRD	<0.01%为阴性	

该患儿化疗方案选择、药物的用法用量合理。

(二) 药学监护

1. 糖皮质激素的药学监护

(1) 不良反应监护:ALL患儿激素剂量大且应用时间长,不良反应常见,可出现肥胖、暴食、水肿、低血钾、高血糖、高血压、精神兴奋暴躁、消化道溃疡、骨质疏松、病理性骨折、免疫力低下等不良反应,用药期间应监测体重、血压、电解质、血糖,如出现高血压、高血糖、低血钾等及时应用相应药物治疗。

(2) 注意事项:限制水钠的摄入并补充富钾、优质蛋白食物,患儿应注意补充钙剂、维生素D预防骨质疏松,应用抗酸药预防消化道溃疡,注意手卫生,戴口罩预防感染。

2. 肿瘤治疗药物的药学监护

(1) 不良反应监护

① 肿瘤溶解综合征(tumor lysis syndrome,TLS):指对化疗敏感的肿瘤在初始治疗时,大量肿瘤细胞快速裂解,各种电解质、蛋白质和核酸代谢产物释放入血所致的急性代谢紊乱综合征,引起高尿酸血症、高磷血症、高钾血症、低钙血症、低镁血症及尿酸结晶堵塞肾小管,严重时导致心律失常和急性肾功能衰竭。急性白血病患儿为发生TLS的高危人群,在肿瘤高负荷时更容易合并肿瘤细胞溶解综合征。治疗期间严密监测各项指标:体重、血压、24 h出入量、尿量、血电解质(钾、磷、钙)、血尿酸、乳酸脱氢酶和血肌酐水平等,持续心电监护。

A. 水化:充分水化是预防和治疗TLS最基本措施,降低血钾、血磷和血尿酸浓度,增加肾血流量和肾小管尿液流速,保障充足尿量,促进尿酸和磷的排泄,2 000~3 000 mL/m² 持续静脉均匀滴注,不含钾、磷、钙,无需碱化尿液,除非有明显的酸中毒。

B. 利尿:充分水化后患儿仍少尿[尿量<2 mL/(kg·h)]首选呋塞米进行利尿。

C. 纠正电解质紊乱:

高尿酸血症——防止高尿酸血症的药物:别嘌醇、非布司他。

高钾血症——限制钾的摄入。a. 静脉注射葡萄糖酸钙:不能降低血钾,但能对抗高钾引起的心脏毒性,而且作用时间短暂仅数分钟,多用于等待透析前,同时需要心电监护;b. 补充碳酸氢钠:对于酸中毒患儿效果较好,但疗效持续 1 h 左右,只能作为应急使用,且不宜用于血容量过多的患儿,因会碱化尿液故慎用;c. 沙丁胺醇雾化吸入或静脉缓慢注射、静脉给予葡萄糖加胰岛素降低血钾,e. 透析:通过上述方法治疗血钾仍进行性升高或预期不能通过上述办法纠正的高血钾应考虑透析治疗和血液滤过去除钾离子。

低钙血症——因钙盐可增加肾小管钙盐沉积,临床无症状时无需使用静脉钙剂处理;一旦发生低钙性手足抽搐可使用小剂量葡萄糖酸钙缓解症状。

高磷血症——持续水化、限制磷的摄入、口服碳酸钙阻止磷酸盐吸收,降低血磷提高游离钙。

肾功能不全——轻度肾功能不全可通过水化、利尿等处理、随着肿瘤负荷减轻、肾脏浸润缓解而逐步好转。不应因肾功能不全而限制输液量,严重肾功能不全伴少尿、无尿、水肿时应考虑及时做透析治疗。

② 心脏毒性

A. 蒽环类药物——柔红霉素可引起心脏毒性,包括急性心肌损伤和慢性心功能损害。前者为短暂而可逆的心肌局部缺血,可表现为心慌、气短、胸闷、心前区不适,心电图异常、心动过速、心律失常等;后者为不可逆的充血性心力衰竭,与药物累积剂量相关。需常规监测非特异性心电图(ECG)和超声心电图检查,一旦心功能检测提示心脏射血分数 55% 或轴缩短分数<28%,若能证明左心功能异常和细菌感染有关,可以继续使用蒽环类抗生素否则应该暂停,直到射血分数≥55% 或轴缩短分数≥28%。且患儿年龄越小,药物累积量越大,高剂量使用次数越多,心脏毒性发生率越高,故应根据蒽环类药物使用剂量或心肌损伤程度选择右雷佐生,左旋肉碱、能量合剂等药物。患儿在使用蒽环类药物—柔红霉素过程中,应监测(ECG)和超声心电图、心肌酶谱、肌钙蛋白、B 型利尿肽等,停药后也需长期随访心脏功能。

B.《蒽环类药物心脏毒性防治指南(2013 年)》推荐右雷佐生可有效预防蒽环类药物所致的心脏毒性,一般在蒽环类药物给药前 30 min 使用,与蒽环类药物的剂量比为 10:1~20:1(右雷佐生:多柔比星=20:1;右雷佐生:柔红霉素=20:1;右雷佐生:吡柔比星=10:1;右雷佐生:米托蒽醌=50:1)。该患儿在柔红霉素给药前 30 min,予以右雷佐生预防心脏毒性(剂量为柔红霉素的

20倍)。

③ 神经毒性：长春新碱可引起神经毒性，为剂量限制性毒性(剂量不得超过 2 mg)；常见的轻度毒性有下颌疼痛、便秘、深反射减弱，有时可以有发声障碍，但应和念珠菌性喉炎相鉴别；如果有持续存在的腹绞痛、步态不稳、严重的疼痛或抗利尿激素异常分泌(SIADH)等明显的中毒表现者应减量使用或改用神经毒性较小的长春地辛。出现盲肠炎者应停药，恢复后改用长春地辛。用药时应确认其用量，避免超剂量引发严重不良反应。其间严密监视患儿用药后是否出现与神经系统有关的毒性症状，如若出现，根据症状轻重考虑长春新碱减量甚至停用。

④ 过敏反应：培门冬酶可引起过敏反应，导致的过敏反应一般发生在早期(第 2 次或第 3 次给药)，表现为速发型过敏反应，其症状包括局部肿胀、全身皮疹、喉头水肿、支气管痉挛、过敏性休克等。过敏反应食物发生和多次给药、小年龄、前置化疗、遗传(HLA-DRB1×07∶01 等位基因)等因素有关。一旦出现各种过敏反应应该立即停止使用，对速发型 3~4 级过敏反应第一时间肌内注射肾上腺素，对 1~2 级过敏反应可以选用抗组胺药物，对于肌注部位的炎症反应可以用解热镇痛剂。由于培门冬酶的半衰期较长，过敏反应可能持续数天，应密切观察 3 日以上。患儿用药期间需严密观察。

⑤ 胰腺炎：培门冬酶可引起胰腺炎。表现为急性腹痛、血淀粉酶增高，B超或 CT 见胰腺增大及水肿。对所有怀疑胰腺炎的腹痛均必须做腹部超声、CT 检查或 MRI 检查。发生培门冬酶相关胰腺炎(AAP)的治疗和其他原因的胰腺炎一样。A. 轻、中度胰腺炎(腹痛少于 72 h，胰淀粉酶、脂肪酶低于正常高限 3 倍)：必须暂停培门冬酶直到临床表现、体征消失、淀粉酶及脂肪酶恢复正常，此后可以在严密监测胰腺炎复发下复用。B. 重度胰腺炎：一旦发生应立即停止使用培门冬酶，明确是糖皮质激素或巯基嘌呤或其他非培门冬酶引起的胰腺炎可以考虑在胰腺炎恢复后继续使用培门冬酶。所有不能排除培门冬酶原因的重度胰腺炎应永久禁用培门冬酶。C. 无症状性胰淀粉酶、脂肪酶升高若不符临床胰腺炎诊断，可在严密监视下使用培门冬酶。患儿用药期间严密监测血尿淀粉酶、有无腹痛等消化道反应。在治疗前 3 日至用药后 3 周内应低脂饮食，且注意优质蛋白的摄入，防止低蛋白血症。以后经过 2 周的过度饮食可以转化为普通饮食。

⑥ 肝脏毒性：大多数肿瘤治疗药物都会引起肝功能异常，常表现为氨基转移酶、胆红素升高，每个化疗疗程前和治疗期间均需要监测肝功，如若出现肝功能异常时，给予保肝药物对症治疗，必要时调整化疗方案剂量或停止化疗。

⑦ 消化系统反应：胃肠道反应是肿瘤治疗最常见的不良反应，表现为食欲下降、恶心、呕吐、腹泻、便秘等症状。根据《中国肿瘤药物治疗相关恶心呕吐防治专家共识（2022年）》，对化疗药物致吐风险进行分级，详见表12-6。

表12-6 静脉化疗药物致吐风险分级

致吐风险分级	化疗方案
高致吐风险（呕吐发生率>90%）	AC方案（蒽环类药物＋环磷酰胺）；卡铂AUC≥4；顺铂；环磷酰胺>1 500 mg/m²；达卡巴嗪；多柔比星≥60 mg/m²；异环磷酰胺单次剂量≥2 g/m²
中致吐风险（呕吐发生率30%~90%）	阿糖胞苷>200 mg/m²；阿扎胞苷；奥沙利铂；白消安；柔红霉素；吡柔比星；多柔比星≤60 mg/m²；放线菌素；环磷酰胺≤1 500 mg/m²；甲氨蝶呤≥250 mg/m² 卡铂AUC<4；美法仑；奈达铂；替莫唑胺；伊达比星；伊立替康；伊立替康（脂质体）；异环磷酰胺单次剂量<2 g/m²
低致吐风险（呕吐发生率10%~30%）	5-氟尿嘧啶；阿糖胞苷100~200 mg/m²；贝利司他；多柔比星（脂质体）；多西他赛；吉西他滨；甲氨蝶呤50~250 mg/m²；米托蒽醌；噻替哌；拓扑替康；依托泊苷
轻微致吐风险（呕吐发生率<10%）	阿糖胞苷<100 mg/m²；博来霉素；长春地辛；长春瑞滨；长春新碱；长春新碱（脂质体）；地西他滨；氟达拉滨；甲氨蝶呤≤50 mg/m²；克拉屈滨；门冬酰胺酶；培门冬酶；硼替佐米；平阳霉素

该患儿的化疗方案为：长春新碱＋培门冬酶＋柔红霉素，分别为轻微致吐风险、轻微致吐风险和中致吐风险的药物，须给予预防性止吐治疗，不同致吐风险分级化疗药物的具体措施见下表。

预防用药是控制恶心呕吐关键：止吐药物应在每次抗肿瘤治疗前开始使用（静脉注射剂：首剂前30 min，口服制剂：首剂前60 min），儿童抗肿瘤药物所致恶心呕吐预防用药详见表12-7。

表 12-7　儿童抗肿瘤药物所致恶心呕吐的预防

致吐风险分级	具体处理措施
高致吐风险	5-HT$_3$ 受体拮抗剂+地塞米松+NK-1 受体拮抗剂(阿瑞匹坦/福沙匹坦)
	无法接受 NK-1 受体拮抗剂治疗的患儿：5-HT$_3$ 受体拮抗剂+地塞米松
	无法接受地塞米松治疗的患儿：帕洛诺司琼+NK-1 受体拮抗剂(阿瑞匹坦/福沙匹坦)
中致吐风险	5-HT$_3$ 受体拮抗剂+地塞米松
	无法接受地塞米松的患儿：5-HT$_3$ 受体拮抗剂+NK-1 受体拮抗剂(阿瑞匹坦/福沙匹坦)
低致吐风险	5-HT$_3$ 受体拮抗剂单药治疗
轻微致吐风险	不推荐常规预防性止吐

5-HT$_3$ 受体拮抗剂。

一代：昂丹司琼(≥6 个月：化疗前 5 mg/m^2 或 0.5 mg/kg,化疗后口服 4 mg/kg,每日 2 次,最多连服 5 日)、格拉司琼(40 μg/kg,最大量 3 mg,24 h 内可追加给药 1 次,2 次给药间隔＞10 min)、多拉司琼(≥2 岁：化疗前 30 min 1.8 mg/kg 或化疗前 1 h 内口服 1.8 mg/kg,最大量不超过 100 mg)。

二代：帕洛诺司琼[1 月龄～17 岁,化疗前 30 min 静注 20 μg/kg 隔日 1 次,最大 1.5 mg,化疗开始第 1、3、5 日使用；＞17 岁：0.25 mg/日(＜0.75 mg/日)隔日 1 次]。

该患儿在化疗前予昂丹司琼减轻消化道反应,药物选择、用法用量合理。

⑧ 血液系统反应：A. 大多数肿瘤治疗药物都会引起血液系统反应。表现为白细胞、中性粒细胞、血小板、红细胞下降。化疗结束后需复查血常规,白细胞和中性粒细胞下降给予升白针—人粒细胞刺激因子对症治疗；血小板下降给予重组人促血小板生成素、白介素-11,必要时输注血小板；在治疗期间密切关注患儿血象变化,皮肤有无出血点,一旦出现骨髓抑制对症给予升白细胞、升血小板药物。B. 凝血功能异常：培门冬酶可引起凝血酶原时间延长、部分凝血活酶

生成时间延长、低纤维蛋白血症等凝血纤溶异常,治疗可给予新鲜血浆及纤维蛋白原制剂,患儿用药期间需定期监测凝血指标及纤维蛋白原定量。

⑨ 高血糖:培门冬酶可引起葡萄糖耐量异常而导致高血糖,通常对胰岛素较为敏感,仅用胰岛素 4 U 可使血糖明显下降。患儿在用药期间应监测血糖水平。

⑩ 药物外渗:长春新碱、柔红霉素静脉滴注时渗漏会导致局部组织坏死,一旦出现红肿、疼痛、外溢应立即停止输注,环形封闭,多磺酸粘多糖乳膏湿敷等相应处理措施。

(2) 注意事项

① 给药顺序:先长春新碱,后培门冬酶(长春新碱和培门冬酶联合使用加重神经系统毒性,为将毒性降至最小,长春新碱应在培门冬酶给药前 12~24 h 使用)。② 药物的避光、溶媒、输注时间:长春新碱—溶媒:0.9% NaCl;输注时避免阳光直射。柔红霉素—溶媒:0.9% NaCl;1 h 内输注完。右雷佐生—溶媒:0.9% NaCl;稀释后终浓度 1.3~3.0 mg/mL;30 min 内滴注完。

第二节 再生障碍性贫血

再生障碍性贫血(aplastic anemia,AA)是由多种病因及发病机制引起的一种骨髓造血功能衰竭性疾病,主要表现为骨髓有核细胞增生低下、外周全血细胞减少以及由其导致的贫血、出血和感染,一般无肝、脾、淋巴结肿大。其年发病率在我国为 0.74/10 万人口,可发生于各年龄组,男、女发病率无明显差异。

本病分为先天性及获得性两大类。先天性 AA 主要包括 Fanconi 贫血、先天性角化不良、Shwachman-Diamond 综合征等。诊断获得性 AA 应首先排除先天性骨髓衰竭性疾病。儿童处于生长发育阶段,本病发病早期可能骨髓有核细胞全面增生低下并不明显,巨核细胞数在正常范围低限,外周血仅表现为单纯血小板减少或中性粒细胞轻度降低。

获得性 AA 的临床预后,部分程度取决于全血细胞减少的严重程度:① 重型 AA (SAA):骨髓有核细胞增生程度 25%~50%,残余造血细胞少于 30% 或有核细胞增生程度低于 25%;外周血象至少符合以下 3 项中的 2 项(A. 中性粒细胞绝对值 $<0.5\times10^9$/L;B. 血小板计数 $<20\times10^9$/L;C. 网织红细胞绝对

值<20×10^9/L 或校正后的网织红细胞<1%)。② 极重型 AA（vSAA）：除满足 SAA 条件外，中性粒细胞绝对值<0.2×10^9/L。③ 非重型 AA（NSAA）：未达到 SAA 和 vSAA 诊断标准。

一 病例介绍

患儿，男，7 岁 4 个月，23 kg。

主诉：发现全身瘀点、瘀斑 7 日，三系减少半天。

现病史：患儿 7 日前无明显诱因出现全身散在瘀点、瘀斑，双下肢为重，呈进行性增多，压之不褪色，不伴瘙痒，家属未予重视，病程中出现 2 次鼻衄，量中，按压可止血，无牙龈出血、呕血、咯血、便血及肉眼血尿，曾于当地诊所给予止血治疗（具体不详），1 日前全身瘀点、瘀斑增加，查血常规，考虑血液系统疾病，为进一步系统诊治遂至某儿童医院急诊，以"全血细胞减少待查"收住院。患儿近期无发热、咳嗽、流涕，无恶心、呕吐、腹泻、抽搐，无嗜睡、意识障碍、肢体活动障碍，精神、睡眠、饮食可，大小便外观未见异常，体重无变化。

既往史：无特殊。

家族史：无特殊。

个人史：无特殊。

【查体】体温 37.0℃，心率 107 次/min，呼吸 23 次/min，体重 23 kg。一般情况尚可，面色、口唇苍白，全身可见散在出血点、瘀点、瘀斑，浅表淋巴结未触及明显肿大，双瞳孔对光反射灵敏，眼睑苍白，皮肤巩膜无黄染，扁桃体Ⅰ度肿大，颈抵抗（－）。胸廓对称；呼吸节律规则。两肺呼吸音对称，呼吸音清，无啰音。心律齐，心音有力，未闻及杂音。腹部平软，肝脏、脾未触及。四肢肢端暖，足跟 CRT 2 s。

【辅助检查】血常规：白细胞计数 0.72×10^9/L，血红蛋白 82.00 g/L，血小板计数 1.00×10^9/L，中性粒细胞计数 0.46×10^9/L，红细胞计数 2.32×10^{12}/L，幼稚细胞未检出，异形淋巴细胞未检出，中毒颗粒未检出，网织红细胞百分比 0.65%，网织红细胞绝对值 0.015×10^{12}/L，淋巴细胞计数 0.18×10^{12}/L。

【入院诊断】全血细胞减少查因。

二 治疗经过

患儿入院后完善相关检查,面色差,血常规:血红蛋白 82.00 g/L、血小板计数 $1.00×10^9$/L 提示贫血重,予完善交叉配血、输血前检查,申请红细胞输注纠正贫血;患儿血小板低下,予申请血小板输注纠正血小板减少。

入院第 5 日,骨髓细胞病理学检查及诊断(骨髓):骨髓细胞病理学检查及诊断骨髓有核细胞增生减低,粒红二系细胞比例正常,巨核系缺如,偶见噬血细胞;骨髓活检(髂后):骨髓增生减低(造血容量约 10%);中性粒细胞计数 $0.16×10^9$/L<$0.2×10^9$/L,血小板最低为 $5×10^9$/L,目前考虑极重型再生障碍性贫血。予以聚乙二醇化重组人粒细胞刺激因子注射液 2.3 mg 皮下注射,升白细胞;输注血小板后效果不佳,予艾曲泊帕乙醇胺片(37.5 mg,口服,每日 1 次)升血小板。

入院第 7 日,患儿发热一次,热峰 38.5℃,目前血常规:白细胞计数 $0.42×10^9$/L,中性粒细胞计数 $0.16×10^9$/L,按"中性粒细胞减少伴发热"治疗原则予以头孢哌酮钠舒巴坦钠(0.92 g,静脉滴注,每日 2 次)抗感染治疗。

入院第 10 日,患儿无发热,体温正常,复查血常规:血红蛋白 78.00 g/L,血小板计数 $65.00×10^9$/L,按照免疫抑制治疗方案进行治疗,给予兔抗人胸腺细胞免疫球蛋白 75 mg,静脉滴注,每日 1 次,连续使用 5 日。输注前半小时给予甲泼尼龙琥珀酸钠(25 mg,静脉滴注,每日 1 次)减轻兔抗自身免疫反应(预防药物过敏),输注时给予心电监护,输注前后监测血压变化。患儿当日开始口服环孢素(50 mg,口服,每日 2 次),服药 2 周后检测 CsA 血药浓度。

入院第 15 日,为输注兔抗人胸腺细胞免疫球蛋白结束第 1 日,给予口服醋酸泼尼松片(12.5 mg,口服,每日 2 次)减轻自身免疫反应,需警惕输注 ATG 后并发血清病。

入院第 23 日,患儿环孢素谷浓度 34 ng/mL<100~200 ng/mL,环孢素加量至 75 mg,每日 2 次,1 周左右再复查环孢素浓度。

入院第 29 日,为输注兔抗人胸腺细胞免疫球蛋白结束第 15 日,患儿未诉四肢疼痛,查体全身无皮疹,1 周内减停醋酸泼尼松片。

入院第 30 日,患儿诊断再生障碍性贫血(极重型),已输注兔抗人胸腺细胞免疫球蛋白,目前输注完 2 周内未诉四肢疼痛,全身无皮疹,1 周内减停醋酸泼尼松片;患儿中性粒细胞计数 $1.34×10^9/L$,血红蛋白 90.00 g/L,血小板计数 $82.00×10^9/L$ 较前升高,血小板输注时间延长,现病情平稳,准予带药出院继续治疗,定期返院复查。

出院后需长期口服环孢素(75 mg,口服,每日 2 次),艾曲泊帕乙醇胺片(37.5 mg,口服,每日 1 次)升血小板;嘱出院后定期监测血常规、肝肾功、环孢素血药浓度,必要时返院输血治疗。

【出院诊断】再生障碍性贫血(极重型)。

三 治疗方案分析及药学监护

(一) 治疗药物分析

该患儿诊断为 vSAA,SAA 治疗原则:一经确诊应尽早启动治疗。

1. 支持治疗

(1) 避免出血、避免接触骨髓损伤性药物。

(2) 防治感染:SAA 和 vSAA 患儿出现发热时,应按"中性粒细胞减少伴发热"的治疗处理。该患儿白细胞计数 $0.42×10^9/L$,中性粒细胞计数 $0.16×10^9/L$,出现发热,热峰 38.6℃,故予以头孢哌酮舒巴坦抗感染。

(3) 成分血输注:根据原卫生部 2000 年 6 月颁布的《临床输血技术规范》内科输血指南。红细胞输注指征为血红蛋白<60 g/L,但在需氧量增加(如感染、发热等)可放宽输注红细胞阈值;推荐血小板计数<$10.00×10^9/L$ 时预防性输注血小板,存在血小板消耗危险因素者可提高阈值为 $20.00×10^9/L$。该患儿面色差,血常规:血红蛋白 62.00 g/L、血小板计数 $1.00×10^9/L$ 提示贫血重,给予成分血输注。

2. 免疫抑制治疗(immunosuppressive therapy,IST)联合促造血治疗

(1) 抗胸腺细胞球蛋白/抗淋巴细胞球蛋白(ATG/ALG):ATG/ALG 治疗应在无感染或感染控制后、血红蛋白 80 g/L 以上和血小板 $20×10^9/L$ 以上时进行。兔源 ATG 剂量 2.5~3.5 mg/(kg·日),猪源 ALG 剂量为 20~30 mg/(kg·日),连续使用 5 日。每日用 ATG/ALG 时同步应用肾上腺皮质激素防止过敏反应。血清病反应(关节痛、肌痛、皮疹、轻度蛋白尿和血小板减少)一般出

现在 ATG/ALG 治疗 1 周左右,因此糖皮质激素应足量用至 15 日,随后减量,一般 2 周后减完(总疗程 4 周)。

(2) 环孢素 A(CsA):CsA 联合 ATG/ALG 用于 SAA 时,CsA 口服剂量 3~5 mg/(kg·日),建议与 ATG/ALG 同时应用。IST 联合 TPO-RA 治疗 SA 方案中,CsA 足量应用 6 个月或疗效达平台期后建议持续用药 12~24 个月后停药。口服 2 周后监测 CsA 血药浓度,全血谷浓度维持在 100~200 μg/L。服药期间定期监测血药浓度、肝肾功能和血压。

(3) 促血小板生成素受体激动剂(TPO-RA):可刺激骨髓中的巨核细胞及多能造血干细胞和祖细胞。FDA 批准艾曲泊帕联合 IST 用于 2 岁及以上的 SAA 患者的一线治疗(表 12-8)。

表 12-8 艾曲泊帕乙醇胺片不同地区不同年龄段剂量表

地 区	年 龄	剂 量
欧美地区	2~5 岁	2.5 mg/kg,每日 1 次,最大 75 mg
	6~11 岁	75 mg/日,每日 1 次
	≥12 岁	150 mg,每日 1 次
东亚/东南亚地区	2~5 岁	1.25 mg/kg,每日 1 次,最大 37.5 mg
	6~11 岁	37.5 mg/日,每日 1 次
	≥12 岁	75 mg,每日 1 次

根据血小板计数进行剂量调整(使血小板计数维持在 $\geq 50 \times 10^9$/L),血小板正常后缓慢停药,不要骤停。

该患儿诊断为 vSAA,选择 IST(兔抗人胸腺细胞免疫球蛋白联合 CsA)联合艾曲泊帕治疗方案,药物选择、用法用量适当、治疗方案合理。

3. 治疗效果评估标准

完全缓解(complete response,CR):中性粒细胞绝对值 $>1.5 \times 10^9$/L,血红蛋白 >110 g/L,血小板 $>100 \times 10^9$/L,脱离红细胞及血小板输注,并维持 3 个月以上。

部分缓解(partial response,PR)：中性粒细胞绝对值＞$0.5×10^9$/L,血红蛋白＞80 g/L,血小板＞$20×10^9$/L,脱离红细胞及血小板输注,并维持3个月以上。

完全缓解(no response,NR)：未达到PR或CR标准。

患儿应定期随访以便及时评价疗效和不良反应。

(二) 药学监护及用药教育

1. 兔抗人胸腺细胞免疫球蛋白(ATG)的药学监护

(1) 溶媒：用5 mL灭菌注射用水稀释成5 mg/mL,再用5%GS或0.9%NaCl稀释；

(2) 静脉滴注时间应在4 h以上；

(3) 输注前应按照药品说明进行皮试和(或)静脉试验,试验阴性方可接受治疗,每日用时同步应用肾上腺皮质激素防治过敏反应。

(4) 不良反应及注意事项：① 急性期输液反应：超敏反应、发热、僵直、皮疹、高血压或低血压及液体潴留等,应给予泼尼松1～2 mg/(kg·日)或相应剂量其他糖皮质激素进行预防；患者床旁应备气管切开包、肾上腺素；② 血清病：包括关节痛、肌痛、皮疹、轻度蛋白尿和血小板减少等,一般发生在ATG治疗后1周左右,糖皮质激素应足量应用至治疗后15日,随后减量,一般2周减完(总疗程4周),出现血清病反应者则静脉应用肾上腺糖皮质激素冲击治疗。

2. 环孢素(CsA)的药学监护及用药教育

(1) 正确服用方法：食物不会影响环孢素的吸收,餐前餐后用药都可以；每日2次服用：2次间隔时间12 h,固定时间服用(如早晨9点和晚上9点)。

(2) 主要不良反应：消化道反应、齿龈增生、色素沉着、肌肉震颤、肝肾功能损害,少数出现头痛和血压变化,但大多症状轻微或对症处理后减轻,必要时可调换CsA剂型或选择其他免疫抑制剂；因此服药期间定期监测血压、肝肾功能、血清电解质(主要是钾和镁)等,出现上述不良反应减量或停药。

(3) 药物—食物相互作用：CsA在肝脏中广泛代谢,血浆CsA浓度可受肝药酶诱导剂或抑制剂影响,尤其是细胞色素P450同工酶CYP3A4。① 合用提高CsA血药浓度,大环内酯类药物(阿奇霉素、红霉素、克拉霉素)、抗真菌药物(氟康唑、伊曲康唑、伏立康唑)、多西环素、高剂量甲泼尼龙琥珀酸钠、别嘌醇、维拉帕米、葡萄柚及葡萄柚汁等；② 合用降低 CsA 血药浓度,卡巴西平、苯妥英钠、利福平、奥曲肽、波生坦等；③ 合用增加肾毒性,阿昔洛韦、氨基糖苷类抗菌药物、两性霉素 B、环丙沙星、呋塞米、甘露醇、万古霉素、非甾体抗炎药等；④ 合用增加血钾浓度,保钾利尿药（血管紧张素转化酶抑制剂、血管紧张素Ⅱ受体拮抗剂）、含钾药物、富含钾的饮食,但必须合用时,需监测血钾浓度。

（4）注意事项：环孢素个体差异大、治疗窗窄,用药期间需定期监测血药浓度。服药 2 周后监测 CsA 血药浓度,建议全血谷浓度维持在 100～150 μg/L,在保持谷浓度的前提下尽量将峰浓度维持在 300～400 μg/L。疗效达平台期后 12 个月方可减量。应按原剂量的 10%～20% 递减,每 3 个月减量 1 次。减量期间密切观察血象,如有波动需慎重减量。

3. 艾曲泊帕乙醇胺的药学监护及用药教育

（1）正确服用方法：① 本药片碾碎后混入食物或液体服用；② 24 h 内用药不超过 1 次；③ 空腹服用（餐前 1 h 或餐后 2 h）,避免与多价金属阳离子的药物（抗酸药物、矿物质补充药）、富含钙（钙＞50 mg）的食物（如奶制品、钙强化果汁等）同服用,会减少艾曲泊帕乙醇胺的吸收,故服药之前至少 4 h 或用药后至少 2 h 才能进食高钙食物或多价阳离子药物,或伴有合并用药时根据药品说明书调整药物剂量。

（2）主要不良反应：肝脏毒性、肾功能损害、血栓（如肺栓塞、心肌梗死、卒中,可表现为胸闷、胸痛、咯血、呼吸急促等,腿部或胳膊疼痛、说话或吞咽困难等）、引发白内障（表现为视力下降、眼部不适）,出现上述不良反应时应评估减量或停药。

（3）用药期间定期监测血常规（包括血小板计数,直至血小板计数稳定、无出血症状）、肝肾功能、眼底检查等。

第三节　原发性免疫性血小板减少症

原发免疫性血小板减少症（primary immune thrombocytopenia，ITP）是由多种免疫细胞和细胞因子介导引起血小板破坏过多和（或）骨髓巨核细胞分化成熟障碍,导致血小板生成减少,从而出现皮肤、黏膜、脏器出血的获得性自身免疫性、出血性疾病,儿童年发病率为 4/10 万~5/10 万。常有 2~4 周前的前驱感染或疫苗接种史,皮肤、黏膜出血是 ITP 最常见的临床表现,严重的内脏、颅内出血不多见。部分患儿仅有血小板减少,没有出血症状;部分患儿可有明显的乏力症状;威胁生命的严重出血少见,如颅内出血的发生率<1%。80% 的病例在诊断后 12 个月内血小板计数可恢复正常,仅 20% 左右的患儿病程持续 1 年以上。阻止血小板过度破坏和促进血小板生成已成为 ITP 现代治疗不可或缺的重要方面。

一 病例介绍

患儿,女,1 岁 2 个月,9 kg。

主诉:腹泻 1 周,发现血小板减少 1 日。

现病史:患儿 1 周前无明显诱因出现腹泻,解黄色稀水便 1~4 次/日,每次量中等,可见黏液,无血便,无便前便后哭闹,无发热,无呕吐,无抽搐,无咳嗽、喘息、气促,无呼吸困难及面色青紫,自予间断口服蒙脱石散对症后,腹泻好转,前 1 日家属感患儿精神稍差,血常规提示:PLT $4×10^9$/L,拟"血小板减少原因待查、腹泻"收入院。

既往史:无特殊。

家族史:无特殊。

个人史:无特殊。

【查体】体温 36.5℃,心率 120 次/min,呼吸 24 次/min,体重 9 kg。一般情况欠佳,神志清楚,皮肤弹性尚可,无眼眶凹陷,面颊及舌尖见针尖大小出血点,额头、鼻梁、左侧眼角见瘀斑,上嘴唇见红色结痂,患儿背部及臀部皮肤见大片青灰色蒙古斑,口唇无青紫,口腔津液尚可,浅表淋巴结无肿大,双瞳孔等大等圆,对光反射存在,颈软,咽稍充血,双肺呼吸音清晰,未闻及啰音,心音有力、律齐。腹部平软,肝脾未触及,无胃肠型及蠕动波,肠鸣音正常。四肢肌力、肌张力无异常,巴氏征(一)。肝脾淋巴结无肿大。

【辅助检查】血细胞分析:白细胞计数 $10.89×10^9$/L,淋巴细胞百分率 37.70%,中性粒细胞百分率 54.20%,血红蛋白 118.00 g/L,血小板计数 $4.00×10^9$/L,网织红细胞未见异常。

【入院诊断】血小板减少原因待查。

二 治疗经过

患儿入院后完善相关检查。患儿有腹泻病史,肝脾淋巴结无肿大,血常规:白细胞计数 $3.53×10^9$/L,中性粒细胞计数 $2.10×10^9$/L,淋巴细胞百分率 36.80%,中性粒细胞百分率 59.60%,红细胞计数 $3.77×10^{12}$/L,血红蛋白 112.00 g/L,血小板计数 $6.00×10^9$/L;骨髓细胞病理学检查及诊断:骨髓有核细胞增生明显活跃,粒、红、巨三系增生,巨核系伴产板不良,未见异常细胞。目前考虑重型原发性免疫性血小板。

入院第 1 日,患儿目前诊断明确,予以人免疫球蛋白(8 g,静脉滴注),地塞米松磷酸钠注射液(5 mg,静脉滴注,每日 1 次)冲击治疗,连用 4 日,激素剂量大,有消化道症状,给予奥美拉唑抑酸护胃。

入院第 5 日,激素治疗 4 日后,复查血常规:白细胞计数 $3.36×10^9$/L,单核细胞计数 $0.88×10^9$/L,中性粒细胞计数 $1.28×10^9$/L,红细胞计数 $4.03×10^{12}$/L,血红蛋白 115.00 g/L,血小板计数 $29.00×10^9$/L,淋巴细胞计数 $1.16×10^9$/L,患儿血小板回升差,调整为甲泼尼龙琥珀酸钠(80 mg,静脉滴注,每日 1 次),口服艾曲泊帕乙醇胺片(每次半片,每日 1 次,空腹口服)促血小板生成。

入院第 9 日,复查血常规:白细胞计数 $7.41×10^9$/L,红细胞计数 $3.98×10^{12}$/L,血红蛋白 114.00 g/L,血小板计数 $30.00×10^9$/L。患儿血小板反复难回升,激素冲击时间久,给予调整为口服醋酸泼尼松片(17.5 mg,口服,分 2 次口服)治疗,停医嘱艾曲泊帕乙醇胺片调整为皮下注射重组人血小板生成素注射液(0.36 mL,皮下注射,每日 1 次)。

入院第 11 日,复查血常规:白细胞计数 $7.99×10^9$/L,中性粒细胞计数 $4.98×10^9$/L,红细胞计数 $4.42×10^{12}$/L,血红蛋白 129.00 g/L,血小板计数 $109.00×10^9$/L,淋巴细胞计数 $2.45×10^9$/L。血小板较前回升明显,准予办理出院,出院后定期门诊随诊,并根据血小板调整激素剂量,继续口服艾曲泊帕乙醇胺,动态监测血象。

三 治疗方案分析及药学监护

(一) 治疗药物分析

ITP 治疗原则:ITP 多为自限性,治疗措施更多取决于出血的症状,而非血小板数目。当 PLT≥$20×10^9$/L,无活动性出血表现,可先观察随访,不予治疗。在此期间,必须动态观察血小板数目的变化;如有感染需抗感染治疗。

1. 一般治疗

少渣软食;适当限制活动,避免外伤;避免应用抗血小板药物。

2. 一线治疗

(1) 糖皮质激素

① 泼尼松:剂量 1.5~2.0 mg/(kg·日),最大剂量不超过 60 mg/日,分次口服,血小板计数≥$100×10^9$/L 后稳定 1~2 周,逐渐减量直至停药,一般疗程 4~6 周。也可用等效剂量的其他糖皮质激素制剂代替。糖皮质激素治疗 4 周,仍无反应,说明治疗无效,应迅速减量至停用。

② 大剂量地塞米松冲击治疗:剂量 0.6 mg/(kg·日),最大剂量 40 mg/日,连用 4 日,4 周 1 个疗程。酌情使用 4~6 个疗程,血小板数目稳定后即可停用。

(2) 静脉注射丙种球蛋白(intravenous immunoglobulin,IVIG)为重度出血或短期内血小板计数进行性下降者选用,中和抗血小板抗体及抑制其产生,有效率达 75%。剂量:0.8~1.0 g/(kg·日)×(1~2)日或 400 mg/(kg·日)×(3~5)日,必要时可重复。

3. 二线治疗

(1) 促血小板生成类药物:此类药物起效快(1~2 周),但停药后疗效一般不能维持,需要进行个体化的维持治疗。

① 重组人血小板生成素(rhTPO):剂量 300 IU/(kg·日),皮下注射,血小板计数≥$100×10^9$/L 时可考虑停药。应用 14 日血小板计数不升,可视为无效,可以考虑停药。

② 血小板生成素受体激动剂(TPO-RA):艾曲泊帕为口服制剂,空腹口服。初始剂量:a. 年龄 6~17 岁且体重≥27 kg 患儿,50 mg,每日 1 次;体重<27 kg 的患儿,1.5 mg/kg,每日 1 次;b. 年龄 1~5 岁患儿(或体重<27 kg)1.5 mg/kg,

每日 1 次。

（2）利妥昔单抗：标准剂量 375 mg/m²，每周 1 次，持续 4 周；小剂量每次 100 mg，每周 1 次，持续 4 周。

（3）免疫抑制剂、脾切除。

4. 紧急治疗

重症 ITP 患儿(血小板计数$<10\times10^9$/L)，若发生危及生命的出血，积极输注血小板(对不存在威胁生命出血的患儿不要给予血小板输注治疗)。还可选用静脉输注免疫球蛋白和(或)甲泼尼松龙[10～30 mg/(kg·日)，最大剂量为 1.0 g/日×3 日]冲击治疗。

该患儿诊断为重型 ITP，诊断明确。给予静注人免疫球蛋白联合地塞米松磷酸钠注射液冲击治疗，药物选择、用法用量适当，但治疗后血小板计数回升不明显，调整治疗方案为甲泼尼龙琥珀酸钠冲击治疗联合口服艾曲泊帕乙醇胺片，药物选择、用法用量适当，但患儿激素使用时间长，血小板激素仍反复难回升，调整为醋酸泼尼松片联合重组人血小板生成素注射液治疗，药物选择、用法用量适当、治疗方案合理，现血小板较前回升，病情平稳，出院继续口服激素＋艾曲泊帕乙醇胺，动态监测血象及不良反应。

（二）药学监护及用药教育

1. 静注人免疫球蛋白的药学监护

（1）溶媒：单独输注，或 5%葡萄糖溶液稀释 1～2 倍。严禁含氯化钠的溶液稀释。

（2）静脉滴注：开始滴注速度为 1.0 mL/min(约 20 滴/min)持续 15 min 后若无不良反应，可逐渐加快速度，最快滴注速度不得超过 3.0 mL/min(约 60 滴/min)。

（3）不良反应：① 头痛、心慌、恶心是常见的不良反应，通常在输注过程中或输注后 2～3 天内发生，轻者可予非甾体抗炎药止痛，严重者可用糖皮质激素治疗或预防，故在输注过程中密切关注患儿的一般情况和生命体征，必要时减慢或暂停输注。② IVIG 治疗后出现的一过性无症状中性粒细胞减少，通常在输注后 2～4 日发生，2 周内恢复，一般无需治疗，可通过糖皮质激素预防。③ 偶见严重过敏反应、急性肾衰竭、血栓栓塞事件和无菌性脑膜炎。

（4）IVIg 慎用于 IgA 缺乏患者、糖尿病患者和肾功能不全患者。应用期间监测肝肾功能、血糖等相关指标。

2. 大剂量糖皮质激素的药学监护

(1) 不良反应：糖皮质激素冲击治疗会诱发糖尿病、骨质疏松、股骨头坏死、肌无力、高血压、胃溃疡出血、严重的继发感染、库欣综合征等。大剂量甲泼尼龙可致高血压和心律失常，因此用药需要监测血压和心率。

(2) 用药期间监测眼压、血糖、肝肾功、电解质、凝血功能及胃肠道反应，预防感染，预防骨质疏松、保护胃黏膜。减少钠的摄入，补充钙剂和钾。

3. 艾曲泊帕乙醇胺的药学监护

详见本章第二节。

4. 重组人血小板生成素的药学监护

(1) 主要不良反应：偶有发热、寒战、肌肉酸痛、膝关节痛、头晕、头痛、血压升高等，一般不需处理，可自行恢复。

(2) 用药期间密切监测血常规（血小板计数），血小板达到正常后及时停药。

5. 醋酸泼尼松片的药学监护及用药指导

(1) 不良反应：泼尼松可引起食欲过盛和体重增加、情绪变化、低血钾、高血糖、高血压、高眼压、糖尿病、骨质疏松、肌痛、免疫力低下等。

(2) 在应用期间应注意监测血压、眼压、电解质；限制水钠的摄入并补充富含钾、优质蛋白食物，补充钙剂、维生素 D 预防骨质疏松，应用抗酸药预防消化道溃疡。

第四节　朗格汉斯组织细胞增生症

朗格汉斯组织细胞增生症（Langerhans cell histiocytosis，LCH）是一组病因未明的组织细胞增生性疾病，其共同的组织学特点是朗格汉斯细胞增生、浸润，并伴有嗜酸细胞、单核巨噬细胞和淋巴细胞等不同程度的增生，是儿童组织细胞疾病最常见的类型，目前被认为是一种髓系来源的炎性肿瘤性疾病。免疫组化表现为 S-100、CD1a、CD207（Langerin）阳性；电镜下组织细胞胞质中含有"Birbeck 颗粒"是诊断 LCH 的金标准。病变可孤立性、多灶性存在于单个系统，也可累及多个系统（皮肤、骨骼、淋巴结、肺、肝、脾、血液系统、中枢神经系统）。一般年龄愈小，病情愈重。MAPK 通路的异常激活与本病的发生密切相关，约占 LCH 患儿的 85%，尤其是 BRAF V600E 突变见于 60% 左右的 LCH 患儿。

LCH 临床分型：① 多器官高危险组（risk organs multisystem LCH，RO$^+$

MS-LCH)(Ⅰ组)：病变累及 2 个或 2 个以上器官＋危险器官受累。危险器官包括：肝、脾、肺、血液系统。② 多器官低危险组(risk organs multisystem LCH,RO⁻MS-LCH)(Ⅱ组)：病变累及 2 个或 2 个以上器官,无危险器官受累。③ 单器官受累组(risk organs sigle system LCH，SS-LCH)(Ⅲ组)：单个器官或系统受累(单部位或多部位)。

一 病例介绍

患儿,男,6 岁 5 个月,17.5 kg。

主诉：发现鼻根部肿物 1 个月。

现病史：患儿 7 日前无明显诱因出现全身散在瘀点、瘀斑,双下肢为重,呈进行性增多,压之不褪色,不伴瘙痒,家属未予重视,病程中出现 2 次鼻衄,量中,按压可止血,无牙龈出血、呕血、咯血、便血及肉眼血尿,曾于当地诊所予止血治疗(具体不详),1 日前全身瘀点、瘀斑增加,查血常规,考虑血液系统疾病,为进一步系统诊治遂至我院急诊,以"全血细胞减少待查"收住院。患儿近期无发热、咳嗽、流涕,无恶心、呕吐、腹泻、抽搐,无嗜睡、意识障碍、肢体活动障碍,精神、睡眠、饮食可,大小便外观未见异常,体重无变化。

既往史：无特殊。

家族史：无特殊。

个人史：无特殊。

【查体】体温 36.4℃,心率 90 次/min,呼吸 22 次/min,体重 18.5 kg。一般情况可,神清,颈软,气管居中,甲状腺不大,胸廓对称无畸形,三凹征阴性,双肺呼吸音清,未闻及啰音,心律齐,心音有力,各瓣膜区未闻及杂音,腹平软,无压痛,肝脾肾未触及,肠鸣音正常。脊柱、四肢无畸形,生理反射存在,病理反射未引出。双侧眉间、鼻根部可及质韧肿物,约 1.5 cm×1.5 cm 大小,边界不清,触痛,不活动,表皮无红肿、破溃、瘘口,外鼻无肿胀,鼻梁无歪斜,鼻黏膜充血,双下甲无肿胀,通气可。双耳廓无畸形,外耳道通畅、干洁,鼓膜完整,半透明,咽无充血,双侧扁桃体Ⅱ度,无分泌物,喉未查,声音清晰。

【辅助检查】CT：额骨及额窦占位,性质待查,良性病变可能性大。

【入院诊断】鼻根部肿物性质待查。

二 治疗经过

该患儿入院后完善相关检查,鼻根部肿物病理检查示:朗格汉斯细胞组织细胞增生症,免疫组化:CD1α(+)、S-100(+)、Langerin(+)、Ki-67(+)、CD163(+)。鞍区 MRI+增强、颅脑胸腹 CT+增强:前额部周围骨质破坏、左侧坐骨骨质破坏,两肺、纵隔、肝脏、胆囊、脾、胰腺、双肾、膀胱未见异常征象。结合原发部位目前诊断多器官型朗格汉斯细胞组织细胞增生症。根据国际组织细胞协会的 LCH-Ⅲ方案予以化疗。该患儿治疗方案如表 12-9。

表 12-9 患儿治疗方案

药品名称	溶媒	用量	给药途径	给药频次	备注
注射用硫酸长春新碱	0.9%氯化钠注射液	1 mg	静脉滴注	1次	每周1次
醋酸泼尼松片		14.25 mg	口服	每日2次	第1~4周足量,第5~6周减停

患儿诊断明确,化疗过程中无不适,生命体征平稳,出院后动态监测血常规,警惕化疗后骨髓抑制、并发感染等,按时返院评估继续治疗。

【出院诊断】朗格汉斯细胞组织细胞增生症。

三 治疗方案分析及药学监护

(一) 治疗药物分析

LCH 治疗原则是根据不同的受累部位进行分组、分层治疗;合理评估,根据评估结果调整化疗方案;注意控制和预防感染;长期随访,后遗症的治疗,并及时发现病情复发。

对于单发骨(除中枢神经系统危险部位)受累或单纯皮肤受累患者,可先不予化疗,每3个月评估,根据评估情况酌情给予继续观察或开始化疗。对于脊柱受累(如颈椎、胸椎、腰椎)的单发骨破坏,易出现脊髓损伤,建议佩戴相关支具并限制活动,若合并脊髓受压需要化疗。

国际组织细胞协会的 LCH-Ⅲ 方案如下表 12-10 所示。

表 12-10 LDH 化疗方案

诱导治疗 1:第 1～6 周	诱导治疗 1:第 7～12 周	维持治疗:第 13～52 周
VCR 1.5 mg/(m²·次),每周 1 次,每周的第 1 天静脉滴注,共 6 次; PRED 40 mg/(m²·日),口服,第 1～4 周足量,第 5～6 周减停(年龄<6 个月使用 50%的剂量;6 个月(年龄<1 岁用 75%剂量)	VCR 1.5 mg/(m²·次),每周 1 次,每周的第 1 日静脉滴注,共 6 次; PRED 40 mg/(m²·日),每周的第 1～3 日口服	VCR 1.5 mg/(m²·次),每 3 周的第 1 日静脉滴注; PRED 40 mg/(m²·日),每 3 周的第 1～5 日口服; 多器官受累:6-MP 50 mg/(m²·日),每日口服,至疗程结束

注:长春新碱(vincristine,VCR);泼尼松(prednisone,PRED);6-巯基嘌呤片(6-mercaptopurine,6-MP)

诱导 6 周后评估,有 RO 受累诱导治疗 6 周后无好转或无 RO 受累组治疗后出现 RO 受累的患儿尽早进入补救治疗,其他患儿继续诱导 6 周(7～12 周)。

诱导 12 周后再进行评估,仍有 RO 受累的患儿进入补救治疗,无 RO 受累患儿仍无好转则考虑二线治疗(复发或难治性 LCH 患儿:小剂量阿糖胞苷+长春新碱+糖皮质激素;难治性高危 LCH:克拉屈滨+大剂量阿糖胞苷)。

诱导治疗 6 周或 12 周评估病灶完全消退的患儿可进入维持治疗,维持治疗至总疗程 1 年。

(二) 药学监护及用药教育

1. 长春新碱的药学监护

(1) 长春新碱:溶媒-0.9%NaCl;输注时避免阳光直射。

(2) 药物外渗后导致局部组织坏死,需停止给药并采取措施(氯化钠注射液稀释局部或 1%普鲁卡因注射液局部封闭,多磺酸粘多糖乳膏湿敷等)。

(3) 主要不良反应:神经毒性(为剂量限制性毒性,单次最大剂量不超过 2 mg,表现为麻木、腱反射迟钝或消失、麻痹性肠梗阻、脑神经麻痹等);胃肠道反应;骨髓抑制(血细胞减少);脱发,应密切监测所有患者是否出现神经病变,与儿童相比,这种并发症更常见于青少年和成人。

(4) 用药期间密切监测所有患者是否出现神经病变,监测血常规、肝肾功能及乳酸脱氢酶等指标。

2. 醋酸泼尼松片的药学监护及用药指导

详见本章第三节。

第五节　伯基特淋巴瘤

伯基特淋巴瘤(burkitt lymphoma,BL)是一种高度侵袭性的 B 细胞淋巴瘤,约占非霍奇金淋巴瘤的 1%～5%,是增殖速度最快的人类肿瘤之一,12～24 h 细胞就增长 1 倍,表达增殖活性的抗原 Ki-67 常>90%。BL 临床起病大多较急,进展快,除了淋巴结肿大外,颌面肿物及腹部占位引起的急腹症是最常见表现。可以迅速出现骨髓转移,表现面色苍白、精神不振、乏力、食欲低下、鼻衄或齿龈出血等。通常具有自发肿瘤溶解的表现,血清乳酸脱氢酶(LDH)及尿酸水平的明显升高。伯基特淋巴瘤通常具有显著的临床表现,即淋巴瘤快速生长并扩散到淋巴结外解剖部位,包括腹内器官和中枢神经系统(central nervous system,CNS)。BL 约 90%以上都有 C-myc 基因表达(表 12-11、表 12-12)。

表 12-11　儿童 BL 分期

分　期	肿瘤侵犯范围
Ⅰ期	单个肿瘤(淋巴结、结外骨或皮肤),除外纵隔或腹部病变
Ⅱ期	单个结外肿瘤板区域淋巴结侵犯 膈肌同侧≥2 个淋巴结区域侵犯 原发于胃肠道肿瘤(常在回盲部)±相关肠系膜淋巴结受累,肿瘤完全切除。如果伴随恶性腹水或肿瘤扩散到邻近器官应定为Ⅲ期。
Ⅲ期	膈肌上和(或)膈肌下≥2 个结外肿瘤(包括结外骨或结外皮肤) 膈肌上下≥2 个淋巴结区域侵犯 任何胸腔内肿瘤(纵隔、肺门、肺、胸膜或胸腺) 腹腔内或腹膜后病变,包括肝、脾、肾和(或)卵巢,不考虑是否切除 任何位于脊柱旁或硬脑膜外病变,不考虑其他部位是否有病变 单个骨病灶同时伴随结外侵犯和/或非区域淋巴结侵犯
Ⅳ期	任何上述病变伴随中枢神经系统侵犯(Ⅳ期 CNS),骨髓侵犯(Ⅳ期 BM)中枢和骨髓侵犯(Ⅳ期 BM+CNS) 采用常规形态学方法检测

注：1. 淋巴瘤骨髓侵犯：骨髓细胞形态学肿瘤细胞 5%～25%,流式细胞术结果作为参考。2. 急性淋巴细胞白血病：骨髓原幼淋细胞>25%。3. 中枢侵犯定义(符合以下一项或多项)：脑脊液中发现原幼稚淋巴瘤细胞；孤立的脑内肿块；颅神经麻痹；脊柱旁或脑膜旁病灶延伸扩散至脊髓或脑内

表 12-12　儿童 BL 危险分层

危　险　度	影　响　因　素
极低危(R1)	手术完整切除的Ⅰ期和Ⅱ期伴 PET/CT 阴性
低危组(R2)	手术不可切除的Ⅰ期和Ⅱ期 Ⅲ期伴 LDH＜500 IU/L(脑膜旁除外)
中危组(R3)	Ⅲ期伴 LDH500～999 IU/L Ⅲ期(脑膜旁) Ⅳ期伴 LDH＜1 000 IU/L,CNS(−)
高危组(R4)	Ⅲ期和Ⅳ期伴 LDH≥1 000 IU/L 急性成熟 B 淋巴细胞白血病,CNS(＋)

注：脑膜旁包括：中耳、乳突、鼻咽、鼻窦、咽旁间隙、颞下窝/翼腭

一　病例介绍

患儿,男,6 岁 6 个月,20 kg。

主诉：腹痛 4 日。

现病史：患儿 4 日前无明显诱因夜间出现腹痛,为阵发性腹痛,位于脐周,数分钟后自行缓解。患儿睡眠、精神可,无腹胀、呕吐,无发热、腹泻,无便血、咳嗽。患儿未予以特殊处理。次日患儿再次出现腹痛,查体发现上腹部包块,遂至医院就诊,完善检查提示"肝占位"。为进一步诊治以"肝肿瘤"收住院。

既往史：无特殊。

家族史：无特殊。

个人史：无特殊。

【查体】体温 36.4℃,脉搏 108 次/min,呼吸 22 次/min。无发热,无呕吐,无腹胀。全腹软,腹稍膨隆,未见胃肠型及蠕动波,未及腹壁静脉曲张,上腹部可触及一约 11 cm×9 cm 包块,质韧,边界清,稍可移动,触痛,莫非征(−),全腹叩诊鼓音,肠鸣音正常。

【辅助检查】CT：肝左叶约 12.8 cm×9.3 cm 占位,考虑肝母细胞瘤可能。

【入院诊断】肝肿瘤：肝母细胞瘤？

二 治疗经过

该患儿入院后完善相关检查。CT提示：肝左叶约12.8 cm×9.3 cm占位。超声引导下肝穿刺活检，病理回示：免疫组化：Pax-5(＋)、CD20(＋)、CD10(＋)、Bcl-6(＋)、MUM-1(＋)、CD19(＋)、Ki-67(99%＋)、CD3(＋)、Bcl-2(＋)、C-myc(90%＋)、Hepatocyte(＋)、AAT(＋)；(肝肿瘤)高度侵袭性B细胞淋巴瘤，考虑Burkitt样淋巴瘤。乳酸脱氢酶1 178 U/L＞1 000 U/L，骨髓细胞学检查未见异常。全身PET/CT诊断意见：① 肝左叶巨大占位，代谢增高；中上腹及盆腔小肠区局限性增厚并代谢增高灶；右肾上下极局限性代谢增高；降结肠旁代谢增高结节；以上考虑恶性(淋巴瘤？其他？)。② 双颈Ⅰ～Ⅴ区、双肺门及纵隔(2、4、7组)多个淋巴结，部分代谢增高，考虑炎性或反应性增生可能。③ 双侧上颌窦、筛窦、蝶窦及双侧腭扁桃体炎，鼻咽顶后壁软组织增厚，代谢增高，系为退化腺样体显示。④ 前上纵隔软组织影，代谢稍高。左肺上叶尖后段微结节，代谢不高，考虑炎性。基因报告：检测到MYC基因分离重排。故目前诊断伯基特淋巴瘤Ⅲ期高危。患儿诊断明确，按照NHL-BFM95方案治疗。

患儿肿瘤负荷重，按方案化疗前先予以减瘤治疗。患儿尿酸高482 μmol/L，给予拉布立海降尿酸，记录24 h出入量，监测肾功、电解质，警惕肿瘤溶解。治疗方案如表12-13、表12-14。

表12-13 患儿减瘤治疗方案

药品名称	溶媒	用量	给药途径	给药频次	备注
醋酸泼尼松片		24 mg	口服	每日3次	第1～5日
环磷酰胺	0.9%氯化钠注射液	160 mg	静脉滴注	每日1次	第1～2日
注射用甲氨蝶呤	0.9%氯化钠注射液	12 mg	鞘内注射	1次	第1日
注射用阿糖胞苷	0.9%氯化钠注射液	24 mg	鞘内注射	1次	第1日

续 表

药品名称	溶媒	用量	给药途径	给药频次	备注
地塞米松磷酸钠注射液	0.9%氯化钠注射液	4 mg	鞘内注射	1次	第1日
美司钠注射液	0.9%氯化钠注射液	55 mg	静脉注射	每4 h 1次	环磷酰胺后0、4、8 h
盐酸格拉司琼注射液	0.9%氯化钠注射液	3 mg	静脉注射	每日1次	第1～2日
注射用拉布立海	0.9%氯化钠注射液	1.5 mg	静脉滴注	每日1次	5日

患儿减瘤第5日复查相关指标,彩超(肝胆胰脾肾):① 肝大,肝左叶内混合性包块声像图(较前稍缩小)。② 左肾轻度积水声像图。③ 胆、胰、脾、右肾声像图未见明显异常。患儿腹部包块明显回缩,复查胸腔、腹腔B超未见明显积液,血常规、肝肾功无异常,减瘤后第1日开始按方案予以第一程化疗。

表 12-14 患儿治疗方案

药品名称	溶媒	用量	给药途径	给药频次	备注
注射用甲氨蝶呤	0.9%氯化钠注射液	12 mg	鞘内注射	1次	第1日
注射用阿糖胞苷	0.9%氯化钠注射液	24 mg	鞘内注射	1次	第1日
地塞米松磷酸钠注射液	0.9%氯化钠注射液	4 mg	鞘内注射	1次	第1日
利妥昔单抗注射液	0.9%氯化钠注射液	300 mg	静脉滴注	1次	第1日(开始25 mL/h,半小时后调为50 mL/h)
盐酸异丙嗪注射液		20 mg	肌内注射	1次	利妥昔单抗输注前

续 表

药品名称	溶媒	用量	给药途径	给药频次	备注
地塞米松磷酸钠注射液	0.9%氯化钠注射液	4 mg	静脉注射	1次	利妥昔单抗输注前
	5%葡萄糖注射液	8 mg	静脉滴注	每日1次	第2～6日
注射用硫酸长春新碱	0.9%氯化钠注射液	1.2 mg	静脉滴注	每日1次	第2日
注射用异环磷酰胺	0.9%氯化钠注射液	0.64 g	静脉滴注	每日1次	第2～6日
美司钠注射液	0.9%氯化钠注射液	128 mg	静脉注射		IFO后0、4、8 h
甲氨蝶呤注射液	5%葡萄糖注射液	400 mg	静脉滴注	每日1次	第2日(0.5 h)
	5%葡萄糖注射液	3 600	静脉滴注	每日1次	(23.5 h)
注射用亚叶酸钙	灭菌注射用水	12 mg	静脉注射	每6 h 1次	持续3日,首次解救始于MTX输注后12 h
注射用阿糖胞苷	0.9%氯化钠注射液	120 mg	静脉滴注	每日2次	第5～6日
依托泊苷注射液	0.9%氯化钠注射液	0.08 g	静脉滴注	每日1次	第5～6日
盐酸格拉司琼注射液	0.9%氯化钠注射液	3 mg	静脉注射	每日1次	第1～6日

患儿化疗结束后,无口腔黏膜破溃,无特殊不适,一般情况尚可,准予出院,按时返院化疗,不适随诊。

【出院诊断】伯基特淋巴瘤Ⅲ期高危。

三 治疗方案分析及药学监护

(一)治疗药物分析

儿童 BL 的治疗方案主要采用高剂量、短疗程、按不同危险因素进行的分层治疗。国际上多采用 LMB 协作组方案和 BFM 协作组方案,随着这两组方案的应用,儿童 BL 的预后得到了大幅度的提高。BFM 方案是目前常用的儿童 BL 化疗方案,该方案疗效:A 组患者 5 年 EFS 为 95%;B 组患者 R2 和 R3 患者的 EFS 分别为 94%、85%;C 组患者的 EFS 为 81%;具体见表 12-15、表 12-16。

表 12-15 儿童 BL 危险分层治疗计划

危 险 度	方案和疗程
极低危(R1)	A-B
低危组(R2)	V,A-B-A-B(肿瘤负荷低不用 V 减瘤)
中危组(R3)	V,R-AA,R-BB,R-CC,R-AA,R-BB
高危组(R4)	V,R-AA,R-BB,复查评估;R-CC,R-AA,复查;R-BB,R-CC 复查

注:每 2 个疗程结束后进行复查疗效评估。单个肿瘤最大直径<5 cm 为低肿瘤负荷;利妥昔单抗(rituximab,R)

表 12-16 儿童 BL 化疗方案用药

方案	药物	用法用量	时间
前期 V	Prednisone	30 mg/m², 口服/静脉注射	第 1~5 日
	CTX	200 mg/m²,静脉注射,1 h	第 1~2 日
	MTX+Ara-C+Dex	鞘内注射	第 1 日

续 表

方 案	药 物	用法用量	时 间
A	Dex	10 mg/m^2，口服/静脉注射	第1～5日
	IFO	800 mg/m^2，静脉注射，1 h	第1～5日
	VCR	1.5 mg/m^2，静脉注射	第1日
	MTX	1 000 mg/m^2，静脉注射，6 h	第1日
	Ara-C	150 mg/m^2，静脉注射，每12 h 1次	第4、5日
	VP16	100 mg/m^2，静脉注射，1 h	第4、5日
	MTX+Ara-C+Dex	鞘内注射	第1日
B	Dex	10 mg/m^2，口服/静脉注射	第1～5日
	VCR	1.5 mg/m^2，静脉注射	第1日
	CTX	200 mg/m^2，静脉注射，1 h	第1～5日
	MTX	1 000 mg/m^2，静脉注射，6 h	第1日
	ADR	25 mg/m^2，静脉注射，1 h	第4、5日
	MTX+Ara-C+Dex	鞘内注射	第1日
AA	Dex	10 mg/m^2，口服/静脉注射	第1～5日
	IFO	800 mg/m^2，静脉注射，1 h	第1～5日
	VCR	1.5 mg/m^2，静脉注射	第1日

续表

方案	药物	用法用量	时间
AA	MTX	5 000 mg/m², 静脉注射, 24 h	第1日
	Ara-C	150 mg/m², 静脉注射, 每12 h 1次	第4、5日
	VP16	100 mg/m², 静脉注射, 1 h	第4、5日
	MTX+Ara-C+Dex	鞘内注射	第1、5日(CNS+)
BB	Dex	10 mg/m², 口服/静脉注射	第1~5日
	VCR	1.5 mg/m², 静脉注射	第1日
	MTX	5 000 mg/m², 静脉注射, 6 h	第1日
	CTX	200 mg/m², 静脉注射, 1 h	第1~5日
	ADR	25 mg/m², 静脉注射, 1 h	第4、5日
	MTX+Ara-C+Dex	鞘内注射	第1、5日(CNS+)
CC	Dex	20 mg/m², 口服/静脉注射	第1~5日
	VDS	3 mg/m², 口服/静脉注射	第1日
	Ara-C	2 g/m², 静脉注射, 每12 h 1次	第1、2日
	VP16	100 mg/m², 静脉注射, 1 h	第3、4、5日
	MTX+Ara-C+Dex	鞘内注射	第1日(CNS+)、第5日

注：长春新碱(vincristine,VCR)；泼尼松(prednisone,PDN)；环磷酰胺(cyclophosphamide,CTX)；异环磷酰胺(ifosfamide,IFO)；地塞米松(dexamethasone,Dex)；阿糖胞苷(cytarabine,Ara-C)；甲氨蝶呤(methotraxate,MTX)；依托泊苷(etoposide,VP16)；长春地辛(vinderine,VDS)

该患儿诊断明确,诊断为 BL 三期高危,根据儿童 BL 危险分层治疗计划,该患儿的治疗方案为:V,R-AA,R-BB,复查评估;R-CC,R-AA,复查;R-BB,R-CC 复查。每 2 个疗程结束后,进行疗效评估。该患儿的治疗方案、药物选择、药物用法用量合理。

(二) 药学监护及用药教育

1. 不良反应监护

(1) 肿瘤溶解综合征(tumor lysis syndrome,TLS):见本章第一节。

(2) 神经毒性:长春新碱—见本章第一节。

(3) 消化系统反应:见本章第一节。

(4) 血液系统反应:见本章第一节。

(5) 肝脏毒性:见本章第一节。

(6) 泌尿系统反应:异环磷酰胺可致出血性膀胱炎,表现为膀胱刺激症状、少尿、血尿和蛋白尿。用药期间鼓励患者多饮水,保证患者每日有足够的排尿量,水化、利尿,同时给予尿路保护剂美司钠[美司钠剂量:100% 异环磷酰胺剂量,分 3 次(0-4-8h)或分 4 次(0-3-6-9h)],定期监测肾功能(尿素氮、肌酐清除率)及血清尿酸水平。

(7) 预防卡氏肺囊虫感染:建议长期服用复方磺胺甲噁唑预防卡氏肺囊虫感染,25 mg/(kg·日),分 2 次,最大剂量每次 0.5 g,每日 2 次,每周 3 日,直至化疗结束后 3 个月。HD-MTX 用前 24 h 到用 MTX 后至少 72 h 停用复方磺胺异噁唑。

2. 利妥昔单抗的药学监护

(1) 输液相关反应:表现为高热、高战、呼吸困难等。① 预防用药——每次输注利妥昔单抗前预先使用抗组胺药和糖皮质激素。② 快速输注方案——第 1 次输注:起始输注速度 50 mg/h,如无输注反应,每 30 min 增加 50 mg/h,直至最大速度 400 mg/h。③ 如若在第 1 周期未出现 3 级或 4 级输液相关不良反应,在第 2 周期可使用 90 min 滴注:前 30 min 给予总剂量 20%,后 60 min 给予总剂量 80%。

(2) 用药后可能出现低血压,滴注前 12 h 和滴注期间停用抗高血压药物,密切监测血压变化。

(3) 继发性免疫球蛋白缺乏症:使用利妥昔单抗停药后免疫球蛋白缺乏会

持续 6~12 个月,严重者需长期免疫球蛋白替代治疗。

(4) 利妥昔单抗的配制:以 0.9%NaCl、5%GS 稀释,使其终浓度为 1~4 mg/mL。稀释后的注射液室温可保存 12 h,2~8℃保存 24 h。

3. 大剂量甲氨蝶呤(high doses of methotraxate,HD-MTX)的药学监护

(1) HD-MTX 会引起严重不良反应:最早期的毒性反应——皮肤黏膜损害(口腔溃疡、皮疹、脱发等);其他毒性反应——消化道毒性、肝肾功能损伤、骨髓抑制、神经病变、感染等。

(2) 用药前的评估:① 胸腔积液和腹水等第三间隙积液的评估(积液量较大时,临床评估是否抽取积液;大量积液无法抽取时,是否应用 HD-MTX 取决于风险与获益平衡;若继续采取 HD-MTX 治疗,酌情减量并进行 C_{MTX} 不良反应监测);胸腔积液/腹水患者易导致 MTX 排泄延迟。② 代谢酶基因多态性的检测(预先对患者的用药风险进行分层;MTHFR 活性重度减低提示 HD-MTX 用药风险增加,可酌情减量,并加强 TDM 和不良事件监测)。③ 肾功能的评估(约 90% 的 MTX 以原型经尿液排泄,肾功能损伤会引起排泄延迟,导致药物蓄积进而引发全身毒性)。

(3) 药物相互作用:① HD-MTX 前停用的药物:肾毒性药物(两性霉素、氨基糖苷类药物、造影剂、阿昔洛韦)——可降低肾小球滤过率,引起 MTX 排泄延迟;质子泵抑制剂、非甾体抗炎药、磺胺类、青霉素、袢利尿剂——可抑制 MTX 肾脏转运、排泄;左乙拉西坦、水合氯醛——导致 MTX 排泄延迟;含叶酸或其衍生物的维生素制品——降低 MTX 疗效;氨茶碱——MTX 可增加氨茶碱的浓度;苯妥英钠——MTX 可降低氨茶碱的浓度;伏立康唑——联用可能产生严重的过敏反应。如必须联合使用,需密切监测 MTX 血药浓度,至少在滴注结束时(了解 MTX 峰浓度或者稳态血药浓度)和滴注结束后 12 h、24 h、48 h、72 h(了解 MTX 排泄情况)监测 MTX 血药浓度,直至 $C_{MTX}<0.1\ \mu mol/L$,当出现排泄延迟或不良事件时,缩短监测间隔。② 甲氨蝶呤给药前 24 h 或甲氨蝶呤给药后 10 min 后使用 Aca-C,可增强 MTX 抗癌活性。

(4) 亚叶酸钙(calcium folinate,CF)解救:首次解救时间在静脉滴注结束后 12 h 开始。根据 MTX 血药浓度调整 CF 救,每 6 h 解救一次,待浓度低于 0.25 μmol 停止解救见表 12-17。严密观察患儿的皮肤、黏膜、消化道、骨髓、肝肾功等毒性反应,酌情追加解救剂量和次数。

表 12-17 儿童 MTX 血药浓度监测和四氢叶酸钙(CF)解救

MTX 浓度(μmol/L)	CF 解救量
<0.25	无需解救
0.25~	15 mg/m^2
1~	30 mg/m^2
2~	45 mg/m^2
3~	60 mg/m^2
4~	75 mg/m^2
≥5	浓度×体重(kg)

(5) 水化和碱化：在 HD-MTX 前 12 h 或更早开始静脉水化碱化(持续时间≥72 h)，如果 MTX 排泄延迟,可延长水化时间；输注期间嘱患儿多饮水。用药期间监测血常规、肝肾功、尿常规、出入量等。

(6) 输注方案：HD-MTX(5 g/m^2)(24 h)—负荷量 0.5 g/m^2(0.5 h)＋余量 4.5 g/m^2(23.5 h)；负荷量的泵入速度为 60 mL/h，余药的泵入速度为 4 mL/h。

4. 依托泊苷的药学监护

(1) 依托泊苷的配制：以 0.9％NaCl 稀释,使其终浓度<0.25 mg/mL，静脉滴注时间>30 min。

(2) 滴注时需进行心电监测、血压监测。

5. 给药顺序

(1) 先长春新碱,后甲氨蝶呤(长春新碱可能降低细胞对 MTX 的摄取率,合用时要间隔 24 h)。

(2) 先阿糖胞苷,后依托泊苷。

(3) 先异环磷酰胺,后甲氨蝶呤。

第六节 生殖细胞瘤

恶性生殖细胞瘤(malignant germ cell tumors, MGCTs)来源于原始生殖细胞在

胚胎发育时期有卵黄囊沿肠系膜迁移到生殖腺的过程中,与染色体缺陷、表现遗传学异常、减数分裂过程中的细胞增殖及细胞凋亡调控机制异常等有关。根据发病部位,儿童 MGCTs 可分为颅内、性腺内、颅外性腺外三大类。其中性腺内 MGCTs 最常见于睾丸和卵巢,颅外性腺外 MGCTs 多位于中线部位,常见于原发部位依次包括骶尾部、纵隔、颈部、腹膜后等。肿瘤标志物为甲胎蛋白(alpha fetoprotein,AFP)、人绒毛膜促性腺激素 β(β-human chorionic gonadotropin,β-hGG)、特异性神经元烯醇化酶(neuron-specific enolase,NSE)和乳酸脱氢酶(lactate dehydrogenase,LDH)等。

一 病例介绍

患儿,男,2 岁 7 个月,13.5 kg。

主诉:发现右侧阴囊内无痛性包块 7 个月余。

现病史:患儿于 7 个月前无明显诱因被家长发现右侧阴囊内异常增大包块,质韧,当时伴皮肤红肿、触痛,无坠胀感,休息后包块不回纳。包块持续存在、渐进性增大,发现包块后未再探及右侧睾丸。患儿无发热,无恶心、呕吐,无腹胀、腹痛,无排便困难。无呕血便血及咯血等出血病史。否认包块嵌顿病史。

既往史:无特殊。

家族史:无特殊。

个人史:无特殊。

【查体】体温 36.5℃,心率 124 次/min,呼吸 24 次/min,体重 13.5 kg。一般情况可,神清,反应可,自然面容;自主体位;面色红润;全身皮肤黏膜未见黄染及出血点,周身浅表淋巴结未触及肿大。头颅五官未见畸形,双侧瞳孔等大等圆、对光反射存在。口周无青紫,颈软。胸廓对称未见畸形。双侧胸廓呼吸动度一致,双肺呼吸音清晰,啰音未闻及;心律齐,心音有力,未闻及杂音。腹部平坦,未见胃肠型及蠕动波。腹部触软,肝脾未触及肿大,全腹无压痛,未触及异常增大包块,肠鸣音正常。脊柱未见异常,四肢活动可,肌力、肌张力正常;神经系统未见病理性体征。右侧阴囊外观较左侧增大,其内可触及一质硬增大包块,包膜光滑,无红肿、触痛,大小约:4 cm×4 cm×3 cm,透光试验阴性,未能触及明确右侧睾丸组织。左侧睾丸于阴囊内触及,未及红肿、触痛,无异常增大。阴茎外观正常,肛门未见异常。

【辅助检查】B超检查提示：① 右侧睾丸内混合性包块（睾丸精原细胞瘤？）；② 左侧睾丸、附睾声像图未见明显异常。绒毛膜促性腺激素（HCG）＋甲胎蛋白＋癌胚抗原＋神经元特异性烯醇化酶（样本：血清）：甲胎蛋白 5 156 ng/mL，神经元特异性烯醇化酶 25.96 ng/mL，绒毛膜促性腺激素 β 1.32 mIU/mL，癌胚抗原 1.13 ng/mL。

【入院诊断】右睾丸恶性肿瘤卵黄囊瘤。

二 治疗经过

该患儿入院后完善相关检查。在全麻下行"右侧睾丸肿瘤根治性切除术"，术后病理：（右睾丸）卵黄囊瘤，输精管断端及管状组织两断端均未见肿瘤。免疫组化：CK(＋)、AFP(＋)、SALL4(＋)、Glypican - 3(＋)、OCT4(－)、CD34(－)、D2 - 40(－)、Ki - 67(80％＋)、CD117(弱＋)、CD30(－)。甲胎蛋白（AFP）2 360 ng/mL。根据美国儿童肿瘤协作组（childrens oncology group，COG）分期属于I期，患儿目前诊断明确"右侧睾丸肿瘤：卵黄囊瘤（低危）"，完善血常规、肝肾功等相关实验室检查示无化疗禁忌证，按低危方案予以化疗见表12 - 18。

表 12 - 18　患儿治疗方案

药品名称	溶媒	用量	给药途径	给药频次	备注
注射用盐酸博来霉素	0.9％氯化钠注射液	8.588 mg	肌内注射	1次	第1日
注射用顺铂	0.9％氯化钠注射液	11.45 mg	静脉滴注	每日1次	第1～5日
依托泊苷注射液	0.9％氯化钠注射液	0.057 g	静脉滴注	每日1次	第1～5日
盐酸格拉司琼注射液	0.9％氯化钠注射液	3 mg	静脉注射	每日1次	第1～5日
布洛芬混悬液		4 mL	口服	1次	输注博来霉素前

患儿化疗结束后,无特殊不适,一般情况尚可,准予出院,监测血常规,按时返院化疗不适随诊。

【出院诊断】右睾丸恶性肿瘤卵黄囊瘤。

三 治疗方案分析及药学监护

(一)治疗药物分析

颅外 MGCTs 采取手术结合化疗的综合治疗模式。儿童颅外 MGCTs 化疗主要依据美国儿童肿瘤协作组 COG 制定的方案进行化疗。

化疗方案是参照 COG 的危险度分组,COG 的危险度分组不涉及年龄因素,所以在化疗方案中有不同年龄组的区别见表 12-19、表 12-20。

表 12-19 儿童睾丸 MGCTs 分期

分 期	临床病理特征
Ⅰ期	临床所见、影像学检查及病理检查均提示肿瘤局限于睾丸内,经高位完全切除,显微镜下切缘阴性;肿瘤包膜无侵犯(肿瘤破溃或穿刺/切开活检)
Ⅱ期	肿瘤包膜受侵犯(肿瘤破溃或穿刺/切开活检);阴囊或高位精索(距近端<5 cm)镜下病变;睾丸外未见肿瘤累及;肿瘤标志物术后未能依照半衰期规律性下降至正常;淋巴结阴性
Ⅲ期	腹膜后淋巴结转移,但不累及腹部脏器或扩散至腹腔外;多维 CT 成像淋巴结短轴≥2 cm,或淋巴结短轴介于 1~2 cm,持续 4~6 周无缓解
Ⅳ期	远处转移,包括肺、肝、脑、骨骼等器官

表 12-20 儿童睾丸 MGCTs 危险度分层系统

危 险 度	COG 分期	年龄(岁)
低危	Ⅰ	任何
标危 1	Ⅱ~Ⅳ	<11
标危 2	Ⅱ、Ⅲ	≥11
高危	Ⅳ	≥11

1. COG 中/低危组患儿化疗方案(除外≥11 岁的睾丸 COG-Ⅳ期患儿)

对于满足上述要求的患儿在第一次手术(或取病理)后可行 PEB 方案(见表 12-21)治疗 4 个疗程,每疗程间隔 21 日,完成 4 个疗程后评估。

表 12-21　PEB 化疗方案

药品名称	用法用量	时间	备注
博来霉素(bleomycin, BLEO)	肌内注射 年龄≥12 个月:15 mg/m^2 年龄<12 个月:0.5 mg/kg	1 次	第 1 日
依托泊苷(etoposide, VP16)	静脉滴注 年龄≥12 个月:100 mg/m^2 年龄<12 个月:3.3 mg/kg	每日 1 次	第 1～5 日
顺铂(cisplatin, CDDP)	静脉滴注 年龄≥12 个月:20 mg/m^2 年龄<12 个月:0.67 mg/kg	每日 1 次	第 1～5 日

输注顺序:博来霉素—依托泊苷—顺铂

2. COG 高危组<11 岁患儿化疗方案

对于满足上述条件的患儿在第一次手术(或取病理)后可行 C-PEB(见表 12-22)方案治疗 4 个疗程,每疗程间隔 21 日,完成 4 个疗程后评估。

表 12-22　C-PEB 化疗方案

药品名称	用法用量	时间	备注
博来霉素(bleomycin, BLEO)	肌内注射 年龄≥12 个月:15 mg/m^2 年龄<12 个月:0.5 mg/kg	1 次	第 1 日
依托泊苷(etoposide, VP16)	静脉滴注 年龄≥12 个月:100 mg/m^2 年龄<12 个月:3.3 mg/kg	每日 1 次	第 1～5 日
顺铂(cisplatin, CDDP)	静脉滴注 年龄≥12 个月:20 mg/m^2 年龄<12 个月:0.67 mg/kg	每日 1 次	第 1～5 日

续 表

药品名称	用法用量	时间	备注
环磷酰胺 (cyclophosphamide, CTX)	静脉滴注 年龄≥12个月：$1.2\ g/m^2$ 年龄<12个月：$40\ mg/kg$	每日1次	第1日

输注顺序：博来霉素—依托泊苷注射液—顺铂—CTX

3. COG高危组≥11岁患儿及睾丸COG-Ⅳ期(中危)且≥11岁患儿化疗方案。

对于满足上述条件的患儿在第一次手术(或取病理)后可行C-PEB(见表12-23)或者BEP(见表12-23)方案治疗4个疗程，每疗程间隔21日，完成4个疗程后评估。

表12-23 BEP化疗方案

药品名称	用法用量	时间	备注
博来霉素(bleomycin, BLEO)	肌内注射 年龄≥12个月：$30\ mg/m^2$ 年龄<12个月：$1.0\ mg/kg$	1次	第1、8、15日
依托泊苷(etoposide, VP16)	静脉滴注 年龄≥12个月：$100\ mg/m^2$ 年龄<12个月：$3.3\ mg/kg$	每日1次	第1~5日
顺铂(cisplatin,CDDP)	静脉滴注 年龄≥12个月：$20\ mg/m^2$ 年龄<12个月：$0.67\ mg/kg$	每日1次	第1~5日

根据国际实体瘤疗效评估标准(response evaluation criteria in solid tumors,RECIST)1.1版,对疗效进行评估：完全缓解(complete response,CR)：肿瘤病灶完全消失,所有转移淋巴结的最小径线缩小至1 cm以下,血清肿瘤学标志物降至正常,保持4周以上；部分缓解(partial response,PR)：以治疗前为参照,瘤灶最大径至少缩短30%；疾病进展(progressive disease,PD)：肿瘤病灶最大径增加20%以上(数值至少增加5 mm),或出现一处以上新发病灶；疾病稳定(stable disease,SD)：肿瘤体积变化介于PR与PD的标准之间。

该患儿诊断明确,为睾丸 COG-I期患儿,行 PEB 方案治疗 4 个疗程,每疗程间隔 21 日,完成 4 个疗程后评估。该患儿治疗方案、药物选择、用法用量合理。

(二) 药学监护及用药教育

1. 不良反应监护

(1) 消化系统反应:见本章第一节。

(2) 血液系统反应:见本章第一节。

(3) 肝脏毒性:见本章第一节。

2. 依托泊苷的药学监护

见本章第五节。

3. 博来霉素的药学监护

(1) 不良反应:最常见的不良反应为发热:用药后 3~5 h 发热,一般几小时后可降至正常,用药前后可给予解热药(布洛芬)处理。严重不良反应——肺毒性(间质性肺炎、肺纤维化、肺功能异常):表现为呼吸困难、咳嗽、胸痛、肺部啰音等)。用药期间密切监测肺部有无啰音、肺部 X 线片检查、肺功能检查、血常规、肝肾功能等。

(2) 药物相互作用:顺铂(合用,可降低博来霉素的消除率)、地高辛(合用,可降低地高辛的治疗作用,继发心脏代偿失调)、苯妥英钠(合用,可降低苯妥英钠在肠内的吸收而降低其作用)。

4. 顺铂的药学监护

(1) 不良反应:① 耳毒性(耳鸣、听力下降),铂类药物可引起听力损伤,故每次用药前应常规监测听力,若出现听力损伤时可减少用量或调整药物。② 顺铂易引起肾功能损伤,在顺铂用药前及在用药期间 24 h 内给予充分水化,用药期间鼓励患者多饮水,以保证良好的尿排出量,以减少肾毒性。用药期间监测尿素氮、肌酐清除率、血清尿酸水平等。③ 引起代谢及营养异常(如低镁血症、低钙血症),用药期间需监测电解质水平。④ 过敏反应(用药数分钟内可能出现面部水肿、支气管收缩、心动过速、低血压)。

(2) 药物相互作用:氨基糖苷类抗生素、两性霉素 B、氯霉素、呋塞米(合用可增强肾毒性和耳毒性);抗组胺药、吩噻嗪类药物[合用可能掩盖顺铂的耳毒性症状(如耳鸣、眩晕)]。

(3) 配制:以 0.9%NaCl 稀释,使其终浓度<0.15 mg/mL。

第十三章

内分泌系统疾病的药物治疗

第一节 糖尿病

糖尿病是严重威胁儿童、青少年健康的一种复杂的代谢紊乱,其特征是由胰岛素分泌缺陷、胰岛素作用缺陷或两者兼有。胰岛素分泌不足和激素作用的复杂途径中的/或组织对胰岛素的反应减少,导致胰岛素对靶组织的作用不足,从而导致糖类(碳水化合物)、脂肪和蛋白质代谢异常。胰岛素分泌受损和(或)作用可能在同一患者中共存。从病因及发病机制分为1型糖尿病、2型糖尿病和其他特殊类型糖尿病。儿童时期糖尿病绝大多数是1型糖尿病,1型糖尿病是危害儿童健康的重大儿科内分泌疾病。

一 病例介绍

患儿,男,7岁,22 kg。

主诉:多饮、多尿半月。

现病史:患儿半月前无明显诱因出现多饮,每日饮水量不详,伴多尿,每日尿量不详,食量增加,伴四肢乏力,食欲欠佳,无尿急、尿痛等症状。偶诉头昏,未见明显恶心、呕吐,无视物模糊,无胸闷、心悸、腹痛,无运动和智力发育明显落后。否认长期皮质激素应用,否认有反复发热、腹泻或其他慢性疾病史。为进一步诊疗于今到院就诊,以"糖尿病"收住院。患儿发病后精神欠佳,饮食、睡眠欠佳,大便4日未解,尿量稍多。

既往史：无特殊。

家族史：无特殊。

个人史：无特殊。

【查体】体温 36.2℃，心率 82 次/min，呼吸 28 次/min。一般情况及反应欠佳，神萎，面色欠佳，精神反应差，口唇干裂，无发绀，双瞳孔等大等圆，对光反射灵敏，颈无抵抗，胸廓对称无畸形，双肺呼吸音粗，未闻及啰音。心音有力，律齐，未闻及心脏杂音。腹软不张，肠鸣音正常，肝脾未触及肿大。四肢无水肿，指、趾无发绀。神经系统检查未见明显异常。余未见阳性体征。

【辅助检查】血常规：白细胞计数（WBC）$8.28×10^9$/L，中性粒细胞百分率（N，%）55.9%，淋巴细胞百分率（L，%）39%，红细胞计数（RBC）$5.15×10^9$/L，血小板计数（PLT）$277.00×10^9$/L，超敏 C 反应蛋白<0.5 mg/L。尿常规：酮体 4+，葡萄糖 4+。肝肾功能、电解质：未见明显异常。入院随机血糖 21.6 μmol/L。

【入院诊断】糖尿病性酮症。

二 治疗经过

初始治疗方案见表 13-1。

表 13-1 患儿初始治疗方案

药品名称	溶 媒	用 量	给药途径	给药频次
重组人胰岛素注射液	0.9%氯化钠注射液 40 mL	0.22 mL	静脉滴注	立即
门冬胰岛素注射液	/	5.0 IU	皮下注射	立即
地特胰岛素注射液	/	9.0 IU	皮下注射	立即
10%氯化钾注射液	灭菌注射用水 250 mL	12.00 mL	静脉滴注	每日 1 次

入院第 2 日，一般情况及反应稍差，饮食少，大便 1 次，尿量多，自然体位，神志清楚，浅表淋巴结无肿大，口唇干，全身皮肤稍干燥，无皮疹，甲状腺无明显肿

大,双肺呼吸音清,未闻及干、湿啰音。节律齐,心音有力,无杂音。腹软,无压痛,肝脾未触及。早餐前血糖4.4 mmol/L,早餐后血糖5.9 mmol/L,午餐前血糖4.6 mmol/L,午餐后2 h血糖16.7 mmol/L,晚餐前血糖9.3 mmol/L,晚餐后血糖5.5 mmol/L,睡前血糖9 mmol/L,夜间血糖2.4 mmol/L,今晨血糖4.4 mmol/L;尿常规:葡萄糖、酮体均为1+;肾上腺功能检测:促肾上腺皮质激素9.82 pg/mL,皮质醇452.6 nmol;血清胰岛素测定、甲状腺功能五项:胰岛素0.200 uIU/mL,三碘甲状原氨酸1.19 nmol/L,游离三碘甲状腺原氨酸3.75 pmol/L,甲状腺素77.5 nmol/L,游离甲状腺素16.90 pmol/L,TSH促甲状腺素2.24 mIU/L,提示血清胰岛素低,支持1型糖尿病;C肽0.053 nmol/L,提示偏低,支持1型糖尿病;血气分析:实际碱剩余-9.7,碳酸氢根13.3 mmol/L,二氧化碳分压22.8 mmHg,酸碱度7.384,氧分压66.1 mmHg,标准碳酸氢根16.7 mmol/L,标准碱剩余-10.8,氧饱和度96.2%,全血二氧化碳总浓度11.9 mmol/L。结合患儿病史、体征及相关检查,目前诊断考虑1型糖尿病,继续补液,4 IU-4 IU-5 IU-9 IU(三餐前注射门冬胰岛素,睡前注射地特胰岛素)皮下注射胰岛素治疗,监测血糖。

入院第3日,患儿现无昏迷、嗜睡,无呕吐、腹痛,无发热、咳嗽,精神尚可,饮食可,大小便正常。早餐前血糖4.6 mmol/L,早餐后血糖9.1 mmol/L,午餐前血糖9.1 mmol/L,午餐后2 h血糖7.1 mmol/L,晚餐前血糖6.4 mmol/L,晚餐后血糖4.3 mmol/L,睡前血糖17.4 mmol/L,夜间血糖5.5 mmol/L,今晨血糖8.1 mmol/L。根据目前患儿情况,给予3 IU-5 IU-4 IU-9 IU(三餐前注射门冬胰岛素,睡前注射地特胰岛素)皮下注射胰岛素治疗,继续监测血糖。

入院第4日,患儿现无昏迷、嗜睡,无呕吐、腹痛,无发热、咳嗽,精神尚可,饮食可,大小便正常。早餐前血糖5.5 mmol/L,早餐后血糖7.4 mmol/L,午餐前血糖7.4 mmol/L,午餐后2小时血糖19.6 mmol/L,予补打门冬胰岛素2 IU,晚餐前血糖8.4 mmol/L,晚餐后血糖4.4 mmol/L,睡前血糖10.2 mmol/L,夜间血糖5.5 mmol/L,今晨血糖5.5 mmol/L。结合患儿目前情况,继续监测血糖,3 IU-4 IU+2 IU-5 IU-9 IU(三餐前注射门冬胰岛素,睡前注射地特胰岛素)皮下注射胰岛素治疗,将血糖控制在正常或接近正常水平。

入院第5日,患儿一般反应情况可,早餐前血糖4.6 mmol/L,早餐后血糖9.9 mmol/L,午餐前血糖9.5 mmol/L,午餐后2 h血糖6.8 mmol/L,晚餐前血糖 6.2 mmol/L,晚餐后血糖 7.2 mmol/L,睡前血糖 8.1 mmol/L,夜间血糖 5.4 mmol/L,当日早晨血糖 5.5 mmol/L。前 1 日胰岛素用量 3 IU - 5 IU - 4 IU - 9 IU(三餐前注射门冬胰岛素,睡前注射地特胰岛素),当日早晨血糖 4.6 mmol/L。结合患儿目前情况,继续监测血糖,皮下注射胰岛素。结合患儿目前情况,继续监测血糖,3 IU - 5 IU - 4 IU - 9 IU(三餐前注射门冬胰岛素,睡前注射地特胰岛素)皮下注射胰岛素治疗。

入院第 6 日,一般情况及反应稍差,早餐前血糖 4.3 mmol/L,早餐后血糖 6.3 mmol/L,午餐前血糖 6.6 mmol/L,午餐后 2 h 血糖 6.8 mmol/L,晚餐前血糖 4.4 mmol/L,晚餐后血糖 10.2 mmol/L,睡前血糖 10.2 mmol/L,夜间血糖 2.9 mmol/L,今晨血糖 4.3 mmol/L。结合患儿目前情况,继续监测血糖,3 IU - 5 IU - 4 IU - 9 IU(三餐前注射门冬胰岛素,睡前注射地特胰岛素)皮下注射胰岛素治疗。患儿胃肠耐受可,近期血糖控制欠佳,会诊建议患儿采用糖尿病饮食,以低 GI 的粗粮代替部分精细主食以辅助控制血糖,继续监测血糖,动态调整胰岛素量。

入院第 7 日,早餐前血糖 5.3 mmol/L,早餐后血糖 6.4 mmol/L,午餐前血糖 6.4 mmol/L,午餐后 2 小时血糖 3.6 mmol/L,晚餐前血糖 6.5 mmol/L,晚餐后血糖 6.4 mmol/L,睡前血糖 11.7 mmol/L,夜间血糖 5.1 mmol/L,今晨血糖 4.2 mmol/L。结合患儿目前情况,继续监测血糖,3 IU - 5 IU - 4 IU - 9 IU(三餐前注射门冬胰岛素,睡前注射地特胰岛素)皮下注射胰岛素治疗。患儿平素有擦腿,不能排除擦腿综合征,当日予以完善性腺 6 项评估激素水平,家长诉患儿妈妈患有多囊卵巢综合征,欲予患儿完善子宫、附件 B 超排外生殖器官的病变。

入院第 8 日,患儿一般反应情况尚可,全身皮肤稍干燥,其他无异常。性腺 6 项检查:无异常;子宫、附件 B 超:① 青春发育前期子宫声像图。② 双侧卵巢可见多个卵泡,大者约 0.6 cm×0.6 cm。③ 膀胱未见明显异常声像;糖尿病自身抗体谱:谷氨酸脱羧酶抗体 8.28 U/面临(0~0.9),酪氨酸磷酸酶抗体(定量) 8.22 U/mL(0~1.0),胰岛素自身抗体阴性。患儿血糖控制尚可,其他无特殊,予出院,嘱监测血糖,规律胰岛素治疗,注意饮食,不适随诊。出院医嘱:控制饮食,每日总热量 1 500～1 600 kcal 左右,根据体重调节,糖类占 55%～60%,严密监测血糖(每日 4～8 次)。

【出院诊断】① 1 型糖尿病。② 1 型糖尿病酮症。

三 治疗方案分析及药学监护

（一）治疗方案分析

胰岛素替代治疗是 1 型糖尿病治疗首选的治疗方案，胰岛素替代治疗的目的是模拟正常的生理胰岛素分泌模式。糖尿病控制和并发症试验以及随后 30 多年的流行病学研究证实强化血糖控制可显著减少糖尿病慢性并发症的发生与进展。

胰岛素的降血糖作用是通过胰岛素分子与肌肉和脂肪细胞上的胰岛素受体结合后，促进细胞对葡萄糖吸收利用，同时抑制肝脏葡萄糖的输出来实现的。初发 1 型糖尿病患儿应尽快开始胰岛素治疗，尿酮体阳性者应在 6 h 内使用胰岛素，胰岛素的剂量取决于年龄、体重、糖尿病持续时间、营养、体育锻炼等众多因素。合理的胰岛素剂量是指在不引起明显低血糖的情况下，使血糖控制达到最佳水平以确保儿童的正常生长和发育。《中国儿童 1 型糖尿病标准化诊断与治疗专家共识（2020 年）》推荐，新发 1 型糖尿病每日胰岛素总量一般为 $0.5\sim1.0$ U/(kg·日)，但 3 岁以下建议 0.5 U/(kg·日)起始，蜜月期通常<0.5 U/(kg·日)，青春期为 $1.0\sim1.5$ U/(kg·日)，个别可达 2 U/(kg·日)。同时推荐，对于 1 型糖尿病的治疗方案为"餐时＋基础"方案，常用 3 餐前短效＋睡前中效胰岛素或 3 餐前速效＋睡前长效胰岛素，中效或长效胰岛素可酌情互换。该患儿治疗方案、用药剂量均适宜。

（二）药学监护

使用胰岛素时可能发生注射部位反应，包括疼痛、瘙痒、荨麻疹、肿胀和炎症。为减少或避免这些反应，应在同一注射区域内持续轮换注射点。这些反应通常会在数天至数周内消失。罕见情况下，注射部位反应可能需要终止使用该药。血糖控制有显著改善的患者（如接受胰岛素强化治疗），其低血糖的先兆症状可能会有所改变，应提醒患者注意，如果发生低血糖症状，因人胰岛素类似物起效迅速的药效学特征，注射该药后低血糖症状的出现会比可溶性人胰岛素早。该药注射剂量不足或治疗中断时，特别是在 1 型糖尿病患者中，可能导致高血糖和糖尿病酮症酸中毒。通常，高血糖的最初症状是在数小时或数日内逐渐发生的，包括口渴、尿频、恶心、呕吐、嗜睡、皮肤潮红、干燥、口干、食欲减退以及呼气有丙酮味。在 1 型糖尿病患者中，未经治疗的高血糖事件最终会导致酮症酸中毒,这可能是致命的。因此,在用药期间应注意患儿用药的依从性、给药剂量及注射部位的反应等。患者换用不同品牌或类型的胰岛素制剂,必须在严格的医疗监控下进行。以下方面的变化均可能导致患者所需剂量改变：胰岛素规格、品牌(生产商)、类型、种类(人胰岛素或人胰岛素类似物)和(或)生产工艺。患者从其日常使用的胰岛素制剂转用本品时,可能需要调整剂量。剂量调整可能在第一次注射或开始治疗的几周或几个月内进行。

四 用药指导

1. 门冬胰岛素注射液：皮下注射,每日剂量控制在 12 IU,三餐前注射。用药 10 min 内须进食含糖类的食物,如果注射后不进食或进食时间延后将导致低血糖的发生,而且发生时间比普通胰岛素早。因此需随时监测患儿用药后情况。

2. 地特胰岛素注射液：皮下注射,每日剂量控制在 9 IU,睡前注射。使用胰岛素容易发生高血糖、低血糖及注射部位的反应,所以需随时监测患儿用药后情况。

出院后坚持每天固定时间运动。2～3 个月复查糖化血红蛋白,尿微量蛋白,半年复查肝肾功、血脂、甲状腺功能,动态血糖监测,每年检查 1 次眼底。

第二节 格雷夫斯病

格雷夫斯(Graves)病是一种自身免疫病,是患者体内的抗促甲状腺激素(TSH)受体抗体(TRAb)刺激甲状腺细胞上的 TSH 受体,引起甲状腺激素生产和释放增加所致。

一 病例介绍

患儿,男,3 岁 10 个月,12 kg。

主诉：发现心悸 1 年余,眼突 4 个月。

现病史：患儿 1 年前无诱因出现心悸,无吞咽困难、发音不清,无发热、咳嗽,无黄疸腹痛,4 个月前眼突,伴有食欲好,消瘦,体重下降约 1.5 kg,注意力不集中,好动,未经治疗,为了进行治疗,门诊以"桥本甲状腺炎"收治入院,自发病以来,精神饮食可,睡眠尚可,二便正常。

既往史:无特殊。

家族史:祖母有甲减病史。

个人史:无特殊。

【查体】体温 36.9℃,心率 142 次/min,呼吸 24 次/min。一般情况及反应尚可,神志清,面色可,口唇无发绀,全身无出血点、瘀斑、瘀点,双侧颈后部触及数枚大小不等的浅表淋巴结肿大,双眼球凸出,双瞳孔等大等圆,对光反射灵敏,结膜无充血,甲状腺Ⅰ度肿大,质软,边界清,活动度可,无压痛。咽充血,扁桃体Ⅱ度肿大,颈抵抗(一),漏斗胸,三凹征(一),双侧语颤对称,无增强或减弱,双肺叩诊呈清音,双肺呼吸音粗,未闻及啰音。心律齐,心音亢进,未闻及心脏杂音。腹软,全腹无压痛、反跳痛,无包块,肝脾无肿大。肠鸣音存,生理反射存,病理反射未引出。指、趾端无脱皮,肢端暖,双下肢无水肿。

【辅助检查】甲功检测:TSH 0.19 uIU/mL,T3＞10 ng/mL,T4 258.5 ng/mL,FT3 32.31 pg/mL,FT4 60.34 pg/mL,TGA＞2 800 IU/mL,TPO-Ab 904.5 IU/mL;心电图:① 窦性心动过速。② 不完全性右束支阻滞。

【入院诊断】① 桥本甲状腺炎? ② 营养不良。③ 偏矮。

二 治疗经过

初始治疗方案见表 13-2。

表 13-2 患儿初始治疗方案

药品名称	溶媒	用量	给药途径	给药频次
盐酸普萘洛尔片	/	6 mg	口服	每日 1 次
甲巯咪唑片	/	6 mg	口服	每日 1 次

入院第 2 日,体温 36.7℃,呼吸 26 次/min。一般情况及反应尚可,神志清,面色可,双侧颈后部触及数枚大小不等的浅表淋巴结肿大,双眼凸出,甲状腺Ⅰ度肿大,睡眠中心率波动在 108～140 次/min(多持续在 120 次/min 左右),解黄

白色稀便4次,量不等,未见黏液及脓血,未诉腹痛。床旁12导心电图:① 窦性心动过速。② 下壁T波改变。③ 不完全性右束支阻滞。根据患儿目前情况,暂诊断为"桥本甲状腺炎? 营养不良,偏矮"。给予甲巯咪唑10 mg/次,每日1次,晨起顿服;给予普萘洛尔10 mg,口服,每日1次,降心率;给予果糖二磷酸钠口服液口服营养心肌处理。患儿前1日大便异常,口服益生菌处理。

入院第3日,体温36.5℃,呼吸25次/min。一般情况及反应尚可,神志清,面色可,无腹泻,未诉腹痛,双侧颈后部触及数枚大小不等的浅表淋巴结肿大,双眼凸出,甲状腺Ⅰ度肿大,睡眠中心率波动在80~105次/min,白天心率波动在110~120次/min。血细胞分析:白细胞计数(WBC)6.19×10^9/L,中性粒细胞百分率(N,%)27.00%,淋巴细胞百分率(L,%)60.70%,淋巴细胞计数3.76×10^9/L,红细胞计数(RBC)5.03×10^9/L,血小板计数(PLT)260.00×10^9/L,未见明显异常。骨化二醇(25-羟基维生素D)测定:25-羟维生素D(VITD-T)124.40 mmol/L,正常;血清胰岛素测定(化学发光法):胰岛素2.28 uIU/mL,降低;肝功Ⅱ+肾功Ⅰ+心肌酶谱+电解质+GLU+血脂+体液免疫:直接胆红素4.2 μmol/L,肌酐20 μmol/L,尿酸398 μmol/L,补体C4 0.11 g/L,余未见异常,考虑与原发病有关;HCV+梅毒+HIV:丙肝病毒抗体阴性,梅毒螺旋体抗体阴性,人类免疫缺陷病毒抗体1+1型阴性;粪便常规:正常;全自动尿液分析:未见异常;彩超甲状腺:甲状腺体积增大声像图;彩超肝胆胰脾肾:① 右肾体积小声像图(考虑发育不良)。② 肝、胆、胰、脾、左肾声像图未见明显异常;眼底照像报告:双眼ROP激光术后(双眼激光瘢痕稳定)。根据患儿目前情况,继续给予甲巯咪唑10 mg/次,每日1次,晨起顿服抗甲状腺治疗;给予普萘洛尔10 mg,口服,每日1次,降心率;给予果糖二磷酸钠口服液口服营养心肌处理。患儿昨日大便异常,口服益生菌处理。

入院第4日,体温36.9℃,呼吸24次/min。一般情况及反应尚可,神志清,面色可,无腹泻,未诉腹痛,双侧颈后部触及数枚大小不等的浅表淋巴结肿大,双眼凸出,甲状腺Ⅰ度肿大,睡眠中心率波动在85~106次/min,白天心率波动在100~110次/min。甲状腺功能八项:三碘甲状腺原氨酸4.95 nmol/L,甲状腺素306.8 nmol/L,游离三碘甲状腺原氨酸28.28 pmol/L,抗甲状腺过氧化物酶抗体138.6 IU/mL,TSH促甲状腺素0.01 mIU/L,甲状腺球蛋白114.1 ng/mL,甲状腺球蛋白抗体952.1 IU/mL,游离甲状腺素100.00 pmol/L。根据目前患儿情况,继续给予甲巯咪唑 10 mg/次,每日 1 次,晨起顿服抗甲状腺治疗;给予普萘洛尔 10 mg,口服,每日 1 次,降心率。

入院第 6 日,体温 36.2℃,呼吸 25 次/min。一般情况及反应尚可,神志清,面色可,无腹泻,未诉腹痛,双侧颈后部触及数枚大小不等的浅表淋巴结肿大,双眼凸出,甲状腺Ⅰ度肿大,睡眠中心率波动在 85～100 次/min,白天心率波动在 100～106 次/min。现患儿病情明显好转,未诉特殊不适,继续给予甲巯咪唑 10 mg/次,每日 1 次,晨起顿服抗甲状腺治疗;给予普萘洛尔 10 mg,口服,每日 1 次,降心率。

入院第 8 日,体温 36.7℃,呼吸 20 次/min。一般情况及反应尚可,神志清,面色可,无腹泻,未诉腹痛,双侧颈后部触及数枚大小不等的浅表淋巴结肿大,双眼凸出,甲状腺Ⅰ度肿大,睡眠中心率波动在 85～100 次/min,白天心率波动在 100～120 次/min。血细胞分析:白细胞计数(WBC)6.69×10^9/L,中性粒细胞百分率(N,%)50.24%,淋巴细胞百分率(L,%)36.24%,淋巴细胞计数 3.76×10^9/L,红细胞计数(RBC)5.33×10^9/L,血红蛋白 133.00 g/L,血小板计数(PLT)286.00×10^9/L,未见明显异常;肝功Ⅱ:正常;HP:阴性。患儿生命体征平稳,心率维持可,无特殊不适,复查血象未见异常,病情较前好转,故予以办理出院。出院医嘱:盐酸普萘洛尔片(每片 10 mg):每次 1 片,每日 1 次,待心率控制在 110 次/min 以下调整为每次 1/2 片,每日 1 次,维持 3～4 日,待心率控制在 100 次/min 以下后可停药;甲巯咪唑片(每片 10 mg):每次 1 片,每日 1 次,晨起空腹顿服。

【出院诊断】① Graves 病。② 营养不良。③ 偏矮。④ 先天性右肾发育不良。

三 治疗方案分析及药学监护

(一) 治疗方案分析

抗甲状腺药物治疗是儿童 Graves 病的首选治疗方案,当出现心动过速、体重减轻、手震颤和出汗等甲状腺毒症表现时,需要使用 β 受体阻滞剂。

1. 抗甲状腺药物(ATD)

硫酰胺类[卡比马唑(carbimazole,CBZ)]或其活性代谢产物甲巯咪唑

(thiamazile，MMI)。

作为甲状腺过氧化物酶的优先底物，从而防止甲状腺球蛋白分子中的酪氨酸碘化并阻断甲状腺激素合成，而且在 Graves 病免疫调节中发挥有利作用，是治疗儿童 Graves 病的一线药物，目前 CBZ 在临床上已较少使用。丙基硫氧嘧啶因有肝衰竭风险，儿童不宜使用。《2022 年欧洲甲状腺协会儿科 Graves 病管理指南》推荐，MMI 的推荐剂量是 0.2～0.5 mg/(kg·日)，每日一次或两次。该患儿治疗方案、用药剂量均适宜。

2. β受体阻滞剂

普萘洛尔为非选择性竞争抑制肾上腺素β受体阻滞剂。阻断心脏上的$β_1$、$β_2$受体，拮抗交感神经兴奋和儿茶酚胺作用，降低心脏的收缩力与收缩速度，同时抑制心脏起搏点电位的肾上腺素能兴奋，用于治疗心律失常。当有中-重度甲状腺激素过量的体征时，应根据年龄或体重给予β受体阻滞剂(如盐酸普萘洛尔片)，可降低心率，但在哮喘患者中禁用。一旦甲状腺激素水平恢复正常，即可停用β受体阻滞剂。《中国国家处方集(儿童版)》儿童剂量推荐是每次 0.25～0.5 mg/kg。该患儿治疗方案、用药剂量均适宜。

(二) 药学监护

1. 抗甲状腺药物的药学监护

MMI 使用后，最常见的轻微不良反应是皮肤反应(瘙痒性皮疹和荨麻疹)，约占 10%，其他还有恶心、呕吐、发热、咽喉痛、血管炎、关节痛、肌痛、白细胞轻度减少、转氨酶轻度升高等，通常为短暂性，当出现发热或咽喉痛时需化验血常规以评估白细胞及中性粒细胞计数。据报告 0.3%～0.6% 的病例会发生粒细胞缺乏症，在治疗开始后数周或数月以及再次治疗时均可出现。大多数发生在前 3 个月，年龄越小发生率越高。建议患者在治疗初期前 3 个月，每周做一次血常规检查。维持治疗期间每月做一次血常规检查。提醒患儿家长出现口腔炎、咽炎、发热等症状时，应马上就诊。如果诊断为粒细胞缺乏症，须立即停药。MMI 引起的胆汁淤积性肝炎或肝功能障碍在停用后，即可消退。

2. β受体阻滞剂的药学监护

普萘洛尔口服可空腹或与食物共进，后者可延缓肝内代谢，提高生物利用度。使用该药时不可骤停，否则会使甲亢症状加重。长期使用者撤药须逐渐递减剂量，至少经过 3 天，一般为 2 周。如果出现下呼吸道感染并伴有呼吸困难和喘息,则应暂时停药并及时就医。使用过程中在不定期进食或呕吐时,容易出现低血糖,低血糖可引起癫痫发作、昏睡或昏迷的形式出现。如果有低血糖的临床症状,建议及时补充含糖液体,并暂时停药。在第一次摄入和每次剂量增加后,建议监测血压和心率。

四 用药指导

1. MMI:口服,0.5 mg/(kg·日),每日1次,通常服用本品可在餐后用适量液体(如半杯水)整片送服。

2. 盐酸普萘洛尔片:口服,0.5 mg/(kg·日),每日1次,饭前、睡前服用。

第三节　Gitelman 综合征

Gitelman 综合征(gitelman syndrome,GS)是一种罕见的遗传性肾小管疾病,其临床特点主要为低钾血症、代谢性碱中毒、低镁血症、低钙尿症。GS 的遗传方式为常染色体隐性遗传,由编码位于肾远曲小管的噻嗪类利尿剂敏感的钠氯共转运蛋白(sodium-chloride cotransporter,NCC)基因 SLC12A3 发生变异所致。有研究表明,该病在欧洲人群的发病率为 1/40 000,其在亚洲人群中发病率更高,在日本的发病率达 10.3/10 000。大多数 GS 患者起病隐匿,病情轻微,表现为由慢性低钾、低镁所导致的乏力、搐搦、夜尿增多等症状,但也有合并室性心律失常、横纹肌溶解、痛风、胰岛素抵抗等相关病例的报道。

一 病例介绍

患儿,男,9 岁 6 个月,18 kg。

主诉:发现低血糖 4 年,纳差、心悸半个月。

现病史:患儿家长 4 年前发现患儿身高矮小,多饮多尿,遂到当地医院化验发现血钾减低,最低 2.60 mmol/L,基因监测报告示"Gitelman 综合征",后给予口服氯化钾缓释片治疗,疗效不明显,后改门冬氨酸钾镁片、螺内酯片,复查钾最高至 3.3 mmol/L。1 年前家长自行停药治疗,近半个月来患儿出现饮食减少、心悸,测血钾1.93 mmol/L,住院治疗3日后,复查血钾2.07 mmol/L,为进一步诊治,以Gitelman综合征收治入院。患儿自病以来未见嗜睡、抽搐,无呕吐,无犬吠样咳及鸡鸣样尾声,无呼吸困难,无皮疹,否认有高血压、糖尿病等遗传代谢性疾病。患儿病后精神、饮食、睡眠稍差,大、小便尚可,体重未见明显改变。

既往史:反复低钾4年。

家族史:无特殊。

个人史:无特殊。

【查体】体温36.2℃,心率80次/min,呼吸20次/min。一般情况及反应稍差,神清,面色稍差,咽充血,扁桃体无肿大,三凹征(−),双侧语颤对称,呼吸节律正常,无异常呼吸,无增强或减弱,双肺叩诊清音,双肺呼吸音粗,未闻及啰音。心音有力,律齐,未闻及心脏杂音。腹软不胀,肠鸣音正常,肝脾未触及肿大。病理反射未引出,四肢肌力正常范围,指、趾无发绀。余未见阳性体征。

【辅助检查】基因检测报告示:Gitelman综合征;电解质检测:钾2.07 mmol/L,钠131.4 mmol/L,氯94.6 mmol/L。

【入院诊断】Gitelman综合征。

二 治疗经过

初始治疗方案见表13−3。

表13−3 患儿初始治疗方案

药品名称	溶　媒	用　量	给药途径	给药频次
螺内酯片	/	15.0 mg	口服	每日3次
氯化钾缓释片	/	0.5 g	口服	每日2次

入院第2日,患儿无发热、咳嗽、咳痰,无呕吐,无呼吸困难,无皮疹,精神、饮食、睡眠稍差,大、小便尚可,体重未见明显改变。电解质测定:氯94.5 mmol/L,钾2.6 mmol/L,磷1.04 mmol/L;肝功Ⅱ+肾功+心肌酶检测:碱性磷酸酶

83.6 U/L，肌酸酶同工酶 14.3 U/L，肌酐 65.8 μmol/L，直接胆红素 5.5 μmol/L；全自动尿液分析：pH7.5，比重 1.009；血气分析：实际碱剩余 0.0，碳酸氢根 22.7 mmol/L，乳酸浓度 4.0 mmol/L，PCO_2 33.0 mmHg，酸碱度 7.453，PO_2 62.5 mmHg；手掌骨龄测算（图谱法）示：骨龄约相当于 7 岁骨龄；心电图示：窦性心动过速。结合以上，目前诊断为 Gitelman 综合征。治疗上给予氯化钾缓释片、螺内酯口服等对症治疗，患儿有多饮多尿的临床表现，嘱记录 24 h 尿的出入量。

入院第 3 日，患儿平素普食喂养，有挑食厌食，膳食摄入存在不足，对鸡蛋等食物过敏。营养评估：体重 18 kg(-2SD)，腹壁脂肪层 0.8 cm。STAMP 评分 5 分。会诊建议：因患儿胃肠耐受可，有食物过敏，食物摄入不足，建议膳食增加肉、蛋摄入，在普食基础上口服补充儿童肠内营养制剂（小百肽）每日 300～500 mL，补充热卡 300～500 lcal。

入院第 4 日，患儿一般情况及反应稍差，神清，面色稍差，口唇无发绀，颜面无青灰及发绀。尿蛋白四项：α 微球蛋白（尿液）4.0 mg/L，$β_2$ 微球蛋白（尿液）0.26 mg/L，尿 IGG 0.0 mg/L，余阴性；甲状腺功能 5 项：游离三碘甲状腺原氨酸 3.79 pmol/L；肾上腺功能检测：正常。根据患儿目前情况，继续氯化钾缓释片、螺内酯口服等对症治疗。

入院第 5 日，患儿精神、饮食、睡眠稍差，大、小便尚可。根据患儿目前情况，继续氯化钾缓释片、螺内酯口服等对症治疗。复查电解质。

入院第 6 日，患儿精神、饮食、睡眠有缓解，大、小便尚可。电解质检测：氯 94 mmol/L，钾 2.8 mmol/L，镁 0.59 mmol/L，提示钾趋于正常，准予出院，继续口服氯化钾缓释片＋螺内酯片。出院医嘱：氯化钾缓释片：1 片/次，每日 3 次；螺内酯片：15 mg/次，每日 3 次。

【出院诊断】Gitelman 综合征。

三 治疗方案分析及药学监护

（一）治疗方案分析

GS 的主要治疗目标为改善患者症状并提高生活质量。治疗方法主要包括终身电解质替代治疗和基于发病机制的治疗电解质替代治疗，需长期规律随访和监测。

1. 电解质替代治疗——补钾药物

钾是细胞内的主要阳离子,而细胞外的主要阳离子是钠离子,机体主要依靠细胞膜上的 Na^+、K^+ - ATP 酶来维持细胞内的 K^+、Na^+ 浓度差。建议补充氯化钾,在补钾的同时补充尿液中丢失的氯离子,不加重代谢性碱中毒。氯化钾缓释片中的缓释辅料能使片中的氯化钾在胃肠道中缓慢均匀地释放,从而能稳定血钾浓度,避免血钾过高的危险,而且能延长药效时间,提高生物利用度,当患者无法耐受口服补钾或有严重低钾血症时(如出现心律失常、软瘫、呼吸衰竭、横纹肌溶解等并发症),可给予静脉补钾治疗。《Gitelman 综合征诊疗中国专家共识(2021年)》推荐 GS 患者的血钾纠正目标为 3.0 mmol/L 以上,用药合理。

2. 基于发病机制的治疗——保钾利尿剂

醛固酮拮抗剂类药物通过拮抗醛固酮对远曲小管和集合管多种离子通道的作用,降低尿钾排泄,提高血钾水平。若患者单纯补钾效果欠佳,可酌情考虑联合应用保钾利尿剂(螺内酯)等药物联合治疗,用药合理。

(二) 药学监护

1. 补钾药物

对一些患者而言,大剂量补充钾可能导致严重的副反应,包括胃溃疡、呕吐、腹泻甚至更加严重的电解质失衡,因此治疗目标应根据患者的治疗耐受性和症状负担进行个体化设定,重点是症状缓解而不是固定在严格的数字目标上。

2. 保钾利尿剂

螺内酯为醛固酮的竞争性抑制剂,作用于远曲小管和集合管,阻断 Na^+ - K^+ 和 Na^+ - H^+ 交换,对肾小管其他各段无作用。用药期间如出现高钾血症,应马上停药。

四 用药指导

1. 氯化钾缓释片:每次 1 片,每日 3 次。饭后服用,应吞服,不得咬碎。对口服片剂出现胃肠道反应者可改用口服溶液,稀释于冷开水或饮料中内服。

2. 螺内酯片:每次 15 mg,每日 3 次。应于进食时或餐后服药,以减少胃肠道反应,并可能提高本药的生物利用度。

第十四章

小儿外科常见疾病的药物治疗

第一节 急性阑尾炎

阑尾是起源于盲肠的盲端结构,急性阑尾炎是阑尾的急性炎症和感染,是腹痛最常见的原因之一,是儿童急诊腹部手术最常见的病症。常见症状有腹痛、发热及呕吐,儿童通常不存在典型症状,诊断较成人困难。小儿大网膜发育不全,不能起到足够的保护作用,急性阑尾炎病情发展较快,容易穿孔而发生腹膜炎,并发症和死亡率较高。治疗原则是早期手术,并配合输液、纠正脱水,应用广谱抗菌药物等。

一 病例介绍

患儿,男,11岁10个月,52 kg。

主诉:腹部隐痛不适14 h。

现病史:患儿14 h前无明显诱因出现阵发性腹痛,无放射痛,伴呕吐1次,为胃内容物,无咖啡渣样物及胆汁样物,非喷射性,量不详,无发热,无昏迷、抽搐,无咳嗽,无腹泻、黑便、便秘,无尿频、尿急、尿痛及肉眼血尿。外院就诊考虑阑尾炎,为处理至急诊,行B超及腹部CT检查示:阑尾肿胀增粗、周围少量积液伴系膜增厚声像图(考虑阑尾炎)。门诊遂以"腹痛待查:急性阑尾炎"收入院。患儿自发病以来,一般情况及反应欠佳,进食、精神欠佳,大便可,小便少。

既往史:患儿10岁行扁桃体手术。

家族史：无特殊。

个人史：无特殊。

过敏史：无特殊。

【查体】体温 36.4℃，心率 80 次/min，呼吸 21 次/min，体重 52 kg，一般情况可，发育正常，营养中等，神清合作，被动体位。全身皮肤巩膜无黄染，浅表淋巴结未扪及肿大。头颅五官无畸形，颈软，气管居中，心肺（一）。腹平，未见腹壁静脉曲张，未见胃肠型及蠕动波。右下腹部压痛，以麦氏点为重，局部肌紧张，伴反跳痛，肝脾未扪及肿大，肝肾区无叩痛，移动性浊音（一），肠鸣音活跃。神经系统（一）。

【辅助检查】门诊 CT 及 B 超检查提示阑尾肿胀增粗、周围少量积液伴系膜增厚声像图（考虑阑尾炎）。

血常规：白细胞计数 14.06×10^9/L，中性粒细胞计数 12.16×10^9/L，中性粒细胞百分率 86.5%，C 反应蛋白 14.56 mg/L。

【入院诊断】急性阑尾炎。

二 治疗经过

入院后全身麻醉下行"腹腔镜下阑尾切除＋腹腔引流术"，术中探查腹腔见有少量炎性渗出液，术中诊断为"急性化脓性阑尾炎伴局限性腹膜炎"，患儿初始治疗方案如表 14-1。

表 14-1 患儿初始治疗方案

药品名称	溶媒	用量	给药途径	给药频次
头孢哌酮钠舒巴坦	5%葡萄糖注射液 100 mL	1.5 g	静脉滴注	每日 2 次
蛇毒血凝酶注射液	0.9%氯化钠 10 mL	1 mL	静脉注射	每日 1 次
50%葡萄糖注射液	10%葡萄糖注射液 240 mL	60 mL	静脉滴注	每日 1 次
小儿复方氨基酸注射液（19AA）		260 mL		

续 表

药品名称	溶 媒	用 量	给药途径	给药频次
10％氯化钾注射液	10％葡萄糖注射液 240 mL	1.3 g	静脉滴注	每日1次
10％氯化钠(浓)		13 mL		
维生素C注射液	5％葡萄糖注射液 250 mL	0.5 g	静脉滴注	每日1次

入院第2日,术后第一日,腹痛缓解,无恶心、呕吐,无明显腹胀、腹泻,体温波动,呼吸平稳,禁食水、抗炎、补液中。小便自解,肛门未排气、未排便。腹部平坦、软,切口处及脐周有压痛,未及异常包块,肠鸣音稍弱。切口敷料干燥,无渗出,切口无红肿,未见渗出。腹腔腹压引流管固定,引流约15 mL淡血性液。继续给予头孢哌酮舒巴坦抗感染、氨基酸营养补液对症支持治疗。血常规:白细胞计数 15.30×10^9/L,中性粒细胞计数 12.13×10^9/L,中性粒细胞百分率 79.30％,C反应蛋白 103.17 mg/L。

入院第3日,术后第二日,一般情况可,腹腔腹压引流管固定,引流约16 mL淡血性液。进食少许流质饮食观察,停止血药物,阑尾病理检查结果:急性化脓性阑尾炎,继续给予头孢哌酮舒巴坦强效抗感染、氨基酸营养补液对症支持治疗。

入院第6日,术后第五日,腹痛缓解,进食流质无恶心、呕吐,无腹胀、腹泻,体温正常,呼吸平稳,抗炎、补液中。小便自解,肛门排便1次。拔出腹腔引流管。患儿术后恢复可,生命体征平稳,患儿进食流质饮食可,停氨基酸营养支持,继续给予头孢哌酮舒巴坦强效抗感染、补液对症支持治疗。

入院第7日,患儿未诉腹痛等不适,进食精神好,无恶心、呕吐,无腹胀、腹泻,体温正常,呼吸平稳,腹部平坦、软,全腹无明显压痛,切口敷料干燥,无渗出,切口无红肿,未见渗出,予以出院。复查血常规:白细胞计数 11.25×10^9/L,中性粒细胞计数 7.24×10^9/L,中性粒细胞百分率 64.30％,C反应蛋白 15.16 mg/L。复查B超:① 右侧腹及下腹部局部系膜增厚,回声增强声像图。② 肠腔内容物多,肠腔胀气声像图。出院医嘱:头孢克肟颗粒100 mg,口服,每日2次。

【出院诊断】急性化脓性阑尾炎伴局限性腹膜炎。

三 治疗方案分析及药学监护

(一) 治疗药物分析

1. 抗菌药物

急性阑尾炎多为混合型感染,致病菌多为肠道内的各种革兰阴性杆菌和厌氧菌。抗生素的选择应包括对需氧革兰阴性、阳性菌及厌氧菌有效的药物。可用单一的强效抗菌药物或联合抗厌氧菌药物使用,建议住院患者静脉注射抗菌药物至少48 h,随后口服抗菌药物,总疗程7~10日,治疗期间定期进行实验室及影像学检查,直至患者血常规稳定维持在正常水平上下,体温恢复正常。

患儿术中探查阑尾周围的腹腔内有少量炎性渗出液,形成局限性腹膜炎,术中诊断为"急性化脓性阑尾炎伴局限性腹膜炎",临床症状和体征较重,根据《国家抗微生物治疗指南(第2版)》继发性腹膜炎,多见于腹腔脏器穿孔(小肠、阑尾、结肠),病原体为多菌种混合感染多见:肠杆菌科细菌(大肠埃希菌、克雷伯菌属、肠杆菌属);拟杆菌(尤其在下消化道穿孔);铜绿假单胞菌;其他有肠球菌、不动杆菌等,经验治疗无须覆盖肠球菌。对于轻、中症,可选用三代头孢+甲硝唑或β内酰胺酶抑制剂或氧头孢烯类,重症患者可选用碳青霉烯类抗菌药物进行抗感染治疗。

患儿诊断明确,予以手术治疗,感染指标高,予头孢哌酮钠舒巴坦钠抗感染治疗适宜。头孢哌酮钠舒巴坦钠儿童每日推荐剂量40~80 mg/kg,每日给药2~4次,患儿52 kg,用量适宜。

2. 营养支持

患儿由于疾病、手术原因,需禁食水,通过临床检查、生化检查、人体组成测定等多项综合营养评价,评估患儿营养状况。为维持机体疾病状态下组织、器官功能以及生存所需,给予该患儿肠外营养制剂,提供患儿每日所需的能量及各种营养物质,维持机体正常代谢。

(二) 药学监护

1. 抗菌药物的药学监护

头孢哌酮钠舒巴坦钠主要不良反应为腹泻、皮疹、发热等,主要的实验室检查异常为 ALT 升高、AST 升高以及 ALP 升高等。有使用头孢哌酮钠舒巴坦钠有关的严重出血包括致死情况的报告,故需监测出血、血小板减少和凝血障碍迹象,用药期间需监测患儿肝功、凝血等实验室检查。

2. 其他药物的药学监护

肠外营养并发症主要有静脉导管相关并发症、代谢性并发症、脏器功能损害及代谢性骨病等,因提供的营养物质直接进入循环中,营养底物过量容易引起或加重机体代谢紊乱和器官功能异常,产生代谢性并发症,如高血糖、低血糖、氨基酸代谢紊乱等,肠外营养可引起肝脏损害,长期禁食可导致肠黏膜上皮绒毛萎缩,肠黏膜上皮通透性增加,肠道免疫功能障碍,导致肠道细菌易位而引起肠源性感染,因此要鼓励患儿术后尽早自主进食,及时评估营养状况,及时停止肠外营养支持。

四 用药指导

头孢克肟颗粒:口服,每次 100 mg,每日 2 次。食物不影响药效,服药时进食或不进食均可,但不建议将药物与牛奶、果汁等混合后放置。头孢克肟具有抗菌作用,可能会降低含活菌成分的保健品(如益生菌制剂)的作用,如需合用,请间隔 2 h 使用。用药后可能出现消化道不良反应(如腹泻、胃部不适)和皮肤不良反应(如皮疹、红斑),也可能出现其他不良反应,如用药后感觉不适,请及时停药并尽快就诊。

出院后注意休息、保暖、适当锻炼,提高机体免疫力,按时服药,如有不适,随时就诊。

第二节 胆 道 闭 锁

胆道闭锁是婴儿期常见的严重肝胆系统疾病之一,是新生儿持续性黄疸的最常见病因,是一种病因不明的波及肝内、外胆管闭塞性病变,导致胆汁淤积及进行性肝纤维化直至肝硬化并危及患儿生命的疾病。胆道闭锁手术治疗是唯一有效的方法,术后密切观察生命体征,防治水、电解质代谢及酸碱平衡紊乱,加强支持、营养治疗。使用广谱抗菌药物防治感染,及时发现和治疗各种并发症。

一 病例介绍

患儿,男,2个月20日,4.8 kg。

主诉:发现皮肤巩膜黄染及大便颜色变白2个月余。

现病史:家属诉患儿2个月前(出生后不久)因皮肤黄染住院,其间发现胆汁酸升高,无发热、皮疹,大便呈淡黄色,无陶土样大便,无抽搐、尖叫、角弓反张,予以光疗、口服熊去氧胆酸(每次1/5粒,每日2次)治疗7日后皮肤黄染消退,胆汁酸无降低,出院后继续口服熊去氧胆酸治疗,曾于外院分两次住院,近一次住院7天光疗后好转出院,但黄疸反复,于1个月前给予丁二磺酸腺苷蛋氨酸、熊去氧胆酸胶囊促进胆汁酸排泄,氨苄西林抗炎,双歧杆菌四联活菌片调节肠道菌群,补充维生素D等对症支持治疗,并完善相关检查诊断不能完全排外胆道闭锁可能,会诊建议手术探查,家属拒绝手术。出院后患儿皮肤巩膜黄染持续加重,大便呈淡黄色,伴尿色加深,现家属为求进一步诊治就诊,以"黄疸待查因(胆道闭锁可能)"收住入院。患病后患儿精神、饮食尚可,体重增加缓慢,大便淡黄,小便颜色逐渐加深。

既往史:持续皮肤和巩膜黄染、胆红素高于正常。

家族史:无特殊。

个人史:因"早产、黄疸"于产院新生儿科住院治疗5日。

【查体】体温36.8℃,心率124次/min,呼吸34次/min,体重4.7 kg,一般情况稍差,神清,反应可,全身皮肤及巩膜重度黄染,全身浅表淋巴结未及肿大,双肺呼吸音清晰,未闻及啰音,心率124次/min,心音有力,未闻及杂音,未见明显瘀斑淤血,心肺未闻及明显异常,腹膨隆,未见明显胃肠型及蠕动波,未触及明显包块及压痛,肝脏于肋缘下约2 cm触及,边缘锐,肠鸣音3次/min,移动性浊音(—),双下肢无明显水肿。肛检未及异常。

【辅助检查】总胆红素97.4 μmol/L,直接胆红素81.9 μmol/L;γ-谷氨酰基转移酶219 U/L,碱性磷酸酶630 U/L;复查:总胆红素100.5 μmol/L,直接胆红素78.5 μmol/L,γ-谷氨酰基转移酶260 U/L,碱性磷酸酶729 U/L。MRCP:① 肝内外胆管、胆总管未见显示,胆囊显示不清,请结合临床;② 肝脏增大,腹部B超提示:胆囊未显示。胆总管内径0.1 m。

【入院诊断】① 梗阻性黄疸待查。② 营养不良。

二 治疗经过

初始治疗方案见表 14-2。

表 14-2 患儿初始治疗方案

药品名称	溶 媒	用 量	给药途径	给药频次
熊去氧胆酸胶囊		94 mg	口服	每日1次
酪酸梭菌活菌散		0.5 g	口服	每日1次
维生素D滴剂		400 U	口服	每日1次
复方甘草酸苷注射液	5%葡萄糖注射液 20 mL	10 mL	静脉滴注	每日1次
注射用丁二磺酸腺苷蛋氨酸	5%葡萄糖注射液 20 mL	0.235 g	静脉滴注	每日1次
注射用谷胱甘肽	5%葡萄糖注射液 20 mL	0.235 g	静脉滴注	每日1次

入院第 2 日,一般情况及反应尚可,全身皮肤巩膜重度黄染,无呼吸困难、青紫及腹胀、便血及呕吐等不适,双下肢无明显水肿。血常规:白细胞计数 11.31×10^9/L,C 反应蛋白 1.20 mg/L,淋巴细胞百分率 66.40%,中性粒细胞百分率 21.30%,肝功:丙氨酸氨基转移酶 331 U/L,天门冬氨酸氨基转移酶 259 U/L,γ 谷氨酰基转肽酶 406 U/L,碱性磷酸酶 968 U/L,总胆红素 180.7 μmol/L,直接胆红素 137.0 μmol/L,总胆汁酸 202.4 μmol/L,乳酸脱氢酶 412 U/L;腹部 B 超提示:可显示部分未探及肠壁增厚的肠管,未见积液、扩张的肠管。结合患儿病史、体征及相关检查目前诊断考虑梗阻性黄疸待查(胆道闭锁可能),继续保肝退黄,促进胆汁排出等对症治疗。

入院第 4 日,全麻下行"肝胆管病损切除术+肝门+空肠吻合术+腹腔镜下胆道探查术+肝组织活检+脐疝修补术",术前半小时予头孢呋辛钠 0.24 g 静脉滴注 1 次预防感染,术后予禁食、静脉补液、抗感染、保肝退黄、消炎等对症支持治疗。加用奥美拉唑 1.5 mg,静脉滴注,每日 1 次,保护胃肠黏膜;氨甲环酸预防创面出血;甘草酸单铵半胱氨酸氯化钠注射液 47 mL,静脉滴注,每日 1 次,保肝、退黄;头孢哌酮钠舒巴坦 0.235 g,静脉滴注,每日 2 次,抗感染治疗,并给予肠外营养加强静脉营养治疗。

入院第 5 日,胆道闭锁葛西术后第 1 日,患儿一般情况及反应稍欠佳,全身皮肤巩膜重度黄染,较前无明显变化,无明显水肿,术后明显咳嗽咳痰,伴喉中痰响,加用布地奈德 1 mg+乙酰半胱氨酸 0.3 g 雾化吸入,每日 2 次,祛痰治疗,手术创面大,术后消耗高,加用人血白蛋白 2 g,静脉滴注,每日 1 次,促进创面愈合;引流管孔周围少量清亮黄色渗液,引流管见少量黄色清亮液体引出,约 15 mL。患儿无明显呕吐、小便量可,拔除尿管、胃管,余治疗方案不变。

入院第 6 日,胆道闭锁葛西术后第 2 日,患儿昨日夜间患儿出现发热,最高体温 38.2℃,予物理降温后体温下降,仍有明显咳嗽咳痰,伴喉中痰响。病检提示:(腹腔)胆道闭锁致胆汁淤积性肝损伤并轻度慢性胆囊炎。淋巴结 2 枚反应性增生。血常规:白细胞计数 18.57×10^9/L,C 反应蛋白 21.86 mg/L,单核细胞计数 2.43×10^9/L;肝功:丙氨酸氨基转移酶 301 U/L,天冬氨酸氨基转移酶 188 U/L;γ 谷氨酰基转肽酶 377 U/L,总蛋白 46.4 g/L,白蛋白 31.1 g/L,总胆红素 140.7 μmol/L,直接胆红素 110.6 μmol/L,总胆汁酸 128.1 μmol/L,患儿术前明显黄疸,复查肝功胆红素较强有所下降,肝酶仍高于正常,继续当前治疗,予甲泼尼龙琥珀酸钠 14 mg 静脉滴注,每日 1 次,抗炎,患儿目前无呕吐、腹胀及便血等不适,停用奥美拉唑及氨甲环酸。

入院第 10 日,胆道闭锁葛西术后第 6 日,患儿未再出现发热,咳嗽咳痰已基本好转,无明显喉中痰响,停用布地奈德+乙酰半胱氨酸雾化祛痰治疗,拔出腹腔引流管。予少量奶粉喂养后无呕吐、腹胀加重,增加喂养,停用静脉营养、人血白蛋白治疗。

入院第 17 日,术后第 13 日,一般情况及反应稍改善,全身皮肤巩膜重度黄染,无明显水肿,肝功:丙氨酸氨基转氨酶 323 U/L,天门冬氨酸氨基转氨酶 209 U/L;γ 谷氨酰基转肽酶 1 413 U/L,碱性磷酸酶 561 U/L,总胆红素 111.7 μmol/L,直接胆红素 93.5 μmol/L,总胆汁酸 115.1 μmol/L,肝功、胆红素较强有所下降,肝酶仍高于正常,继续当前治疗方案。

入院第 19 日,术后第 15 日,患儿一般情况可,无发热,无明显咳嗽咳痰,无呕吐、腹胀及腹泻,头孢哌酮舒巴坦抗感染治疗已满 2 周予出院,嘱口服药物继续治疗。出院医嘱:头孢克洛干混悬剂 100 mg,口服,每日 3 次;酪酸梭菌活菌散 0.5 g,口服,每日 1 次;复方甘草酸苷片 0.5 片,口服,每日 3 次;熊去氧胆酸胶囊 50 mg,口服,每日 2 次。

【出院诊断】① 胆管闭锁。② 肝损伤。③ 梗阻性黄疸。

三 治疗方案分析及药学监护

(一) 治疗药物分析

肛门-空肠吻合术(Kasai 手术)为胆道闭锁的首选治疗方案,目的是恢复胆汁流动和缓解梗阻。胆管炎是胆道闭锁术后最常见的并发症,预防胆管炎主要在于术后抗菌药物的使用,激素、保肝利胆药、脂肪酸及维生素、益生菌等对胆管炎的预防也有一定的辅助作用。

1. 抗菌药物

患儿行肛门-空肠吻合术,手术切口类别为 Ⅱ 类,手术部位存在大量人体寄殖菌群,手术时可能污染手术部位引致感染,故该手术需预防使用抗菌药物,围术期抗菌药物预防用药,有循证医学证据的第一代头孢菌素主要为头孢唑林,第二代头孢菌素主要为头孢呋辛。药品说明书中未明确儿童预防用药剂量,根据《瑞士关于儿童围术期抗菌药物预防的建议》:推荐头孢唑林钠 30 mg/kg·次,头孢呋辛 50 mg/kg·次;为保证手术部位暴露时局部组织中抗菌药物已达到足以杀灭手术过程中沾染细菌的药物浓度,静脉输注应在皮肤、黏膜切开前 0.5~1 h 内给药。该患儿围术期抗菌药物预防用药时机、药物选择、用量均适宜。

术后预防性使用抗菌药物可以预防胆管炎的发生,大多数胆管炎发生在 Kasai 术后 6 个月内,因此目前多采用持续时间为 6 个月左右的预防性治疗。《胆道闭锁诊断及治疗指南(2018 年)》推荐使用三代头孢进行抗感染治疗,静滴不短于 2 周,后改为口服三代头孢 3~6 个月。《胆道闭锁 Kasai 术后胆管炎诊疗专家共识(2022 年)》推荐静脉滴注头孢哌酮钠舒巴坦钠是胆管炎预防性治疗的经验性首选用药。患儿选药品种、剂量、给药间隔及疗程适宜。

2. 利胆保肝药

利胆药可促进肝细胞分泌和排泄胆汁,增加胆汁在肠道中的排泄,消除临床症状并且改善肝功能。

熊去氧胆酸有细胞保护作用,可替代亲脂性、去污剂样的毒性胆汁酸,还可以促进肝细胞的分泌作用和免疫调节。术后使用熊去氧胆酸安全性较高,可降低胆红素水平,改善患儿营养状况和临床症状。建议口服熊去氧胆酸 10~30 mg/kg·日,每日 2 次。术后进食即可开始服用,一般维持 6~24 个月。

补充腺苷蛋氨酸可以消除因腺苷蛋氨酸合成酶活性降低而造成的代谢阻滞,恢复胆汁排泄的生理机制。腺苷蛋氨酸《中华人民共和国药典临床用药须知》儿童剂量推荐:静脉给药/口服:一次 30~60 mg/kg,总量不超过 1 g,疗程 2 周。

还可配合保护肝脏、降低肝酶的复方甘草酸苷或葡醛内酯服用。复方甘草酸苷是肝细胞膜保护剂,减轻肝损伤时局部炎症反应,还可抑制细胞色素 C 的释放,抑制肝细胞凋亡。《中国国家处方集(儿童版)》儿童剂量推荐:静脉滴注:一次 5~20 mL,每日 1 次。口服:一次 25 mg,每日 3 次,可依据患儿年龄、症状适当增减。

3. 激素

术后短期内激素使用可以改善毛细胆管水肿,具有抗炎作用,但激素治疗目前仍存在争议,服用类固醇少数患儿会出现一些不良反应。如消化道出血和穿孔。

4. 益生菌及营养支持

患儿术后长期抗菌药物的使用,容易导致肠道菌群紊乱,益生菌可以改善患儿肠道免疫屏障功能以及维持促炎和抗炎细胞因子之间的平衡,术后使用益生菌进行辅助治疗,调节肠道菌群,可能有益于预防胆管炎的发生。

由于营养摄入不足和能耗增加,患儿在 Kasai 术后短期内都存在一定程度的营养不良,胆道闭锁患儿营养不良更易发生胆管炎,营养状况与肝功能情况相互影响,进而影响患儿的生存情况,因此,术后应注意患儿营养状况,给予高蛋白食物的同时补充脂溶性维生素预防胆管炎的发生。

(二) 药学监护

1. 抗菌药物的药学监护

头孢哌酮钠舒巴坦钠静脉滴注时间至少 15 min,主要的不良反应包括腹泻、皮疹、发热等。用药后可能发生严重肾功能损害、暴发性肝炎、贫血或出血等血液系统异常，用药期间请定期检查肾功能、肝功能和血液系统，并注意监测出血的迹象。用药后可能出现维生素 K 缺乏，应定期监测凝血酶原时间，必要时补充维生素 K。

2. 利胆保肝药的药学监护

熊去氧胆酸胶囊可引起胃肠道紊乱、肝胆功能紊乱及过敏反应等，进行治疗时稀便或腹泻的报告常见，应密切关注患儿相关临床症状，在治疗前 3 个月必须每 4 周检查一次患者的一些肝功能指标如 AST(SGOT)、ALT(SGPT)和 γ-GT 等，并且以后每 3 个月检查一下肝功能指标。

复方甘草酸苷注射液给药时注意静脉内给药时，应注意观察患儿的状态，尽量缓慢速度给药。给药后，需保持患者安静，并密切观察患者状态。不良反应有腹痛、头痛、血压升高、假性醛固酮增多症、血钾低等，用药期间应监测血清钾水平，如出现假性醛固酮增多症或肌酸磷酸激酶(CPK)升高、血或尿中肌红蛋白升高，应停药并给予适当处理。

丁二磺酸腺苷蛋氨酸注射液建议滴注时间 1～2 h，用药后可能出现腹痛、腹泻、恶心、衰弱、头痛、焦虑、瘙痒等不良反应；维生素 B_{12} 和叶酸缺乏可能降低腺苷蛋氨酸浓度，患儿因胆道闭锁可能引起维生素缺乏，应定期监测维生素 B_{12} 和叶酸浓度，若缺乏可适当补充。

四 用药指导

1. 头孢克洛干混悬剂

口服，每次 100 mg，每日 2 次。加 20～30 mL 热水摇匀后服用，也可与奶同喂，头孢克洛空腹口服后吸收良好，不管是否与食物同时服用，总吸收率相同。头孢克洛主要引起胃肠道不良反应（如胃部不适、食欲降低）和皮肤不良反应（如皮疹、荨麻疹）。长期使用头孢克洛，会使不敏感菌株大量繁殖，如果治疗期间发生二重感染，须及时就医。

2. 熊去氧胆酸胶囊

口服，每次 50 mg，每日 2 次。药物可引起腹泻、恶心、呕吐和发热，建议与食物同服。在治疗过程中不要使用含铝的抗酸剂，因为它们可能抑制药物吸收。

用药后可能出现便秘、过敏、头痛、头晕、胰腺炎和心动过速等不良反应，如用药后感觉不适，应及时就诊。

3. 复方甘草酸苷片

0.5 片，口服，每日 3 次；餐后口服，服药后 15 min 内不要躺下，以免药物停留在食管，造成食管灼伤。用药后可能出现腹痛、血压升高、头痛等不良反应，也可能引起假性醛固酮症，导致低血钾等，用药期间建议定期监测血钾。

4. 酪酸梭菌活菌散

口服，每次 0.5 g，每日 1 次。用温开水冲服，本品为活菌制剂，溶解时水温不得高于 40℃，为避免药粉溶解结块，应先将温开水倒入容器中，再将药粉倒入水中搅拌溶解。因其与抗菌药物同时服用可减弱其疗效，建议与抗菌药物间隔 2~3 h 服用。

出院后注意休息、保暖、适当锻炼，提高机体免疫力，按时服药，不可自行停药减量，如服用以上药物后感觉不适，请及时就诊。

第三节 急性胰腺炎

急性胰腺炎（AP）指因胰酶异常激活对胰腺自身及周围器官产生消化作用而引起的、以胰腺局部炎症反应为主要特征，甚至可导致器官功能障碍的一种消化系统常见的急腹症。儿童急性胰腺炎的病因与成人有较大区别，胰胆管疾病是主要的病因。腹痛是儿童急性胰腺炎最常见的症状，80%~95% 的患儿就诊时有腹痛症状，而且腹痛的程度、部位和性质因人而异，初期往往比较剧烈。急性胰腺炎具有病情进展快、并发症多、病死率高的特点，既往主张以外科手术治疗，但有学者发现早期手术可能增加多脏器功能障碍风险，导致死亡。目前急性胰腺炎的早期治疗主要包括液体治疗、镇痛与营养支持、针对病因和早期并发症的治疗。

一 病例介绍

患儿，男，3 岁 6 个月，16 kg。

主诉：腹痛伴呕吐半日余。

现病史：患儿半日余前无明显诱因出现右上腹间断隐痛，不剧烈，无放射痛。非喷射性呕吐含胆汁的胃内容物数次,量不详,无发热,有咳嗽、少痰,无畏寒、腹泻、黑便等,当地医院考虑"急性胰腺炎",住院治疗后腹痛缓解,为进一步诊治来我院,遂以"① 急性胰腺炎。② 肝内外胆管扩张"收入院。患儿自发病以来,一般状态稍差,食欲差,精神、反应可,大、小便基本正常。

既往史:无特殊。

家族史:无特殊。

个人史:无特殊。

【查体】体温37.0℃,心率115次/min,呼吸26次/min,体重16 kg,一般情况稍差,发育正常,营养中等,神清合作,抱入病房。全身皮肤巩膜无黄染,浅表淋巴结未扪及肿大。头颅五官无畸形,颈软,气管居中,双肺呼吸音清,心律齐有力,心脏无杂音。腹平软,未见腹壁静脉曲张,未见胃肠型及蠕动波。右上腹压痛,无肌紧张及反跳痛,莫非氏征(一),未触及明显包块,肝、脾未扪及肿大,肝、肾区无叩痛,移动性浊音(一),肠鸣音4~6次/min。

【辅助检查】外院CT检查示:"① 考虑胰腺炎。② 肝内外胆管扩张";血淀粉酶:465 U/L、脂肪酶:1 532.93 U/L。血常规示:白细胞$19.03×10^9$/L,中性粒细胞:$13.65×10^9$/L。

【入院诊断】急性胰腺炎。

二 治疗经过

完善术前相关检查,禁食水,抗感染、制酸、抑制胰腺分泌、解痉、对症、营养支持治疗,必要时手术。

住院期间治疗方案见表14-3。

表14-3 患儿住院期间治疗方案

药品名称	溶媒	用量	给药途径	给药频次
注射用生长抑素	0.9%氯化钠注射液 50 mL	1.4 mg	静脉滴注	每日1次
注射用奥美拉唑钠	5%葡萄糖注射液 50 mL	12.8 mg	静脉滴注	每日1次

续 表

药品名称	溶媒	用量	给药途径	给药频次
50%葡萄糖注射液	10%葡萄糖注射液 260 mL	30 mL	静脉滴注	每日1次
10%氯化钾注射液		1.2 g		
10%氯化钠注射液		16 mL		
小儿复方氨基酸注射液(19AA)		280 mL		
头孢哌酮钠舒巴坦	5%葡萄糖注射液 100 mL	0.8 g	静脉滴注	每日2次
间苯三酚注射液		40 mg	静脉注射	1次

入院第 2 日,一般情况差,患儿仍有腹痛、发热,无明显恶心、呕吐,禁食中,精神欠佳,小便正常。彩超腹腔阑尾:① 腹腔少量积液声像图。② 右中腹及脐周探及多枚系膜淋巴结,大者约 1.2 cm×0.6 cm。③ 阑尾显示部分粗约 0.35 cm。彩超肝胆胰脾肾:① 胆总管、左肝管及部分肝内胆管稍扩张声像图(请结合临床)。② 胆囊壁稍毛糙增厚声像图。③ 胰腺稍大,实质回声尚均声像图(请结合临床)。④ 肝、脾、双肾声像图未见明显异常。GLU+电解质+肝功Ⅱ+肾功+心肌酶+胰腺组合(样本:血清):丙氨酸氨基转移酶 37 U/L;天冬氨酸氨基转移酶 67 u/L,总胆红素 19.0 μmol/L,直接胆红素 4.8 μmol/L,淀粉酶 842 U/L。降钙素原 0.43 ng/mL;尿淀粉酶 3 293 U/L。患儿排外阑尾炎等,患儿淀粉酶极高,继续禁食、营养、抗炎支持治疗。

入院第 3 日,一般情况尚可,患儿仍有腹痛,无发热,无明显恶心、呕吐,禁食中,精神欠佳,小便正常。全腹(上、下、盆腔、3 个部位)螺旋 CT 平扫:① 胰腺形态饱满,体尾部密度欠均,边缘稍模糊,请结合临床;② 部分肝内胆管稍扩张;③ 胆囊增大、折叠,壁稍增厚,胆囊管扩张;④ 肝脏、脾脏、双肾、膀胱 CT 平扫及增强扫描未见异常。胰胆管水成像(MRCP):① 胰腺饱满伴信号欠均,急性胰腺炎? 结合临床;② 左肝管不均匀扩张,胆总管略扩张;③ 胆囊增大,形态不规整,局部狭窄,胆囊壁稍厚,胆囊管扩张;④ 肝脏左叶饱满,左侧肾前筋膜增厚,脾脏、双肾 MRI 平扫未见明显异常。

入院第5日,患者腹痛较前减轻,以左上腹为主,进食好,无腹胀、呕吐、发热等,大、小便正常。目前诊断"胰腺炎"明确,续予抗感染、制酸、解痉等治疗。GLU+电解质+肝功Ⅱ+胰腺组合(样本:血清):淀粉酶109 U/L。

入院第8日,患者未诉明显腹痛,进食可,无腹胀、呕吐、发热等,大、小便正常。经对症治疗后腹痛减轻缓解,生命体征平稳,准予出院。

【出院诊断】急性胰腺炎。

三 治疗方案分析及药学监护

(一) 治疗药物分析

内科保守治疗是儿童急性胰腺炎的主要治疗措施,目的是使胰腺充分休息,减少胰液分泌造成的损伤。疾病初期,炎症应激反应对患儿打击非常大,机体处于高代谢状态,消耗大量体液与能量。此时需要尽早给予营养支持,充分补充体液、维持水电解质平衡,防止继发感染和其他脏器损伤,适当缓解疼痛。

1. 营养治疗

患儿一旦确诊AP后,肠内营养应作为首选的营养治疗方式,并且尽可能早期(48 h)内开始。急性胰腺炎患儿有腹痛、呕吐可短期禁食1~3日,如果没有恶心、呕吐、腹痛已缓解,有饥饿感,可以尝试经口进食。不以血清淀粉酶高低作为进食指征。

2. 液体复苏治疗

因为炎症反应,血管通透性增高,导致大量体液渗入组织间隙,因此AP发作期机体常处于缺水状态,需要通过静脉补充足量液体。液体复苏一方面可以补充血容量和改善器官灌注不足,另一方面可以预防器官衰竭等并发症发生,进而降低重症急性胰腺炎(SAP)发生率。

指南推荐所有患者应早期积极补液(液体复苏),早期液体复苏可优化组织灌注目标,而无需等待血流动力学恶化。前12~24 h早期积极的静脉补液是最有益的,对于改善组织氧合和微循环灌注具有关键性作用,不仅有助于保护胰腺的灌注,而且可以改善肾脏和心脏等脏器微循环,早期液体复苏伴有较低的胰腺坏死率、较小的MODS发生率和病死率。液体治疗种类包括晶体液和胶体液,晶体液包括生理盐水(NS)、平衡盐溶液如乳酸林格液(LR)等,胶体液包括右旋糖酐、新鲜血浆、人血白蛋白等。

等渗晶体液是首选的液体，液体复苏的速度遵循"个体化、精准化、限制化"原则，根据患儿年龄、体质量和先前存在的肾脏和（或）心脏状况调整液体量。液体超载会产生有害影响，因此输液量和输液速度应参考红细胞比容、血尿素氮、肌酐和乳酸水平动态调整。儿童 AP 相关研究表明早期肠内营养结合积极补液（24 h 给予大于 1.5～2 倍生理需要量）可显著减少住院时间并降低 SAP 发生率。

3. 镇痛镇静治疗

适当的疼痛管理不仅可以解除患儿痛苦，也可以缓解紧张、焦虑的情绪，以改善患者的舒适性、降低氧耗和应激反应，耐受有创操作、减轻临床症状。目前，对于镇痛治疗已达成共识，认为应在入院后 24 h 内接受止痛治疗，以避免影响患者的生活质量。镇痛药物有很多选择，主要作用于外周和中枢神经系统，包括以吗啡为代表的麻醉性镇痛药和以阿司匹林为代表的解热镇痛抗炎药。急性胰腺炎患者虽没有证据或建议对镇痛药物有任何限制。但在药物选择方面仍存在争议。有指南不推荐应用吗啡或胆碱能受体拮抗剂，如阿托品、山莨菪碱等，因前者会收缩 Oddi 括约肌，后者则会诱发或加重肠麻痹。

患儿腹痛，给予间苯三酚解痉止痛治疗。间苯三酚直接作用于胃肠道和泌尿生殖道平滑肌，是亲肌性非阿托品非罂粟碱类纯平滑肌解痉药。与其他平滑肌解痉药相比，间苯三酚的特点是不具有抗胆碱作用，在解除平滑肌痉挛的同时，不会产生一系列抗胆碱样不良反应。间苯三酚不会引起低血压、心率加快、心律失常等症状，对心血管功能没有影响。

4. 抗菌药物的使用

急性胰腺炎是一种胰酶激活引起的无菌性炎症，在急性胰腺炎的治疗中，是否应预防性使用抗菌药物一直存在争议，有研究结果显示，预防性使用抗菌药物不能降低胰周或胰腺感染的发生率，反而可能增加多重耐药菌及真菌感染机会。因此，对于无感染证据的急性胰腺炎，不推荐预防性使用抗菌药物。对于可疑或确诊的胰腺（胰周）或胰外感染（如胆道系统、肺部、泌尿系统、导管相关感染等）患者，可经验性使用抗菌药物，并尽快进行体液培养，根据细菌培养和药物敏感性试验结果调整抗菌药物。胰腺感染的病原菌多为胃肠道革兰阴性菌（大肠埃希菌、变形杆菌、肺炎克雷伯菌），通过破坏肠道菌群和破坏肠黏膜而发生。机体防御功能受损，易导致胃肠道微生物和毒素的易位，进而引起继发性胰腺感染。

革兰阳性菌(金黄色葡萄球菌、链球菌、肠球菌)、厌氧菌也常可见,偶尔也可发现真菌。

患儿入院血象高,提示感染可能,故给予经验性抗感染治疗。头孢哌酮钠舒巴坦钠的抗菌成分为头孢哌酮,是第三代头孢菌素,通过在细菌繁殖期抑制敏感细菌细胞壁粘肽的生物合成而达到杀菌作用,舒巴坦为β内酰胺酶抑制剂,除对奈瑟菌科和不动杆菌外,对其他细菌不具有任何的抗菌活性,但它对由耐药菌株产生的各种β内酰胺酶具有不可逆的抑制作用,可以增强头孢哌酮抗拒多种β内酰胺酶降解的能力。头孢哌酮/舒巴坦复方制剂具有广谱抗菌活性,单用就能够治疗大多数感染。儿童用法用量为 40~80 mg/kg·日,每 6~12 h 注射一次,在治疗严重感染或难治性感染时,剂量可按 1∶1 的比例增加到每日 160 mg/kg。

5. 抑酶抑酸

目前尚无关于儿童 AP 的研究结果,但鉴于生长抑素及其类似物的潜在临床获益,仍推荐其用于儿童 AP 的治疗。生长抑素及其类似物(奥曲肽)可以通过直接抑制胰腺外分泌而发挥作用。生长抑素属十四肽激素,在内外分泌腺、胃肠道等组织中分布广泛,具有多种生物学效应:直接结合胰腺细胞表面的生长抑素受体,抑制胰酶分泌,减少胰酶释放入血量;刺激网状内皮系统,降低血清内毒素水平,抑制炎性因子分泌;促进胃肠黏膜生长,保护胃黏膜屏障。治疗过程中应定期检测淀粉酶和脂肪酶水平,如果降至正常可停药。

质子泵抑制剂可通过抑制胃酸分泌而间接抑制胰腺分泌,还可以预防应激性溃疡的发生。奥美拉唑钠是一种弱碱性物质,在壁细胞内的酸性环境中浓集并转化为活性物质,抑制 H^+,K^+-ATP 酶,通过对壁细胞质子泵的特异性作用降低胃酸的分泌。静脉注射或静脉滴注儿童剂量均为 1 个月至 12 岁,最初 0.5 mg/kg(最大 20 mg),必要时可增加至 2 mg/kg(最大 40 mg),每日 1 次。

(二) 药学监护

(1) 头孢哌酮钠舒巴坦钠静脉配制的溶液应在 15~60 min 内给药,对头孢哌酮、舒巴坦或头孢菌素类过敏患者禁用,对青霉素类抗生素过敏患者慎用,常见不良反应为胃肠道反应,如稀便或轻度腹泻、恶心、呕吐等。部分患者还可引起维生素 K 缺乏和低凝血酶原血症,用药期间应进行出血时间、凝血酶原时间监测。需要时应补充维生素 K。已有头孢哌酮钠舒巴坦钠有关的严重出血包括致死情况的报告,需监测出血、血小板减少和凝血障碍迹象。如有不明原因的持续性出血,应立即停药。

(2) 生长抑素,由于其抑制胰岛素及胰高血糖素的分泌,在治疗初期会引起短暂的血糖水平下降。少数患者用药后产生恶心、眩晕、脸红等反应。当滴注速度高于每 min 50 μg 时,患者会出现恶心和呕吐现象。上市后监测到注射用生长抑素有过敏性休克的病例报告,用药前应仔细询问药物过敏史,用药过程中注意观察,一旦出现皮疹、瘙痒、呼吸困难、血压下降等症状和体征,应立即停药并及时治疗。

(3) 奥美拉唑钠滴注时将专用溶剂注入冻干粉小瓶内溶解药物后加入氯化钠注射液或 5%GS 中,一般 40 mg 奥美拉唑稀释后滴注时间大于 20~30 min。溶于 5% 葡萄糖注射液后应在 6 h 内使用,而溶于 0.9%NS 可在 12 h 内使用,配制后即可立刻开始静脉滴注。不良反应有口干、腹胀、便秘、腹泻、腹痛、肝功能升高;感觉异常、头晕、头痛、嗜睡、失眠、外周神经炎;维生素 B_{12} 缺乏;罕见萎缩性胃炎,致癌性如肠嗜铬细胞瘤增生,胃部类癌,男性乳房发育,溶血性贫血,皮疹等。

(4) 间苯三酚注射液,长期低温(10℃以下)存放可能析出结晶,使用前可微温(40~50℃)溶解,待结晶溶解后,冷至 37℃,仍可使用。间苯三酚极少皮肤/皮下组织过敏反应:皮疹、罕见荨麻疹、瘙痒、异常血管性水肿、急性全身发疹性脓疱病。

第四节 烟 雾 病

烟雾病又称自发性脑底动脉环闭塞症,是一组以双侧颈内动脉末端和(或)大脑前动脉、大脑中动脉起始部缓慢进展性狭窄以致闭塞,脑底出现代偿性异常血管网为特点的脑血管病。因其异常血管网在脑血管造影时形似"烟雾",故称"烟雾病"。烟雾病在东亚国家高发,且具有一定的家族聚集性,遗传因素,女性稍多于男性,有儿童和青壮年 2 个高峰发病年龄,烟雾病主要表现为脑缺血和颅内出血 2 类症状,总体上儿童和成年患者均以脑缺血为主,而颅内出血多见于成人患者。近年来,随着影像学技术的逐渐普及,烟雾病的确诊率逐年增高。但由于病因不明,烟雾病尚无肯定有效的治疗药物,主要针对缺血及出血症状进行对症处理,目前临床治疗仍然以颅内外血运重建手术为主。

一 病例介绍

患儿,女,14岁5个月,60 kg。

主诉:发作性左侧肢体活动不灵3年余。

现病史:患儿3年前无明显诱因出现左侧肢体无力伴活动障碍,为间断性,每次持续1～2 min,可自行恢复,家属陪同至外院就诊,行颅脑影像学检查未见明显异常,未予特殊处理。半年后患儿双下肢再发无力症状,活动较前变差,遂至某儿童医院门诊就诊,予颅脑影像学检查提示:烟雾病。予长期口服阿司匹林治疗,定期随访。患儿仍有间断发作左侧肢体活动不灵,患儿家属为进一步手术治疗至某儿童医院门诊再次就诊,门诊以"烟雾病"收入院,近期患儿无发热,无恶心、呕吐,无肢体抽搐等。自患病以来,精神、饮食、睡眠欠佳,大小便正常,近期体重较前无明显变化。

既往史:无特殊。

家族史:无特殊。

个人史:无特殊。

【查体】体温36.5℃,心率84次/min,呼吸24次/min,体重60 kg,神志清醒,精神欠佳,注意力及反应欠佳,GCS评分15分,颅骨形态正常,骨缝已合,头部光泽有,分布均匀,无枕秃;颈软无抵抗;双瞳等大等圆约3 mm,光反射灵敏,眼球追物反应正常,嗅觉、视觉及听觉等颅神经检查未见明显异常,四肢可见自主活动,协调可,肌力正常约Ⅴ级,肌张力正常,腱反射正常,双侧 Babinski 征(-),Gordon 征(-),Huffmann 征(-),Kernig 征、Brudzinski 征(-)。

【辅助检查】颅脑影像学检查提示:烟雾病。

【入院诊断】烟雾病。

二 治疗经过

积极完善相关入院血常规、凝血功能、胸片等常规检查;完善颅脑 MRI 及 MRA 检查,择期行手术治疗。

住院期间治疗方案见表14-4：

表14-4 患儿住院期间治疗方案

药品名称	溶媒	用量	给药途径	给药频次	备注
头孢呋辛钠	0.9%氯化钠注射液 200 mL	1.5 g	静脉滴注	1次	围术期预防
头孢曲松钠	0.9%氯化钠注射液 200 mL	2 g	静脉滴注	每日1次	
脑苷肌肽注射液	5%葡萄糖注射液 100 mL	5 mL	静脉滴注	每日1次	
左乙拉西坦片		0.5 g	口服	每日2次	
阿司匹林肠溶片		25 mg	口服	每日2次	

入院第1日，患儿未诉特殊不适症状，无发热，无恶心呕吐，无肢体抽搐，无肢体活动障碍等。患儿一般情况可，完善颅脑MRI＋MRA＋灌注成像，拟择期行颅内血管重建术。

入院第5日，全身麻醉下行"右侧颞浅动脉-大脑中动脉搭桥术＋颞肌贴敷术"，手术过程顺利，给予脑苷肌肽营养神经、头孢曲松抗感染、左乙拉西坦预防癫痫等治疗。

入院第6日，患儿有间断发热，给予布洛芬及物理降温后体温下降，四肢可见自主活动，协调可。颅脑CT：① 右侧额颞顶部硬膜下积血、积液；② 颅内积气；③ 额骨、右侧颞骨、顶骨术后改变，广泛头皮肿胀、积气。血细胞分析＋C反应蛋白(样本：末梢血)：白细胞计数 12.79×10^9/L，C反应蛋白 32.03 mg/L，中性粒细胞百分率 77.20%。

入院第10日，患儿偶诉头晕头痛，无发热，无恶心呕吐，无肢体抽搐，无肢体活动障碍等。术口敷料包扎中，无明显渗出及出血。

入院第17日，患儿未诉特殊不适症状，一般情况可，术口缝线已拆，准予出院。

【出院诊断】① 烟雾病。② 大脑功能障碍。

三 治疗方案分析及药学监护

(一) 治疗药物分析

目前没有任何药物可以肯定有效地控制或逆转烟雾病的发病过程,药物主要用于对症支持治疗或围术期管理。

手术是目前最主要的烟雾病治疗方式,目的是使用来自颈外动脉系统的血液供应来增加颅内血流,从而改善脑血流量和脑血流储备能力,有效防治缺血性卒中。烟雾病是脑血管患者中耐受手术能力最差的一类,尤其是儿童患者,因此,围术期的管理至关重要。

1. 抗血小板药

在国际上,烟雾病患者是否应该使用抗血小板药尚无定论,早期普遍认为烟雾病患者的缺血性事件为严重低灌注所致,但随后一些研究发现烟雾病患者的血液循环中存在微栓子,因此认为动脉到动脉栓塞机制也参与了缺血性事件。有的临床中心在烟雾病术后使用抗凝、抗聚集药物以减少吻合口微血栓形成,其中阿司匹林最为常用。但也有研究指出阿司匹林不能改善局部脑缺血症状,反而会增加颅内出血的风险。因此,目前针对烟雾病是否使用阿司匹林仅是经验性方案。

阿司匹林对血小板聚集具有不可逆的抑制作用。阿司匹林使环加氧酶乙酰化,不可逆地抑制血小板内血栓素 A_2(一种能促进血小板聚集和引起血管收缩的前列腺素)的形成,从而实现抗血小板作用,还可抑制血管壁内皮细胞内的前列环素(一种抑制血小板聚集,但具有血管舒张作用的前列腺素)的形成。阿司匹林抑制血小板聚集应用小剂量,儿童常用量为 3~5 mg/kg·日,但该患儿体重较大,参考成人用量,每日剂量 50~150 mg,1 次或分 2 次服用。故予患儿 25 mg/次,每日 2 次,用法用量适宜。

2. 神经保护药

脑苷肌肽具有神经修复与再生、神经保护、营养与功能等作用,能促进受损中枢及周围神经功能恢复。脑苷肌肽所含的神经节苷脂可参与神经元细胞膜合成,促进神经干细胞分化、轴突生长和突触形成,还可调节腺苷酸环化酶(AC)、ATP 酶、蛋白激酶等酶活性,维持有效的神经代谢,促进神经组织修复。脑苷肌肽可保护神经细胞膜结构的完整,保持膜 Na^+、K^+-ATP 酶、Ca^{2+}、Mg^{2+}-ATP 酶活性,可拮抗兴奋性氨基酸过度释放,能抑制病理性脂质过氧化反应,减少自由基产生,从而减轻脑水肿和神经细胞损伤。脑苷肌肽所含的多肽、游离氨基酸等成分能够透过血脑屏障,激活和促进神经细胞蛋白质合成,提供和补充神经代谢所需的特异性营养物质,促进脑神经新陈代谢,为生命活动及组织修复提供能量补充和营养支持。儿童常规剂量:静脉滴注可按体重 0.1～0.4 mL/kg,加入 0.9%NS 或 5%GS 250 mL 中,缓慢滴注,每日 1 次。该患儿 14 岁 5 个月,60 kg,参考成人用量给予一次 5 mL,用法用量适宜。

3. 预防癫痫

癫痫是一种反复发作的神经元异常放电所致暂时性中枢神经系统功能障碍的临床综合征,是颅脑疾病较常见的伴随症状,发生率为 3%～40%,癫痫的发生不仅增加颅内出血风险,加重水肿,而且严重影响功能恢复甚至危及患者生命。术后预防性使用抗癫痫药物可能阻止早期癫痫样发作,如颅内压增高诱导癫痫发作。术后常用抗癫痫药物有苯妥英钠、苯巴比妥、卡马西平、奥卡西平、左乙拉西坦、丙戊酸钠、拉莫三嗪和托吡酯。术后未发生癫痫者,在术后 7 日,可停药预防癫痫药物,如果术后脑水肿或颅内感染未控制,可适当延长用药时间。近年来国外研究较多的围术期口服抗癫痫药是左乙拉西坦,既往认为其是一种治疗癫痫发作的辅助用药,但现在更多的临床研究显示该药已成为一种有效的、安全的、可预防即刻癫痫发作的药物。有研究报道指出左乙拉西坦不仅预防癫痫的发生,还可以预防围术期的电损伤,改善患者的意识状态,不良反应较轻(如头痛、疲劳、嗜睡等),具有较高的安全性,与其他药物的相互作用少。左乙拉西坦 4～11 岁儿童和青少年(12～17 岁)体重≤50 kg,起始治疗剂量 10 mg/kg,每日 2 次。12～17 岁体重≥50 kg 儿童,用法用量同成人,参考起始剂量为一次 500 mg,每日 2 次。根据疗效及耐受性调整剂量。

4. 抗感染

患儿术后间断发热,血象高,不排外感染可能,予以抗感染治疗。头孢曲松钠是第三代头孢菌素,通过抑制细菌细胞壁的合成而产生杀菌活性,在体外对许多革兰阴性菌及革兰阳性菌发挥杀菌作用,并对革兰阳性菌及革兰阴性菌的大多数 β 内酰胺酶(青霉素酶及头孢菌素酶)具有很高的稳定性。头孢曲松能透过血脑屏障,半衰期长,一天只需给药一次。成人及 12 岁以上儿童通常剂量是

1~2 g,每日 1 次。

(二) 药学监护

(1) 阿司匹林肠溶片应用适量水服用,最好在饭前至少 30 min 服用。不应压碎、掰开或咀嚼肠溶片,以确保活性物质在小肠碱性环境中释放。用药后常见胃灼热、恶心、呕吐、腹痛、腹泻、胃肠道轻微失血等不良反应,还可能引起严重的不良反应,包括严重胃肠道反应(如出血、溃疡、穿孔,可表现为呕血、黑便、中上腹痛、反酸等)、严重心血管血栓事件(可表现为胸痛、气短、无力、言语含糊等)、严重皮肤反应(如剥脱性皮炎、史约综合征)等。

(2) 脑苷肌肽含有少量(0.24 mg)单唾液酸四己糖神经节苷脂,国内外药品上市后监测中发现可能与使用神经节苷酯产品相关的吉兰-巴雷综合征病例。若患者在用药期间(一般在用药后 5~10 日内)出现持物不能、四肢无力、弛缓性瘫痪等症状,应立即停药。

(3) 左乙拉西坦片剂,食物不影响药效,可与或不与食物同服,但需要固定在每天同一时间服药,用药后可能出现嗜睡、乏力、头晕、困倦、敌意、紧张、情绪不稳、易激动、食欲差、头痛、惊厥、攻击性等不良反应,还可能引起严重的皮肤反应,如史约综合征和中毒性表皮坏死松解症。左乙拉西坦可能增加患者出现自杀的风险,用药期间家属应密切监测患者是否出现自杀的想法或行为、任何情绪和行为的异常改变。

(4) 头孢曲松用药后常见血小板减少(可表现为皮肤瘀点、紫癜、黏膜出血)、腹泻、稀便、皮疹等不良反应,还可能出现注射部位疼痛,用药后还可能出现溶血性贫血(可表现为皮肤苍白、头晕、发热、寒战等)、艰难梭菌性腹泻(可表现为胃痛或痉挛、水样便、血便,可发生在用药期间或停药后几个月)、胆囊内出现钙-头孢曲松沉淀物(可表现为右上腹、右肩或肩胛骨之间突然疼痛、皮肤或眼睛发黄、发热、寒战;儿童最易出现);胰腺炎(可表现为严重胃痛、背痛、恶心、呕吐)。

第十五章

急性中毒的药物治疗

第一节 毒蕈中毒

毒蘑菇又称为毒菌或毒蕈，属大型真菌类。迄今，全球有大型真菌约14万种，每年有(5~10)/10万人因蘑菇中毒死亡，我国已知有毒蘑菇435种，分布广泛，引发的中毒事件呈现季节性和地域性分布特点。6~9月是蘑菇中毒高发期，以云南、贵州、四川、湖北、湖南、广西、广东为中毒高发地区。毒蘑菇种类繁多，所含毒素复杂。蘑菇中毒临床表现复杂多样，与摄入蘑菇类型及所含毒素密切相关。

超过90%的蘑菇中毒首先出现恶心、呕吐、腹痛、腹泻等胃肠道表现，继而根据蘑菇种类不同可累及不同器官及系统，可分为以下临床类型：急性肝损型、急性肾衰竭型、溶血型、横纹肌溶解型、胃肠炎型、神经精神型、光过敏皮炎型，其他损伤类型。

对于时间窗内的蘑菇中毒患者应常规进行彻底洗胃，并给予吸附导泻治疗，评估病情后给予解毒药物应用。非致死性蘑菇中毒以支持对症治疗为主，并注意监测病情变化。

一 病例介绍

患儿，男，2岁4个月，10 kg。

主诉：食用毒蕈10 h余。

现病史：患儿于19:00左右食用毒蕈[家属诉为"石灰菌+鹅膏(2朵)"]，食用量不多,未喝汤,间隔约 1 h 后患儿开始出现呕吐,均为胃内容物,无胆汁及咖啡渣样物,非喷射性,次数频繁,具体次数不详,无腹泻、腹痛,就诊于某县医院,约 21:00 给予"洗胃处理",患儿洗胃后未再呕吐,无腹泻、腹痛,病程中患儿无抽搐,无意识不清,无胡言乱语,无幻视,无大小便失禁。为进一步诊治,以"毒蕈中毒"收入院。病程中患儿精神反应差,大小便正常。

既往史:无特殊。

家族史:无特殊。

【查体】体温 37.0℃,心率 130 次/min,呼吸 25 次/min,血氧饱和度 92%,血压 102/62 mmHg。一般情况差,吸氧下面色无明显发绀,神清,口唇红润。全身无水肿,无皮疹,无瘀斑瘀点。双瞳孔等大等圆,直径 3.0 mm,对光反射存在、灵敏。咽充血,颈抵抗(一),三凹征(一),双肺呼吸音粗,未闻及明显干、湿啰音。心音正常,律齐,各瓣膜听诊区未闻及病理性杂音。全腹软,无腹胀,肝右肋下未触及,剑突下未触及,脾未及,肝区无叩痛,全腹无压痛、反跳痛,肠鸣音稍活跃。四肢肌张力可,肌力正常。双膝反射引出。双侧病理征(一)。四肢端暖,足跟 CRT 2 s。双下肢未见皮肤发绀及网状花斑。

【辅助检查】无。

【入院诊断】毒蕈中毒?

二 治疗经过

经过患儿家属指认,患儿所吃菌有 2 朵鹅膏毒素,当地医院已经给予洗胃等治疗,入院后予清除毒物,予鼻饲蒙脱石散 6 g 吸附毒物+鼻饲甘露醇 7 g 导泻,呋塞米利尿,促毒物排出,减少毒素肝肠循环,行血浆置换清除毒物。

患儿初始治疗方案如表 15-1。

表 15-1 患儿初始治疗方案

药品名称	溶媒	用量	给药途径	给药频次
维生素 C	5%葡萄糖	1 g	静脉滴注	立即
维生素 B_6	5%葡萄糖	0.1 g	静脉滴注	立即

续 表

药品名称	溶　媒	用量	给药途径	给药频次
二巯基丙磺钠	0.9%氯化钠	0.05 g	静脉滴注	立即
还原型谷胱甘肽	0.9%氯化钠 100 mL	0.6 g	静脉滴注	立即

入院治疗第2日，肝功Ⅱ＋肾功＋心肌酶＋电解质＋GLU＋血脂＋体液免疫（样本：血清）：直接胆红素 4.0 μmol/L，尿素 8.19 mmol/L，尿酸 409.5 μmol/L，肌酐 16.74 μmol/L，三酰甘油 0.76 mmol/L，补体 C_3 0.760 g/L，镁 0.99 mmol/L。

心肌标志物（样本：血清）：高敏肌钙蛋白 T 7.60 pg/mL，肌红蛋白 <21.00 ng/mL；促进毒物排出：患儿复查生化，肝功能未见明显升高，给予暂停血浆置换，动态复查生化指标，继续予鼻饲蒙脱石散 3 g 吸附毒物＋鼻饲甘露醇 8 g 导泻＋氯化钠 100 mL，给予补液 250 mL，呋塞米利尿，促毒物排出，给予开塞露通便，乳果糖 10 mL 软化大便，减少毒素肝肠循环，口服灵芝粉 10 g，水飞蓟宾胶囊 70 mg/次，每 8 h 1 次，解毒等对症治疗；给予加用头孢他啶 50 mg/kg，每 1 h 1 次，抗感染治疗。

入院第 3 日，患儿昨日有反复发热，热峰 39 ℃，给予退热及物理降温后体温缓降，血细胞分析（样本：静脉血）：白细胞计数 6.65×10^9/L，中性粒细胞计数 4.64×10^9/L，淋巴细胞百分率 23.60%，中性粒细胞百分率 69.70%，红细胞计数 4.06×10^{12}/L，血红蛋白 111.00 g/L，血小板计数 246.00×10^9/L，淋巴细胞计数 1.57×10^9/L；电解质＋肝功Ⅱ＋肾功 1（样本：血清）：碱性磷酸酶 136 U/L，总蛋白 58.2 g/L，直接胆红素 3.7 μmol/L，肌酐 17.24 μmol/L，尿酸 355.7 μmol/L，钠 134.7 mmol/L，氯 97.0 mmol/L。

入院第 4 日，患儿现鼻导管吸氧下血氧饱和度维持可，无发热，有阵发性咳嗽，喉中痰响，今日加用氨溴特罗口服止咳化痰，C 反应蛋白＋异常白细胞形态检查＋血细胞分析（样本：静脉血）：白细胞计数 9.19×10^9/L，C 反应蛋白 9.10 mg/L，淋巴细胞百分率 56.60%，中性粒细胞百分率 33.50%，红细胞计数 4.15×10^{12}/L，血小板计数 287.00×10^9/L。

电解质＋肝功Ⅱ＋肾功＋心肌酶＋血脂（样本：血清）：丙氨酸氨基转移酶

11 U/L,白蛋白 37.4 g/L,尿酸 328 μmol/L,肌酐 18 μmol/L,三酰甘油 2.47 mmol/L,天冬氨酸氨基转移酶 40 U/L,余值正常。

入院第 5 日,患儿无发热,偶有咳嗽,不剧,复查肝肾功、心肌酶、凝血等指标无明显异常,病情好转平稳,出院。出院带药:头孢克肟干混悬剂,氨溴特罗口服液,醋酸泼尼松片

【出院诊断】① 毒蕈中毒。② 急性肾功能损伤。③ 呼吸道感染。④ 三尖瓣轻度反流。

三 治疗方案分析及药学监护

(一) 治疗药物分析

1. 阻止毒物吸收

毒蘑菇种类繁多,所含毒素复杂。一种毒蘑菇多数含有多种毒素,同一种毒素也可出现在不同种、属蘑菇中。应第一时间对蘑菇中毒患者采取胃肠道净化治疗,阻止毒物吸收。对于腹泻不明显的患者,可给予甘露醇等药物导泻,促进毒素排出。患儿入院前已在外院进行洗胃处理,入院后,给予甘露醇等导泻。甘露醇可促进毒物中毒的排泄,并防止肾毒性。

2. 解毒药的应用

根据《中国蘑菇中毒诊治临床专家共识》,解毒药物应用蘑菇中毒患者,尤其是鹅膏毒肽相关的蘑菇中毒,应尽早选择应用水飞蓟素、灵芝煎剂(GGD)、巯基化合物等解毒药物等解毒。

(1) 研究表明,多种化合物能减少动物和人类的肝细胞摄取鹅膏毒肽。水飞蓟素为水飞蓟提取物,可与肝细胞运输蛋白结合,阻断毒素经肝细胞再摄取,降低肝肠循环,拮抗鹅膏毒肽对 RNA 聚合酶 II 的抑制作用,还有抗炎、抗氧化及抗凋亡作用。如果没有水飞蓟素可用水飞蓟宾胶囊。

(2) 灵芝中含有三萜类化合物,有护肝、减轻氧化应激及细胞凋亡作用。国内有报道应用灵芝煎剂治疗鹅膏菌中毒取得显著疗效。推荐用法:200 g 灵芝加水煎至 600 mL,200 mL/次,每日 3 次,连续 7~14 日。

(3) 巯基类药物可与某些毒素结合,降低毒素毒力。推荐用法:二巯丙磺钠注射液 0.125~0.25 g 肌内注射,每 6 h 1 次,小儿常用量:按体重一次 5 mg/kg。

症状缓解后改为每 12 h 注射 1 次,5～7 日为 1 个疗程。

(4) 抗氧化治疗:已知鹅膏毒肽能增强脂质过氧化反应,促发膜不稳定和细胞死亡。如 Vc 等。

(5) 抗感染治疗:患儿入院第 2 日出现发热,有咳嗽,血常规提示细菌感染,给予头孢他啶抗感染治疗。对于 2 个月以上的儿童,一般的剂量范围是按体重每日 30～100 mg/kg,分 2 次或 3 次给药。住院期间患者各项感染指标逐渐下降,抗感染治疗有效。

(二) 药学监护

1. 疗效监护

(1) 每日监护患儿体温、呼吸、心率、呼吸道情况,监护血常规等实验指标,综合上述监护结果,在 3～5 日内对患儿抗菌药物治疗方案及疗效进行再次评估,从而决定是否调整抗感染方案。

(2) 评价患儿多器官是否受损情况,特别是肝肾功能情况,以指导药物治疗。复查血肌酐、尿氮素的等水平,评估肾脏损害情况;复查 ALT、AST 等水平,评估患儿肝脏损害情况。

2. 不良反应监护

(1) 解毒药物用药监护:二巯丙磺钠注射液静注速度过快时有恶心、呕吐、心动过速、头晕及口唇发麻等,一般 10～15 min 即可消失。偶有过敏反应,如皮疹、寒战、发热,甚至过敏性休克,剥脱性皮炎等。一旦发生应立即停药,并对症治疗。轻症者可用抗组胺药,反应严重者应用肾上腺素或肾上腺皮质激素。

(2) 抗感染药物监护:头孢他啶治疗前应仔细询问对头孢他啶,头孢菌素类,青霉素类或其他药物的过敏反应史。对青霉素或 β-内酰胺类抗生素曾有过敏反应的患者应给予特别关注。用药期间,不得口服或静脉给予含乙醇的药物和食物。

四 用药指导

头孢克肟干混悬剂:每次 1/2 袋,每日 2 次;干混悬剂服用时加水 20 mL 冲服,常见的不良反应有腹泻、稀便、腹痛、恶心等。

氨溴特罗口服液:每次 7.5 mL,每日 2 次;用于治疗急、慢性呼吸道疾病

(如急、慢性支气管炎、支气管哮喘、肺气肿等)引起的咳嗽、痰液黏稠、排痰困难、喘息等。不良反应偶见头痛、手颤、嗜睡、不安、头晕、失眠、兴奋、四肢发麻等。

醋酸泼尼松片(5 mg/片):先 2 片/次,每日 1 次口服 3 日,再 1 片/次,每日 1 次口服 3 日停用,逐渐减量。

第二节 药物中毒

苯二氮䓬类药物(benzodiazepines,BZPS)是目前临床上常用的一类镇静催眠药物,依其在体内的作用时间长短分为长效、短效制剂。如地西泮、硝西泮、艾司唑仑等,它们均为 1,4-苯并二氮䓬的衍生物。小剂量表现出镇静、缓解焦虑作用,较大剂量引起催眠作用。口服正常剂量可产生镇静、催眠作用,若口服剂量过大可导致急性中毒,严重者可出现昏迷、血压下降和呼吸抑制而危及生命。抢救苯二氮䓬类中毒特异性解毒剂氟马西尼是咪唑并苯二氮衍生物,为专一性苯二氮䓬受体拮抗剂,能竞争性地与苯二氮䓬类药物(BZPS)受体结合,起到拮抗苯二氮䓬类药物的中枢神经系统作用,从而拮抗苯二氮䓬类药物的药理作用。

一 病例介绍

患儿,男,11 岁 6 个月,28 kg。

主诉:自服艾司唑仑片 1 日半。

现病史:患儿于前 1 日早晨 07:00 左右自服药物(艾司唑仑片 10 mg),后出现嗜睡、头晕,家属发现后立即送至某区人民医院 09:00 左右予"洗胃、导泻"(具体不详)等治疗,患儿偶有心慌,无呼吸困难、喘息,无头痛、视物旋转、昏迷、意识障碍,无呕吐、腹痛,为进一步诊治,当日至某儿童医院就诊,予"呋塞米、维生素 C"等治疗。后以"误服药物过量观并发症"收住院,病程中患儿精神、饮食、睡眠欠佳,前 1 日日解黄色稀水样大便 6 次,小便正常。

既往史:患儿因厌学、自残 1 个月余,曾去当地医院心理科诊断为"童年情绪障碍、抽动障碍"给予服用"盐酸舍曲林片 50 mg/次,每日 1 次;艾司唑仑片 0.5 mg/次,每日 1 次"治疗。

家族史：否认家族成员传染病及遗传性疾病。

个人史：出生史第3胎、第3产,足月、顺产,出生体重3kg,出生时无窒息。

过敏史：无。

【查体】体温36.8℃,心率68次/min,呼吸20次/min。一般情况欠佳,神清,全身无水肿,无皮疹。双侧瞳孔等大等圆,对光反射存在,口腔黏膜光滑,咽无充血,颈抵抗（－）,三凹征（－）,双肺呼吸音清晰,未闻及啰音。心音正常,律齐,各瓣膜听诊区未闻及病理性杂音。全腹软,无压痛,肝脾未及,肠鸣音正常。四肢肌张力、肌力正常。双膝反射存在。双侧病理征（－）。四肢端冷,足跟CRT 4 s。

【辅助检查】血常规：WBC $3.78×10^9$/L,RBC $4.26×10^{12}$/L,L 37.8%,N 51.1%,Hb 127 g/L,PLT $191×10^9$/L,CRP 0.72 mg/L。肝肾功、心肌酶、凝血功能未见明显异常。

【入院诊断】艾司唑仑中毒。

二 治疗经过

入院后予特级护理,保持呼吸道通畅,予心电监测、血氧饱和度监测、氧气吸入,予洗胃,环磷腺苷葡胺、极化液营养心肌,注射用谷胱甘肽保肝,氟马西尼注射液对症治疗(表15-2)。

表15-2 患儿初始治疗方案

药品名称	溶媒	用量	给药途径	给药频次
维生素C	5%葡萄糖	2 g	静脉滴注	立即
环磷腺苷葡胺	5%葡萄糖	60 mg	静脉滴注	立即
氟马西尼注射液	0.9%氯化钠	3 mL	静脉注射	立即

入院第2日,患儿无嗜睡,有头晕,偶有心慌,无呼吸困难、喘息,无头痛、视物旋转、昏迷、意识障碍,无呕吐、腹痛,精神、饮食稍好转,睡眠欠佳,大便正常,小便量少。

电解质+肝功Ⅱ+肾功+心肌酶+体液免疫+血脂+抗O+GLU(血清)：直接胆红素 7.21 μmol/L，肌酸激酶 223.6 U/L，肌酸酶同工酶 14 U/L，三酰甘油 0.28 mmol/L，载脂蛋白A 1.75 g/L，载脂蛋白B 0.58 g/L，补体C3 0.820 g/L，钾 3.23 mmol/L；心肌标志物(血清)：高敏肌钙蛋白T 5.21 pg/mL，肌红蛋白<21.00 ng/mL。

血气分析(动脉血)：酸碱度 7.43，氧分压 141 mmHg，碳酸氢根浓度 27.2 mmol/L，标准碳酸氢根 27.0 mmol/L，乳酸浓度 0.6 mmol/L，二氧化碳分压 41 mmHg。

入院第4日，患儿无嗜睡，有头晕，偶有心慌，无呼吸困难、喘息，无头痛、视物旋转、昏迷、意识障碍，无呕吐、腹痛，精神、饮食稍好转，睡眠欠佳，大便正常，小便量少。

入院第6日，辅助检查：血气分析(样本：动脉血)：氧分压 147 mmHg，钾离子浓度 3.4 mmol/L。C反应蛋白+血细胞分析(样本：静脉血)：正常。

凝血筛选试验Ⅱ(样本：静脉血)：纤维蛋白原(stago) 1.6 g/L。

入院第7日，患儿无呕吐、腹泻，无心悸、胸闷、呼吸困难。精神、饮食、睡眠正常，大小便正常。患儿未诉不适，呼吸、心率、血压平稳，病情好转出院。

【出院诊断】药物中毒(艾司唑仑)。

三 治疗方案分析及药学监护

(一) 治疗方案分析

艾司唑仑属中效苯二氮䓬类药物，具有镇静、催眠、抗惊厥、抗焦虑及中枢性骨骼肌松弛作用，临床上广泛用于失眠、焦虑患者，主要作用于边缘系统，影响情绪和记忆力。过量可出现持续的精神紊乱、嗜睡深沉、震颤、持续的说话不清、站立不稳、心动过缓、呼吸短促或困难、严重的肌无力。可引起昏迷、中枢性呼吸抑制和循环衰竭，导致患者死亡。艾司唑仑口服约2 h血浆浓度达到高峰，进入血液的艾司唑仑约85%与血浆蛋白结合，药物清除比较困难，半衰期为20~30 h，通过尿液和粪便排出体外，代谢产物具有药理活性。

艾司唑仑超量或中毒宜及早对症处理，包括催吐或洗胃以及呼吸、循环系统的支持疗法。如有兴奋异常，不能用巴比妥类药。苯二氮䓬受体拮抗剂氟马西尼(flumazenil)可用于该类药物过量中毒的解救和诊断。

治疗苯二氮䓬类药物中毒的特效药为氟马西尼，氟马西尼为咪唑并苯二氮䓬衍生物，为第一个用于临床特异性苯二氮䓬类药物受体拮抗药，它可通过与苯二氮䓬类药物受体竞争性结合，降低受体复合蛋白活性，起到拮抗苯二氮䓬类药物的中枢抑制作用，最终达到催醒效果。因为氟马西尼推荐的首次静脉注射剂量为 0.3 mg，60 s 内未达到所需的清醒程度，可重复使用直至患者清醒或达总量 3 mg。若再度出现昏睡，可以每小时静脉滴注 0.1～0.4 mg 药物，滴注的速度应根据所要求的清醒程度进行个体调整。小儿常用量：按体重 0.01 mg/kg。

该患儿首次给予氟马西尼 3 mL(0.3 mg)静脉注射，意识立刻恢复，无嗜睡情况。氟马西尼为一种亲脂性药物，起效迅速，静脉注射后 1 min 内起效，5 min 血浆浓度达峰值，血浆半衰期平均为 1 h，经肝脏代谢为无活性产物，迅速经肾排出。因此临床常观察到患者静脉注射氟马西尼后患者意识改善很快，未出现嗜睡。

(二) 药学监护

(1) 疗效监护：因为苯二氮䓬类药物对其受体产生了特异性的高亲和力，增强了中枢抑制性递质 γ-氨基丁酸的功能，发生强烈的突触抑制效应，而产生昏迷。最为严重的结果可产生呼吸抑制，甚至呼吸、心搏骤停而死亡。所以给予氟马西尼后，要注意监测患者生命体征及意识状态。

(2) 不良反应监护：氟马西尼常见的不良反应有面色潮红、恶心或呕吐。在快速注射氟马西尼后，偶尔会有焦虑、心悸、恐惧等不适感。对长期应用苯二氮䓬类药物并在氟马西尼给药前刚停药或数周前停药的患者，注射氟马西尼过快可能会出现苯二氮䓬类激动剂的戒断症状。若出现该症状，缓慢注射 5 mg 地西泮或 5 mg 咪达唑仑后这些症状将消失。

四 用药指导

指导护士氟马西尼静脉注射时，将其 3 mL 用氯化钠注射液 5 mL 稀释后缓慢静脉注射，注射时间 1～3 min；该患者因为服用大剂量艾司唑仑中毒，如快速注射氟马西尼可出现戒断症状，如兴奋、焦虑、心悸等，注意观察患者的反应。

第三节 农药中毒

农药是指用来杀灭害虫、啮齿动物、真菌和莠草等防治农业病虫害的药品。农药种类很多,目前常用的包括杀虫药(OPI、氨基甲酸酯类、拟除虫菊酯类和甲类等)、灭鼠药和除草剂等。农药在生产、运输、分销、贮存和使用过程中不注意防护及摄入农药污染食物、故意服毒或误服可发生中毒。

百草枯是一种高效能的非选择性接触型除草剂,喷洒后起效迅速,遇土失活,在土壤中无残留,除草成本低效果好,因此得到广泛应用。但其对人畜具有很强的毒性,在生产及生活中接触导致急性中毒的现象屡有发生,曾一度成为农药中毒致死事件的常见病因。近年来,我国百草枯专项整治已取得了显著成效,百草枯中毒患者也明显减少,但在临床工作中仍发现有百草枯中毒的患者,因此百草枯中毒的诊治仍需引起重视。

百草枯中毒目前没有特效解毒剂,治疗方法仍在探索中。治疗原则主要包括减少毒物吸收,促进毒物排出,以及抗炎、抗氧化、抗纤维化及对症支持等治疗,常需上述治疗措施联合应用。

一 病例介绍

患儿,女,7岁1个月,19 kg。

主诉:误服"百草枯"10 h。

现病史:患儿于前1日17时左右误服沾有"百草枯"野生果子2枚(百草枯于早上8:00洒在地里),半小时后家属发现,立即予抠嗓子催吐,后吐出胃内容物约20 mL,病程中无口痛、咽痛,无恶心、呕吐,无腹痛、腹泻,无呕血、便血,无发热,无咳嗽,无面色青紫、气促及进行性呼吸困难,无皮肤疱疹、破溃,无面色苍白、大汗淋漓,无昏迷、抽搐,无四肢震颤,予"生理盐水2 000 mL+5%碳酸氢钠50 mL"洗胃后收住院。病后患儿精神差,未进食,大便未解,小便1次,未见异常。

既往史:无特殊。

家族史:无特殊。

【查体】 体温 36.8℃,心率 115 次/min,呼吸 17 次/min,氧饱 98%(未吸氧),血压 109/69 mmHg。一般情况及精神欠佳,神清,未吸氧下口周颜面无青紫,淋巴结未触及肿大,无皮疹。双瞳孔等大等圆,对光反射可,无结膜充血水肿。咽充血,扁桃体不大,口腔黏膜完整,无破溃,三凹征(—),颈抵抗(—),胸廓对称无畸形,呼吸节律正常,双肺呼吸音粗,未闻及明显啰音,心音有力,律齐,未闻及心脏杂音,腹软不胀,肝脾未及,肠鸣音正常,四肢肌张力、肌力正常,四肢端暖,双下肢未见发绀及网状花斑,足跟 CRT 2 s,足背动脉搏动尚有力。膝反射、腹壁反射正常,病理征(—)。

【辅助检查】 无。

【入院诊断】 误服百草枯。

二 治疗经过

甘露醇导泻,开塞露灌肠,补液,呋塞米 10 mg 利尿促进毒物排泄;完善百草枯试验检测,必要时行血液净化治疗;予维生素 C 1 g、维生素 B_6 0.1 g、注射用谷胱甘肽 1.2 g 抗氧化,奥美拉唑 15 mg 护胃等保护重要脏器治疗。患儿初始治疗方案如表 15-3。

表 15-3 患儿初始治疗方案

药品名称	溶媒	用量	给药途径	给药频次
维生素 C	5%葡萄糖	1 g	静脉滴注	立即
维生素 B_6	5%葡萄糖	0.1 g	静脉滴注	立即
甲泼尼龙琥珀酸钠	5%葡萄糖	20 mg	静脉滴注	立即
注射用谷胱甘肽	0.9%氯化钠注射液	1.2 g	静脉滴注	立即
呋塞米	0.9%氯化钠注射液	17 mg	静脉滴注	立即

入院第 2 日,患儿未吸氧下氧合维持可,无青紫、气促、进行性呼吸困难,无恶心、呕吐、腹痛,无发热,无瘀点、瘀斑,无抽搐、昏迷等。

患儿误服百草枯明确,毒性较强,经口中毒者可能会出现呼吸衰竭、胃肠黏膜损伤,胃穿孔、胰腺炎、肝大,甚至肝功能衰竭,肾功能损伤,甚至急性肾衰竭等,危及生命,病情危重,密观病情变化,及时积极对症处理。

外院血药浓度检测报告:在送检的血液中检测到百草枯浓度为 0.624 μg/mL。非典(样本:血清):肺炎支原体 IgM 阳性(+)。

入院第 3 日,查体:体温 36.3℃,心率 98 次/min,呼吸 20 次/min,氧饱 97%(未吸氧),血压 106/60 mmHg。

辅助检查:螺旋 CT 胸部平扫:双肺、纵隔 CT 平扫未见明显异常。

治疗上:当日予甲泼尼龙防止肺纤维化,余治疗继续予维生素 C、维生素 B_6 营养脏器,奥美拉唑护胃、谷胱甘肽保肝、适当补液、呋塞米利尿协助排出毒物等对症支持治疗,继观患儿病情变化。

入院第 4 日,患儿未诉特殊不适,无气促、进行性呼吸困难,无恶心、呕吐、腹痛,无发热,无瘀点、瘀斑,无抽搐、昏迷等。精神、饮食、睡眠尚可,大小便正常。

入院第 5 日,查体:体温 36.6℃,心率 96 次/min,呼吸 21 次/min,氧饱 98%(未吸氧),血压 104/60 mmHg。一般情况及精神尚可。

入院第 6 日,辅助检查:螺旋 CT 胸部平扫:右肺上叶后段胸膜下少许渗出。电解质+肝功Ⅱ+肾功+心肌酶(样本:血清):总蛋白 62.1 g/L,白蛋白 36.7 g/L,肌酸酶同工酶 12 U/L,镁 0.97 mmol/L;余正常。

入院第 7 日,病情好转出院。

三 治疗方案分析及药学监护

(一)治疗方案分析

百草枯(paraquat,PQ),化学名 1,1′-二甲基-4,4′-联吡啶阳离子盐,是一种有机杂环类广谱非选择性接触性除草剂及脱叶剂。喷洒后起效迅速,进入土壤后迅速灭活,在土壤中无残留。对人、畜具有较强毒性,人口服致死量为 1~3 g。

因缺少特效解毒剂和能够在血液或组织中与 PQ 结合的螯合剂,PQ 中毒的病死率高达 60%~80%。PQ 中毒程度与摄入的剂量呈正相关,PQ 摄入量>40 mg/kg 引起急性暴发性中毒;摄入量 20~40 mg/kg 即可引起中、重度中毒;摄入量<20 mg/kg 表现为轻度中毒,出现口腔刺激症状、轻度消化道和呼吸系

统症状,经积极治疗多数可以痊愈。

1. 迅速清除毒物

患儿于前 1 日 17 时左右误服沾有"百草枯"野生果子 2 枚(百草枯于早上 8 点左右洒在地里)半小时后家属发现,立即予抠嗓子催吐,后吐出胃内容物约 20 mL。患儿在急诊给予"生理盐水 2 000 mL+5% 碳酸氢钠 50 mL"洗胃后,考虑病情危重,立即收住院,患儿口服 20% 甘露醇 100~250 mL 导泻,反复多次。促进毒物排泄,减少吸收。

2. 补液利尿

百草枯主要以原形经肾排出,故在患儿身体条件允许的情况下,充分补液联合利尿有利于促进百草枯排泄,利尿后应注意维持水和电解质平衡。患儿入院后适当补液、呋塞米利尿协助排出毒物等对症支持治疗。

3. 糖皮质激素治疗

百草枯其毒理机制尚不明确。由于肺泡上皮细胞胺的吸收机制,百草枯选择性的集中在肺部。其病理生理变化包括直接伤害肺泡毛细血管膜,导致肺泡表明活性物质尚失、急性呼吸窘迫综合征、进行性肺纤维化、呼吸衰竭。

糖皮质激素是治疗百草枯中毒的主要治疗药物,糖皮质激素具有抗炎、抗脂质过氧化、稳定细胞膜及非特异性免疫抑制作用,在百草枯中毒后期能有效抑制成纤维细胞的形成,明显减缓肺纤维化进程。目前对于糖皮质激素应用的具体用法、用量尚不统一。2018 年一项 Meta 分析汇总了 653 例患者应用糖皮质激素和环磷酰胺治疗百草枯中毒的临床经验。糖皮质激素甲泼尼龙在中重型患者中初始剂量的应用范围为 3~15 mg/(kg·日);最常用初始剂量为 500~1 000 mg/日,通常在应用 3 日后逐渐减量,减量幅度应根据患者中毒症状以及全身炎症免疫状况等决定。

甲泼尼龙抗炎作用较强,对钠潴留作用微弱;具有抗炎、抗过敏、抗风湿和免疫抑制作用,能抑制结缔组织的增生,降低毛细血管壁和细胞膜的通透性,减少炎性渗出,并能抑制组胺及其他毒性物质的形成与释放。还能促进蛋白质分解转变为糖,减少葡萄糖的利用。患儿入院第 3 日加用甲泼尼龙琥珀酸钠防止肺纤维化,治疗 3 日后病情好转。

4. 抗氧化治疗

抗氧化剂能清除氧自由基,减轻氧化应激反应,不同的抗氧化剂单独或联合使用或可减轻百草枯引起的器官损伤。有临床研究表明,维生素C、还原性谷胱甘肽、等对患者有益。

维生素C是一种有效的抗氧化剂,其不仅通过淬灭活性氧簇发挥其抗氧化能力,并且能够通过促进其他小分子抗氧化物质如维生素E,谷胱甘肽和β胡萝卜素的再生而发挥其保护作用。

谷胱甘肽可有效对抗百草枯的过氧化损伤。是细胞内重要的抗氧化剂,可作为亲核基团与多种异形生物质和(或)其代谢产物形成共轭化合物,并能作为还原剂参与H_2O_2和其他有机分子的氢过氧化物的代谢,通过巯基与体内的氧自由基结合,转化成容易代谢的物质,加速自由基的排泄,减轻组织损伤,对肺泡细胞的保护作用较明显。谷胱甘肽是自然界广泛存在的含有巯基(SH)的三肽,主要存在于细胞质中,在多种细胞生活功能中起作用。谷胱甘肽是甘油醛磷酸脱氢酶的辅基,又是乙二醛酶及磷酸丙糖脱氢酶的辅酶,参与体内三羧酸循环及糖代谢。它能激活体内SH酶等,促进糖类、脂肪及蛋白质的代谢。谷胱甘肽还可以通过巯基与体内的自由基结合,促进易代谢的低毒化合物的形成,因此对部分为外源性毒物具有减毒作用。

(二) 药学监护

1. 疗效监护

(1) 每日观察并记录患儿病情变化:呼吸、心率是否正常,水电解质是否正常,氧饱和度是否良好等。

(2) 密切监测各项生化指标及影像学检查,及时给予对症支持治疗,尤其是动脉血气分析。

2. 不良反应监护

(1) 糖皮质激素用药监护:糖皮质激素可能会引起胃肠道黏膜损伤、继发感染、白细胞减少、电解质紊乱、痤疮、脱发、高血压、糖尿病、骨质疏松、股骨头坏死等不良反应。应注意监测血压,复查血尿便常规、血糖、电解质等指标,注意补钙、维持电解质平衡等,并在用药之前告知患者及家属并签署知情同意书。当有糖皮质激素禁忌证时,应避免使用。

(2) 甘露醇用于毒物中毒导泻,不良反应有水和电解质紊乱(最为常见),寒战、发热;排尿困难等,应注意血压、肾功能、血电解质、尿量。

四 用药指导

对谷胱甘肽高度过敏者禁用。告知护士,注射用谷胱甘肽注射前必须完全溶解,外观澄清、无色;溶解后的本品在室温下可保存 2 h,0～5℃保存 8 h。滴注时间 30～45 min 或遵医嘱。

第四节 灭鼠药中毒

灭鼠药是指可以杀灭啮齿类动物(如鼠类)的化合物。国内外已有十余种灭鼠药。目前,灭鼠药广泛用于农村和城市,而绝大多数灭鼠药在摄入后对人畜产生很强的毒力,因此国内群体和散发灭鼠药中毒事件屡有发生。

抗凝血杀鼠剂因其化学结构与维生素 K 相似,毒物进入人体后竞争性地抑制维生素 K,干扰肝脏对维生素 K 的利用,影响凝血因子(Ⅱ、Ⅶ、Ⅸ、Ⅹ)在肝脏的合成,从而影响凝血活酶和凝血酶的合成,使凝血时间和凝血酶原时间延长。毒物及其代谢产物亚苄基丙酮可直接损伤毛细血管网,使管壁通透性和脆性增加,继而破裂,造成内脏出血。

溴鼠隆,又名溴鼠灵,是第二代抗凝血剧毒灭鼠药,为白色或灰色粉末,不溶于水和石油醚,但溶于其他有机溶剂。在体内的半衰期较长,所以它的抗凝血作用也较长。

一 病例介绍

患儿,女,13 岁 2 个月,45.5 kg。

主诉:误服溴鼠隆 14 日,腹痛 3 日,气促 2 日。

现病史:患儿于 14 日前误服"溴鼠隆"半支,当时无发热、咳嗽、气促,无恶心、呕吐,无腹痛、腹泻、腹胀。3 日前患儿出现腹痛,主要为中下腹疼痛,具体性质患儿描述不清,未予特殊处理,后患儿双手指甲边缘出现少许瘀点,刷牙有出血,量不多,3 日前患儿有右脚踝扭伤史,无出血及瘀斑,2 日前患儿出现气促,自觉胸闷,夜间无法平躺入睡,无青紫,无发热,无抽搐,无咳嗽,无腹泻,遂至当地县医院就诊,完善血常规提示:白细胞计数 10.12×10^9/L,中性粒细胞百分率 70.5%,淋巴细胞百分率 22.1,血红蛋白 131 g/L,血小板计数 297×10^9/L,红细胞计数 4.98×10^{12}/L,予输液治疗(具体不详),患儿腹痛、气促无缓解,抽血部位出现明显青紫、瘀斑,且出现鼻出血 1 次,量不多,可自行止血,遂至某市人民医院就诊,建议转上级医院就诊,遂于今日至我院就诊,急诊以"鼠药中毒"收住院。起病以来,患儿精神、饮食、睡眠差,昨日大便色黑,见少许黏液,未见明显鲜血,小便正常。

既往史:无特殊。

家族史:无特殊。

个人史:无特殊。

【查体】体温 37℃,心率 101 次/min,呼吸 25 次/min,SPO$_2$ 95%(面罩吸氧下);一般情况及精神差,吸氧下口唇无发绀;双手指甲边缘可见少许瘀青,右侧肘部见瘀斑、针眼处少许渗血;双侧瞳孔等大等圆,对光反射灵敏;双肺呼吸音粗,未闻及干、湿啰音;心音有力,节律齐,各瓣膜听诊区未闻及病理性杂音;腹软,全腹部有压痛,中下腹明显,全腹无反跳痛,肝脾肋下未触及明显肿大,肠鸣音可;四肢肌力、肌张力正常;双膝反射存在;双侧病理征(-);四肢端暖,足跟 CRT 2 s;双下肢未见皮肤发绀及网状花斑。右脚踝纱布包裹中,未见渗血、渗液。

【辅助检查】腹腔彩超:① 腹腔中-大量积液声像图;② 右中腹及脐周探及多枚系膜淋巴结,大者约 1.1 cm×0.5 cm;③ 肠腔内容物多,肠腔胀气声像图。

【入院诊断】① 溴鼠隆中毒。② 呼吸衰竭。③ 消化道出血。④ 腹腔积液。

二 治疗经过

患儿有溴鼠隆接触史,病程中有出血史,予完善相关检查,解毒止血等对症治疗。患儿初始治疗方案如表 15-4。

表 15-4 患儿初始治疗方案

药品名称	溶媒	用量	给药途径	给药频次
维生素 K$_1$ 注射液	5%葡萄糖	10 mg	静脉滴注	立即

入院治疗第 2 日,一般情况及精神差,神志清楚,高流量吸氧下口唇无发绀;双手指甲边缘可见少许淤青,右侧肘部见瘀斑、针眼处少许渗血;腹软,全腹部有压痛,中下腹明显,全腹无反跳痛,肝脾肋下未触及明显肿大,肠鸣音可;目前病情危重,继续予申请血浆输注,补充凝血因子,患儿近期有鼻出血、指甲边缘瘀点、黑便等,故继续给予酚磺乙胺 0.5 g,每日 1 次＋矛头蝮蛇血凝酶 1 U,每日 1 次止血治疗,动态监测患儿凝血功能。

入院治疗第 3 日,予输注血浆补充凝血因子,输注完成后患儿无特殊不适。接危急值:血红蛋白 56.00 g/L,提示患儿重度贫血,立即至床旁查看患儿,患儿面罩吸氧下口周无发绀,贫血貌,予悬浮红细胞 2 U 输注纠正贫血。

入院治疗第 4 日,粪便常规＋粪便隐血:粪便隐血阳性(＋);凝血 7 项:凝血酶原时间(stago) 15.7 s,D 二聚体(stago) 9.83 μg/mL,纤维蛋白原降解产物(stago) 27.61 μg/mL。

入院治疗第 5 日,凝血 7 项:活化部分凝血活酶时间对照 36.3 s,凝血酶原时间对照 14.9 s,PT 国际标准化比值 1.11,凝血酶原时间(stago) 14.3 s,D 二聚体(stago) 2.95 μg/mL,凝血酶时间(stago) 16.8 s。

入院治疗第 7 日,精神、饮食尚可,入睡安静,大小便正常。

入院治疗第 9 日,患儿前 1 日白天有 1 次鼻出血,后自行止住,无特殊不适,无发热,无气促,无呼吸困难、青紫,无腹痛、腹胀、咯血、呕血、无血便。

入院治疗第 11 日,患儿无发热,无气促,无呼吸困难、青紫,无腹痛、腹胀、咯血、呕血,无血便、血尿,无鼻衄、牙龈出血,无抽搐、昏迷,精神、饮食尚可,入睡安静,大小便正常。经治疗,现患儿病情好转,准予办理出院。嘱家属继续在当地输注维生素 K_1 注射液,防止出血;2 周后复查凝血功能,直至凝血功能正常;如有不适,及时复诊。

【出院诊断】① 溴鼠隆中毒。② 呼吸衰竭。③ 消化道出血。④ 腹腔积液。

三 治疗方案分析及药学监护

(一) 治疗药物分析

特效对抗剂应用

溴鼠隆属于第二代抗凝血类灭鼠药,其结构中含有 4-羟香豆素,与维生素

K_1 化学结构相似。进入机体内主要蓄积于肝脏,也可蓄积于其他脏器,在肝脏内具有抑制环氧化物还原酶的作用,使得维生素 K_1 的还原受到抑制,进而干扰维生素 K_1 形成 γ 羟基谷氨酸,从而使维生素 K_1 依赖性凝血因子的活性下降,其体内代谢产物亚苄基丙酮还可严重损伤毛细血管内皮,引起脏器及皮下自发性出血,因其对已合成的凝血因子无拮抗作用,只有当体内凝血因子完全代谢才表现出出血症状。溴鼠隆中毒潜伏期一般为 1～7 日,潜伏期的长短和中毒剂量有关。以凝血功能障碍、出血为主要表现,以口腔、牙龈出血或血尿、血便为主。

维生素 K_1 具有与天然存在的维生素 K 相同的活性类型和程度,是通过肝脏产生活性凝血酶原(因子 Ⅱ)、凝血酶原(因子 Ⅶ)、血浆凝血酶原成分(因子 Ⅸ)和斯图尔特因子(因子 Ⅹ)的必要条件。维生素 K 是一种微粒体酶的重要辅助因子,该酶催化 Ⅱ、Ⅶ、Ⅸ 和 Ⅹ 因子的非活性肝脏前体中多个特定的、与肽结合的谷氨酸残基的翻译后羧基化,产生的 V-羧基谷氨酸残基将前体转化为活性凝血因子,由肝细胞分泌入血液。

维生素 K_1 为溴鼠隆特效对抗剂,根据疗效反应调整剂量。

(1) 对于 PT 显著延长者:(成人或>12 岁儿童)维生素 K_1 5～10 mg 肌注;(<12 岁儿童)1～5 mg 肌注。

(2) 出血病人:(成人或>12 岁儿童),初始剂量维生素 K_1 10～20 mg,(<12 岁儿童)5 mg,稀释后缓慢静脉注射,根据疗效反应重复剂量,或静滴维持。

该患儿使用维生素 K_1 注射液 10 mg,静脉滴注,每日 3 次,症状改善后减量。

(二) 药学监护

1. 疗效监护

(1) 每日观察并记录患者病情变化:体温、神志、心率、血压、呼吸、皮肤体征等是否正常,水电解质是否正常,氧饱和度是否良好等。

(2) 监测凝血功能情况:患儿误服溴鼠灵 14 日后出现出血情况,入院后使用维生素 K_1 治疗,动态监测凝血情况,判断凝血功能是否好转,是否需要调整剂量。

2. 不良反应监护

维生素 K_1 的不良反应较少,偶见过敏反应,常见不良反应有头晕、脉搏急促、虚弱、呼吸困难、发绀。静注过快,超过 5 mg/min,可引起面部潮红、出汗、支气管痉挛、心动过速、低血压等,曾有快速静脉注射致死的报道。肌注可引起局部红肿和疼痛。

四 用药指导

(1) 在使用维生素 K_1 前应详细询问患儿的过敏史,对维生素 K_1 注射液所含成分过敏者禁用,过敏体质慎用。给药期间对患儿密切观察,一旦出现过敏症状,立即停药并进行救治。

(2) 指导护士,维生素 K_1 注射液应避免冻结,如有油滴析出或分层则不宜使用。静脉注射给药时,应缓慢注射药物,给药速度不超过 1 mg/min。

(3) 维生素 K_1 注射液遇光快速分解,使用过程中应避光。

(4) 停药时应逐渐减量,不宜骤停,以免复发或出现肾上腺皮质功能不足症状。

第十六章

意外事故的药物治疗

第一节 犬 咬 伤

犬咬伤是指犬齿咬合、切割人体组织导致的皮肤破损、组织撕裂、出血和感染等损伤,除了非特异性感染外,还可引起狂犬病、破伤风、气性坏疽等特殊感染。是动物致伤中最为常见的类型,是急诊外科最常见的问题,正确早期的伤口处理、污染伤口预防性抗菌药物的应用,根据需要及免疫史进行狂犬病、破伤风等疾病的预防是犬咬伤处理的基本原则。

一 病例介绍

患儿,女,1岁3个月,11 kg。

主诉:狗咬伤20 h。

现病史:患儿父亲代诉20 h前患儿在家里玩耍,逗自家狗时被狗扑倒啃咬,致全身多处受伤,左上肢较严重,伴活动性出血,无意识丧失,无恶心、呕吐,无发热、寒战,无头晕、头痛,无咳嗽、咳痰,受伤后至当地医院就诊,未行特殊治疗,为求进一步诊治转院就诊,急诊予伤口冲洗、破伤风免疫球蛋白、狂犬病免疫球蛋白、狂犬病疫苗注射,以"多发性动物咬伤"收住院,自受伤以来,精神饮食睡眠可,大小便正常,体重无明显变化。

既往史:无特殊。

家族史:无特殊。

个人史：无特殊。

【查体】体温 36.6℃,心率 112 次/min,呼吸 25 次/min,体重 11 kg,疼痛评分 3 分,脊柱生理弯曲正常,无前后突、侧弯畸形,各棘突点无压痛,活动正常。左上肢肿,多处开放性伤口,最大者位于左上臂肘横纹上方 2 cm,长约 4 cm,可见脂肪外露,有活动性出血,其余左手背多处手指活动尚可,屈曲、背伸运动不配合,末梢循环可,CRT 3 s,感觉可,桡动脉搏动好。其余肢体及关节无红肿、压痛及畸形,运动功能正常,关节活动无受限。四肢肌张力正常,肌力正常。无杵状指,无手镯征,甲床正常。

辅助检查：急诊血常规：WBC 10.39×10^9/L,NC 68.2%, LC 24.6%, HB 106 g/L,PLT 347×10^9/L。

【入院诊断】多发性动物咬伤。

二 治疗经过

急诊予伤口冲洗,破伤风免疫球蛋白、狂犬病免疫球蛋白、狂犬病疫苗注射,入院后在全麻下行急诊手术"局部组织瓣修复术＋石膏绷带固定"。

初始治疗方案见表 16-1。

表 16-1 患儿初始治疗方案

药品名称	溶媒	用量	给药途径	给药频次
破伤风人免疫球蛋白		250 IU	肌内注射	立即
冻干人用狂犬病疫苗（Vero 细胞）		0.5 mL	肌内注射	立即
狂犬病人免疫球蛋白		220 IU	肌内注射	立即
阿莫西林钠克拉维酸钾	0.9%氯化钠注射液 50 mL	0.3 g	静脉滴注	每日 3 次

患儿术中见左上肢从上至下伤口约 30 个,深浅大小不一,最大伤口约 5 cm×3 cm 肌肉组织外翻、脂肪坏死液化,较小者约 3 mm 大小,深、浅呈两半行贯通,较大伤口处局部组织缺损可见一较粗无名血管外露,显微镜下避开血管神

经仔细将创口内坏死组织清除。

入院第2日,患儿诉患肢疼痛,无发热、咳嗽、无恶心、呕吐,无腹胀及腹泻,进食精神尚可,大小便正常。积极处理伤口、定期换药。

入院第3日,一般情况可,注射第二针狂犬疫苗。

入院第7日,患儿无特殊不适,病情平稳,换药,注射第三针狂犬病疫苗,予办理出院。

【出院诊断】多发性动物咬伤。

三 治疗方案分析及药学监护

(一) 治疗药物分析

犬咬伤是狂犬病发生的主要途径,可能感染发病,因此对犬咬伤患者进行狂犬病暴露风险评估和免疫预防处置尤为重要,评估该患儿暴露后伤口为Ⅲ级,预防处置包括处理伤口、采用狂犬病被动免疫制剂和接种狂犬病疫苗及预防感染。

1. 伤口冲洗、清创

用肥皂水或其他弱碱性清洗剂和一定压力的流动清水交替清洗所有咬伤处数分钟,然后用灭菌纱布或脱脂棉将伤口处残留液吸尽,最后用生理盐水冲洗伤口,避免在伤口处残留肥皂水或其他清洗剂。彻底冲洗后用稀碘伏或其他具有灭活病毒能力的医用制剂涂擦或清洗伤口内部,可以灭活伤口局部残存的病毒。犬咬伤伤口尤其撕裂伤需手术清创去除坏死组织。

2. 破伤风预防

犬咬伤伤口为污染伤口,破伤风暴露风险高,需考虑进行破伤风的免疫预防措施,破伤风预防剂量儿童一次用量均为250 IU。

3. 狂犬病预防

暴露后免疫应遵循及时、足量、全程的原则。被犬咬伤后应立即采取主动免疫,即注射狂犬疫苗,越早注射越好。对于首次暴露人群选择"5针法"或"2-1-1"程序完成全程免疫接种,"5针法"(即Essen法,分别于第0、3、7、14、28日各肌内注射1剂),根据暴露分级和程度进行被动免疫,该患儿暴露分级为Ⅲ级,故给予狂犬病人免疫球蛋白局部注射20 IU/kg。

4. 预防感染

狗咬伤感染率仅为5%,NICE指南认为如果被咬的皮肤没有破损,就不需要进行抗菌药物预防,许多咬伤是表皮擦伤但没有流血,真皮层没有被穿透,这类咬伤的感染风险很低,也并不总是需要抗菌药物预防。当咬破皮肤并出血,则应提供抗菌药物预防措施,预防性应用抗菌药物可降低一些犬咬伤的感染发生率。

该患儿被狗扑倒啃咬,致全身多处受伤,左上肢从上至下伤口约30个,并伴活动性出血,为感染的高风险人群,故给予患儿抗菌药物预防处置。根据《国家抗微生物治疗指南(第2版)》狗咬伤感染病原体常见多杀巴斯德菌、金黄色葡萄球菌、拟杆菌、梭杆菌等,首选治疗选择阿莫西林克拉维酸钾进行抗感染治疗,儿童用法、用量为30 mg/kg·次,每8 h 1次,患儿选药品种、剂量适宜。

(二)药学监护

(1)破伤风人免疫球蛋白为高效价的破伤风抗体,能中和破伤风毒素,从而起到预防和治疗破伤风梭菌感染的作用,仅供臀部肌内注射,不需作皮试,不得用作静脉注射,一般无不良反应,极少数人有红肿、疼痛感、无需特殊处理,可自行恢复。开启后应一次注射完毕,不得分次使用。

(2)冻干人用狂犬病疫苗禁止臀部注射,人用狂犬病疫苗注射部位:<2周岁疫苗注射部位选择大腿前外侧肌肉;>2岁疫苗注射部位选择上臂三角肌肌内注射。常见不良反应:一般接种疫苗后24 h内,注射部位可出现红肿、疼痛、发痒,一般不需要处理可自行缓解,全身反应可有轻度发热、无力、头痛、眩晕、关节痛、肌肉痛、呕吐、腹痛等,一般不需处理,可自行消退。应备有肾上腺素等药物,以备偶有发生严重过敏反应时急救用,接受注射后应在现场观察至少30 min。

(3)狂犬病人免疫球蛋白含有高效价的狂犬病抗体,能特异地中和狂犬病病毒,起到被动免疫作用。因可能发生严重不良反应,因此不得用作静脉注射。用于肌内注射使用前无需做过敏试验,开启后,应一次注射完毕,不得分次使用或给第二人使用。一般无不良反应,少数人有红肿、疼痛感、无需特殊处理,可自行恢复。使用后,因为抗体干扰疫苗免疫应答,故3个月内不能接种麻疹等活病毒疫苗。

(4)在应用抗菌药物前,取伤口分泌物或血液做需氧及厌氧菌培养。阿莫西林是一种半合成抗生素,对革兰阳性和革兰阴性菌具有体外杀菌活性,阿莫西林和克拉维酸配伍可防止阿莫西林被某些β-内酰胺酶降解,从而扩大了阿莫西林的抗菌谱,使许多通常对阿莫西林耐药的细菌具有了活性。常见不良反应消化系统:腹泻/稀便、恶心呕吐、腹部胀气等,中枢神经系统:头痛;皮肤/皮下组织:皮疹和荨麻疹等。

2~3日换药1次,定期注射狂犬病疫苗,疫苗5针次接种结束后,创面行二期缝合,患肢避免负重活动,避免再次外伤及剧烈运动;保持敷料干燥。

第二节 溺 水

溺水是全球意外死亡的重要原因之一,在我国,溺水已经成为1~14岁儿童意外死亡的第二大原因,高危年龄段为1~4岁和11~14岁,主要原因分别为监护人监管不足和在自然水环境中意外溺水。溺水的致死率和致残率高,对患儿、家庭和社会造成了严重精神、经济影响。溺水的救治是一个争分夺秒的过程,及时发现溺水患儿,正确地施救,尽量缩短患儿溺水时间,才能增加生存机会。由于尽快恢复氧供是早期复苏的核心,因此,气道开放和有效通气是院前急救的关键,为增加转运至医院患儿的抢救成功率提供保证。

一 病例介绍

患儿,女,8岁,22 kg。

主诉:溺水、心肺复苏术后4 h余。

现病史:患儿4 h余前在游泳池游泳时不慎溺水,家属发现患儿溺水(患儿父母诉患儿已沉底,约2 min),救起后患儿昏迷,呼之不应,无自主呼吸,口唇青紫,立即予心肺复苏3 min左右意识恢复,神志转清,有自主呼吸,口唇转红润,呕吐1次,呕吐物为胃内容物,无咖啡渣及胆汁样物,非喷射性,无发热、咳嗽,无抽搐、意识障碍。由"120"送至外院,予吸氧、输液(具体不详)等治疗,考虑患儿病情重,建议转院就诊,故由120送至某儿童医院急诊。患儿就诊途中呕吐1次,呕吐物为胃内容物,无咖啡渣及胆汁样物,非喷射性,诉脐周有疼痛、胸外心脏按压部位有疼痛,咽部有疼痛不适,程度可耐受,无发热、咳喘、无抽搐,急诊遂以"溺水"收住院。病程中患儿神志清,精神反应差,大便未解,小便量可、小便清亮。

既往史：无特殊。

家族史：无特殊。

个人史：无特殊。

【查体】体温36.7℃,心率109次/min,呼吸37次/min,SPO_2：96%,血压：103/56 mmHg,体重22 kg,一般情况及反应差,神志清,面罩吸氧下面色口唇无青紫,全身皮肤无出血点,双侧脸颊可见捏痕,浮肿明显,双侧瞳孔等大等圆,直径3 mm,对光反射存在,口腔内膜可见红肿、破溃,咽充血,双侧扁桃体未见肿大,颈部软,颈部及胸部未触及皮下积气,呼吸急促,三凹征(一),双肺呼吸音粗、对称,可闻及湿啰音；心音有力,心律齐,各瓣膜听诊区未闻及杂音；腹软不胀,肝脾未触及,肠鸣音正常；四肢肌张力、四肢肌力正常；病理征阴性,四肢端暖,足跟CRT 2 s；双下肢未见皮肤发绀及网状花斑；臀部皮肤无充血,无破溃。

【辅助检查】血常规：白细胞计数$11.62×10^9$/L,中性粒细胞计数$9.89×10^9$/L,中性粒细胞百分率85%,C反应蛋白1.35 mg/L。PCT 0.86 ng/mL。螺旋CT平扫：结合病史,考虑溺水肺,右肺下叶部分实变,建议随诊、复查；右侧胸膜局部增厚、粘连；双侧大脑半球实质密度稍减低,脑沟变浅,建议必要时MR平扫及DWI检查；双侧上颌窦、筛窦及左侧蝶窦黏膜增厚。

【入院诊断】① 溺水。② 吸入性肺炎。③ 心肺复苏术后。

二 治疗经过

保持患儿呼吸道通畅,面罩(3～5 L/min)吸氧下氧饱和度维持可,并予持续心电、氧饱、动脉血压监测；完善相关各项检查,积极防治继发感染和并发症。

初始治疗方案见表16-2。

表16-2 患儿初始治疗方案

药品名称	溶媒	用量	给药途径	给药频次
甲泼尼龙琥珀酸钠	5%葡萄糖注射液50 mL	22 mg	静脉滴注	每日2次
维生素C注射液	0.9%氯化钠注射液100 mL	2 g	静脉滴注	每日1次

续 表

药品名称	溶 媒	用 量	给药途径	给药频次
头孢曲松钠	5%葡萄糖注射液 100 mL	1.75 g	静脉滴注	每日1次
甘露醇		15 g	静脉滴注	每日3次
维生素B_6注射液	0.9%氯化钠注射液 50 mL	0.1 g	静脉滴注	每日1次
康复新液		5 mL	口腔涂药	每日2次

入院第2日,患儿一般情况及反应差,神清,面罩吸氧下面色口唇无青紫,双侧脸颊可见捏痕,水肿明显,口腔黏膜可见红肿、破溃,双肺呼吸音粗,可闻及湿啰音,腹部及神经系统查体无特殊。

入院第3日,一般情况及反应差,双侧脸颊捏痕及浮肿消退,口腔内膜可见红肿、破溃明显好转,双肺呼吸音粗,未闻及明显干湿啰音,脑功能监测仪组合:正常儿童脑电图;痰培养(样本:痰液):正常;予减少甘露醇使用量,调整为3.5 mL/kg·次,每12 h 1次脱水降颅压。

入院第5日,一般情况及反应可,偶有咳嗽伴少许痰响,无喘息,无发热,患儿咳嗽不频繁,无气促及喘息,肺部听诊尚可,精神反应可,予甲泼尼龙减量为22 mg每日1次,吸入用布地奈德混悬液1 mg+吸入用乙酰半胱氨酸溶液0.3 g雾化吸入每日2次。血常规:白细胞计数9.63×10^9/L,中性粒细胞百分率70.10%,C反应蛋白4.49 mg/L。

入院第6日,患儿咳嗽不频繁,无气促及喘息,肺部听诊尚可,精神反应可,今日甘露醇减半量,减停甘露醇、甲泼尼龙。痰培养(样本:痰液):一般细菌培养 分离到口咽部正常菌群,念珠菌培养未分离到念珠菌属细菌,嗜血杆菌培养未分离到嗜血杆菌属细菌。螺旋CT胸部平扫:对比前片,原双肺渗出、右侧胸膜局部增厚已吸收。

入院第7日,患儿无明显咳嗽,肺部听诊未闻及明显干湿啰音,复查胸部CT炎症较前明显吸收,予办理出院。

【出院诊断】① 吸入性肺炎。② 溺水。③ 心肺复苏术后。④ 软组织挫伤。

三 治疗方案分析及药学监护

(一) 治疗药物分析

溺水是因淹没/浸入在液体中造成呼吸受阻的过程。溺水对人体脏器的损害主要是由缺氧引起,主要的靶器官包括肺、脑、心脏和肾脏。

1. 防治急性肺损伤

淹溺者肺部主要的病理生理进程是肺表面活性物质被冲洗且功能紊乱,导致肺泡塌陷、肺不张和肺内分流。多重的肺损伤机制导致难治性的低氧血症。发生急性呼吸窘迫综合征(ARDS)的风险很高。

糖皮质激素曾用于溺水患者,以促进肺复苏和表面活性剂的产生,然而,鉴于目前证据有限,更新版指南推荐:没有足够的证据支持经验性使用皮质类固醇,皮质类固醇也不应常规用于治疗溺水患者。但该患儿螺旋 CT 平扫考虑溺水肺,右肺下叶部分实变,右侧胸膜局部增厚、粘连,故予小剂量甲泼尼龙琥珀酸抗炎减轻肺部渗出。

2. 防治脑损伤

缺氧性脑损伤是影响溺水患儿预后的重要因素,而溺水时间是造成患儿严重神经功能受损或者死亡的首要原因,缺氧引起的脑细胞水肿可能升高颅内压,严重时可压迫延髓呼吸中枢危及生命,因此,需要在保持呼吸、循环功能稳定的前提下,给予甘露醇脱水、呋塞米利尿等治疗,以尽早缓解颅内高压。甘露醇作为组织脱水药,用于治疗儿童由各种原因引起的脑水肿,降低颅内压,防治脑疝。甘露醇注射剂量为按体重 $1\sim2\ g/kg$ 或按体表面积 $30\sim60\ g/m^2$,以 $15\%\sim20\%$ 浓度溶液于 $30\sim60\ min$ 内静脉滴注,患者衰弱时剂量应减至 $0.5\ g/kg$。

3. 抗菌药物的使用

尽管吸入水中的微生物可能导致肺炎,但迄今为止还没有研究证明,在溺水患者救治的初始治疗阶段中经验性使用抗菌药物是有益的。即使吸入少量的水也会在胸片上产生类似肺炎的表现。溺水和低氧血症可导致应激性水肿,继而引起白细胞增多,以及呼吸道炎症引起的发热,使炎症性肺炎和感染性肺炎难以区分。在早期复苏后,如果已经明确肺部感染,可以根据痰液或者气道内分泌物培养、血培养、尿检结果,基于临床症状和体征,重点是肺部或全身感染的临床表现及体格检查结果(如发热、痰增多、肺部听诊异常)给予抗菌药物治疗。患儿胸片提示肺部感染重,N%,PCT 高,故给予头孢曲松钠 80 mg/kg·次,每日 1 次抗感染治疗。头孢曲松为第三代头孢菌素类抗生素,通过抑制细胞壁的合成产生抗菌作用,对革兰阳性菌和阴性菌均具有较强的杀菌作用。对 β 内酰胺酶(包括青霉素酶和头孢菌素酶)有高度稳定性。婴儿及儿童(15 日龄至 12 岁)剂量按体重 20~80 mg/kg,每日 1 次。

(二) 药学监护

(1) 头孢曲松耐受性较好,不良反应较少见,约 5%~7%,表现为轻度过敏反应,如皮疹、瘙痒、荨麻疹、水肿、多形性红斑、发热、支气管痉挛;消化道反应,如恶心、呕吐、腹痛、腹胀、软便、腹泻、舌炎、胃炎、结肠炎、味觉异常、黄疸等;神经系统反应,如头痛、眩晕。偶见嗜酸性粒细胞增多、白细胞减少、血小板减少、溶血性贫血等血液学改变,一过性血清转氨酶升高、碱性磷酸酶升高,胆红素升高、血尿素氮和血肌酐增加等不良反应。这类反应多可自行逆转,或停药后消失。

(2) 在使用甘露醇注射液之前,应评估患儿的肾脏、心脏和肺部状况,纠正液体和电解质失衡。甘露醇遇冷易结晶,在使用前应仔细检查,如有结晶,可置热水中或用力振荡待结晶完全溶解后使用,滴注速度不宜过快,滴速为 5~10 mL/min,以免出现局部坏死。用药期间应监测血压、肾功能、血电解质,尤其是 Na^+、K^+ 及尿量。

第三节 烧 伤

烧伤是指由热液、火焰、高温物体、蒸汽、电、化学物质等引起的皮肤或其他组织损害,是儿童意外伤害的第二大常见原因,也是小儿致残的主要原因之一,住院率远高于其他创伤。分类分型可分为热烧伤(热液烧伤、火焰烧伤)、电烧伤和化学烧伤。烧伤类型与儿童的年龄和发育阶段有关,约 90% 儿童烧伤发生在家里,烧伤预后与能否得到正确现场施救有关。治疗原则为轻度烧伤在门诊或急诊进行局部治疗即可,但中度至特重度烧伤涉及复杂的全身多系统支持治疗,甚至植皮手术等,需尽快转至有烧伤救治能力的医院接受治疗。

一、病例介绍

患儿,男,2岁6个月,11.5 kg。

主诉:豆汤烫伤全身多处1日。

现病史:患儿1日前在家玩耍时不慎坐在豆汤锅里,家属未予特殊处理,立即送至当地医院就诊。后见患儿臀部、双侧大腿、会阴部皮肤不同程度烫伤,大部分可见蜕皮、水疱,无咳嗽、无发热、无寒战、抽搐、无呕吐等不适,给予"湿润烧伤膏"治疗后病情危重转至当地医院住院治疗(具体用药不详)。患儿次日出现抽搐1次,表现为突然意识丧失、双目上翻、颜面及口唇青紫、双拳紧握、四肢抖动,当时体温38.5℃,无口吐白沫及大小便失禁,持续2~3 min后自行缓解,考虑烫伤面积过大,感染较重,建议转上级医院治疗。患儿烫伤后精神、饮食、睡眠欠佳,大便未解,小便量少。

既往史:无特殊。

家族史:无特殊。

个人史:无特殊。

【查体】体温37.3℃,心率169次/min,呼吸32次/min,血压:102/56 mmHg,SPO_2 96%,体重11.5 kg,一般情况稍差,嗜睡,创面位于臀部、双侧大腿、会阴部,烫伤总面积约30%,见创面泡皮多已脱落,大部分创面表面薄层坏死组织覆盖,右侧臀部创面痂皮下见肌肉外露,双大腿创面由痂皮覆盖,触碰疼痛、可见少许血性渗出,创面及周围肿胀,无明显异味及分泌物,出血明显。创周稍红,未见脓性分泌物。

【辅助检查】血常规:WBC 34.90×10^9/L,N% 72.6%;HB 179 g/L,CRP 99.09 mg/L。PCT 3.0 ng/mL;生化:K^+ 4.35 mmol/L,Na^+ 133 mmol/L,CL^- 97.0 mmol/L,Ca^{2+} 2.43 mmol/L,ALT 13 U/L,AST 36 U/L,ALB 34.5 g/L,BUN 8.76 mmol/L,UA 362.6 μmol/L,Cr 49.8 μmol/L。总蛋白34.4 g/L,白蛋白25.4 g/L。

【入院诊断】① 热液烫伤全身多处皮肤30% Ⅱ度。② 电解质紊乱。

二、治疗经过

保持呼吸道通畅,面罩吸氧(flow 3~5 L/min)改善氧合,持续心电、血氧饱和度、血压监测,观察呼吸、氧饱情况,患儿烫伤面积大,存在心率增快、呼吸增快、肢端循环差,外周动脉搏动弱,考虑存在低血容量性休克,入院后患儿休克暂未纠正,给予白蛋白 5 g 稀释后扩容纠正休克,积极补液维持水电解质平衡。患儿住院期间治疗方案见表 16-3。

表 16-3　患儿住院期间治疗方案

药品名称	溶　媒	用　量	给药途径	给药频次	备　注
人血白蛋白	5%葡萄糖注射液 75 mL	5 g	静脉滴注	1 次	
人血白蛋白		10 g	静脉滴注	1 次	
2∶3∶1		100 mL	静脉滴注	1 次	
维生素 C 注射液	5%葡萄糖注射液 50 mL	1 g	静脉滴注	1 次	
注射用亚胺培南西司他丁钠	5%葡萄糖注射液 50 mL	170 mg	静脉滴注	每日 4 次	
甲泼尼龙琥珀酸钠	5%葡萄糖注射液 30 mL	12 mg	静脉滴注	每日 2 次	
奥美拉唑钠	0.9%氯化钠注射液 30 mL	9 mg	静脉滴注	每日 1 次	
枸橼酸芬太尼注射液					1→0.5 μg/(kg·h)持续泵入止痛
呋塞米注射液	灭菌注射用水 2 mL	6 mg	静脉注射	1 次	
乌司他丁	0.9%氯化钠注射液 30 mL	10 万 U	静脉滴注	每日 2 次	
七叶皂苷钠	0.9%氯化钠注射液 50 mL	4 mg	静脉滴注	每日 1 次	
头孢唑林钠	0.9%氯化钠注射液 50 mL	0.275 g	静脉滴注	每日 2 次	
磺胺嘧啶银乳膏		1 瓶	外用	1 次	

续 表

药品名称	溶媒	用量	给药途径	给药频次	备注
苯扎氯铵溶液		1瓶	外用	1次	
人表皮生长因子凝胶		1支	外用	1次	
复方多粘菌素B软膏		1支	外用	1次	

入院第2日,换药过程中,患儿出现发热,体温38.7℃,伴寒战,四肢肢端凉,出现血压下降,立即予布洛芬及物理降温及生理盐水扩容处理;无呕吐、腹泻等。

入院第3日,一般情况较前好转,神清,吸氧下面色口唇无发绀,双眼睑轻度水肿,行烧伤换药术,打开全身创面敷料,见创基红白相间,大部分偏深Ⅱ度,创周轻度肿胀,无明显炎性浸润,予以苯扎氯铵消毒,外用生长因子、复方多粘菌素,脂质水胶泡沫敷料覆盖,无菌敷料包扎固定。有少量水疱及少量黄色渗出液。细胞因子检测:白细胞介素-6 787.40 pg/mL,白细胞介素-10 21.64 pg/mL,余无异常;床旁12导心电图:① 窦性心律。② 大致正常心电图。

入院第6日,患儿神清,前1日有发热不适,予以对症治疗后可降至正常,饮食、睡眠尚可。患儿大面积烫伤,烫伤深,营养消耗大,加强营养摄入,创面继续当前换药处理。

入院第8日,患儿神清,精神尚可,无发热、咳嗽、咳痰不适。患儿病情重,目前度过休克期,进入创面感染渗出期,加强换药处理,加强营养摄入,余治疗不变。

入院第9日,在床旁心电监护下行"烧伤创面换药冲洗清创术",用苯扎氯铵消毒创面,创面外用生长因子、复方多粘菌素、清创胶和磺胺嘧啶银乳膏,脂质水胶敷料和水胶体敷料覆盖,无菌敷料包扎固定。操作结束,患儿病情平稳。

入院第11日,精神状态良好,饮食睡眠佳,二便正常,复查感染指标:白细胞计数12.63×10^9/L,C反应蛋白24.68 mg/L,单核细胞计数2.07×10^9/L,中性粒细胞计数8.22×10^9/L,淋巴细胞百分率17.20%,单核细胞百分率16.40%,中性粒细胞百分率65.10%。感染指标较前下降,考虑降级使用抗生素,停止用泰能,使用头孢唑啉抗感染治疗,余治疗不变。

入院第 13 日,患儿病情平稳,目前创面大部分为深Ⅱ～Ⅲ度,深Ⅱ度部位可见上皮岛,换药可部分修复,Ⅲ度部分创面目前痂皮逐渐溶解,后期肉芽暴露需考虑手术修复,继续当前换药治疗。

入院第 20 日,患儿精神状态良好,饮食睡眠佳,二便正常。患儿残余创面深,上皮岛稀疏,换药治疗时间长,建议手术修复,与家属沟通患儿病情及手术必要性,家属仍坚持出院,自行求医,予以签字出院。出院医嘱:复方肝素钠尿囊素凝胶 5 支,外用,1 次。

【出院诊断】① 右下肢三度烫伤 6%。② 双下肢深二度烫伤 8%。③ 右腰背部三度烫伤 4%。④ 腰背部深二度烫伤 6%。⑤ 臀部深二度烫伤 5%。⑥ 会阴二度烫伤 1%。⑦ 累及体表 30% 的烫伤。⑧ 低血容量性休克。⑨ 脓毒症。⑩ 电解质代谢紊乱(低钠血症)。⑪ 低蛋白血症。⑫ 房间隔缺损。

三 治疗方案分析及药学监护

(一) 药物治疗分析

1. 补液抗休克

休克是烧伤早期主要并发症和死亡原因之一,大面积烧伤能否及时补液是病死率的独立预测因素。小儿烧伤总面积超过 10%TBSA,即可能发生休克。降低烧伤死亡的关键是早期补液防止休克。烧伤休克的主要病理生理是渗出引起的体液丢失,以及心功能和血管舒缩功能异常。

补液原则:早期补液的公式是基于烧伤后液体丢失的规律,以及烧伤面积和体重等因素制定的,在临床应用时,需严密观察患儿的反应,及时调整。对于烧伤面积≥10%或早期有休克征象的儿童,尽早正规补液以防休克,具体方法为:国内烧伤儿童通常按照 2 mL/(%TBSA · kg)计算第 1 个 24 h 晶体液和胶体液补液量,基础水分儿童按 70～100 mL/kg、婴儿按 100～150 mL/kg 计算。第 1 个 8 h 输注估算总量的 1/2,第 2 和第 3 个 8 h 各输注估算总量的 1/4。遵循先盐后糖、先晶体后胶体的补液顺序。常用的胶体液包括全血、血浆、人体白蛋白和血浆代用品(包括多糖类及蛋白质的水溶液),通过补充胶体颗粒以增加血浆胶体渗透压,维持有效循环血容量。结合患儿反应和尿量调整输液速度,维持目标尿量 1～2 mL/kg·h 或更多。液体复苏效果建议至少每半小时进行评估和调整。

患儿入院后及时建立 2 条通路予以补液,1 条通路补充生理需要量,另一条通路补充晶体、胶体交替使用(患儿为烫伤后第 2 个 24 h 内,按烫伤后第 2 个 24 h 给予晶胶体总液量 355 mL,给予晶体、胶体交替补充,根据心率、血压、组织灌注、肺水肿情况调整治疗),申请新鲜冰冻血浆 100 mL 补充胶体液、人血白蛋白 5 g 补充蛋白、减轻组织渗出、糖盐钾液 155 mL 补充晶体液对症治疗,观患儿尿量及动态复查电解质情况,密观患儿循环情况。

2. 抗感染

采用有效抗生素防治感染是治疗休克的重要措施,纠正休克也是预防早期感染的基本要求。轻度烧伤,只要创面引流好,可不用抗生素,中、重度烧伤抗生素的使用应强调用药时机和时限,要有针对性。大面积三度烧伤患者应及早使用强有力的抗生素,严重烧伤,特别是大面积深度烧伤伴重度休克者,伤后很快发生肠源性感染,不但加重休克使之成为难治性,而且将并发脏器功能障碍,因此,对于此类病人伤后应选用主要针对肠道细菌的有效抗生素。

有全身性感染的症状时,参照血培养或创面培养的细菌,选择细菌敏感度高、药物毒性低的抗生素。经验性应用抗生素时,应有本病室细菌调查的根据,而且尽可能避免应用大量杀灭肠腔内厌氧杆菌的广谱抗生素。必须强调无感染迹象的体温升高绝不是使用抗生素的指标。除非有很强的针对性,尽可能不使用与青霉素结合蛋白 3(PBP3)结合的抗生素,如氨曲南、头孢噻肟、头孢他啶或喹诺酮类,因为这些抗生素在杀菌时可能产生多量的内毒素。严重烧伤患者应勤作细菌学监测,可根据经验选用抗生素。

患儿入院后有发热,血常规示白细胞及 CRP 明显升高,且患儿烫伤面积大,易继发严重感染,故经验性予亚胺培南西司他丁抗感染治疗;亚胺培南西司他丁是一非常广谱的抗菌药物,为亚胺培南和西司他丁组成的复方制剂。亚胺培南为培南类抗菌药,西司他丁钠为肾脱氢肽酶抑制剂,可限制亚胺培南在肾脏中的代谢。在体外和临床感染中,均证实亚胺培南对大多数微生物分离株均有活性,特别适用于多种病原体所致和需氧/厌氧菌引起的混合感染,以及在病原菌未确定前的早期治疗。用法用量为:儿童和婴儿体重<40 kg 者,可按 15 mg/kg,每 6 h 1 次给药。每日总剂量不超过 2 g。患儿经过抗感染治疗后,患儿无发热,复查感染指标较前好转,故予以降阶梯治疗。根据《抗菌药物临床应用指导原则

(2015年)》，对于烧伤创面感染，需考虑的病原体有金黄色葡萄球菌、铜绿假单胞菌、A组溶血性链球菌、肠杆菌、肠球菌等，可以根据感染情况选择苯唑西林或头孢唑林，或哌拉西林/他唑巴坦或头孢哌酮/舒巴坦。患儿选择头孢唑林继续抗感染治疗适宜。

3. 抗炎

在严重烧伤休克时，糖皮质激素可提高患者对有害打击的耐受力，减轻患者中毒症状，改善血流动力学和氧代谢指标，但不宜长期用药。故给予患儿甲泼尼龙琥珀酸钠 2 mg/kg·日抗炎，同时给予奥美拉唑 9 mg，每日 1 次，抑酸护胃、预防应激性溃疡。

乌司他丁系从人尿提取精制的糖蛋白，属蛋白酶抑制剂，具有抑制溶酶体酶释放，抑制心肌抑制因子产生，清除氧自由基及抑制炎症介质释放的作用，可减轻心肌损害。

4. 局部外用药物

推荐意见指出大多数烧伤创面应该使用局部抗菌药物，因为烧伤感染可能会导致严重后果，包括创面加深、侵袭性感染、脓毒症、植皮失败和住院时间延长。然而，许多局部抗菌药物对 KC 和 Fb 具有细胞毒性，可能影响创面愈合。含银化合物和含银辅料是有效的局部抗菌药物，但银也具有细胞毒性，也可能延迟创面愈合。因此，局部抗菌药物的种类、浓度和使用持续时间应权衡烧伤创面感染与创面延迟愈合的风险。

(二) 药学监护

(1) 亚胺培南西司他丁，一般来说耐受性良好。不良反应大多轻微而短暂，很少需要停药，极少出现严重的不良反应。最常见的不良反应是一些局部反应，如红斑、局部疼痛和硬结，血栓性静脉炎。不推荐在儿童中枢神经系统感染的患者中使用，因为其可能有癫痫发作的危险。在输液过程中若出现恶心，应减慢输液速度。

(2) 乌司他丁，每次 10 万单位溶于 5%GS 或 0.9%NS 中静脉滴注，每次静滴 1~2 h，1~3 次/日。可根据年龄、症状适当增减。不良反应有白细胞减少、嗜酸性粒细胞增多；偶有 AST、ALT 升高；偶见过敏，出现过敏症状应立即停药，并适当处理。

(3) 磺胺嘧啶银，直接涂于创面，约 1.5 mm 厚度，每日 1 次。磺胺嘧啶银为短效制剂,需要每天换药。过敏反应较为常见,可表现为药疹,严重者可发生渗出性多形红斑、剥脱性皮炎和大疱表皮松解萎缩性皮炎等,不宜大面积使用,以免增加吸收中毒。

(4) 复方多粘菌素 B 软膏,局部涂于患处,应避免在大面积烧伤面、肉芽组织或表皮脱落的巨大创面使用。常见的不良反应是局部灼烧感,偶见的不良反应瘙痒、红斑、蜇刺感或干燥等,一般不需停药。仅供皮肤给药,请勿用于眼、鼻、口等黏膜部位。

四 用药指导

复方肝素钠尿囊素凝胶对瘢痕组织具有抗增生、抗炎、软化和平滑作用。取适量涂在瘢痕部位,每日 3~4 次,并轻揉直到药物完全吸收。根据瘢痕或挛缩面积的大小和厚度的不同,疗程常需数周至数月不等。在治疗新鲜瘢痕时,应避免物理刺激,如过度寒冷、紫外线照射或剧烈按摩。该药耐受性较好,局部皮肤的刺激反应不常见,少数患者可以出现轻微痒感,一般不影响继续治疗,无系统不良反应。

第四节 蜂蜇伤

蜂属于昆虫纲,膜翅目,种类很多,常见的蜇人蜂有黄蜂(亦称胡蜂或马蜂)、蜜蜂、蚁蜂、细腰蜂和丸蜂等。蜂尾的毒刺和蜂体后数节的毒腺相通,蜂蜇人时毒刺刺入皮肤,随即将毒汁注入皮肤内致蜂刺中毒,引起局部或者全身反应。胡蜂蜇伤是我国山区常见的急症,发病率呈上升趋势,病死率也较高。胡蜂的毒汁毒性更强,除含有组胺外,还含有 5-羟色胺、胆碱酯酶、缓激肽、透明质酸酶和蚁酸,因此刺入皮肤后释放出的毒汁可引起严重的全身变态反应,临床上主要表现为过敏性休克和多器官功能损害。胡蜂蜇伤强调分阶段治疗的理念,力求做到集束化和个体化,早期做到"4 个两",即"两早"(早评估和早处理)、"两抗"(抗休克和抗过敏)、"两素"(肾上腺素和糖皮质激素)和"两化"(水化和碱化),可避免或减轻后续发生的器官功能衰竭,明显缩短病程,改善预后。

一 病例介绍

患儿,女,1岁11个月,11 kg。

主诉:蜂蜇伤11 h余。

现病史:患儿当日早晨8:00在自家房屋后山玩耍时被"马蜂"蜇伤(蜂数量较多,但具体数量不详),患儿出现尖叫,约2~3 min后家属赶至身旁,发现患儿全身皮肤出现多处针尖大小皮损,局部红肿热痛,以四肢、颜面部明显,无幻视、视物不清,当时无恶心、呕吐,但患儿出现精神反应欠佳,无抽搐、易惊、肢体抖动,无口干,无多汗、流涎,遂立即至当地医院就诊。予急诊留观,予完善血常规、肝肾功、心肌酶、电解质检查,诊断"① 蜂蜇伤。② 心肌损害。③ 肝损害。④ 失代偿性代谢性酸中毒。⑤ 高乳酸血症。⑥ 血糖升高。⑦ 凝血功能异常",予"抗过敏、抗休克、减轻炎症反应、营养心肌"等对症治疗。留观过程中患儿出现发热,体温:37.7℃,考虑患儿病情危重,建议上级医院进一步诊治,家属诉转运过程中患儿嗜睡、精神欠佳,患儿病后精神食欲欠佳,伤后未解大小便。

既往史:无特殊。

家族史:无特殊。

个人史:无特殊。

【查体】体温36.6℃,心率119次/min,呼吸55次/min,SPO_2:90%(面罩吸氧),BP:88/43 mmHg,体重11 kg,一般情况及反应极差,面罩吸氧下口唇稍发绀,昏迷,Glassgow评分8分,疼痛刺激睁眼,声光刺激有反应,疼痛刺激见肢体微回缩,全身皮肤黄染,四肢凉、外周动脉搏动减弱,颜面、四肢躯干可见多处蜇伤,蜇伤处皮肤呈红褐色,周围皮肤发红、中间可见白点、未见明显脓性分泌物。双侧瞳孔等大等圆,直径3 mm,对光反射迟钝,颈抵抗(一),呼吸急促、三凹征(±),双肺呼吸音粗,未闻及啰音,心律齐,心音有力,各瓣膜听诊区未闻及杂音,全腹软,无腹胀,肝脾未及,肠鸣音存在,双侧肌张力、肌力正常,双膝反射亢进,双侧巴氏征(+)。四肢肿胀。肢端凉,足跟CRT 3~4 s。

【辅助检查】血常规:WBC 35.64×10^9/L,NC 64%,LC 20%,HB 172 g/L,PLT 448×10^9/L,超敏CRP 5.16 mg/L。肝肾功:丙氨酸氨基转移酶632 U/L、天

冬氨酸氨基转移酶 346 U/L、碱性磷酸酶 374 U/L、总胆红素 10.6 μmol/L、直接胆红素 7.2 μmol/L、总胆汁酸：17.5 μmol/L、尿酸 492 μmol/L、尿素 3.9 mmol/L、肌酐 81 μmol/L、肌酸激酶：352 U/L、乳酸脱氢酶：1 595 U/L，电解质大致正常；凝血功能：凝血酶原时间 50.58 s，纤维蛋白原 1.7 g/L，凝血酶时间 19.92 s，纤维蛋白原降解产物 9.46 μg/mL，活化部分凝血活酶时间 60.2 s，ATⅢ82.7%。血气分析：pH 7.19，PCO_2 35.765 mmHg，PO_2 33.184 mmHg，HCO_3^- 13.7 mmol/L，标准 14.1 mmol/L，BE −14.47 mmol/L，标准 −13.55 mmol/L，乳酸：2.69。

【入院诊断】① 蜂蜇伤。② 呼吸衰竭。③ 肝衰竭。④ 休克。⑤ 脑功能障碍。⑥ 心肌损害。⑦ 凝血功能障碍。⑧ 呼吸道感染。

二 治疗经过

患儿目前昏迷，气促、呼吸费力，存在呼吸衰竭，给予气管插管、呼吸支持治疗，患儿系蜂蜇伤后，因蜂蜇数量多，外院已存在多脏器功能受累，入院后患儿存在意识障碍、呼吸衰竭，病情进展迅速，行血浆净化治疗；患儿四肢凉、外周动脉搏动减弱，足跟 CRT 3~4 s，予肾上腺素维持循环，白蛋白扩容，患儿发热、感染指标升高予抗感染、抗炎、保护重要脏器、抗过敏等对症支持治疗。

初始治疗方案见表 16-4。

表 16-4　患儿初始治疗方案

药品名称	溶媒	用量	给药途径	给药频次	备注
盐酸肾上腺素注射液		0.1 mg	肌内注射	1次	
盐酸肾上腺素注射液	5%葡萄糖注射液 28 mL	2 mg	静脉滴注	1次	0.1 μg/kg·min
葡萄糖酸钙注射液	5%葡萄糖注射液 30 mL	1 g	静脉滴注	每日1次	
维生素 C 注射液	5%葡萄糖注射液 30 mL	2 g	静脉滴注	每日1次	

续 表

药品名称	溶媒	用量	给药途径	给药频次	备注
注射用谷胱甘肽	0.9%氯化钠注射液 30 mL	0.6 g	静脉滴注	每日1次	
甲泼尼龙琥珀酸钠	5%葡萄糖注射液 50 mL	0.2 g	静脉滴注	每日1次	
注射用奥美拉唑钠	0.9%氯化钠注射液 30 mL	8 mg	静脉滴注	每日1次	
复方甘草酸苷注射液	5%葡萄糖注射液 30 mL	10 mL	静脉滴注	每日1次	
头孢哌酮钠舒巴坦	0.9%氯化钠注射液 30 mL	0.6 g	静脉滴注	每日2次	
碳酸氢钠注射液	5%葡萄糖注射液 300 mL	175 mL	静脉滴注	1次	
呋塞米注射液	灭菌注射用水 2 mL	5 mg	静脉注射	1次	补液后使用

入院第2日,一般情况及反应极差,呼吸机辅助通气中面色口唇无发绀;镇静镇痛中,声光刺激稍有反应,疼痛刺激见肢体回缩;皮肤黄染,颜面及双下肢水肿;全身多处蜂蜇伤口,蜇伤处皮肤呈红褐色,周围皮肤发红、中间可见小水疱、未见明显脓性分泌物。双侧瞳孔等大等圆,直径3 mm,对光反射稍迟钝;经口气管插管固定,颈部及皮下未扪及积气,颈抵抗(一);双肺呼吸音粗、对称,可闻及少许痰鸣音;留置尿管中,尿色为酱油色,无血尿。心律齐,心音有力,各瓣膜听诊区未闻及杂音,全腹软,无腹胀,肝脾未及,肠鸣音存在,双侧肌张力、肌力正常,双膝反射亢进,双侧巴氏征(+)。四肢肿胀。肢端尚暖,足跟CRT 2~3 s。

GLU+电解质+肝功Ⅱ+肾功 +心肌酶:丙氨酸氨基转移酶 1 298 U/L,磷 3.36 mmol/L,γ谷氨酰基转肽酶 46 U/L,总蛋白 46.7 g/L,白蛋白 32.1 g/L,总胆红素 60.7 μmol/L,直接胆红素 39.5 μmol/L,总胆汁酸 186.2 μmol/L,尿素 15.29 mmol/L,尿酸 841.3 μmol/L,肌酐 110.91 μmol/L,乳酸脱氢酶 3 950 U/L,乳酸脱氢酶同工酶 186 U/L,α-羟丁酸 1 436 U/L,肌酸激酶 1 023 U/L,肌酸酶同工酶 144 U/L,葡萄糖 11.11 mmol/L,钠 134.5 mmol/L,氯 88.1 mmol/L,镁 1.20 mmol/L,天门冬氨酸氨基转移酶 5 560 U/L;血常规:白细胞计数

21.32×10^9/L,中性粒细胞计数 16.66×10^9/L,血红蛋白 104.00 g/L,血小板计数 194.00×10^9/L;凝血 7 项:PT 国际标准化比值 1.56,凝血酶原时间 20.7 s,D 二聚体 1.90 μg/mL,凝血酶时间 31.5 s,血浆抗凝血酶Ⅲ活性测定 59%,活化部分凝血活酶时间>180 s;继续予血浆置换、血液透析滤过治疗,外用莫匹罗星软膏+人表皮生长因子凝胶+季德胜蛇药片碾碎后外涂蜇处。

入院第 3 日,持续血液透析滤过,有发热,38℃,肾上腺素 0.1 μg/kg·min 维持下心率波动在 138~177 次/min,血压维持可,给予停用肾上腺素,皮肤黄染稍消退,颜面水肿明显,双下肢水肿,较昨日稍消退;留置尿管中,尿色为淡酱油色,无血尿。尿液分析:颜色:橙色,非晶型尿酸盐 ++++,比重 1.017,pH 6.5,蛋白 4+(5),潜血 4+(250),白细胞 1+(25),尿白细胞 +个/HPF;血常规:白细胞计数 21.29×10^9/L,淋巴细胞百分率 6.60%,中性粒细胞百分率 86.40%,血红蛋白 82.00 g/L,血小板计数 104.00×10^9/L;凝血 7 项:PT 国际标准化比值 1.53,凝血酶原时间(stago) 20.4 s,D 二聚体(stago) 1.18 μg/mL,纤维蛋白原(stago) 1.82 g/L,凝血酶时间(stago) 37.8 s,血浆抗凝血酶Ⅲ活性测定(stago) 58%,活化部分凝血活酶时间(stago) 166.6 s;肝功Ⅱ+肾功+心肌酶+电解质:丙氨酸氨基转移酶 723 U/L,γ-谷氨酰基转移酶 28 U/L,总蛋白 46.3 g/L,白蛋白 33.7 g/L,总胆红素 87.1 μmol/L,直接胆红素 60.3 μmol/L,总胆汁酸 150.8 μmol/L,尿素 16.64 mmol/L,尿酸 362.9 μmol/L,肌酐 112.50 μmol/L,乳酸脱氢酶 2 157 U/L,乳酸脱氢酶同工酶 253 U/L,α-羟丁酸 1 199 U/L,肌酸激酶 7 395 U/L,肌酸酶同工酶 254 U/L,氯 97.6 mmol/L,钙 1.78 mmol/L,天冬氨酸氨基转移酶 1 412 U/L;患儿面部水肿明显,给予加用左西替利嗪口服液鼻饲 2.5 mL/次,每日 1 次,肾上腺素 0.01 mg/kg·次,每日 1 次,肌内注射,西咪替丁 10 mg/kg·次,每日 1 次,抗过敏对症。

入院第 4 日,持续血液透析滤过中,监测体温正常,皮肤黄染稍消退,颜面水肿明显,四肢水肿较昨日稍消退;留置尿管中,尿色为酱油色,较前变淡,血常规:白细胞计数 18.06×10^9/L,淋巴细胞百分率 5.10%,中性粒细胞百分率 88.40%,血红蛋白 109.00 g/L,血小板计数 54.00×10^9/L;心肌标志物:高敏肌钙蛋白 T 50.62 pg/mL,肌红蛋白>3 000 ng/mL;肝功Ⅱ+肾功+心肌酶:丙氨酸氨基转氨酶 403 U/L,磷 1.25 mmol/L,γ 谷氨酰基转肽酶 48 U/L,总蛋白 50.2 g/L,白蛋白 34.3 g/L,总胆红素 77.2 μmol/L,直接胆红素 55.2 μmol/L,

总胆汁酸 121.2 μmol/L,尿素 10.30 mmol/L,肌酐 90.32 μmol/L,乳酸脱氢酶 1 402 U/L,乳酸脱氢酶同工酶 221 U/L,α-羟丁酸 847 U/L,肌酸激酶 7 059 U/L,肌酸酶同工酶 191 U/L,天冬氨酸氨基转移酶 445 U/L;凝血 7 项:凝血酶原时间(stago) 15.6 s,D 二聚体(stago) 1.25 μg/mL,凝血酶时间(stago) 24.6 s,血浆抗凝血酶Ⅲ活性测定(stago) 78%,活化部分凝血活酶时间(stago) 88.4 s;今日甲泼尼龙琥珀酸钠减量为 0.1 g/次,每日 1 次(约 10 mg/kg)冲击抗炎。

入院第 5 日,患儿存在脑功能障碍,目前咪达唑仑 2 μg/kg·min、芬太尼 2 μg/kg·h 镇静镇痛下有自主睁眼、声光刺激有反应、疼痛刺激见肢体回缩、双侧瞳孔等大等圆、对光反射稍迟钝、双膝反射引出、双侧巴氏征(±),颜面水肿明显,给予甘露醇 3 mL/kg·次,每 8 h 1 次脱水降颅压防治脑水肿,予维生素 B_6 0.1 g/次,每日 1 次,营养神经。

入院第 7 日,患儿有发热,热峰 39.4℃,无抽搐,皮肤无明显黄染,颜面、四肢水肿较昨日加重,留置尿管中,无尿,尿管中尿色为茶色,较前稍变浅。血细胞分析:白细胞计数 $18.84×10^9$/L,中性粒细胞计数 $13.74×10^9$/L,血红蛋白 86.00 g/L,血小板计数 $54.00×10^9$/L;凝血 7 项:D 二聚体(stago) 1.39 μg/mL,凝血酶时间(stago) 33.4 s,活化部分凝血活酶时间(stago) 47.3 s;肝功Ⅱ+肾功+心肌酶+电解质:丙氨酸氨基转移酶 271 U/L,磷 1.32 mmol/L,γ 谷氨酰基转肽酶 51 U/L,总蛋白 50.8 g/L,白蛋白 34.3 g/L,总胆红素 23.2 μmol/L,直接胆红素 21.7 μmol/L,总胆汁酸 23.1 μmol/L,尿素 14.42 mmol/L,肌酐 149.24 μmol/L,乳酸脱氢酶 1 108 U/L,乳酸脱氢酶同工酶 306 U/L,α-羟丁酸 928 U/L,肌酸激酶 1 362 U/L,钠 132.5 mmol/L,氯 94.2 mmol/L,天冬氨酸氨基转移酶 107 U/L;患儿有发热,目前蜂刺细脆,肉眼无法探及和拔除,局部有水泡形成,结合感染指标高,考虑感染重,给予调整抗生素为亚胺培南 15 mg/kg·次,每 6 h 1 次抗感染,患儿复查肝酶较前明显下降,当日停用复方甘草酸苷保肝。

入院第 10 日,全身多处蜂蜇伤口,蜇伤处皮肤呈红褐色,可见小水泡较前干瘪,未见明显脓性分泌物,留置尿管中,尿色为茶色,较前稍变浅。凝血 7 项:D 二聚体(stago) 2.56 μg/mL,凝血酶时间(stago) >240 s,纤维蛋白原降解产物(stago) 5.97 μg/mL,活化部分凝血活酶时间(stago) 73.7 s;血细胞分析:白细胞计数 $20.36×10^9$/L,中性粒细胞计数 $12.87×10^9$/L,血红蛋白 75.00 g/L,血小板计数 234.00×10⁹/L;电解质＋肾功 1:肌酐 157.08 μmol/L,尿素 12.04 mmol/L,磷 1.12 mmol/L,氯 91.0 mmol/L,镁 1.04 mmol/L,钠 127.6 mmol/L;电解质＋肝功Ⅱ＋肾功＋心肌酶:丙氨酸氨基转氨酶 158 U/L,磷 0.65 mmol/L,γ谷氨酰基转移酶 94 U/L,总蛋白 57.4 g/L,白蛋白 36.9 g/L,直接胆红素 12.1 μmol/L,总胆汁酸 21.9 μmol/L,尿素 7.54 mmol/L,肌酐 89.39 μmol/L,乳酸脱氢酶 949 U/L,乳酸脱氢酶同工酶 318 U/L,α-羟丁酸 866 U/L,钾 4.05 mmol/L,钠 129.6 mmol/L,氯 92.6 mmol/L,镁 0.98 mmol/L,天冬氨酸氨基转移酶 66 U/L;将甲泼尼龙琥珀酸减量为 1 mg/kg,每 12 h 1 次,抗炎稳定细胞膜。

入院第 12 日,颜面四肢水肿较昨日减轻,患儿尿量仍少,留置尿管中,尿色转清,大便次数增多,为稀水样便,量少,无黏液脓血便。给予蒙脱石散 1.5 g,每 8 h 1 次,保护肠道黏膜、酪酸梭菌二联活菌散 1 袋,每 12 h 1 次,调节肠道菌群。

入院第 14 日,结束血液净化透析,监测患儿尿量增多,尿色转清,暂不予血液透析治疗,电解质＋肝功Ⅱ＋肾功:丙氨酸氨基转氨酶 25 U/L,天冬氨酸氨基转移酶/丙氨酸氨基转移酶 1.88,γ谷氨酰基转肽酶 44 U/L,总蛋白 51.6 g/L,白蛋白 35.2 g/L,总胆红素 20.5 μmol/L,直接胆红素 16.7 μmol/L,总胆汁酸 13.1 μmol/L,肌酐 169.61 μmol/L,尿素 18.96 mmol/L,钠 131.9 mmol/L,氯 95.5 mmol/L。

入院第 17 日,留置尿管中,尿色清,全身多处蜂蜇伤口,蜇伤处皮肤呈红褐色,小水泡干瘪,未见明显脓性分泌物。全自动尿液分析:琥珀色,尿白细胞 5～8 个/HPF,蛋白 1＋(0.25),潜血 1＋(25),白细胞 2＋(100),酮体 1＋(0.5);降钙素原检测＜0.25 ng/mL;肝功Ⅱ:丙氨酸氨基转氨酶 15 U/L,载脂蛋白 B 1.63 g/L,γ谷氨酰基转肽酶 36 U/L,碱性磷酸酶 120 U/L,总蛋白 55.2 g/L,白蛋白 38.8 g/L,肌酐 136.80 μmol/L,尿素 23.27 mmol/L,尿酸 348.4 μmol/L,总胆固醇 6.41 mmol/L,三酰甘油 5.24 mmol/L,载脂蛋白 A 0.88 g/L;复查肝功能肝酶基本降至正常,减停谷胱甘肽;肾上腺功能:皮质醇 911.8 nmol/L,促肾上腺皮质激素 6.86 pg/mL。

入院第 21 日,皮肤无明显黄染,颜面、四肢无浮肿,今调整为口服醋酸泼尼松片 10 mg(约 1 mg/kg)序贯治疗,口服螺内酯片、氢氯噻嗪片利尿。

入院第 23 日,仍可见明显蜂蜇伤疤痕,较前好转,血细胞分析:白细胞计数

13.81×10^9/L,C 反应蛋白 1.93 mg/L,中性粒细胞百分率 72.40%,红细胞计数 4.39×10^{12}/L,血红蛋白 125.00 g/L,血小板计数 800.00×10^9/L,淋巴细胞计数 2.12×10^9/L,余未见明显异常;电解质＋肝功Ⅱ＋肾功＋心肌酶:丙氨酸氨基转移酶 22 U/L,γ 谷氨酰基转肽酶 46 U/L,碱性磷酸酶 180 U/L,总蛋白 75.4 g/L,白蛋白 49.4 g/L,直接胆红素 7.5 μmol/L,间接胆红素 1.50 μmol/L,总胆汁酸 4.5 μmol/L,尿素 13.41 mmol/L,肌酸激酶 29 U/L,肌酸酶同工酶 15 U/L,天门冬氨酸氨基转氨酶 67 U/L,未见明显异常;患儿肝肾功恢复可,予以办理出院。出院医嘱:醋酸泼尼松片 2 片/次,每日 1 次;头孢克肟干混悬剂半包/次,每日 2 次。

【出院诊断】① 蜂蜇伤。② 呼吸衰竭。③ 肝衰竭。④ 休克。⑤ 横纹肌溶解症。⑥ 急性肾损伤(3 期)。⑦ 脑功能障碍。⑧ 心肌损害。⑨ 凝血功能障碍。⑩ 中度贫血。⑪ 肺部感染。⑫ 电解质紊乱。

三 治疗方案分析及药学监护

(一) 治疗药物分析

1. 局部治疗

蜂蜇伤后局部皮肤出现红肿、疼痛、瘙痒,蜂刺部位可发生中心性坏死、化脓,一般伤口的处理包括:① 尽快拔除肉眼可见的毒刺;② 局部冲洗:胡蜂科类蜇伤,可选择弱酸性液体,如食醋、0.1％稀盐酸等,也可直接用清水或生理盐水进行冲洗。③ 选用地塞米松＋利多卡因＋生理盐水混合后持续外敷于蜇伤处可取得较好的效果,既可快速减轻局部炎症反应止痛,又不影响对伤口的观察。也可适当使用蛇药片碾碎调成糊状外敷于伤处,即可消肿止痛。

2. 全身治疗

(1) 抗过敏治疗:蜇伤后数分钟至 24 h,尤其是 6 h 内,为胡蜂蜇伤救治的"黄金 6 h"。一经诊断即可进行早评估早处理。此外在 6 h、24 h、48 h、72 h 重复评估,过敏反应是蜂蜇伤后最早出现、最常见的临床表现,多为免疫球蛋白 E(IgE)介导的速发型过敏反应,过敏反应根据症状可划分 4 个等级,不同严重程度过敏反应应选择相应的急救及治疗措施。

胡蜂蜇伤早期容易出现过敏性休克,少数为全身蜇伤剧烈疼痛引起神经源性休克,甚至可能继发急性冠脉综合征引起心源性休克,Ⅱ级以上过敏反应需注射肾上腺素,儿童用法为肾上腺素 0.01 mg/kg,不超过 0.3 mg 肌内注射,严重者每隔 5~10 min 重复使用,患儿被蜂蜇数量多,入院后患儿存在意识障碍、呼吸衰竭,病情进展迅速,故予以患儿肾上腺素静脉给药维持。

糖皮质激素可抗炎、抗免疫、抗休克、抗过敏、抗溶血及提高机体应激能力,胡蜂蜇伤糖皮质激素使用分层次个体化方法,重度蜇伤早期常规进行激素冲击治疗,故给予患儿 20 mg/kg·日甲泼尼龙琥珀酸钠治疗。当全身过敏反应消失,溶血和横纹肌溶解减轻时可进行减量,减量方式可为每 3 日减量一半,减至小剂量后维持 2~3 日可停用。大剂量使用糖皮质激素可能削弱胃黏膜屏障,促进胃酸和胃酶分泌,可能诱发药物相关性应激性溃疡,故临床上常规使用质子泵抑制剂(奥美拉唑)、H_2 受体拮抗剂(西咪替丁)等保护胃黏膜,预防应激性溃疡的发生。西咪替丁静脉滴注时,儿童剂量推荐为一次 5~10 mg/kg,每 4~6 h 1次,一次最大剂量 200~600 mg,一日剂量不宜超过 2 g。奥美拉唑静脉滴注。1月龄至 12 岁儿童剂量推荐最初 0.5 mg/kg(最大 20 mg),必要时可增加至 2 mg/kg(最大 40 mg)。

抗组胺类药物:左西替利嗪是西替利嗪活性对映异构体,口服选择性组胺 H_1 受体拮抗剂,无明显抗胆碱和抗 5-羟色胺作用,中枢抑制作用较小。6 月龄至 2 岁儿童建议初始剂量为 1.25 mg(2.5 mL),每晚 1 次。

其他:钙离子能改善细胞膜的通透性,增加毛细管的致密性,使渗出减少,起抗过敏作用。

(2)液体复苏治疗:对于胡蜂蜇伤严重全身过敏反应者,应积极进行液体复苏治疗,适当给予静脉水化,保证组织灌注及尿量增加,有助于促进毒素和代谢产物排出,同时给予碳酸氢钠碱化有助于防治蜂毒所致横纹肌溶解及溶血引起的急性肾损伤(AKI)。应根据患儿血压、尿量等指标调整补液量及补液速度,保证每小时尿量,边补边利尿。常用利尿剂为呋塞米,通过抑制肾小管髓袢厚壁段对 NaCl 的主动重吸收,结果管腔液 Na^+、Cl^- 浓度升高,而髓质间液 Na^+、Cl^- 浓度降低,使渗透压梯度差降低,肾小管浓缩功能下降,从而导致水、Na^+、Cl^- 排泄增多。由于 Na^+ 重吸收减少,远端小管 Na^+ 浓度升高,促进 Na^+-K^+ 和 Na^+-H^+ 交换增加,K^+ 和 H^+ 排出增多。儿童起始剂量按 1 mg/kg 静脉注射,必要时每隔 2 h 追加 1 mg/kg,最大剂量可达每日 6 mg/kg。

(3) 血液净化治疗：蜂蜇伤后会引起多系统损害，如神经系统：可诱发脑炎、脑血管意外，从而出现意识障碍、头晕、头痛等表现；呼吸系统：表现为气促、喘息、呼吸困难等；循环系统：可出现心悸、胸闷、胸痛等症状，且可能因过敏反应引起冠状动脉痉挛、低血压休克等；消化系统：轻者常表现为恶心、呕吐、腹胀、腹泻；重者则出现呕血、黑便、黄疸、柏样便等。血液系统：非蜇伤部位的皮下出血点、瘀斑、呕血、便血和血尿等，可出现凝血功能异常、间接胆红素明显升高，甚至类白血病反应；泌尿系统：早期会出现尿液颜色及尿量的改变，多考虑由蜇伤后急性血管内溶血、横纹肌溶解引起的。

该患儿被胡蜂蜇伤后已造成多器官功能损害，严重程度分级为重度。血液净化治疗被认为是治疗蜂毒所致 AKI 或 MODS 的重要手段，一般建议重症患者在蜇伤 8~12 h 内进行，血液净化方式根据患者病情选择，该患儿住院期间共进行血浆置换 4 次旨在消除体内已与血浆蛋白相结合的毒素，尤其是出现血管内溶血时，能补充白蛋白免疫球蛋白、凝血因子等血浆因子；血液透析滤过治疗 4 次，旨在有效清除体内多余的水分和中、小分子毒素，纠正酸碱失衡和电解质紊乱。

(4) 对症支持治疗：蜂蜇伤常规不需使用抗菌药物，仅有确切继发感染征象者可使用抗菌药物。患儿有发热，感染指标升高，考虑存在感染，予抗感染治疗。头孢哌酮舒巴坦对甲氧西林敏感葡萄球菌、流感嗜血杆菌、大肠埃希菌、克雷伯菌素、肠杆菌属等肠杆菌科细菌，铜绿假单胞菌以及拟杆菌属等厌氧菌具有良好的抗菌活性。患儿经治疗感染控制不佳，仍有间断发热，故升级亚胺培南西司他丁抗感染治疗。

患儿实验室检查肝酶升高，提示肝功能受损，予以保肝降酶治疗。谷胱甘肽是自然界广泛存在的含有巯基（SH）的三肽，主要存在于细胞质中，在多种细胞生活功能中起作用。谷胱甘肽是甘油醛磷酸脱氢酶的辅基，又是乙二醛酶及磷酸丙糖脱氢酶的辅酶，参与体内三羧酸循环及糖代谢。它能激活体内 SH 酶等，促进糖类（碳水化合物）、脂肪及蛋白质的代谢。谷胱甘肽还可以通过巯基与体内的自由基结合，促进易代谢的低毒化合物的形成，因此对部分为外源性毒物具有减毒作用。儿童常用剂量：缓慢静脉滴注一次 0.3~0.6 g（最大量 1.8 g），每日 1 次。

复方甘草酸苷的主要成分是甘草酸苷、甘氨酸、盐酸半胱氨酸。甘草酸苷具有抑制肝细胞损伤、促进肝细胞增殖、调节免疫、抗炎、抗过敏的作用,甘氨酸和盐酸半胱氨酸可抑制或减轻甘草酸苷引起的不良反应(假性醛固酮增多症)。儿童常用剂量一次 5～20 mL,依年龄、症状适当增减。

(二) 药学监护

甲泼尼龙琥珀酸钠用药后可能出现感染、内分泌、代谢和营养、精神、神经系统、眼部、心脏、血管、胃肠道、皮肤和皮下组织异常等不良反应。突然停用糖皮质激素可能引起急性肾上腺皮质功能不全,应逐渐减用药量,使用糖皮质激素可能掩盖腹膜炎或与胃肠系统疾病(如消化性溃疡)相关的体征或症状,如穿孔、梗阻或胰腺炎。

肾上腺素用于肌内注射时无需稀释,最适宜的注射部位是大腿前外侧,因存在吸收差异,避免注射于小肌肉(如三角肌),不得于同一部位反复注射,因其可能引起组织坏死。静脉注射前必须稀释,应尽量选择大静脉给药,避免使用导管接头装置,应经常检查滴注部位以确定药液处于自由流动状态,避免渗入组织引起局部坏死,如出现药液外渗,可在外渗部位以含酚妥拉明 5～10 mg 的生理盐水 10～15 mL 进行浸润治疗。用药后可能出现心悸、头痛、血压升高、震颤、无力、眩晕、呕吐、四肢发凉等,局部还可能出现水肿、充血、炎症等不良反应。

奥美拉唑用 0.9%NS 溶解的药液应在 12 h 内使用,用 5%GS 溶解的药液应在 6 h 内使用。经静脉滴注给药,滴注时间至少为 20 min,常见的不良反应包括胃肠道反应、神经系统反应(感觉异常、嗜睡、失眠和眩晕)、肝酶升高、皮疹和荨麻疹等。

葡萄糖酸钙注射液用药后可能出现高钙血症,早期表现为便秘、嗜睡、持续头痛、食欲差、口中有金属味、异常口干等,晚期可表现为精神错乱、高血压、眼和皮肤对光敏感、恶心、呕吐、心律失常等。如果药液漏出血管外,可能导致注射部位皮肤发红、皮疹、疼痛、脱皮和组织坏死。发生药液外漏时立即停止注射,并用氯化钠注射液进行局部冲洗注射,局部给予氢化可的松、1%利多卡因和透明质酸,并抬高局部肢体及热敷。

呋塞米为加碱制成的钠盐注射液,碱性较高,故静脉注射时宜用氯化钠注射液稀释,而不宜用葡萄糖注射液稀释。药物剂量应从最小有效剂量开始,然后根据利尿反应调整剂量,以减少水、电解质紊乱等不良反应的发生。常见者与水、电解质紊乱有关,尤其是大剂量或长期应用时,如体位性低血压、休克、低钾血症、低氯血症、低氯性碱中毒、低钠血症、低钙血症以及与此有关的口渴、乏力、肌肉酸痛、心律失常等。无尿或严重肾功能损害者，后者因需加大剂量，故用药间隔时间应延长，以免出现耳毒性等不良反应。

左西替利嗪是一种抗组胺药，食物不影响药效，可与或不与食物同服，用药后可能出现头痛、嗜睡、口干、疲倦、衰弱、腹痛等不良反应。

葡糖糖酸钙注射液静脉注射可有全身发热，静注过快可产生心律失常甚至心跳停止、呕吐、恶心。可致高钙血症，早期可表现便秘、倦睡、持续头痛、食欲不振、口中有金属味、异常口干等，晚期征象表现为精神错乱、高血压、眼和皮肤对光敏感、恶心、呕吐、心律失常等。静脉注射时如漏出血管外，可致注射部位皮肤发红、皮疹和疼痛，并可随后出现脱皮和组织坏死。若发现药液漏出血管外，应立即停止注射，并用氯化钠注射液作局部冲洗注射，局部给予氢化可的松、1％利多卡因和透明质酸，并抬高局部肢体及热敷。

头孢哌酮钠舒巴坦钠静脉滴注时间至少 15 min，用药后可能发生严重肾功能损害、爆发性肝炎、贫血或出血等血液系统异常，用药期间请定期检查肾功能、肝功能和血液系统，并注意监测出血的迹象，用药后可能出现维生素 K 缺乏，建议定期监测凝血酶原时间，必要时补充维生素 K。

还原型谷胱甘肽用药后可能出现心悸、呼吸困难、呼吸急促、咳嗽、哮喘、头晕、头痛、恶心、呕吐、腹痛、皮疹、瘙痒、多汗、潮红、胸痛、寒战、发热、注射部位（如疼痛、静脉炎）反应等不良反应。

复方甘草酸苷静脉注射或静脉滴注给药，给药速度应尽量缓慢，用药后可能出现血钾降低，用药期间需测定血清钾。用药后可能出现血钾降低（可能表现为乏力、肌力低下）、血压升高、上腹不适等不良反应，还可能出现严重不良反应，如休克或过敏性休克（前期症状表现为血压下降、意识不清、呼吸困难、潮红、面部水肿等）、假性醛固酮症（可表现为血钾明显降低、血压升高、钠及体液潴留、水肿、体重增加等）。

四 用药指导

醋酸泼尼松片口服，每次 2 片，每日 1 次，口服 5 日停药。泼尼松会刺激胃黏膜，产生胃部不适，因此建议不空腹时服用。人体自身分泌糖皮质激素有明显的节律性，一般早晨 8 点左右到达顶峰，夜间为低谷，因此建议顿服，与内源性皮质激素保持一致，可减少对机体影响，降低激素的不良反应发生率。如果发现漏服，当天立即补上，次日才发现不必补服，不可加倍。

头孢克肟干混悬剂为第三代头孢抗菌药物，口服，每次 25 mg，每日 2 次，建议使用 20 mL 水溶解后服用，食物不影响药效，服药时进食不进食均可，用药后可能出现消化道不良反应(如腹泻、胃部不适)和皮肤不良反应(如皮疹、红斑)。请不要将药物与牛奶、果汁等混合后放置，本药为抗菌作用，可能降低含活菌成分的保健品(如益生菌制剂)的疗效，如需合用，请间隔至少 2 h。

第五节　气　管　异　物

气管支气管异物是儿童常见的急重症之一。在我国，气管支气管异物占 0～14 岁儿童意外伤害的 7.9%～18.1%，约 80% 患儿好发年龄在 1～3 岁。按异物的来源，绝大多数为外源性异物，占 99%，内源性异物仅占 1%。该病起病急、病情重，甚至可危及生命。尽早诊断和取出异物是减少并发症和降低病死率的关键。

一　病例介绍

患儿，女，1 岁 9 个月，12.5 kg。

主诉：吃青枣呛咳后咳嗽 4 日。

现病史：患儿入院前 4 日吃青枣时撞到桌子后哭闹，随即出现呛咳，伴口周、眼周青紫，有呼吸困难，无意识障碍，无抽搐，家长立即予拍背后咳出约 0.5 cm×0.5 cm 大小青枣，其后患儿出现咳嗽，不剧，每次 2～3 声，每日 7～8 次，伴喉中痰响，有喘息，活动后明显，无发热，无寒战及抽搐，无皮疹，无腹泻、呕吐，遂至外院就诊，完善胸部 CT 未见明显异常，未予特殊处理，后患儿仍有咳嗽，次数逐渐增多，咳时有痰，不易咳出，为进一步行气管镜检查转入我院，以"支气管异物？肺炎"收住院。患儿病后精神、饮食、睡眠稍差，大小便正常。

既往史：出生时因"肺炎"至当地医院住院治疗 1 周好转出院。

家族史：无特殊。

个人史：无特殊。

【查体】体温 36.6℃，心率 121 次/min，呼吸 27 次/min，体重 12.5 kg，SPO_2 90%，一般情况及反应可，神清，面色可，口唇无发绀，全身无皮疹，浅表淋巴结无肿大，双瞳孔等大等圆，对光反射灵敏，咽充血，扁桃体无肿大，颈无抵抗，三凹征（－），左肺呼吸音减低，右肺呼吸音粗，双肺未闻及干湿啰音。心音有力，律齐，未闻及心脏杂音。腹软，不胀，肝脾无肿大，肠鸣音正常。四肢无水肿，指、趾端无发绀。

【辅助检查】气道重建：① 左主支气管远端及左肺下叶支气管点斑片状较高密度灶，考虑异物可能，左肺阻塞性肺气肿，请结合临床；② 右肺少许炎变，双侧局部胸膜稍增厚；③ 双侧上颌窦、筛窦黏膜增厚。

【入院诊断】① 支气管内异物？② 肺炎。③ 肺气肿。

二 治疗经过

患儿入院行"肺内异物取出术＋电子支气管镜检查"，于左主支气管远端可见异物阻塞，用网篮将其取出，取出后可见肉芽组织；未见狭窄；可见黏稠分泌物。患儿术后有发热，胸部 CT 提示合并有肺炎，考虑异物吸入后合并感染，予头孢唑肟抗感染，布地奈德＋氨溴索雾化吸入抗炎祛痰等对症支持治疗。

住院期间治疗方案见表 16-5。

表 16-5 患儿住院期间治疗方案

药品名称	溶媒	用量	给药途径	给药频次
头孢唑肟钠	0.9%氯化钠注射液 50 mL	0.625 g	静脉滴注	每日 3 次
吸入用布地奈德混悬液		1 mg	雾化吸入	每日 2 次
吸入用盐酸氨溴索溶液		7.5 mg		
布洛芬混悬液		3.5 mL	口服	1 次

入院第 2 日,患儿有发热,热峰 39.7℃,热时无寒战及抽搐,无皮疹,予退热处理后体温可降至正常,咳嗽减少,2~3 声/次,稍有痰,不易咳出,精神、饮食、睡眠较前好转,大小便正常。血常规:白细胞计数 9.72×10^9/L,超敏 C 反应蛋白 0.83 mg/L,淋巴细胞百分率 58.10%,单核细胞百分率 6.00%,中性粒细胞百分率 32.80%,红细胞计数 5.15×10^{12}/L,血红蛋白 128.00 g/L,血小板计数 453.00×10^9/L;肺泡灌洗液涂片染色镜检:可见革兰阴性杆菌和革兰阳性球菌,未见胞内吞噬;未检出抗酸杆菌。

入院第 3 日,患儿无发热,偶有咳嗽,喉中稍有痰,不易咳出,不伴气促、喘息,无青紫及呼吸困难,无鼻阻、流涕,无呕吐、腹泻,精神、饮食、睡眠可,大小便正常。

入院第 6 日,患儿呛入气管内异物较碎,再次行气管镜检查,未见异物残留,继续给予患儿持续吸氧,止咳化痰,补液,雾化等治疗。

入院第 7 日,患儿无发热,无咳嗽,无喘息、气促,无青紫及呼吸困难,无鼻阻、流涕,无呕吐、腹泻,精神、饮食、睡眠可,大便正常,小便正常。血常规:白细胞计数 5.24×10^9/L,超敏 C 反应蛋白 1.66 mg/L,淋巴细胞百分率 53.40%,单核细胞百分率 11.30%,中性粒细胞百分率 34.70%,红细胞计数 4.86×10^{12}/L,血红蛋白 125.00 g/L,血小板计数 417.00×10^9/L。

入院第 8 日,患儿现精神反应可,饮食可,体温稳定,咳嗽缓解,呼吸平稳,呼吸音对称,肺部无啰音,病情好转,准予出院。出院医嘱:头孢克肟颗粒 1 盒,口服 1 次。

【出院诊断】① 左支气管异物(青枣,已取出)。② 肺炎。③ 肺气肿。

三 治疗方案分析及药学监护

(一) 治疗药物分析

1. 抗感染治疗

气管支气管异物可导致肺炎的发生:一是异物本身刺激引起局部炎性反应;二是异物堵塞气道使分泌物无法排出而导致支气管肺炎发生,表现为咳嗽、咳痰、间断或持续发热,如异物导致肺炎,应尽早手术取出异物。术中脓性分泌物较多时,可在异物取出后进行肺泡灌洗,术后按支气管肺炎继续治疗。

该患儿术后有发热,胸部 CT 提示合并有肺炎,病原学检出革兰阴性杆菌和革兰阳性球菌,考虑异物吸入后合并感染,故予头孢唑肟抗感染治疗,头孢唑肟钠为第三代头孢菌素,通过抑制细菌细胞壁粘肽的生物合成而达到杀菌作用,具有广谱抗菌作用,对多种革兰阳性菌和革兰阴性菌产生的广谱 β 内酰胺酶(包括青霉素酶和头孢菌素酶)稳定。6 个月及 6 个月以上的婴儿和儿童常用量,按体重一次 50 mg/kg,每 6~8 h 1 次。

2. 局部治疗

喉水肿是常见的并发症,围术期均可出现。高危因素包括声门异物直接刺激,手术时间长,操作粗暴,支气管镜反复进出等。术前给予糖皮质激素,熟练轻柔操作,可有效预防。出现喉水肿时,立即给予糖皮质激素、氧疗、雾化等治疗,出现重度喉梗阻保守治疗无效时,需及时行气管插管或气管切开术。雾化吸入疗法因其具有主动持续释雾、可多药合用和使用时对患者的配合度要求低等特点,更适用于儿童。与口服、肌内注射和静脉给药等方式相比雾化吸入治疗的最大优点是能将药物直接送达气道或肺脏。

对于气管插管术或咽喉部手术的患儿推荐给予吸入性糖皮质激素。支气管镜操作前可雾化吸入布地奈德混悬液(0.5~1.0 mg);支气管镜术后,可雾化吸入支气管舒张剂和糖皮质激素(如布地奈德混悬液每次 1 mg,根据病情调整雾化次数)。吸入性糖皮质激素(ICS)通过呼吸道吸入后直接作用于病变部位,与全身激素相比具有用药剂量小、见效快、不良反应少及使用方便等优点。

雾化药物联合使用具有明显优势,多种药物同时雾化可以减少雾化的频率,提高效率;雾化次数减少能增加患儿的依从性。患儿病程中咳嗽,喉中有痰且不易咳出,故予以患儿祛痰药物辅助排痰。常用的儿童吸入型祛痰药包括乙酰半胱氨酸和盐酸氨溴索。盐酸氨溴索可降低黏度,还能刺激肺泡表面活性物质的合成与释放,增强气道纤毛的摆动能力,进一步促进痰液排出,适用于伴有痰液分泌异常及排痰功能不良者。氨溴索在儿童呼吸道感染中应用广泛且耐受性好。吸入用盐酸氨溴索溶液常用儿童用法用量:6 月龄至 2 岁儿童:每次 1 mL,每日吸入 1~2 次(7.5~15 mg/日),推荐用药周期为 7 日。

(二)药学监护

(1)头孢唑肟钠常见的不良反应有皮疹、瘙痒和药物热等过敏反应、腹泻、恶心、呕吐、食欲不振等;碱性磷酸酶、血清氨基转移酶轻度升高、暂时性血胆红素、血尿素氮和肌酐升高等。偶见头痛、麻木、眩晕、维生素 K 和 B 族维生素缺乏症、过敏性休克。极少数患者可发生黏膜假丝酵母菌(念珠菌)病。在使用之前必须详细询问患儿先前有否对头孢唑肟钠、其他头孢菌素类、青霉素类或其他药物的过敏史,因为在青霉素类和头孢菌素类等 β 内酰胺类抗生素之间已证实存在交叉过敏反应。

(2) 雾化治疗前 30 min 应避免患儿过度进食,以免雾化过程中因哭吵导致恶心、呕吐等症状;吸入前清理口腔以免妨碍雾滴深入。雾化治疗前需充分清除气道分泌物,呼吸道分泌物多时,先拍背咳痰,必要时吸痰。雾化吸入治疗前需洗脸,不要涂抹油性面霜或膏以减少面部药物吸附。雾化吸入时最好选择坐位以利于吸入药物沉积到终末支气管及肺泡,对于不能采取坐位者应抬高头部并胸部呈 30°,婴幼儿可坐半卧位,注意避免药液进入眼内,雾化结束后应及时洗脸和漱口,以减少药物在脸部、口腔和咽部沉积,预防念珠菌感染。如年龄较小的患儿不会漱口,应用棉签或冷开水棉球擦拭,10 min 后让患儿喝水或喝奶。

吸入用布地奈德混悬液的不良反应发生率低,安全性好,局部不良反应包括声音嘶哑、咽部不适和口腔念珠菌感染,通过吸药后清水漱口可减少其发生。长期研究未显示低剂量 ICS 治疗对儿童生长发育、骨质代谢、下丘脑—垂体—肾上腺轴有明显的抑制作用。吸入用盐酸氨溴索溶液常见不良反应包括味觉紊乱、恶心、口腔麻木、咽喉麻木。

四 用药指导

头孢克肟颗粒,加水冲服,每次 25 mg,每日 2 次。建议不要将牛奶、果汁等与药物混合后放置。腹泻是由抗菌药物引起的常见问题,通常在停用抗菌药物后就会消失,有时,在开始使用抗菌药物治疗后,患者甚至在服用最后一剂抗菌药物的 2 个月或更长时间后,也会出现水样和带血的大便,如果出现这种情况,应及时就医。

附　录

中英文缩写对照

中　文　名　称	英文缩写
6-巯基嘌呤片	6-MP
再生障碍性贫血	AA
培门冬酶相关胰腺炎	AAP
美国儿科学会	AAP
腺苷酸环化酶	AC
血管紧张素转换酶抑制剂	ACEI
乙酰胆碱受体	AChR
促皮质素	ACTH
药物不良反应	ADR
甲胎蛋白	AFP
非典型溶血性尿毒症综合征	aHUS
急性肾损伤	AKI
人血白蛋白	ALB
急性淋巴细胞白血病	ALL
丙氨酸氨基转移酶	ALT

续表

中 文 名 称	英文缩写
急性胰腺炎	AP
阿糖胞苷	Ara-C
血管紧张素受体拮抗剂	ARB
急性呼吸窘迫综合征	ARDS
抗癫痫发作药物	ASM
天冬氨酸氨基转移酶	AST
兔抗人胸腺细胞免疫球蛋白	ATG
抗胸腺细胞球蛋白/抗淋巴细胞球蛋白	ATG/ALG
每日2次	bid
伯基特淋巴瘤	BL
闭塞性细支气管炎	BO
支气管肺发育不良	BPD
苯二氮䓬类药物	BZPS
社区获得性肺炎	CAP
卡比马唑	CBZ
钙通道阻滞剂	CCB
中国儿童白血病协作组	CCLG
亚叶酸钙	CF
清除补体H因子	CFH
胆汁淤积性肝病	CLD
巨细胞病毒	CMV
中枢神经系统	CNS
美国儿童肿瘤协作组	COG

续 表

中 文 名 称	英 文 缩 写
凝固酶阴性葡萄球菌	CONS
肌酸磷酸激酶	CPK
完全缓解	CR
激素敏感型咳嗽	CRC
C反应蛋白	CRP
环孢素A	CsA
环磷酰胺	CTX
弥漫性肺泡出血	DAH
地塞米松	Dex
柔红霉素	DNR
早发型败血症	EOS
内皮素受体拮抗剂	ERA
终末期肾病	ESKD
肠道病毒	EV
葡萄糖-6-磷酸脱氢酶	G-6-PD
吉兰巴雷综合征	GBS
肾小球滤过率	GFR
Gitelman综合征	GS
糖皮质激素	GS
血凝素	HA
绒毛膜促性腺激素	HCG
大剂量甲氨蝶呤	HD-MTX
新生儿缺氧缺血性脑病	HIE

续 表

中 文 名 称	英 文 缩 写
人类免疫缺陷病毒	HIV
噬血细胞性淋巴组织细胞增多症	HLH
羟甲基戊二酰辅酶 A	HMG CoA
噬血细胞综合征	HPS
单纯疱疹病毒	HSV
植入型心律转复除颤器	ICD
吸入型糖皮质激素	ICS
感染性心内膜炎	IE
异环磷酰胺	IFO
免疫球蛋白 E	IgE
白介素	IL
传染性单核细胞增多症	IM
特发性肺含铁血黄素沉着症	IPH
婴儿痉挛症	IS
免疫抑制治疗	IST
原发免疫性血小板减少症	ITP
静脉注射	iv
静脉滴注	ivgtt
静注人免疫球蛋白	IVIG
幼年皮肌炎	JDM
幼年特发性关节炎	JIA
川崎病	KD
淋巴细胞	L

续　表

中　文　名　称	英文缩写
淋巴细胞百分比	L％
朗格汉斯细胞组织细胞增生症	LCH
低心排出量综合征	LCOS
血清乳酸脱氢酶	LDH
乳酸脱氢酶	LDH
晚发型败血症	LOS
乳酸林格液	LR
白三烯受体拮抗药	LTRA
重症肌无力	MG
恶性生殖细胞瘤	MGCTs
甲巯咪唑	MMI
肺炎支原体肺炎	MPP
甲氨蝶呤	MTX
肌肉特异性酪氨酸激酶	MuSK
中性粒细胞	N
中性粒细胞百分比	N％
神经氨酸酶	NA
坏死性小肠结肠炎	NEC
完全缓解	NR
肾病综合征	NS
新生儿败血症	NS
非甾体抗炎药	NSAIDs
特异性神经元烯醇化酶	NSE

续　表

中　文　名　称	英文缩写
眼肌型重症肌无力	OMG
口服补液盐	ORS
降钙素原	PCT
疾病进展	PD
动脉导管未闭	PDA
泼尼松	PDN
血浆置换	PE
肺动脉高压	PH
压力型定量气雾剂	pMDI
口服	po
肺动脉高压	PPHN
百草枯	PQ
部分缓解	PR
每日1次	qd
每日4次	qid
肾素-血管紧张素-醛固酮系统	RAAS
新生儿呼吸窘迫综合征	RDS
重组人血小板生成素	rhTPO
横纹肌溶解症	RM
难治性肺炎支原体肺炎	RMPP
多器官高危险组	RO$^+$MS-LCH
多器官低危险组	RO$^-$MS-LCH
反复呼吸道感染	RRTIs

续　表

中　文　名　称	英文缩写
轮状病毒	RV
短效抗胆碱能药物	SAMA
重症急性胰腺炎	SAP
疾病稳定	SD
系统性红斑狼疮	SLE
单器官受累组	SS-LCH
葡萄球菌性烫伤样皮肤综合征	ssss
结核性脑膜炎	TBM
每日3次	tid
肿瘤溶解综合征	TLS
肿瘤坏死因子	TNF
梅毒螺旋体	TP
促血小板生成素受体激动剂	TPO-RA
血小板生成素受体激动剂	TPO-RA
血清总胆红素	TSB
抗促甲状腺激素	TSH
长春新碱	VCR
长春地辛	VDS
依托泊苷	VP16
水痘-带状疱疹病毒	VZV
白细胞计数	WBC
人绒毛膜促性腺激素β	β-hGG
β受体阻滞剂	βRB

参 考 资 料

[1] 王卫平,孙锟,常立文.儿科学(第9版)[M].北京:人民卫生出版社,2018.
[2] 江载芳,申昆玲,沈颖.诸福棠实用儿科学(第8版)[M].北京:人民卫生出版社,2015.
[3] 徐虹,孙锟,李智平,等.临床药物治疗学·儿科疾病分册[M].北京:人民卫生出版社,2016.
[4] Van de Beek D, Cabellos C, Dzupova O, et al. ESCMID guideline: diagnosis and treatment of acute bacterial meningitis[J]. Clinical Microbiology and Infection, 2016, 22(S3): S37-62.
[5] 中华医学会儿科学分会神经学组.儿童社区获得性细菌性脑膜炎诊断与治疗专家共识[J].中华儿科杂志,2019,57(8):584-591.
[6] 中华医学会儿科学分会感染学组.儿童细菌性脑膜炎并发症诊疗专家共识[J].中华儿科杂志,2023,61(2):108-116.
[7] Tyler KL. Acute Viral Encephalitis[J]. N Engl J Med, 2018, 379(6): 557-566.
[8] 冯绵烨,娄燕.病毒性脑炎的诊治研究进展[J].中华诊断学电子杂志,2019,7(1):66-70.
[9] 关鸿志.病毒性脑炎的诊治[J].中华神经科杂志,2022,55(7):747-754.
[10] 胡仪吉,金有豫.中国国家处方集(化学药品与生物制品卷·儿童版)[M].北京:人民军医出版社,2013.
[11] Mechar F, Bouchaud O. Tuberculous meningitis: challenges in diagnosis and management[J]. Rev Neurol(Paris), 2019, 175(7/8): 451-457.
[12] 中华医学会结核病学分会结核性脑膜炎专业委员会.2019中国中枢神经系统结核病诊疗指南[J].中华传染病杂志,2020,38(7):400-408.
[13] 中华医学会感染病学分会.隐球菌性脑膜炎诊治专家共识[J].中华传染病杂志,2018,36(4):193-199.
[14] 杨洋,曾静,画伟等.中国隐球菌性脑膜炎诊疗现状[J].中华传染病杂志,2019,37(11):692-695.
[15] 王芙蓉,梁奇明.隐球菌性脑膜炎[J].中华神经科杂志,2022,55(8):886-892.
[16] Nguyen Thi Thuy Ngan, Barnaby Flower, Jeremy N Day. Treatment of Cryptococcal Meningitis: How Have We Got Here and Where are We Going? [J]. Drugs, 2022, 82

(12): 1237-1249.

[17] Canter CE, Simpson KE. Diagnosis and treatment of myocarditis in children in the current era[J]. Circulation, 2014, 129(1): 115-128.

[18] Kim J, Cho MJ. Acute Myocarditis in Children: a 10-year Nationwide Study (2007-2016) based on the Health Insurance Review and Assessment Service Database in Korea[J]. Korean Circ J, 2020, 50(11): 1013-1022.

[19] Butts RJ, Boyle GJ, Deshpande SR, et al. Characteristics of Clinically Diagnosed Pediatric Myocarditis in a Contemporary Multi-Center Cohort[J]. Pediatr Cardiol, 2017, 38(6): 1175-1182.

[20] Robinson J, Hartling L, Vandermeer B, et al. Intravenous immunoglobulin for presumed viral myocarditis in children and adults[J]. Cochrane Database Syst Rev, 2020, 8(8): CD004370.

[21] Engle MA, Lewy JE, Lewy PR, et al. The use of furosemide in the treatment of edema in infants and children[J]. Pediatrics, 1978, 62(5): 811-818.

[22] Kantor PF, Mertens LL. Clinical practice: heart failure in children. Part II: current maintenance therapy and new therapeutic approaches[J]. Eur J Pediatr, 2010, 169(4): 403-410.

[23] Hoffman TM, Wernovsky G, Atz AM, et al. Efficacy and safety of milrinone in preventing low cardiac output syndrome in infants and children after corrective surgery for congenital heart disease[J]. Circulation, 2003, 107(7): 996-1002.

[24] Chen HS, Wang W, Wu SN, et al. Corticosteroids for viral myocarditis[J]. Cochrane Database Syst Rev, 2013, 2013(10): CD004471.

[25] Lurbe R, Agabiti-Rosei E, Cruickshank JK, et al. 2016 European Society of Hypertension guidelines for the management of high blood pressure in children and adolescents[J]. J Hypertens, 2016, 34(10): 1887-1920.

[26] Flynn JT, Kaebler DC, Baker-Smith CM, et al. Clinical Practice Guideline for Screening and Management of High Blood Pressure in Children and Adolescents[J]. Pediatrics, 2017, 140(3): e20171904.

[27] Nerenberg KA, Zarnke KB, Leung AA, et al. Hypertension Canada's 2018 Guidelines for Diagnosis, Risk Assessment, Prevention, and Treatment of Hypertension in Adults and Children. Can J Cardiol, 2018, 34(5): 506-525.

[28] 中国中医药研究促进会中西医结合心血管病预防与康复专业员会高血压专家员会,北京高血压防治协会,中国高血压联盟,北京大学医学部血管健康研究中心.特殊类型高血压临床诊治要点专家建议[J].中国全科医学,2020,23(10):1202-1228.

[29] 国家卫生计生委合理用药专家委员会,中国医师协会高血压专业委员会.高血压合理用药指南(第2版)[J].中国医学前沿杂志(电子版),2017,9(7):28-126.

[30] 中国高血压防治指南修订委员会,高血压联盟(中国),中华医学会心血管病学分会,中国医师协会高血压专业委员会,中国医疗保健国际交流促进会高血压分会,中国老年医学学会高血压分会.中国高血压防治指南(2018年修订版)[J].中国心血管杂志,2019,24(1):24-56.

[31] 张庆山,李晓鲁.肺动脉高压药物治疗现状与进展[J].中国基层医药,2020,27(21):2685-2688.

[32] 中华医学会呼吸病学分会肺栓塞与肺血管病学组,中国医师协会呼吸医师分会肺栓塞与肺血管病工作委员会,全国肺栓塞与肺血管病防治协作组,全国肺动脉高压标准化体系建设项目专家组.中国肺动脉高压诊断与治疗指南(2021版)[J].中华医学杂志,2021,101(1):11-51.

[33] Humbert M, Kovacs G, Hoeper MM, Badagliacca R, et al. 2022ESC/ERS Guidelines for the diagnosis and treatment of pulmonary hypertension[J]. Eur Heart J, 2022, 43(38): 3618-3731.

[34] 中华医学会心血管病学分会,中国生物医学工程学会心律分会.抗心律失常药物临床应用中国专家共识[J].中华心血管病杂志,2023,51(3):256-269.

[35] 中华医学会心电生理和起搏分会,中国医师协会心律学专业委员会.2020室性心律失常中国专家共识(2016共识升级版)[J].中华心律失常学杂志,2020,24(3):188-258.

[36] Al-Khatib SM, Stevenson WG, Ackerman MJ, et al. 2017AHA/ACC/HRS guideline for management of patients with ventricular arrhy thmias and the prevention of sudden cardiac death: a report of the American College of Cardiology/American Heart Association Task Force on Clinical Practice Guide-lines and the Heart Rhy thm Society[J]. J Am Coll Cardiol, 2018, 72(14): e91-e220.

[37] 中华医学会心血管病学分会,中国生物医学工程学会心律分会,中国医师协会循证医学专业委员会,中国老年学学会心脑血管病专业委员会.心律失常紧急处理专家共识[J].中华心血管病杂志,2013,41(5):363-376.

[38] 中华医学会心血管病学分会心力衰竭学组,中国医师协会心力衰竭专业委员会,中华心血管病杂志编辑委员会.中国心力衰竭诊断和治疗指南2018[J].中华心血管病杂志,2018,46(10):760-789.

[39] Price JF. Congestive heart failure in children[J]. Pediatr Rev, 2019, 40(2): 60-70.

[40] 钱阳明,洪钿.儿童心力衰竭的诊断与治疗进展[J].中华实用儿科临床杂志,2020,35(1):14-17.

[41] 中华医学会儿科学分会心血管学组,中国医师协会心血管内科医师分会儿童心血管专业委员会,中华儿科杂志编辑委员会.儿童心力衰竭诊断和治疗建议(2020年修订版)[J].中华儿科杂志,2021,59(2):84-94.

[42] 中华医学会心血管病学分会,中华心血管病杂志编辑委员会.成人感染性心内膜炎预防、诊断和治疗专家共识[J].中华心血管病杂志,2014,42(10):806-816.

[43] Robert S. Baltimore, Michael Gewitz, Larry M. Baddour, et al. Infective Endocarditis in Childhood: 2015 Update: A Scientific Statement From the American Heart Association[J]. Circulation, 2015, 132(15): 1487-1515.

[44] 中华医学会胸心血管外科分会瓣膜病外科学组.感染性心内膜炎外科治疗中国专家共识[J].中华胸心血管外科杂志,2022,38(3):146-155.

[45] 中国抗癫痫协会.临床诊疗指南·癫痫病分册(2023修订版)[M].北京:人民卫生出版社,2023.

[46] 中国抗癫痫协会.临床诊疗指南·癫痫病分册(2015修订版)[M].北京:人民卫生出版

社,2015.

[47] Andres M Kanner, Eric Ashman, David Gloss, et al. Practice guideline update summary: Efficacy and tolerability of the new antiepileptic drugs II: Treatment-resistant epilepsy[J]. Neurology, 2018, 91(2): 82-90.

[48] C Y Go, M T Mackay, S K Weiss, et al. Evidence-based guideline update: medical treatment of infantile spasms. Report of the Guideline Development Subcommittee of the American Academy of Neurology and the Practice Committee of the Child Neurology Society[J]. Neurology, 2012, 78(24): 1974-1980.

[49] 张艳,姬辛娜,陈倩.促肾上腺皮质激素治疗婴儿痉挛症的临床和基础研究进展[J].中华神经医学杂志,2022,21(4):420-424.

[50] 罗蓉,罗淑文.婴儿痉挛症的药物治疗[J].中华实用儿科临床杂志,2023,38(2):108-111.

[51] Kim SH, Lee HY, Kim YH. Subsequent afebrile seizure in children who have a first seizure with fever after 6 years of age[J]. Pediatr Neurol, 2010, 43(2): 122-126.

[52] Hesdorffer DC, Benn EK, Bagiella E, et al. Distribution of febrile seizure duration and associations with development[J]. Ann Neurol, 2011, 70(1): 93-100.

[53] Millichap JG. Studies in febrile seizures. I. Height of body temperature as a measure of the febrile-seizure threshold[J]. Pediatrics, 1959, 23(1): 76-85.

[54] McTague A, Martland T, Appleton R. Drug management for acute tonic-clonic convulsions including convulsive status epilepticus in children[J]. Cochrane Database Syst Rev, 2018,1(1): CD001905.

[55] Green SM, Rothrock SG, Clem KJ, et al. Can seizures be the sole manifestation of meningitis in febrile children? [J]. Pediatrics, 1993, 92(4): 527-534.

[56] Berg AT, Shinnar S, Darefsky AS, et al. Predictors of recurrent febrile seizures. A prospective cohort study[J]. Arch Pediatr Adolesc Med, 1997, 151(4): 371-378.

[57] Offringa M, Bossuyt PM, Lubsen J, et al. Risk factors for seizure recurrence in children with febrile seizures: a pooled analysis of individual patient data from five studies[J]. J Pediatr, 1994, 124(4): 574-584.

[58] Berg AT, Shinnar S, Hauser WA, et al. A prospective study of recurrent febrile seizures [J]. N Engl J Med, 1992, 327(16): 1122-1127.

[59] Knudsen FU. Febrile seizures: treatment and prognosis[J]. Epilepsia, 2000, 41(1): 2-9.

[60] De Haan GJ, Van der Geest P, Doelman G, et al. A comparison of midazolam nasal spray and diazepam rectal solution for the residential treatment of seizure exacerbations [J]. Epilepsia, 2010, 51(3): 478-482.

[61] Rosenbloom E, Finkelstein Y, Adams-Webber T, et al. Do antipyretics prevent the recurrence of febrile seizures in children? A systematic review of randomized controlled trials and meta-analysis[J]. Eur J Paediatr Neurol, 2013, 17(6): 585-588.

[62] Tan E, Braithwaite I, McKinlay CJD, et al. Comparison of Acetaminophen(Paracetamol) With Ibuprofen for Treatment of Fever or Pain in Children Younger Than 2 Years: A

Systematic Review and Meta-analysis[J]. JAMA Netw Open, 2020, 3(10): e2022398.

[63] Jaretzki A 3rd, Barohn RJ, Ernstoff RM, et al. Myasthenia gravis: recommendations for clinical research standards[J]. Task Force of the Medical Scientific Advisory Board of the Myasthenia Gravis Foundation of America. Neurology, 2000, 55(1): 16-23.

[64] Carr AS, Cardwell CR, McCarron PO, et al. A systematic review of population based epidemiological studies in Myasthenia Gravis[J]. BMC Neurol, 2010, 10: 46.

[65] Grob D, Brunner N, Namba T, et al. Lifetime course of myasthenia gravis[J]. Muscle Nerve, 2008, 37(2): 141-149.

[66] Jones SC, Sorbello A, Boucher RM. Fluoroquinolone-associated myasthenia gravis exacerbation: evaluation of postmarketing reports from the US FDA adverse event reporting system and a literature review[J]. Drug Saf, 2011, 34(10): 839-847.

[67] Perrot X, Bernard N, Vial C, et al. Myasthenia gravis exacerbation or unmasking associated with telithromycin treatment[J]. Neurology, 2006, 67(12): 2256-2258.

[68] Kupersmith MJ, Ying G. Ocular motor dysfunction and ptosis in ocular myasthenia gravis: effects of treatment[J]. Br J Ophthalmol, 2005, 89(10): 1330-1334.

[69] Monsul NT, Patwa HS, Knorr AM, et al. The effect of prednisone on the progression from ocular to generalized myasthenia gravis[J]. J Neurol Sci, 2004, 217(2): 131-133.

[70] Ionita CM, Acsadi G. Management of juvenile myasthenia gravis[J]. Pediatr Neurol, 2013, 48(2): 95-104.

[71] 陈新谦,金有豫,汤光.新编药物学(第18版)[M].北京：人民卫生出版社,2018.

[72] 刘明生,蒲传强,崔丽英,等.中国吉兰-巴雷综合征诊治指南2019[J].中华神经科杂志,2019,52(11): 877-882.

[73] N. Gavrilova, E. Kamaeva, M. Ignatova, et al. Intravenouse immunoglobuline in dysautonomia[J]. Clinical Immunology, 2022, 240(2022): 1-7.

[74] Ariaey-Nejad MR, Balaghi M, Baker EM, et al. Thiamin metabolism in man[J]. Am J Clin Nutr, 1970, 23(6): 764-778.

[75] Devalia V, Hamilton MS, Molloy AM, British Committee for Standards in Haematology. Guidelines for the diagnosis and treatment of cobalamin and folate disorders[J]. Br J Haematol, 2014, 166(4): 496-513.

[76] Carmel R. How I treat cobalamin (vitamin B12) deficiency[J]. Blood, 2008, 112(6): 2214-2221.

[77] Yuki N, Hartung HP. Guillain-Barré syndrome[J]. N Engl J Med, 2012, 366(24): 2294-2304.

[78] Sejvar JJ, Baughman AL, Wise M, Morgan OW. Population incidence of Guillain-Barré syndrome: a systematic review and meta-analysis[J]. Neuroepidemiology, 2011, 36(2): 123-133.

[79] Morris AM, Elliott EJ, D'Souza RM, et al. Acute flaccid paralysis in Australian children [J]. J Paediatr Child Health, 2003, 39(1): 22-26.

[80] Carroll JE, Jedziniak M, Guggenheim MA. Guillain-Barré syndrome. Another cause of the "floppy infant"[J]. Am J Dis Child, 1977, 131(6): 699-700.

[81] Buchwald B, De Baets M, Luijckx GJ, et al. Neonatal Guillain-Barré syndrome: blocking antibodies transmitted from mother to child[J]. Neurology, 1999, 53(6): 1246-1253.

[82] Luijckx GJ, Vles J, de Baets M, et al. Guillain-Barré syndrome in mother and newborn child[J]. Lancet, 1997, 349(9044): 27.

[83] 中华医学会儿科学分会心血管学组,中华医学会儿科学分会风湿学组,中华医学会儿科学分会免疫学组,等.川崎病诊断和急性期治疗专家共识[J].中华儿科杂志,2022,60(1):6-13.

[84] 陕西省川崎病诊疗中心/陕西省人民医院儿童病院,首都医科大学附属北京儿童医院,上海儿童医学中心,等.糖皮质激素在川崎病治疗中的儿科专家共识[J].中国当代儿科杂志,2022,24(3),225-231.

[85] 陕西省川崎病诊疗中心,陕西省儿童内科疾病临床医学研究中心,陕西省人民医院儿童病院,等.静脉输注免疫球蛋白在儿童川崎病中应用的专家共识[J].中国当代儿科杂志,2021,23(9):867-876.

[86] 陕西省川崎病诊疗中心/陕西省人民医院儿童病院,上海交通大学附属儿童医院,首都医科大学附属北京儿童医院,等.阿司匹林在川崎病治疗中的儿科专家共识[J].中国当代儿科杂志,2022,24(6):597-603.

[87] 中华医学会儿科学分会风湿病学组,中国医师协会风湿免疫科医师分会儿科学组,海峡两岸医药卫生交流协会风湿免疫病学专业委员会儿童学组,等.儿童系统性红斑狼疮临床诊断与治疗专家共识(2022版)[J].中华实用儿科临床杂志,2022,37(9):641-652.

[88] 中华医学会儿科学分会免疫学组,中华儿科杂志编辑委员会.中国儿童系统性红斑狼疮诊断与治疗指南[J].中华儿科杂志,2021,59(12):1009-1024.

[89] 沈南,赵毅,段利华,等.系统性红斑狼疮诊疗规范[J].中华内科杂志,2023,62(7):775-784.

[90] Sun L, Shen Q, Gong Y, et al. Safety and efficacy of telitacicept in refractory childhood-onset systemic lupus erythematosus: A self-controlled before-after trial[J]. Lupus. 2022, 31(8): 998-1006.

[91] 中华医学会儿科学分会免疫学组,中华儿科杂志编辑委员会,中国儿童风湿免疫病联盟.中国幼年特发性关节炎诊断及治疗临床实践指南(2023版).中华儿科杂志,2023,61(5):398-411.

[92] 中国医师协会儿科医师分会风湿免疫学组,儿童免疫与健康联盟(中国),《中国实用儿科杂志》编辑委员会.全身型幼年特发性关节炎诊断与治疗中国专家共识(2023年版)[J].中国实用儿科杂志,2023,38(5):327-334.

[93] 李彩凤,黄新翔,王永福,等.幼年特发性关节炎诊疗规范[J].中华内科杂志,2022,61(2):142-156.

[94] 中华医学会儿科学分会风湿病学组,中国医师协会风湿免疫科医师分会儿科学组,海峡两岸医药卫生交流协会风湿免疫病学专业委员会儿童学组,等.幼年特发性关节炎生物制剂及小分子靶向药物治疗专家共识(2022版)[J].中华实用儿科临床杂志,2022,37(14):1066-1073.

[95] 中华医学会儿科学分会免疫学组,《中华儿科杂志》编辑委员会.儿童过敏性紫癜循证诊

治建议[J]. 中华儿科杂志,2013,51(7):502-507.

[96] 中华医学会儿科学分会免疫学组,中华儿科杂志编辑委员会,儿童风湿免疫病联盟. 中国幼年皮肌炎诊断与治疗指南[J]. 中华儿科杂志,2022,60(12):1236-1247.

[97] 中华医学会儿科学分会风湿病学组,中国医师协会风湿免疫科医师分会儿科学组,海峡两岸医药卫生交流协会风湿免疫病学专业委员会儿童学组,等. 幼年皮肌炎诊断与治疗专家共识[J]. 中华实用儿科临床杂志,2022,37(10):726-732.

[98] 中国医师协会血液科医师分会,中华医学会儿科学分会血液学组,噬血细胞综合征中国专家联盟. 中国噬血细胞综合征诊断与治疗指南(2022年版)[J]. 中华医学杂志,2022,102(20):1492-1499.

[99] 国家卫生健康委办公厅. 儿童噬血细胞综合征诊疗规范(2019年版)[EB/OL]. http://www.nhc.gov.cn/yzygj/s3593/201909/5f1d3329606e4cd2aa6e501603703ee4.shtml,2019-09-04.

[100] Ward E, DeSantis C, Robbins A, et al. Childhood and adolescent cancer statistics, 2014[J]. CA Cancer J Clin. 2014, 64(2):83-103.

[101] 国家卫生健康委办公厅. 儿童急性淋巴细胞白血病诊疗规范(2018年版)[EB/OL]. http://www.nhc.gov.cn/yzygj/s7653/201810/aef82930c1af4fc5bf325938e2fcb075.shtml,2018-10-08.

[102] 中华医学会血液学分会干细胞应用学组,中华医学会儿科学分会. 异基因造血干细胞移植治疗儿童急性淋巴细胞白血病中国专家共识(2022年版)[J]. 中华血液学杂志,2022,43(10):793-801.

[103] 中国抗癌协会小儿肿瘤专业委员会. 儿童肿瘤溶解综合征诊疗指南[J]. 中国实用儿科杂志,2021,36(12):890-896.

[104] 中国临床肿瘤学会,中华医学会血液学分会. 蒽环类药物心脏毒性防治指南(2013年版)[J]. 临床肿瘤学杂志,2013,18(10):925-934.

[105] 中国抗癌协会肿瘤临床化疗专业委员会,中国抗癌协会肿瘤支持治疗专业委员会. 中国肿瘤药物治疗相关恶心呕吐防治专家共识(2022年版)[J]. 中华医学杂志,2022,102(39):3080-3094.

[106] 中国药学会医院药学专业委员会,《化疗所致恶心呕吐的药物防治指南》编写组. 化疗所致恶心呕吐的药物防治指南[J]. 中国医院药学杂志,2022,42(5):457-473.

[107] Patel P, Robinson PD, Phillips R, et al. Treatment of breakthrough and prevention of refractory chemotherapy-induced nausea and vomiting in pediatric cancer patients: Clinical practice guideline update[J]. Pediatr Blood Cancer. 2023, 70(8):e30395.

[108] Patel P, Robinson PD, Cohen M, et al. Prevention of acute and delayed chemotherapy-induced nausea and vomiting in pediatric cancer patients: A clinical practice guideline[J]. Pediatr Blood Cancer. 2022, 69(12):e30001.

[109] 国家卫生健康委办公厅. 儿童再生障碍性贫血诊疗规范(2019年版)[J]. 全科医学临床与教育,2019,17(11):965-969.

[110] 中华医学会血液学分会红细胞疾病(贫血)学组. 再生障碍性贫血诊断与治疗中国指南(2022年版)[J]. 中华血液学杂志,2022,43(11):881-888.

[111] 中华医学会血液学分会,中国医师协会血液科医师分会. 中国中性粒细胞缺乏伴发热患

者抗菌药物临床应用指南(2020年版)[J]. 中华血液学杂志,2020,41(12):969-978.

[112] 国家卫生健康委. 儿童原发性免疫性血小板减少症诊疗规范(2019年版)[J]. 全科医学临床与教育,2019,17(12):1059-1062.

[113] 广东省医师协会儿科医师分会,《中国当代儿科杂志》编辑部. 静脉注射用免疫球蛋白在儿童血液/肿瘤性疾病中应用的儿科专家共识[J]. 中国当代儿科杂志,2021,23(4):319-327.

[114] 国家卫生健康委办公厅. 儿童朗格罕细胞组织细胞增生症诊疗规范(2021年版)[EB/OL]. http://www.nhc.gov.cn/yzygj/s7659/202105/3c18fec8a37d452b82fe93e2bcf3ec1e.shtml,2021-04-29.

[115] 国家卫生健康委办公厅. 儿童成熟B细胞淋巴瘤诊疗规范(2019年版)[EB/OL]. http://www.nhc.gov.cn/yzygj/s3593/201909/5f1d3329606e4cd2aa6e501603703ee4.shtml,2019-09-04.

[116] 中华医学会儿科学分会肿瘤学组,中华医学会儿科学分会血液学组,中国抗癌协会小儿肿瘤专业委员会,等. 儿童和青少年侵袭性成熟B细胞非霍奇金淋巴瘤诊疗专家共识[J]. 中华儿科杂志,2020,58(10):790-795.

[117] Song Z, Hu Y, Liu S, et al. Medication therapy of high-dose methotrexate:An evidence-based practice guideline of the Division of Therapeutic Drug Monitoring, Chinese Pharmacological Society[J]. Br J Clin Pharmacol, 2022, 88(5):2456-2472.

[118] 中国老年保健协会淋巴瘤专业委员会,中华医学会血液学分会. 利妥昔单抗静脉快速输注中国专家共识(2020年版)[J]. 白血病·淋巴瘤,2021,30(1):1-4.

[119] 国家卫生健康委办公厅. 儿童颅外恶性生殖细胞肿瘤诊疗规范(2021年版)[EB/OL]. http://www.nhc.gov.cn/yzygj/s7659/202105/3c18fec8a37d452b82fe93e2bcf3ec1e.shtml,2021-04-29.

[120] 中华人民共和国国家卫生健康委员会. 儿童中枢神经系统生殖细胞肿瘤诊疗规范(2021年版)[J]. 全科医学临床与教育,2021,19(12):1060-1063.

[121] 中国抗癌协会小儿肿瘤专业委员会. 儿童原发中枢神经系统生殖细胞肿瘤多学科诊疗专家共识[J]. 中国小儿血液与肿瘤杂志,2018,23(6):281-286.

[122] 李晓桐,翟所迪,王强,等.《严重过敏反应应急救指南》推荐意见[J]. 药物不良反应杂志,2019,21(2):85-91.

[123] 向莉,万伟琳,曲政海,等. 中国儿童严重过敏反应诊断与治疗建议[J]. 中华实用儿科临床杂志,2021,36(6):410-416.

[124] Xiaotong Li, Qingbian Ma, Jia Yin, et al. A Clinical Practice Guideline for the Emergency Management of Anaphylaxis(2020)[J]. Front Pharmacol, 2022

[125] 中国中西医结合学会皮肤性病专业委员会. 抗组胺药在皮肤科应用专家共识[J]. 中华皮肤科杂志,2017.50(6).

[126] 周鹏翔,周薇,申昆玲,等. 儿童合理应用口服H1抗组胺药的临床实践指南(2022年版)[J]. 中国循证医学杂志,2022,22(12).

[127] 刘瀚旻,符州,张晓波,等. 儿童呼吸系统疾病雾化治疗合理应用专家共识[J]. 中华儿科杂志,2022,60(04):283-290.

[128] Andrea Pasini, Elisa Benetti, Giovanni C onti, et al. The Italian Society for Pediatric

Nephrology (SINePe) consensus document on the management of nephrotic syndrome in children: Part I - Diagnosis and treatment of the first episode and the first relapse[J]. Italian Journal of Pediatrics, 2017, 43(1): 2-15.

[129] 中华医学会儿科学分会肾脏学组.儿童激素敏感、复发/依赖肾病综合征诊治循证指南(2016)[J].中华儿科杂志,2017,55(10):729-734.

[130] 宋沧桑,杜一民,等.临床药物治疗案例[M].北京:科学出版社,2017.

[131] 中国罕见病联盟儿童非典型溶血尿毒综合征专业委员会,国家儿童医学中心,等中国儿童非典型溶血尿毒综合征诊治专家共识[J].中华实用儿科临床杂志,2023,38(6):401-412.

[132] Min-Hua Tseng, Shih-Hua Lin, Jeng-Daw Tsai, etal, Atypical hemolytic uremic syndrome: Consensus of diagnosis and treatment in Taiwan[J]. J Formos Med Assoc, 2022.

[133] 刘小荣.血浆置换治疗儿童溶血尿毒综合征专家共识解毒[J].中华实用儿科临床杂志,2018,33(15):1137-1140.

[134] Lisa Kodadek, Samuel P Carmichael II, Anupamaa Seshadri, et al. Rhabdomyolysis: an American Association for the Surgery of Trauma Critical Care Committee Clinical Consensus Document[J]. Trauma Surg Acute Care Open, 2022. 7(1).

[135] 中华医学会内分泌学分会,中国内分泌代谢病专科联盟.糖皮质激素类药物临床应用指导原则(2023版)[J].中华内分泌代谢杂志,2023,39(04):289-296.

[136] Nomura O, Ishiguro A, Maekawa T, et al. Antibiotic administration can be an independent risk factor for therapeutic delay of pediatric acute appendicitis. Pediatr Emerg Care, 2012, 28: 792.

[137] Di Saverio S, Podda M, De Simone B, et al. Diagnosis and treatment of acute appendicitis: 2020 update of the WESE Jerusalem guidelines[J]. World J Emerg Surg, 2020, 15(1): 27. Published 2020 Apr 15. doi: 10. 1186/s13017-020-00306-3.

[138] Podda M, Gerardi C, Cillara N, et al. Antibiotic treatment and appendectomy for uncomplicated acute appendicitis in adults and children: a systematic review and meta-analysis[J]. Ann Surg, 2019: 270: 1028-1040.

[139] 国家卫生计生委医政医管局.国家抗微生物治疗指南(第2版)[M].北京:人民卫生出版社,2018.

[140] 陈孝平.外科学[M].北京:人民卫生出版社,2013.

[141] 中华医学会小儿外科学会分会肝胆外科学组.胆道闭锁诊断及治疗指南(2018版)[J].中华小儿外科杂志,2019,40(5):392-398.

[142] 中华医学会小儿外科学会分会肝胆外科学组.胆道闭锁 Kasai 术后胆管炎诊疗专家共识(2022版)[J].中华小儿外科杂志,2022,43(9):769-774.

[143] Paolo Paioni, Christoph Aebi, Julia Biwlicki, et al. Swiss recommendations on perioperative antimicrobial prophylaxis in children[J]. Swiss Medical Weekly, 2022: 152: w30230.

[144] 中华医学会外科学会分会胰腺外科学组.中国急性胰腺炎诊治指南(2021)[J].中华外科杂志,2021,59(07):578-587.

[145] 中华医学会急诊分会,京津冀急诊急救联盟,北京医学会急诊分会,等.急性胰腺炎急诊诊断及治疗专家共识[J].中华急诊医学杂志,2021,30(02):161-172.

[146] 中华医学会,中华医学会杂志社,中华医学会消化病学分会,等.急性胰腺炎基层诊疗指南(2019年)[J].中华全科医师杂志,2019,18(9):819-826.

[147] 烟雾病治疗中国专家共识编写组.烟雾病治疗中国专家共识[J].国际脑血管病杂志,2019,27(9):645-650.

[148] 烟雾病和烟雾综合征诊断与治疗中国专家共识编写组,国家卫生计生委脑卒中防治专家委员会缺血性卒中外科专业委员会.烟雾病和烟雾综合征诊断与治疗中国专家共识(2017)[J].中华神经外科杂志,2017,33(06):541-547.

[149] Miki Fujimura, Teiji Tominaga, Satoshi Kuroda, et al. 2021 Japanese Guidelines for the Management of Moyamoya Disease: Guidelines from the Research Committee on Moyamoya Disease and Japan Stroke Society[J]. Neurol Med Chir(Tokyo), 2022.

[150] 中华医学会神经外科学分会神经创伤专业组.颅脑创伤后癫痫防治中国专家共识[J].中华神经外科杂志,2017,33(07):652-654.

[151] 中国医师协会急诊医师分会等.中国蘑菇中毒诊治临床专家共识[J].中国急救医学,2019,39(08):717-725.

[152] 中国含鹅膏毒肽蘑菇中毒临床诊断治疗专家共识[J].中华急诊医学杂志,2020,29(02):171-179

[153] 中国医师协会急诊医师分会,急性百草枯中毒诊治专家共识(2022)[J].中华急诊医学杂志,2022,31(11):1435-1444.

[154] 陈灏珠,钟南山,陆再英,等.内科学(第9版)[M].北京:人民卫生出版社,2018.

[155] Chinese College of Emergency Physicians Branch of Chinese Medical Doctor Association (CMDA), Professional Committee of Emergency Medicine of PLA, Beijing Society of Emergency Medicine, China Emergency Medical Association, Professional Committee of Emergency Surgery, Emergency Doctor Branch, Chinese Medical Association. Expert consensus on emergency prevention and treatment of adult tetanus[J]. Chin I E merg Med, 2018, 27(12): 1323-1332.

[156] 中国医师协会急诊医师分会,中国人民解放军急救医学专业委员会,等.中国犬咬伤治疗急诊专家共识(2019)[J].解放军医学杂志,2019,44(8):636-642.

[157] 赵祥文.儿科急诊医学[M](第4版).北京:人民卫生出版社,2015.

[158] 李蕾,张志泉,郑成中,等.儿童溺水的防治方案专家共识[J].中国当代儿科杂志,2021,23(1):12-17.

[159] 中国心胸血管麻醉学会.淹溺急救专家共识[J].中华急诊医学杂志,2016,25(12).

[160] Wood. Towards evidence based emergency medicine: best BETs from the Manchester Royal Infirmary BET. 1, prophylactic antibiotics in near-drowning[J]. Emerg Med J, 2010, 27(5): 393-394.

[161] 吴珊珊,肖东琼,李熙鸿.2019年美国野外医学会临床实践指南——溺水的预防和治疗指南更新解读[J].华西医学,2020,37(8):1-6.

[162] 抗菌药物临床应用指导原则修订工作组.抗菌药物临床应用指导原则(2015年版)[M].北京:人民卫生出版社:2015.

[163] 中国老年医学学会烧创伤分会.烧伤休克防治全国专家共识(2020版)[J].中华烧伤杂志,2020,36(09):786-792.

[164] 中华医学会儿科学分会灾害儿科学学组.儿童烧伤预防和现场救治专家共识[J].中国当代儿科杂志,2021,23(12):1191-1199.

[165] 中国毒理学会中毒与救治专业委员会,中华医学会湖北省急诊医学分会,湖北省中毒与职业病联盟.胡蜂蜇伤规范化诊治中国专家共识[J].中华危重病急救医学,2018,30(9):819-823.

[166] 四川省急诊医学专委会中毒与复苏学组.四川省蜂蜇伤规范化诊治专家共识[J].华西医学,2013,28(9):1325-1328.

[167] 中华医学会耳鼻咽喉头颈外科学会小儿学组.中国儿童气管支气管异物诊断与治疗专家共识[J].中华耳鼻咽喉头颈外科杂志,2018,53(5):325-338.

[168] 国家儿童医学中心(北京).儿童常用雾化吸入药物处方审核建议[J].中国实用儿科杂志,2020,35(2):81-87.

[169] 欧阳文献,张慧,刘静,等.儿童传染性单核细胞增多症临床特征及治疗的单中心研究[J].中华实验和临床病毒学杂志,2018,32(1):12-16.

[170] 全国儿童EB病毒感染协作组,中华实验和临床病毒学杂志编辑委员会.EB病毒感染实验室诊断及临床应用专家共识[J].中华实验和临床病毒学杂志,2018,32(1):2-8.

[171] 北京协和医院.处方手册[M].北京:中国协和医科大学出版社,2014.

[172] 李振芳.实用儿科药物剂量速查手册[M].北京:中国医药科技出版社,2018.

[173] Schuster AK, Harder BC, SchlichtenbredeFC, et al. Valacyclovir versus acyclovir for the treatment of herpes zoster ophthalmicus in immunocompetent patients[J]. Cochrane Database Syst Rev, 2016, 11(11): CD011503.

[174] Pagano JS, Whitehurst CB, Andrei G. Antiviral Drugs for EBV[J]. Cancers (Basel), 2018, 10(6): 197.

[175] Gadomski AM, Scribani MB. Bronchodilators for bronchiolitis[J]. Cochrane Database Syst Rev, 2014, 6: CD001266.

[176] 国家卫生计生委儿童用药专家委员会,中华医学会儿科学分会呼吸学组,中国医师协会儿科医师分会儿童呼吸专业委员会,等.儿童喘息性疾病合理用药指南[J].中华实用儿科临床杂,2018,33(19):1460-1472.

[177] Chen J, Wan CM, Gong ST, et al. Chinese clinical practice guidelines for acute infectious diarrhea in children[J]. World J Pediatr, 2018, 14(5): 429-436.

[178] 中华医学会.临床诊疗指南:小儿内科分册[M].北京:人民卫生出版社,2005.

[179] Guarino A, Albano F, Ashkenazi S, et al. European society for paediatric gastroenterology, hepatology, and nutrition/european society for paediatric infectious diseases evidence-based guidelines for the management of acute gastroenteritis in children in Europe: executive summary[J]. JPediatr Gastroenterol Nutr, 2008, 46(5): 619-621.

[180] Shane AL, Mody RK, Crump JA, et al. 2017 infectious diseases society of America clinical practice guidelines for the diagnosisand management of infectious Diarrhea[J].

Clin Infect Dis, 2017, 65(12): 1963-1973.

[181] Isolauri E, Juntunen M, Wiren S, et al. Intestinal permeability changes in acute gastroenteritis: effects of clinical factors and nutritional management[J]. J Pediatr Gastroenterol Nutr, 1989, 8(4): 466-473.

[182] King CK, Glass R, Bresee JS, et al. Managing acute gastroenteritis among children: oral rehydration, maintenance, and nutritional therapy[J]. MMWR Recomm Rep, 2003, 52(RR-16): 1-16.

[183] Adrogue HJ, Madias NE. Hypernatremia[J]. N Engl J Med, 2000, 342(20): 1493-1499.

[184] 中华人民共和国国家卫生健康委员会. 手足口病诊疗指南(2018年版)[J]. 中华临床感染病杂志, 2018, 11(3): 161-166.

[185] 戢太阳, 冯协和, 郑良栋. 康复新液联合干扰素治疗小儿手足口病的meta分析[J]. 现代医药卫生, 2023, 39(4): 605-609.

[186] Yu H, Li XW, Liu QB, et al. Diagnosis and treatment of herpangina: Chinese expert consensus[J]. World J Pediatr, 2020, 16(2): 129-134.

[187] Yan X, Zhang ZZ, Yang ZH, et al. Clinical and Etiological Characteristics of Atypical Hand-Foot-and-Mouth Disease in Children from Chongqing, China: A Retrospective Study[J]. Biomed Res Int, 2015, 2015: 802046.

[188] Mangan NE, Fung KY. Type I interferons in regulation of mucosal immunity[J]. IMMUNOL CELL BIOL, 2012, 90(5): 510-519.

[189] 《中华传染病杂志》编辑委员会. 布鲁菌病诊疗专家共识[J]. 中华传染病杂志, 2017, 35(12): 705-710.

[190] 中国防痨协会骨关节结核专业分会, 中国华北骨结核联盟, 中国西部骨结核联盟. 布鲁氏菌性脊柱炎诊断及治疗专家共识[J]. 中国防痨杂志, 2022, 44(6): 531-538.

[191] Effa EE, Bukirwa H. Azithromycin for treating uncomplicated typhoid and paratyphoid fever (enteric fever)[J]. Cochrane Database Syst Rev, 2008, (4): CD006083.

[192] Parry CM, Ho VA, Phuong le T, et al. Randomized controlled comparison of ofloxacin, azithromycin, and an ofloxacin-azithromycin combination for treatment of multidrug-resistant and nalidixic acid-resistant typhoid fever[J]. ANTIMICROB AGENTS CH, 2006, 51(3): 819-825.

[193] Gunn JS, Marshall JM, Baker S, et al. Salmonella chronic carriage: epidemiology, diagnosis, and gallbladder persistence[J]. TRENDS MICROBIOL, 2014, 22(11): 648-655.

[194] 周鹏翔, 周薇, 王晓玲, 等. 《儿科阿奇霉素注射使用的快速建议指南》解读[J]. 临床药物治疗杂志, 2019, 17(7): 39-45.

[195] 中华医学会儿科学分会感染学组, 《中华儿科杂志》编辑委员会. 中国儿童百日咳诊断及治疗建议[J]. 中华儿科杂志, 2017, 55(8): 568-572.

[196] 中华医学会临床药学分会《雾化吸入疗法合理用药专家共识》编写组. 雾化吸入疗法合理用药专家共识(2019年版)[J]. 医药导报, 2019, 38(2): 135-146.

[197] Johnson RJ, Jong EC, Dunning SB, et al. Paragonimiasis: diagnosis and the use of

[198] Keiser J, Engels D, Büscher G, et al. Triclabendazole for the treatment of fascioliasis and paragonimiasis[J]. EXPERT OPIN INV DRUG, 2005, 14 (12): 1513 - 1526.

[199] Calvopiña M, Guderian RH, Paredes W, et al. Comparison of two single-day regimens of triclabendazole for the treatment of human pulmonary paragonimiasis[J]. T ROY SOC TROP MED H, 2003, 97 (4): 51 - 54.

[200] Schuetz P, Beishuizen A, Broyles M, et al. Procalcitonin (PCT)-guided antibiotic stewardship: an international experts consensus on optimized clinical use[J]. CLIN CHEM LAB MED, 2019, 57 (9): 1308 - 1318.

[201] Saha BK, Milman NT. Idiopathic pulmonary hemosiderosis: a review of the treatments used during the past 30 years and future directions[J]. CLIN RHEUMATOL, 2020, 40 (7): 2547 - 2557.

[202] Kiper N, Göçmen A, Ozçelik U, et al. Long-term clinical course of patients with idiopathic pulmonary hemosiderosis (1979 - 1994): prolonged survival with low-dose corticosteroid therapy[J]. PEDIATR PULM, 1999, 27 (3): 180 - 184.

[203] 中国医师协会儿科医师分会儿童耳鼻咽喉专业委员会. 儿童反复上呼吸道感染临床诊治管理专家共识[J]. 中国实用儿科杂志,2017,32(10): 721 - 725.

[204] 中国医师协会儿科医师分会过敏学组. 中华医学会儿科学分会呼吸学组. 中国医师协会儿科医师分会风湿免疫学组. 中华医学会儿科学分会免疫学组. 儿童反复呼吸道感染临床诊疗路径(2022版)[J]. 中国实用儿科杂志,2022,37(3): 161 - 168.

[205] 中国中西医结合学会儿科专业委员会呼吸学组. 中西医结合防治儿童反复呼吸道感染专家共识[J]. 中国中西医结合儿科,2022,14(6): 461 - 467.

[206] 何志超,伍俊妍,邱凯锋. 万古霉素个体化给药临床药师指引[J]. 今日药学,2015,25(02): 78 - 82.

[207] 何娜,苏珊,翟所迪,等.《中国万古霉素治疗药物监测指南(2020更新版)》解读[J]. 临床药物治疗杂志,2021,19(1): 12 - 16.

[208] 中华医学会儿科学分会呼吸学组,《中华儿科杂志》编辑委员会. 儿童社区获得性肺炎管理指南(2013修订)(上)[J]. 中华儿科杂志,2013,51(10): 745 - 752.

[209] 中华医学会儿科学分会呼吸学组,《中华儿科杂志》编辑委员会. 儿童社区获得性肺炎管理指南(2013修订)(下)[J]. 中华儿科杂志,2013,51(11): 856 - 862.

[210] 中华人民共和国国家卫生健康委员会,国家中医药局. 儿童社区获得性肺炎诊疗规范(2019年版)[J]. 中华临床感染病杂志,2019,12(1): 6 - 13.

[211] 国家卫生健康委办公厅,国家中医药管理局办公室. 儿童急性感染性腹泻病诊疗规范(2020年版)[J]. 全科医学临床与教育,2020,18(11): 964 - 967.

[212] 中华医学会儿科学分会呼吸学组,《中华儿科杂志》编辑委员会. 儿童支气管哮喘诊断与防治指南(2016年版)[J]. 中华儿科杂志,2016,54(3): 167 - 181.

[213] 中华医学会呼吸病学分会哮喘学组. 支气管哮喘防治指南(2020年版)[J]. 中华结核和呼吸杂志,2020,43(12): 1023 - 1048.

[214] Taylor DR, Hancox RJ. Interactions between corticosteroids and beta agonists[J]. THORAX, 2000, 55 (7): 595 - 602.

[215] 国家呼吸系统疾病临床医学研究中心,中华医学会儿科学分会呼吸学组哮喘协作组,中国医药教育协会儿科专业委员会,等.中国儿童哮喘行动计划临床应用专家共识[J].中华实用儿科临床杂志,2021,36(7):484-490.

[216] 中华人民共和国国家卫生健康委员会.儿童肺炎支原体肺炎诊疗指南(2023年版)[J].中国合理用药探索,2023,20(3):16-24.

[217] 中华医学会儿科学分会呼吸学组,《中华实用儿科临床杂志》编辑委员会.儿童肺炎支原体肺炎诊治专家共识(2015年版)[J].中华实用儿科临床杂志,2015,30(17):1304-1308.

[218] 郑跃杰,武庆斌,方峰,等.儿童抗生素相关性腹泻诊断、治疗和预防专家共识[J].中华实用儿科临床杂志,2021,36(6):424-430.

[219] 国家呼吸系统疾病临床医学研究中心,中华医学会儿科学分会呼吸学组.儿童流感诊断与治疗专家共识(2020年版)[J].中华实用儿科临床杂志,2020,35(17):1281-1288.

[220] 国家免疫规划技术工作组流感疫苗工作组.中国流感疫苗预防接种技术指南(2022—2023)[J].中华预防医学杂志,2022,56(10):1356-1386.

[221] 国家卫生健康委员会,国家中医药管理局.流行性感冒诊疗方案(2020年版)[J].传染病信息,2020,33(5):385-390.

[222] Fiore AE, Fry A, Shay D, et al. Antiviral agents for the treatment and chemoprophylaxis of influenza—recommendations of the Advisory Committee on Immunization Practices (ACIP)[J]. MMWR RECOMM REP, 2011, 60(1):1-24.

[223] Kimberlin DW, Acosta EP, Prichard MN, et al. Oseltamivir pharmacokinetics, dosing, and resistance among children aged <2 years with influenza[J]. J INFECT DIS, 2012, 207(5):709-720.

[224] 国家呼吸系统疾病临床医学研究中心,中华医学会儿科学分会呼吸学组,中国医师协会呼吸医师分会儿科呼吸工作委员会,等.解热镇痛药在儿童发热对症治疗中的合理用药专家共识[J].中华实用儿科临床杂志,2020,35(3):161-169.

[225] 中华医学会呼吸病学分会哮喘学组.咳嗽的诊断与治疗指南(2021)[J].中华结核和呼吸杂志,2022,45(1):13-46.

[226] 中华医学会儿科学分会呼吸学组慢性咳嗽协作组,《中华儿科杂志》编辑委员会.中国儿童慢性咳嗽诊断与治疗指南(2013年修订)[J].中华儿科杂志,2014,52(3):184-188.

[227] 中华医学会儿科学分会呼吸学组慢性咳嗽协作组,《中国实用儿科杂志》编辑委员会.中国儿童慢性湿性咳嗽的诊断与治疗专家共识(2019年版)[J].中国实用儿科杂志,2019,34(4):256-264.

[228] 上海市医学会呼吸病学专科分会哮喘学组.激素敏感性咳嗽诊治上海专家共识[J].上海医学,2022,45(06):373-379.

[229] 中华医学会儿科学分会呼吸学组.儿童闭塞性细支气管炎的诊断与治疗建议[J].中华儿科杂志,2012,50(10):743-745.

[230] Fernandes RM, Hartling L. Glucocorticoids for acute viral bronchiolitis in infants and young children[J]. JAMA-J AM MED ASSOC, 2014, 311(1):87-88.

[231] Liu F, Ouyang J, Sharma AN, et al. Leukotriene inhibitors for bronchiolitis in infants and young children[J]. Cochrane Database Syst Rev, 2015, (3):CD010636.

[232] 中国医师协会急诊医师分会,中华医学会急诊医学分会,等.急性上消化道出血急诊诊治流程专家共识.

[233] 中国急救医学,2021,41(1):1-10.

[234] 邱嘉裕,徐珺,潘晓林.2021年美国胃肠病学会《上消化道溃疡出血的管理指南》解读[J].中国全科医学,2021,24(36):4549-4554.

[235] 严建华,黄永生.观察分析奥曲肽与奥美拉唑联合治疗儿童急性上消化道出血的临床价值[J].中国实用医药,2021,16(13):149-151.

[236] 中国医师协会急诊医师分会.急性上消化道出血急诊诊治流程专家共识[J].中国急救医学,2015,35(10):865-873.

[237] 王刚,李在玲,谢晓丽,等.儿童质子泵抑制剂合理使用专家共识(2019年版)[J].中国实用儿科杂志,2019,34(12):977-981.

[238] 阎灿,陈彬,周学斌.酚磺乙胺联合奥美拉唑治疗上消化道出血患者的临床疗效研究[J].中外医疗,2023,42(6):144-147.

[239] 中国研究型医院学会罕见病分会,中国罕见病联盟,北京罕见病诊疗与保障学会,等.Gitelman综合征中国专家组.Gitelman综合征诊疗中国专家共识(2021版)[J].协和医学杂志,2021,12(6):902-912.

[240] 吴婷,谷伟军,母义明.Gitelman综合征的遗传和临床研究进展[J].中国实用内科杂志,2022,42(5):387-390.

[241] 翟振伟,路文盛.Gitelman综合征的研究进展[J].中国临床新医学,2021,14(1):96-100.

[242] Kyriakidis I, Tragiannidis A, Munchen S, et al. Clinical hepatotoxicity associated with antifungal agents. Expert Opin Drug Saf. 2017, 16(2): 149-165.

[243] Joyce EL, Kane-Gill SL, Priyanka P, et al. Piperacillin/Tazobactam and Antibiotic-Associated Acute Kidney Injury in Critically Ill Children[J]. J Am Soc Nephrol. 2019, 30(11): 2243-2251.

[244] 王天有,申昆玲,沈颖.诸福棠实用儿科学(第9版)[M].北京:人民卫生出版社,2015.

[245] 中华医学会儿科学分会新生儿学组,等.新生儿败血症诊断及治疗专家共识(2019年版)[J].中华儿科杂志,2019,57(4):252-253.

[246] 中华医学会儿科学分会新生儿学组,中华儿科杂志编辑委员会.新生儿败血症诊断与治疗专家共识(2024)[J].中华儿科杂志,2024,62(10):931-940.

[247] 邵肖梅,叶鸿瑁,丘小汕,等.实用新生儿学(第5版)[M].北京:人民卫生出版社,2019.

[248] 赵东赤.新生儿败血症的抗菌药物选择与使用策略[J].中华儿科杂志,2022,60(6):612-614.

[249] 中华医学会儿科学分会呼吸学组慢性咳嗽协作组.中国儿童慢性湿性咳嗽的诊断与治疗专家共识(2019年版)[J].中国实用儿科杂志,2019,(4):256-264.

[250] Kimberlin DW, Lin CY, Sanchez P L, et al. Effect of ganciclovir therapy on hearing in symptomatic congenital cytomegalovirus disease involving the central nervous system: a randomized, controlled trial[J]. J Pediatr, 2003, 143(1): 16-25.

[251] Kimberlin DW, Jester PM, Sanchez P l, et al. Valganciclovir for symptomatic

congenital cytomegalovirus disease[J]. N Engl J Med, 2015, 372(10): 933-943.

[252] 中国医师协会新生儿科医师分会,中国医师协会新生儿科医师分会感染专业委员会,中华新生儿科杂志编辑委员会.新生儿巨细胞病毒感染管理专家共识[J].中华新生儿科杂志,2021,36(6):1-7.

[253] James SH, Kimberlin DW. Advances in the prevention and treatment of congenital cytomegalovirus infection[J]. Curr Opin Pediatr, 2016, 28(1): 81-85.

[254] 中华医学会儿科学分会感染学组,中华医学会儿科学分会消化学组,中华儿科杂志编辑委员会.婴儿胆汁淤积症诊断与治疗专家共识[J].中华儿科杂志,2022,60(10):990-997.

[255] 中国疾病预防控制中心性病控制中心,中华医学会皮肤性病学分会性病学组,中国医师协会皮肤科医师分会性病亚专业委员会.梅毒、淋病和生殖道沙眼衣原体感染诊疗指南(2020年)[J].中华皮肤科杂志,2020,53(3):168-179.

[256] 朱朝敏.先天性梅毒预防与治疗[J].实用儿科临床杂志,2006,21(22):1526-1527.

[257] Bhutani VK, Johnson L, Sivieri EM. Predictive ability of a predischarge hour-specific serum bilirubin for subsequent significant hyperbilirubinemia in healthy term and near-term newborns[J]. Pediatrics, 1999, 103: 6-14.

[258] Kemper AR, Newman TB, Slaughter JL, et al. Clinical Practice Guideline Revision: Management of Hyperbilirubinemia in the Newborn Infant 35 or More Weeks of Gestation[J]. Pediatrics. 2022,150(3): e2022058859.

[259] 中华医学会儿科学分会新生儿学组,《中华儿科杂志》编辑委员会.新生儿高胆红素血症诊断和治疗专家共识[J].中华儿科杂志,2014,52(10):745-748.

[260] 中国医师协会新生儿科医师分会.新生儿坏死性小肠结肠炎临床诊疗指南(2020年版)[J].中国当代儿科杂志,2020,23(1):1-11.

[261] Kurinczuk JJ, White-Koning M, Badawi N. Epidemiology of neonatal encephalopathy and hypoxic-ischaemic encephalopathy[J]. Early Hum Dev, 2010, 86(6):329-338.

[262] 卫生部新生儿疾病重点实验室,复旦大学附属儿科医院,《中国循证儿科杂志》编辑部,等.足月儿缺氧缺血性脑病循证治疗指南(2011-标准版)[J].中国循证儿科杂志,2011,6(5):327-335.

[263] 中华医学会儿科学分会新生儿学组,中华儿科杂志编辑委员会.亚低温治疗新生儿缺氧缺血性脑病专家共识(2022)[J].中华儿科杂志,2022,60(10):983-989.